婴幼儿肠道菌群和益生菌新进展

Research Progress of Intestinal Flora and Probiotics in Infants & Young Children

主　编　郑跃杰

副主编　陈　卫　武庆斌　任发政

编　者　（以姓氏笔画为序）

王文建　深圳市儿童医院	武庆斌　苏州市儿童医院
毛丙永　江南大学	郑跃杰　深圳市儿童医院
任发政　中国农业大学	赵　亮　中国农业大学
宋晓翔　苏州市儿童医院	葛　兰　深圳市儿童医院
杨　波　江南大学	翟齐啸　江南大学
陆文伟　江南大学	戴文魁　深圳市儿童医院
陈　卫　江南大学	

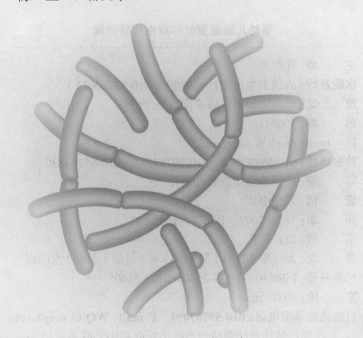

人民卫生出版社

图书在版编目（CIP）数据

婴幼儿肠道菌群和益生菌新进展 / 郑跃杰主编 . —北京：人民卫生出版社，2017

ISBN 978-7-117-25404-5

Ⅰ.①婴…　Ⅱ.①郑…　Ⅲ.①乳酸细菌 – 应用 – 婴幼儿 – 卫生保健 – 研究　Ⅳ.①R174 ②Q939.11

中国版本图书馆 CIP 数据核字（2017）第 286708 号

人卫智网　www.ipmph.com	医学教育、学术、考试、健康，购书智慧智能综合服务平台	
人卫官网　www.pmph.com	人卫官方资讯发布平台	

婴幼儿肠道菌群和益生菌新进展

主　　编：郑跃杰
出版发行：人民卫生出版社（中继线 010-59780011）
地　　址：北京市朝阳区潘家园南里 19 号
邮　　编：100021
E - mail：pmph @ pmph.com
购书热线：010-59787592　010-59787584　010-65264830
印　　刷：中国农业出版社印刷厂
经　　销：新华书店
开　　本：787×1092　1/16　印张：21
字　　数：511 千字
版　　次：2018 年 4 月第 1 版　2019 年 1 月第 1 版第 3 次印刷
标准书号：ISBN 978-7-117-25404-5/R·25405
定　　价：99.00 元

打击盗版举报电话：**010-59787491**　E-mail：**WQ @ pmph.com**
（凡属印装质量问题请与本社市场营销中心联系退换）

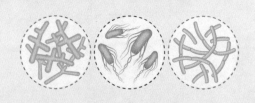

前　言

　　菌群（microbiota）和微生物组（microbiome）是当前医学领域最为重要的热点之一。肠道是人体菌群定居的最主要和最重要的部位，肠道中数量巨大、复杂的菌群，在协助人体对抗感染、驱动免疫系统成熟和维持免疫反应的稳定性、参与人体生物转化和补充能量及营养物质方面发挥着不可缺少的生理功能，这些功能相互影响，互相促进。近年来，研究者还发现肠道菌群在调节婴儿生长发育、神经内分泌及行为方面也有重要的作用。10 年前就有学者提出肠道菌群是一个被忽略或遗忘的"器官"（a forgotten organ）。

　　肠道菌群对人体的作用在婴幼儿期尤其突出。一方面是由于婴幼儿期是人一生中肠道菌群建立和发展的最为重要的时期，这个时期菌群处于不断的演化过程中，稳定性差，受影响因素多，如分娩方式、饮食结构、环境因素、应用药物特别是抗菌药物、甚至母亲怀孕期情况等。另一方面是这个时期肠道菌群的作用具有"年龄窗口期"，即肠道菌群的作用与婴幼儿一些生理功能的发育成熟是同步进行的。如果婴幼儿期肠道菌群形成过程出现延迟或紊乱，就会影响到以后许多疾病的发生发展，如过敏性疾病、代谢性疾病、自身免疫性疾病、感染性疾病和肠道慢性炎症性疾病等。

　　益生菌（probiotics）是目前补充、调整肠道菌群最主要的手段，无论作为药物还是保健食品的添加剂，均受到广泛的关注。本书在前 2 章介绍肠道菌群概况及婴幼儿肠道菌群研究进展的基础上，第 3 章至第 7 章重点介绍益生菌在儿童保健预防和各种疾病防治方面的应用，第 8 章收录了国内外益生菌在儿童临床应用的指南或共识，第 9 章则介绍了当前菌群研究最重要的方法——高通量测序技术。期望通过阅读，使读者能够了解肠道菌群和益生菌应用的最新研究进展，更加合理地选择和使用益生菌，造福于儿童。

　　本书出版之际，恳切希望广大读者在阅读过程中不吝赐教，欢迎发送邮件至邮箱 renweifuer@pmph.com，或扫描封底二维码，关注"人卫儿科"，对我们的工作予以批评指正，以期再版修订时进一步完善，更好地为大家服务。

郑跃杰

2017 年 10 月

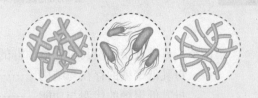

目 录

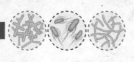

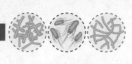

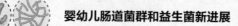

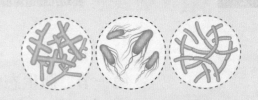

第一章　肠道微生态概述

医学微生态学(medical microecology)是一门新兴的交叉学科,是研究人体内共生微生物群与其宿主相互关系的生命科学,目前主要集中在共生细菌群方面。在人的体表和与外界相通的腔道中寄居着大约 100 万亿、1000 余种细菌,其数量是人体细胞的 10 倍,一般情况下,这些细菌与人体处于共生状态,我们称为共生性细菌(commensal bacteria)、正常菌群(normal microflora)、共生菌群(commensal microbiota)或菌群(microbiota)。菌群与宿主的共生关系是细菌与人类经过亿万年互为环境,同步进化的结果:一方面,宿主为正常菌群的繁殖提供了场所和营养,并且不对它们引起强烈的免疫反应(免疫耐受);另一方面,菌群则对宿主发挥着必要的生理功能。实际上菌群已经成为人体的一个不可分割的组成部分,甚至有人把菌群作为人体的一个器官。与传统的医学微生物学(medical microbiology)不同,医学微生物学研究的对象是与人类疾病有关的病原微生物。随着非依赖培养的高通量测序技术和生物信息分析技术的飞速发展和应用,发现人体中大多数的微生物是无法依靠现有的培养技术所呈现,并且人体中微生物所编码的基因数量是人体自身基因的 100 倍以上,这些存在于人体中所有微生物的基因总和,称为人体的微生物组(microbiome),也有人认为微生物组应是人体微生物群及其基因的总和。

根据人体中菌群的分布,可将人体微生态系统分为口腔、胃肠道、呼吸道、泌尿生殖道和皮肤五个系统,其中胃肠道菌群占人体总微生物量的78%,是人体最主要和最复杂的微生态系统,并且与其他部位的微生态系统存在着密切的联系。

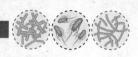

第一节　微生态学发展历程与研究进展

一、微生态学发展历程

(一) 对正常菌群认识的转变

人们对正常菌群重要性的认识可以追溯到19世纪。路易·巴斯德(Louis Pasteur, 1822—1895年)是法国微生物学家、化学家,他首先研究了微生物的类型、习性、营养、繁殖和作用等,奠定了工业微生物学和医学微生物学的基础,并开创了微生物生理学,被称为微生物学之父。他证实发酵作用都是由于微生物引起的,发现了乳酸杆菌,最早证实细菌的致病理论,创立了巴斯德消毒法,发明了狂犬病疫苗,首先提出了预防接种。1885年他63岁时,在巴黎的《科学院报告》中指出:"毫不隐瞒地说如果我还有时间的话,我将从事这样的实验,我想在无菌条件下生命将是不可能的"。他认为微生物与动物之间存在长期的依存关系,人或动物必须有正常菌群。进入20世纪初期,霍乱、鼠疫、天花、流感、伤寒等传染病的大流行,夺取了亿万人的生命,迫使人们集中研究病原菌,并且发现了愈来愈多的病原体,逐渐形成了一种认识:微生物主要是有害的。这种片面的认识及当时科学技术条件的限制,严重妨碍了人们对正常微生物菌群的进一步认识。

1929年,英国细菌学家亚历山大弗来明发现了青霉素,1945年开创了抗生素工业。作为对付细菌的武器,抗生素在医药史上有着无与伦比的作用。但是随着抗生素的普遍使用和抗生素的不断开发,对抗生素耐药菌株增多了,而且抗生素在抑杀病原菌的同时,也能抑杀正常菌群,破坏正常的微生态平衡,引起菌群失调或二重感染。耐药菌株和二重感染的出现引起了人们的反思,唤醒了人们对正常菌群研究的兴趣,成为微生态学发展的一个主要动力。另外,应用抗肿瘤药物、免疫抑制剂及肾上腺皮质激素以及应激、放射治疗等人为地抑制了机体的免疫系统,使体内原来不致病的正常细菌中的一部分表现出致病性,引起所谓的内源性感染,也促使人们需要对正常菌群进行研究。

1977年,德国的Volker Rush博士首先提出微生态学(microecology),他把微生态学定义为研究正常微生物群的结构、功能以及与其宿主相互关系的生命科学分支,是微观层次的生态学,即细胞或分子水平的生态学。近30年来,随着微生态学的迅速发展,人们对菌群的认识已经发生了天翻地覆的变化,正如我国微生物态学奠基人、微生物学家康白教授在2013年第四届世界人体微生态大会上所说的:当值人类对微生物的认识态度由第一次世界大战的"恐菌时代"、第二次世界大战的"抗菌时代",到如今保护有益菌、抑制有害菌的"保菌时代"的到来,让我们迎接这个伟大的新时代,为人类的健康和长寿作出贡献。

(二) 对正常菌群研究技术的发展

常规研究微生物特别是细菌的技术,如显微镜、染色、分离培养和各种分子生物学技术同样应用于正常微生物群的研究。无菌动物与悉生动物技术、厌氧培养技术和分子生物学特别是宏基因组学技术在微生态学的发展中尤其重要。

无菌动物,是指在无菌环境下,用无菌饲料、无菌水通过无菌操作而培养出来的动物。这一技术1945年首先在美国获得成功,为研究微生物群与宿主的关系提供了实验模型,并由此而形成了一个全新的学科,即悉生动物学。悉生动物学是一门方法科学,利用这一技术,人们可以进一步对正常菌群的生理及病理作用进行深入系统的研究,为微生态学的发展提供了主要的手段。例如,通过这一技术现已认识到了消化道微生物菌群的很多作用。微生物菌群能通过分泌多种酶类分解内源性分泌物和许多难被宿主吸收的营养物而改变消化道内容物,参与食物的消化和吸收;微生物菌群能通过作用于消化道壁的结构、消化道中物质的输送、黏膜层细胞的更新速度和营养物的吸收等来修饰消化道的解剖学和消化生理学;微生物菌群作为抗原,能促进机体免疫系统的成熟;微生物菌群形成生物屏障,能对抗日常摄入的外源细菌的入侵。事实上,只有利用悉生动物这一模型,才有可能将宿主和其微生物菌群分离开进行研究,因此没有悉生动物技术,就不可能有今天的微生态学。

20世纪70年代厌氧培养技术的发展,使厌氧性细菌的检出率大大提高,促成了厌氧细菌学的崛起,这一技术也极大地推动了微生态学的发展。厌氧培养技术的应用给人们揭示出了一个前所未知或知之不多的微生物世界。例如,以往认为大便中的主要细菌为大肠埃希菌及肠球菌,而且大部分为死菌,只有少数能培养出来。现在利用厌氧培养技术已经探明,大便细菌中95%以上为厌氧菌,70%以上的细菌都能培养成功。现已证明,在人、畜的体表或体内寄生着几百种数以亿万计的细菌,它们绝大多数为厌氧菌,对宿主非但无害,而且有益;不仅有益,而且是必需的。它们与宿主和平共处互相影响,参与了宿主的生长发育、新陈代谢、营养吸收、致病免疫等一系列活动。

分子生物学技术,特别是宏基因组学技术把微生态学带入黄金时代。1953年,英国物理学家克里克和美国生化学家沃森合作提出了脱氧核糖核酸(DNA)双螺旋分子结构,标志着分子生物学及分子遗传学的诞生,同时也为不能培养的细菌(uncultured microorganism)研究打开了大门。1998年Handelsman提出了宏基因组(metagenome)概念。宏基因组又称微生物环境基因组、微生物组,其定义为环境中全部微小生物遗传物质的总和,目前主要指环境样品中的细菌和真菌的基因组总和。微生物组学技术是一种不依赖于传统的细菌培养与鉴定,直接从样品中提取基因组DNA后进行测序,生物信息分析,获得活性物质和功能基因的新技术。微生物组检测的微生物既包括了可培养的,又包括了目前条件下无法培养的微生物遗传信息。目前认为人体中约40%~80%的细菌是不能通过传统纯培养技术培养出来的。微生物组技术绕过了菌种纯培养的缺陷,极大地扩大了我们认识微生物的视野,这是人类继发明显微镜以来研究微生物方法的最重要进展,是对微生物世界认识的革命性突破。

微生物组研究的核心方法是高通量测序和生物信息分析。高通量测序技术(high-throughput sequencing)又称下一代测序技术(next-generationsequencing technology,NGS),一次能对几十万到几百万条DNA分子进行序列测定,又被称为深度测序(deep sequencing)。高通量测序技术应用于微生态研究包括16S rDNA测序和宏基因组测序,其中前者针对细菌核糖体的16S亚基,主要用于标本中细菌群的组成分析,后者能检测出标本中所有微生物基因序列(包括细菌、真菌以及病毒等),不仅能够分析微生物组的组成,还可以分析基因的功能

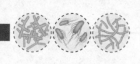

等。生物信息分析中所呈现的结果和统计的方式与传统的微生物检测和研究不同,主要有操作分类单位(operational taxonomic units,OTU)、微生物多样性分析(Shannon-Wiener 指数)、物种组成与丰度分析、进化关系分析、主成分分析(principal component analysis,PCA)、聚类及相关性分析和基因功能注释分析等(详见第九章微生态高通量测序和分析)。

　　(三) 对益生菌的认识及演变

　　人类对益生菌的认识已有 100 年的历史,1907 年诺贝尔奖获得者,俄国微生物学家 Eli Metchnikoff 首先从保加利亚酸奶中分离出保加利亚乳杆菌,并观察到这些细菌对人体发挥积极的作用,提出了通过食物补充有益菌可能改变肠道菌群和取代体内有害微生物,而起到促进健康作用的观点。1906 年法国儿科医生 Henry Tisser 首先观察到腹泻儿童大便中一种古怪的 Y 形细菌(以后由他命名为双歧杆菌)比正常儿童减少,提出给病人补充这些细菌可以恢复正常肠道菌群。但直到 1965 年,Lilley 和 Stillwell 才首次提出益生菌的概念,其英文 probiotics 一词来源于希腊文,意思是 “为了生命(for life)”,其反义词为抗生素(antibiotics),益生菌最初的含义为能刺激一种微生物生长的另一种微生物物质。1989 年 Roy Fuller 把益生菌定义为 “能够通过促进肠道菌群平衡,对宿主发挥有益作用的口服的活的微生物”,此定义首次指出益生菌应该为活的微生物,去除了包括抗生素和此后称为益生原(元)(prebiotics)的物质。1996 年 Arameo 等对益生菌做出进一步定义,益生菌是含生理性活菌或死菌(包括其组分和代谢产物),经口服或经由其他途径投入,旨在改善黏膜表面的微生物或酶的平衡,或刺激机体特异性或非特异性免疫机制,提高机体定植抗力或免疫力的微生物制剂。这一定义当时被多数国内外学者所接受,但显然该定义包含的范围过于广泛,不够确切。为此 2002 年,联合国粮农组织和世界卫生组织(FAO/WHO)召集专家,制定了《食物中益生菌健康及营养评价指南》,该指南对益生菌重新定义为给予一定数量的、能够对宿主健康产生有益作用的活的微生物,目前这一概念已经被全世界广泛使用。不是所有的经食物摄入的活的微生物均为益生菌,益生菌应具有以下特征:①为活的微生物;②经过培养、生产和贮藏,在使用之前仍然保持存活和稳定;③能够耐受胃液、胆汁和胰酶的消化,维持活性;④进入机体肠道以后,能够引起宿主反应;⑤在功能或临床上,对宿主产生有益作用。

　　与益生菌相关的另外 2 个概念是益生原(元)(prebiotics)和合生元(synbiotics)。益生元是 1995 年提出的,是指能够选择性地刺激一种或几种肠道内有益菌的活性或生长繁殖,起到增进宿主健康作用的,不被宿主消化的食物成分。益生原应具备以下 4 个条件:①在胃肠道的上部既不能水解,也不能被宿主吸收;②只能选择性对肠道内有益菌(如双歧杆菌和乳杆菌等)有刺激生长繁殖或激活代谢功能的作用;③能够提高肠内有益于健康的优势菌群的构成和数量;④能起到增强宿主机体健康的作用。目前最符合益生原标准的是非消化性低聚糖(NDO),NDO 也称功能性低聚糖或寡糖。常用的 NDO 有菊粉(菊糖)、低聚果糖(FOS)、低聚半乳糖(GOS)和乳果糖等。益生原(元)的作用主要是通过促进肠道有益菌发挥的,也可以通过被有益菌的代谢,产生短链脂肪酸等产物发挥作用,目前主要用于食品添加和保健,作为药物使用的主要为乳果糖。合生元是指益生菌与益生原制成的复合制剂。国内把益生菌、益生元和合生元统称为微生态制剂。

二、微生态学研究进展

(一) 正常微生物群是人体一个新的生理系统

微生态学的兴起和蓬勃发展引起了人们对生命及疾病本质认识的一场革命。人类或动物刚出生时是无菌的,但出生后立即与周围环境中的微生物接触,通过演替过程,在体内和体表形成一个正常的微生物菌群,这一菌群终生存在,直至宿主死亡。据统计,一个成年人大约有 10^{13} 细胞,而其体表与体内携带的正常微生物竟然有 10^{14} 之多,即机体所携带的微生物细胞的数量是其自身细胞数量的 10 倍,这样庞大的正常微生物菌群以一定的种类和比例存在于机体的特定部位,参与机体的生命活动,与宿主细胞进行着物质、能量和基因的交流,在宿主的生长发育、消化吸收、生物拮抗及免疫等方面发挥着不可替代的生理功能,共同维持着生命过程。因此,正常微生物菌群是机体生命活动不可分割的一部分。生命现象在本质上是生物体与内外环境的平衡和稳定。2003 年我国微生态学奠基人康白教授基于以下基本论点:①正常微生物群是生物体整体一个不可分割的组成部分;②从生态学出发,人和动物、植物、微生物所有生物体构成一个统一的生物区系(biota);③互为环境,同步进化,微生态系统应为"在一定的时间和空间内相互作用的有机物和无机物的总和";④"微生态三角"在宿主遗传性控制下,正常微生物群、免疫与营养构成的"微生态三角"的相互依赖、相互制约的关系;系统地提出了正常微生物群是一个新的人体生理学系统。这一新理论得到了国外学者的支持与呼应,2006 年国外学者也提出了肠道共生菌群是"一个被忽略或遗忘的器官"(a forgotten organ)。2013 年有学者提出了肠道菌群是宿主发育和生理的"主人"(masters)。

(二) 微生物组研究已经成为生命科学研究最重要的热点之一

2004 年,美国国立卫生研究院(NIH)专门设立了"利用宏基因组学研究口腔微生物"的研究项目。为了全面分析人体微生物群系,揭示微生物与人体健康和疾病状态之间的联系,NIH 于 2007 年 12 月 19 日正式启动了一项新的基因工程——人体微生物组计划(Human Microbiome Project,HMP)。HMP 计划是人类基因组计划(Human Genome Project,HGP)的延伸,又称"人类第二基因组计划"。将来,HMP 与 HGP 相互结合,将为了解"遗传与环境"相互作用提供前所未有的机遇,揭示人类健康与疾病更多的秘密。科学家认为,HMP 计划将对阐明人类许多疾病的发生机制、研究新药物、控制药物毒性等产生巨大作用。人类基因组和人类宏基因组这两本"天书"绘制完成后,将有助于更好地破解人类疾病。HMP 的目标:①利用新的高通量技术的优点,更为全面的对至少 250 名健康志愿者的多个部位进行人体微生物组研究;②通过对一些不同的医学状况进行研究,明确人体微生物组变化与健康/疾病的相关性;③为 HMP 的广泛研究和推广,提供标准化的数据库和新的技术,同时系统地研究 HMP 涉及的伦理、法律和社会问题。HMP 的最终目的是通过监测和调节人体微生物组,实现增进人类健康的目标。因为肠道菌群在人类健康方面起着重大的作用,欧盟第七框架协议在 2008 年 1 月资助了"人类肠道宏基因组计划"〔European Commission Metagenomics of the Human Intestinal Tract(MetaHIT)Project〕。MetaHIT 项目的合作伙伴包括了来自中国、

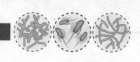
美国、丹麦、法国、日本、西班牙、英国、芬兰8个国家学术界和工业界的13个成员。MetaHIT项目的目的是研究人类肠道中的所有微生物群落,进而了解人肠道中细菌的物种分布,最终为后续研究肠道微生物与人的肥胖、肠炎、糖尿病等疾病的关系提供非常重要的理论依据,达到预防和监控的目的。MetaHIT项目相当于对人类肠道中的细菌进行了一次全面的"基因普查"。目前HMP和MetaHIT的第1期计划均已经完成,继续进入第2期研究。2016年5月13日美国白宫科学和技术政策办公室(OSTP)与联邦机构、私营基金管理机构一同宣布启动"国家微生物组计划"(National Microbiome Initiative,NMI)。加拿大、日本、韩国等也正在实施类似的研究项目。微生物组研究已经成为国际生命科学研究最重要的热点之一,如2010年世界权威杂志《自然》把人类微生物组学预测为未来十年科学的走向之一,2013年,微生物组学与疾病再次被《自然》列入"新年新科学"。

人体微生物组构成了人类的第二套基因组,初步研究表明,人体微生物编码的基因是人体自身基因数目的100余倍,它们与人类自身的基因组一起,共同作用于人体的免疫、营养和代谢过程,影响着人体的健康和疾病,这一结果对认识人类健康与疾病、疾病的临床诊断、治疗和预防将产生深远的影响。微生物组与人类疾病的研究进入了黄金时代,主要的表现是肠道共生菌群与肥胖、糖尿病、冠心病、炎症性肠病等已经取得了突破性进展,呼吸道和肺的微生物组与呼吸系统急性感染及慢性疾病的关系,口腔、鼻腔、皮肤、泌尿生殖道等部位的菌群及微生物组研究也引起了全世界的关注,并且取得了重要的进展。

(三) 菌群、微生物组可能为环境与人体疾病关系的桥梁

当前,人类自身正面临着内、外两大环境的挑战。外环境属于宏观生态学的研究领域,随着人类文明的发展,人们越来越重视宏观生态对人类生存的影响,保护生态就是保卫地球即保护人类自身的发展和文明,宏观生态破坏造成的严重不良后果使人类越来越重视宏观生态平衡的作用。内环境属于微生态研究领域,随着新技术新方法的应用,人类对微生态学的认识也越来越深入,与宿主正常生理关系密切的微生态学规律被逐渐挖掘出来,这在一定程度上有助于人类对于疾病的认识和革新。越来越多的研究提示,人类生存和生活的外环境既影响着人体自身,又影响着人体所携带的菌群,并且环境中的许多因素可能是通过影响菌群而进一步对人体发挥作用的,无论是健康状态还是疾病,菌群更有可能是外环境与人体之间的一个桥梁。典型的例子就是膳食构成对人体的影响,西方发达国家高脂肪、高蛋白、高热量和低纤维饮食模式已经被认为与肥胖、心血管病、糖尿病、大肠肿瘤的发病密切相关,这些国家和地区的过敏性疾病包括哮喘也远高于发展中国家。既往我们只考虑到食物成分对人体的影响,现在已经明确,不同的膳食构成,会显著改变肠道菌群的结构,肠道菌群及其代谢产物通过对人体的免疫、代谢等作用,进一步影响着人类的健康和疾病。

工业化、城市化是人类文明和进步的标志,但是由此带来的外环境变化、生活方式的改变、饮食改变、微生物暴露的变化、广泛使用抗菌药物等,均与目前的一些慢性疾病如过敏性疾病、自身免疫疾病、代谢疾病和肿瘤的增加有关,菌群可能是这些环境因素与人体疾病的非常重要的关联者。我国目前正处于工业化和城市化的进程中,并且速度很快,伴随的以上疾病也逐年增加。运用微生态学理论、技术和知识,指导人群实行合理的现代生活方式和饮食或实施有效的菌群干预策略,避免重复发达国家一些疾病的增加,将是我们面临的挑战和机遇。

(四) 菌群及微生组与各种疾病的关联性研究

微生态学的出现引起了医学观念上的重大转变,随着微生态学基础研究的不断深入,其理论和知识对人体健康和疾病的认识、对一些疾病发病机制的探索、以及对相关疾病的临床防治,不断进行更新,已经引起了全世界的高度关注。无论从传统的细菌培养技术及无菌动物和悉生动物技术、聚合酶链式反应技术(PCR)、指纹图谱技术、16SrRNA 靶探针技术,到最近的宏基因组技术,越来越多的研究显示,正常菌群在人体防御感染、调节免疫、调节代谢、参与营养物质消化和吸收、延缓衰老等方面发挥着不可替代的重要作用,菌群及微生物组的变化与许多疾病存在着关联性,这些疾病既涉及感染性疾病,又涉及非感染性疾病;既包括肠道疾病,又包括肠道外疾病。

肠道是人体菌群最主要和重要的定植场所,体内约 80%~90% 的菌群存在于肠道,目前的研究已经发现肠道菌群和微生物组的变化与肠道慢性炎症性疾病、结肠癌、过敏性疾病、自身免疫性关节炎和肥胖、糖尿病、高血脂等代谢性疾病的发生和发展密切相关。最近的研究还提示抑郁症和自闭症等神经系统患者也存在肠道微生物组的异常。

呼吸道菌群及微生物组的研究也取得了颠覆式的结果。既往认为声门以下的气管、支气管树(下气道)及肺是没有细菌定植的。随着支气管镜检查获取下呼吸道标本如支气管肺泡灌洗液(BALF)技术的普及和不依赖细菌培养的 16SrRNA 细菌基因测序技术的应用,越来越多的研究证实在正常健康人的下呼吸道和肺部也有细菌定植,并且下呼吸道和肺的微生物组变化可能与哮喘、慢性阻塞性肺病(COPD)、囊性纤维化(CF)、肺炎、迁延性细菌性支气管炎、支气管扩张和肺结核等呼吸疾病有关联。

通过开展菌群及微生物组与各种疾病的关联性研究,将更深入地探讨疾病的发病机制、寻找疾病相关或特异性的标志物、寻找干预的新靶点,进一步提高临床诊断、治疗和预防水平。

(五) 益生菌的临床应用日益规范

随着菌群及微生物组与人类健康及疾病的关系日益受到重视,益生菌越来越得到了广大医生的认可与使用,其效果也越来越得到肯定,可以说益生菌的研制和应用是微生态学理论在临床实践中的最直接体现,一方面提高了一些疾病的防治水平,另一方面又极大地推动了微生态学的发展。益生菌作为一类新型药物,已经用于腹泻病、炎症性肠病、慢性肠炎、肝胆疾病、过敏性疾病等的防治,取得了确切的效果。由此而出现的微生态制药业蒸蒸日上,新的益生菌药物仍然在不断地涌现。与此同时,益生菌的临床应用日益规范,目前全世界已经制定了许多益生菌临床应用指南或共识,如世界胃肠组织(WGO)全球性指南《益生菌与益生元》(2011 年)、Yale/Harvard 工作组《对益生菌的推荐共识》(2015 年)、欧洲儿科胃肠肝与营养学委员会(ESPGHAN)《急性胃肠炎中益生菌应用立场性文件》(2014 年)、世界过敏组织(WAO)McMaster 大学指南《过敏性疾病预防:益生菌》(2015 年)等。我国自 2010 年起在第 9 版国家药典中,首次增加了"微生态活菌制品总论"一章,纳入了国内批准上市的 20 余种益生菌药物。中华预防医学会微生态学分会儿科学组 2010 年制定的《微生态制剂儿科应用专家共识(2010 年 10 月)》是国内首个益生菌临床应用的共识,2016 年对该共识进行了更新,制定了《益生菌儿科临床应用循证指南》。中华预防医学会微生态学分会也在 2016 年

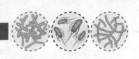

制定了《中国消化道微生态调节剂临床应用共识(2016版)》。

益生菌的作用机制也得到了更加深入的研究。大量的动物或人体实验、体内或体外实验表明,益生菌用于治疗和预防疾病的机制包括:

(1) 调节肠道菌群的构成,通过占位效应、营养竞争、分泌抑菌或杀菌物质、产生有机酸、刺激sIgA的分泌等,阻止致病菌黏附和抑制致病菌的生长。

(2) 通过增加肠紧密联接蛋白的合成,刺激和促进黏蛋白的表达与分泌,增强肠上皮细胞的完整性,增强肠道的屏障功能,防止肠道细菌和内毒素的移位。

(3) 分解膳食物纤维,产生短链脂肪酸,特别是酪酸和乙酸。一方面发挥抗炎症反应,另一方面为肠上皮细胞提供能量,维护肠上皮细胞的功能。

(4) 调节固有和适应性免疫,包括激活TLRs、调节DC向抗炎症反应方向发展、调节Th1/Th2免疫应答、增加分泌IL-10和TGF-β的调节性T细胞的数量和功能、降低过敏原特异性IgE的水平等。

(5) 参与维生素B_1、维生素B_2、维生素B_6、维生素B_{12}、维生素K、烟酸和叶酸等维生素的合成;参与蛋白质、胆汁酸和胆固醇等的代谢。

尽管益生菌有以上诸多作用,但是针对特定疾病的作用机制仍然不完全清楚,其机制可能是综合的。

益生菌药物的特点得到了更进一步的认识。益生菌作为一类特殊类型的药物,其药理学特点是具有菌株特异性。菌株(strain)是指由不同来源分离的同一种、同一亚种或同一型的细菌,也称为该菌的不同菌株,如青春型双歧杆菌DM8504株、鼠李糖乳杆菌LGG株等。也就是说,某些特定的益生菌菌株具有的效果并不代表所有该种或该属的益生菌均具有这一效果,由于各个益生菌所含菌株的不同其效果不同,可以解释为什么在临床上有的益生菌药物治疗效果好,而另一些药物效果不佳。因此在选择和评价益生菌药物时,应该关注各种药物所含的菌株以及该菌株的作用和上市后的临床效果评价。

随着益生菌的广泛应用,其安全性也受到关注,理论上益生菌可能存在以下4方面潜在的毒副作用:①致病性并且引起全身感染;②产生有害的代谢产物;③引起过度的免疫反应;④传递耐药性。但是实际上仅有与乳杆菌相关联的心内膜炎、肺炎和脑膜炎,布拉氏酵母菌或枯草杆菌菌血症的个别病例报道,并且几乎均发生在免疫功能严重受损、病情危重或有严重基础疾病的病人,因此在这些病人使用时需权衡风险与受益。总体上益生菌是一类比较安全的药物,迄今为止,在全球范围内没有益生菌引起严重毒副反应的报道。

(六) 粪菌移植

粪菌移植(fecal microbiota transplantation,FMT)是将健康者粪便中的功能菌群移植到患者肠道中,重建肠道微生态平衡,以治疗特定的肠道和肠道外疾病。尽管粪群移植的作用机制尚不完全清楚,但是由于特定疾病的肠道菌群紊乱的复杂性、病人菌群的个体性及现有的益生菌菌株作用的有限性等,这种把健康人粪便中混合的有益菌群及其代谢产物直接移植入病人的肠道中的做法,可以克服以上现有的不足,是有充分的理论根据的,并且可能具有广阔的前景。近年来,粪菌移植在治疗艰难梭菌肠炎中的效果得到了肯定,有效率达90%以上,被列入相关的指南。此外在炎症性肠病、肠易激综合征、过敏性疾病、肥胖症、自闭症等多种疾病中也有应用报道。

第二节 肠道菌群的生理功能

肠道是人体菌群定居的最主要和最重要的部位,肠道中数量巨大、复杂的菌群组成反映了两个水平上的自然选择:一个是肠道菌群在宿主体内定植竞争中的增殖和能量物质的利用;另一个是宿主对肠道菌群整体的适应性。肠道菌群可以看作为人体中的一个"细菌器官",在协助人体对抗感染、驱动免疫系统成熟和维持免疫反应的稳定性、参与人休生物转化和补充能量及营养物质方面发挥着不可缺少的作用,这些功能相互影响,互相促进。近年来还发现肠道菌群在调节婴儿生长发育、神经内分泌及行为方面也有重要的作用。

一、生物拮抗及防御感染作用

正常人体肠道中寄居着 1000 多种约 10^{13}~10^{14} 个细菌,依据其对宿主的关系,可以分为有益菌群、有害菌群和中间菌群。其中有益菌群绝大多数为专性厌氧性细菌,其总数量在正常肠道菌群中占有绝对的优势,这些专性厌氧菌一方面能够限制在数量上占少数的潜在致病菌的过度生长,维持肠道各种菌群之间的平衡;另一方面正常的肠道菌群组合,能够对抗外源性致病菌的定植和入侵,这就是肠道菌群的生物拮抗(antagonism)作用。生物拮抗是维持正常肠道菌群内部自稳的主要机制,也是肠道菌群保护宿主免于感染的重要的生理功能之一。这在动物实验中已经得到证实,例如普通小鼠感染肠炎沙门氏菌的半数致死量为 10^5,而预先灌服链霉素,破坏肠道菌群后,其半数致死量显著降低,仅为 10 个。生物拮抗及防御感染的机制包括占位性效应、营养竞争、产生有机酸和抑菌物质、免疫协同生物拮抗作用等。

(一) 占位性效应

肠道正常菌群与肠黏膜紧密结合构成"肠道生物屏障",通过占据上皮细胞的空间,参与与致病菌之间生存与繁殖的时空竞争、定居部位竞争以及营养竞争,以限制致病菌群的生存繁殖。同时肠道菌群形成致密的膜菌群,构成微生物屏障,抑制外来细菌对肠道的黏附、定植和入侵。研究表明,肠道正常微生物通过与致病菌竞争肠上皮微绒毛上的脂质和蛋白质上的相同复合糖受体阻止致病菌定植,减轻肠上皮细胞损伤。同时正常菌群与肠黏膜上皮细胞紧密结合,促进上皮细胞分泌黏液,使其在黏膜和微生物之间形成保护层,防止细菌移位。

(二) 营养竞争

肠道正常菌群大多数是专性厌氧菌,其数量是兼性厌氧或需氧细菌的 100~1000 倍,在肠腔厌氧条件下,其生长速度超过兼性厌氧或需氧菌,在营养物质有限情况下,专性厌氧菌优势生长,即可以通过争夺营养,抑制兼性厌氧或需氧的潜在致病菌的生长与繁殖。

(三) 产生有机酸

肠道正常菌群,特别是双歧杆菌和乳杆菌,通常属于产乳酸菌,能够发酵糖和纤维素,产

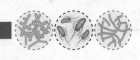

生乙酸、丙酸、乳酸、酪酸等有机酸,降低肠道的 pH,抑制外籍菌的生长与繁殖。体外研究表明双歧杆菌产生的短链脂肪酸如乙酸、丙酸具抗菌活性,对假单胞菌属、金葡菌有抗菌作用,从而抑制了肠道中有害菌和致病菌的生长。肠道正常菌群产生的有机酸还可通过直接或间接的途径促进胃肠道的蠕动,使外籍菌尚未在黏膜表面黏附、定植前就被排除。

(四) 产生抑菌物质

肠道正常菌群能产生细菌素、防御素、过氧化氢、抗菌肽等多种抑菌物质,对肠道内的潜在致病菌起抑制或杀灭作用。细菌素作为一种抗菌肽,包括嗜酸乳杆菌产生的细菌素 lactacin B、乳酸球菌产生的 Nisin、植物乳杆菌产生的植物乳杆菌素等。细菌素的抗菌谱窄,绝大部分细菌素是通过膜渗透或者是影响某些酶来杀死相关的微生物的。双歧杆菌、乳杆菌产生的过氧化氢能激活机体产生过氧化氢酶,抑制志贺菌、沙门菌和杀灭革兰阴性菌。肠道中大肠埃希菌的大肠菌素和酸性产物能抑制志贺菌、金黄色葡萄球菌、白假丝酵母菌等。肠道有益菌能产生一些抗菌肽物质如乳酸素、乳酸链球菌肽等,发挥其抗菌作用。

肠上皮细胞分泌的 β- 防御素是一组能够耐受蛋白酶的分子,对细菌、真菌和有包膜病毒具有广谱直接杀伤活性。人体内存在 α- 防御素和 β- 防御素,前者主要作用于某些细菌和有包膜病毒,后者主要由上皮细胞产生,是黏膜和上皮细胞抵抗微生物入侵的重要介质,在持续暴露于病原微生物的器官表面发挥重要抗菌作用。最近一些研究结果证实,肠道菌群能够诱导肠上皮细胞产生防御素。

(五) 免疫协同生物拮抗作用

正常菌群能够刺激肠道内分泌型 IgA(sIgA)的分泌和促进抗炎症因子的产生,从而有利于排除外源性致病菌和毒素,调节机体对它们的免疫反应。

肠道上皮细胞及细胞间紧密连接的完整性和黏液层又称物理屏障,也是肠道天然免疫的重要组成之一。肠道黏液层覆盖于肠上皮细胞表面,为专性厌氧菌的生长及黏附提供了适宜的环境,还能阻止潜在致病菌及其毒素的定植和移位。乳杆菌能诱导肠道上皮细胞黏蛋白的表达与分泌,防止细菌及病毒定植、感染。肠上皮细胞间的紧密连接主要由跨膜蛋白和细胞质蛋白组成,跨膜蛋白主要有 occludin 蛋白和 claudin 蛋白。嗜酸乳杆菌能增加紧密连接蛋白表达,从而保持肠道上皮细胞的紧密连接功能,保持黏膜完整性,降低细菌易位速率。

二、驱动免疫成熟和维持免疫稳态

肠道菌群是最重要的微生物刺激来源,是驱动出生后免疫系统发育成熟和诱导、维持免疫反应平衡(稳态)的基本(原始)因素。肠道菌群对免疫系统的作用是多个方面的,既可对固有免疫反应,又可对适应性免疫反应;既可对黏膜免疫系统,又可对全身免疫系统发挥作用。其作用可以归纳为:①促进出生后肠道黏膜免疫系统和全身免疫系统的发育成熟;②刺激肠道分泌 sIgA;③参与口服免疫耐受的形成,包括对无害食物和肠道菌群的耐受;④均衡细胞因子合成和释放而调节肠道免疫炎症反应,并且通过抑制肠道黏膜过度生成炎症因子降低系统全身性免疫应答反应。肠道菌群的作用机制,见表 1-1。

表 1-1　肠道菌群对免疫系统的作用

作用	机制
驱动黏膜免疫系统发育成熟	促进 Paneth 细胞分泌强有力的抗微生物多肽,包括血管生成因子 -4 和防御素
	促进 Peyer 结、肠系膜淋巴结及其生发中心(T 细胞和 B 细胞反应区)的发育
	扩容固有层(LP)CD4$^+$ T 的细胞数量
	增加产生分泌型 IgA(sIgA)的 B 细胞数量
维持黏膜免疫应答的稳定状态	增加树突状细胞(DCs)表面共刺激分子(CD80、CD83、CD86 等)及 MHC Ⅱ 的表达
	调节 Tol1 样受体(TLRs)和 NOD/CARD 的表达,抑制炎症反应
	促进分泌 IFNγ 的 Th1 免疫应答,调节 Th1/Th2 平衡
	诱导产生调节性 T 细胞(Treg)
	增加调节性细胞因子如 IL-10 和 TGF-β
	影响 Th17 细胞,调节 Th17/Treg 平衡
维持和增强肠道黏膜屏障	促进肠上皮细胞的分化和增殖
	增加紧密连接蛋白的表达
	增加肠道 sIgA 分泌

肠道菌群对免疫系统的作用具有两个特点:一个是在肠道菌群和免疫系统之间存在着"交互对话"(cross-talk)机制;另一个是两者之间的作用有一定的年龄依赖性,即存在"窗口期"。

关于肠道菌群对免疫系统作用的研究资料绝大多数来源于无菌动物或悉生动物模型。通过悉生小鼠模型可以研究肠道菌群中各种细菌在免疫反应中所起的特殊作用,已经证实,细菌的免疫调节作用有时具有菌种和菌株依赖性。给普通动物经过胃肠道或胃肠道外使用肠道有益菌观察其对免疫系统的影响,也是研究肠道菌群的免疫调节作用的主要方法之一。在人体实验中,以有益菌对体外免疫细胞和肠上皮细胞的作用研究比较深入,这为深入了解肠道菌群对免疫系统的作用机制提供了重要的途径。流行病学调查和临床研究显示,近几十年来,过敏性疾病、炎症性肠病和某些自身免疫性疾病的发病及其发病率的增高与肠道菌群紊乱导致的免疫反应异常,特别是免疫耐受异常有关。针对这些疾病的预防和治疗,在临床上使用益生菌也取得了确切的效果,这些均直接证实了肠道菌群对人类免疫系统的作用。

(一) 驱动免疫系统发育成熟

免疫系统在出生以后仍然处于持续的发育过程中。出生时新生儿免疫系统虽已比较完善,但这一时期的免疫反应仍然处于低下的状态。首先,出生时新生儿 B 细胞能分化为产生 IgM 的浆细胞,但不能分化为产生 IgG 和 IgA 的浆细胞,出生 2~4 周后产生 IgM 和 IgG 的浆细胞数量迅速增加,这一时期婴儿的 IgG 来自于母体。产生 IgA 的浆细胞到出生 10 天左右才能分离到,到 12 个月后才能达到最高峰。其次,新生儿 T 细胞,包括 CD4$^+$ 和 CD8$^+$ 细胞的总数高于成年人,但大多数在表型和功能上处于原始状态,90% 为 CDRA45$^+$。新生儿 T 细胞的激活阈值及共刺激依赖 IL-2 的程度较高,而产生 IL-4 和 IFN-γ 的水平低,CD40 表达

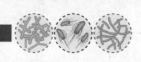

存在缺陷。另外针对 T 细胞依赖和非 T 细胞依赖抗原的免疫反应也有着年龄相关性,两者明显不同,一般非 T 细胞依赖反应在出生时缺乏,以后缓慢发育,4~6 岁时达到成人水平;而 T 细胞依赖反应代表 B 细胞受体多样性和激活 B 细胞记忆反应的功能在出生时或出生不久即可建立。同样出生时胃肠道的黏膜免疫系统的活性较低,在 Peyer 结和其他黏膜免疫组织中,虽然在妊娠 19 周时即可以分离到 T 细胞和 B 细胞,但是象征 B 细胞活动的生发中心的次级滤泡尚处在静止状态,直到生后数周才逐步活跃起来。

在固有免疫方面,肠道上皮细胞产生和分泌大量的抗微生物多肽,包括血管生成因子 -4(angiogenin-4)、防御素和 cathelicidies,这些成分形成了对所有单细胞微生物共有的先天的防御机制,并在所有的上皮表面产生,以阻止微生物的侵入。动物实验发现,常规小鼠在断乳时,其肠隐窝上皮中的潘氏细胞表达血管生成因子 -4 的 mRNA 明显增高,而无菌小鼠的表达无明显变化。提示在新生儿早期肠道菌群能够刺激潘氏细胞产生血管生成因子 -4。

在适应性免疫方面,无菌动物和悉生动物研究已经证实,肠道正常菌群的建立能够促进出生后肠道黏膜免疫系统包括肠道相关淋巴组织(GALT)的发育成熟,并且刺激肠道分泌 sIgA。派氏集合淋巴结(Peryer 节,PPs)和其他次级滤泡是适应性免疫应答的主要作用部位。研究发现,在无菌环境中出生和饲养的动物其 PPs 发育差,分泌型 IgA(sIgA)产生细胞和固有层(LP)CD4$^+$ T 的细胞数明显减少,对正常饮食抗原免疫耐受的能力缺失。除黏膜免疫系统以外,无菌小鼠的脾和淋巴结缺乏生发中心,T 细胞和 B 细胞的形成区域发育较差。所有这些异常在接种普通小鼠或人的粪便菌群后几周内恢复正常,但对正常饮食抗原免疫耐受的能力仍无法恢复。这表明细菌和肠黏膜之间的接触在初始的先天性免疫和新生儿早期阶段的适应性免疫具有极其重要的作用。"侵袭"的肠道细菌通过"感染"肠上皮细胞和 M 细胞,从而在 GALT 的发育中起着极其重要的作用。有研究表明,当第一次接触肠道菌群时,有相当多的菌群穿过黏膜且可从肠系膜淋巴结中或脾脏中培养出这些菌群。随着适应性免疫反应的激活,其免疫活性可自限性地升高,从而维持正常微生物菌群局限于肠腔内。生发中心的反应在"感染"后 14 天达高峰之后开始减弱。因此,GALT 在早期不成熟阶段,可以容许两种显著对立的结果:①适度、恰当地针对病毒和细菌病原体的炎症反应调控免疫防御机制的发育;②促进对饮食抗原的耐受极其复杂的免疫机制的发生发育。在婴儿期的肠道菌群不断地进行构建和演替的过程中,除适应肠腔环境发生耐受外,还有助于以上两种免疫功能的发育。

sIgA 是黏膜免疫的主要效应分子,有研究证实,与普通小鼠比较,无菌小鼠的肠道中产生 sIgA 的细胞数减少了 10 倍,并且其血清中测不出 IgA,这些小鼠肠道重新定植菌群 3 周内,sIgA 分泌细胞数恢复正常。

脾脏和肠道组织切片显示,在无菌的野生 C57BL/6 鼠中,脾脏少有 B$^-$ 和 T$^-$ 细胞带或区域,异常内皮微血管的过度增生,以致结构不完整;肠道黏膜固有层(LP)中 CD4$^+$ T 细胞和 sIgA 产生细胞数量明显减少;派氏集合淋巴结(PPs)发育低下。C57BL/6 鼠接种肠道菌群后几周,其结构异常恢复。

目前认为,婴儿期黏膜上定植的菌群在宿主免疫系统的发育和教育中具有"工具性"的作用,两者是同步进行的。肠道免疫系统和肠道菌群共同进化,这对免疫系统的成熟和功能塑造是必需的。这种发生在生命早期的事件具有长远的影响:促进对周围环境暴露的耐受,或可能促成以后一些疾病的发生,包括炎症性肠病(IBD)、过敏和哮喘。最近的研究证实,在早期发育阶段,菌群-宿主共生关系的中断可导致特定的免疫系统发生持续甚至不可逆的影响存在一个的关键时期,即"窗口期"。这也是为什么出生后肠道菌群的"程序化建立"对个体的免疫系统发育成熟及其免疫反应有如此重要性的原因。如果在出生后肠道菌群建立延迟或长期紊乱,由此带来的肠道黏膜免疫和全身免疫反应异常,与过敏性疾病、炎症性肠病、自身免疫性疾病等有密切的关系,可能影响到一个人的终身健康。

(二) 维持免疫应答的稳定状态

1. 微生物相关分子模式(MAMPs)和模式识别受体(PRRs)　肠道微生物相关分子模式(MAMPs)是肠道微生物表达的、反映微生物进化水平的分子,包括脂多糖、多糖A、磷壁酸和肽多糖。MAMPs可被树突状细胞、M细胞和肠上皮细胞(IEC)表面的模式识别受体(PRRs)识别;PRRs包括Toll样受体(TLRs)、甲酰化肽受体(formylatedpeptidereceptors,FPRs)和核苷酸结合寡聚化结构域样受体(NODs)。PRRs作为感受器,根据识别的分子不同,产生不同的效应,包括保护性反应、炎症反应或触发凋亡,因此PRRs在启动固有免疫和适应性免疫、维持肠道内环境稳定、维持黏膜免疫耐受的完整性方面具有重要的作用。肠道大部分微生物具有相同的MAMPs分子,这些分子在人类长期的进化过程中,被宿主先天性免疫系统识别为无害,当作"老朋友"对待,被PRRs识别以后不引起强烈的免疫反应,而仅产生基础信号,使宿主对肠道菌群处于耐受状态或维持低水平的"生理性炎症"。一方面维持机体免疫系统处于适度的"激活或警觉"状态,如增加树突状细胞(DCs)表面共刺激分子(CD80、CD83、CD86等)的表达,促进DCs成熟和分泌细胞因子;另一方面调节或抑制机体过度的炎症反应,如诱导产生调节性T细胞和调节性细胞因子如IL-10和TGF-β等,从而产生对机体的保护性免疫反应。显然肠道菌群在维持肠道黏膜免疫系统的稳定性方面发挥着重要的作用。动物模型提示,肠道共生菌和由它们产生的各种配体在肠黏膜保护和修复过程中起决定性作用,共生菌分泌的脂多糖、脂磷壁酸等,以及代谢产生的酪酸(丁酸)作为TLR的配体,与正常肠道表面的TLR相互作用,产生基础信号。这些信号使得肠上皮细胞耐受损伤的能力增强,获得肠道表面的动态平衡,同时也使肠道表面具有更强的修复能力,保持了肠道的健康和微生态的平衡。同样有动物实验显示,NOD缺乏小鼠肠上皮细胞分泌前炎症因子和细胞凋亡增加、肠道通透性增高,阻止致病菌定植的能力降低,加重DSS诱导的结肠炎病变,而补充肠道菌群能够增加NOD2的表达。

2. Th1、Th2、Th17和Treg细胞间的平衡　Th1细胞主要分泌IL-2和IFN-γ(一种前炎症因子),促进T细胞的增殖和巨噬细胞的活化,主要参与细胞免疫反应,过度反应可导致迟发型超敏反应、炎症性肠病和自身免疫性疾病的发生。Th2细胞能分泌IL-4、IL-5、IL-6、IL-10和IL-13,这些因子具有抗炎特性,能够诱导B细胞产生大量的同种型抗体及其亚类,包括IgG1、IgG2b、IgA和IgE,过度反应可导致过敏反应。Th17细胞可以分泌IL-17、IL-21、IL-22、IL-6、TNF-α等多种细胞因子,在自身免疫性、过敏性和抗菌免疫性疾病中起关键作用。Treg是一类具有免疫调节作用的T细胞群体,通过产生包括IL-10和TGF-β在内的抗炎症细胞因子,抑制免疫性炎症。四类T细胞之间存在微妙的调节和互相平衡,在体内共同维持免疫稳定,如果Th1和Th17细胞功能过强,会导致自身免疫疾病;而Th2细胞功能过强,则导致过敏性疾病的发生。目前认为,围生期和儿童早期在建立和维持正常的Th1/Th2平

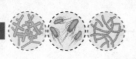

衡中起至关重要的作用,出生以前Th2占优势,Th1应答受到部分抑制,使胎儿在子宫内不发生排斥反应。出生以后新生儿必须迅速通过发展Th1型免疫应答,以恢复Th1/Th2平衡。多个研究显示,在特应性婴儿没有发生这一转变,造成平衡仍然向Th2偏离,更容易产生IgE应答,引起过敏性疾病。Th2向Th1转变依赖于多种因素,但细菌刺激有相当的作用。无菌小鼠的研究证实,肠道正常菌群中的脆弱类杆菌不仅能够促进脾脏和胸腺这些外周淋巴组织的细胞和生理成熟,还能够纠正全身性淋巴细胞缺乏,增强分泌IFN-γ的Th1反应,使Th1/Th2达到平衡。进一步研究证实这个过程是由脆弱类杆菌外膜上的多糖A(polysaccharide A,PSA)完成的,缺乏PSA的类杆菌,则不能诱导T细胞的分化,而纯化的PSA则有和野生脆弱类杆菌相同的作用。PSA被树突状细胞(DC)摄取、加工以后,与MHCⅡ类分子一起形成MHC-抗原复合物被T细胞表面的抗原特异性受体(TCR)识别,激活T细胞免疫应答。PSA刺激DC的TLR2,产生IL-12,IL-12与T细胞IL-12受体结合,活化Th1转录子Stat-4,进一步生成IFN-γ。此后的研究还发现脆弱类杆菌PSA能够诱导肠黏膜固有层以及血液循环CD4+T细胞分化为可分泌IL-10的Treg细胞发挥抑制促炎Th17反应的作用,在精细调节Th17和Treg细胞平衡中具有重要的作用。PSA作为免疫调节分子,为研究正常菌群与人体免疫系统的共生作用提供了一个很好的模型和分子基础。分节丝状菌(SFB)是另外一种受到越来越多关注的肠道共生菌。研究显示SFB能够介导小肠中Th17细胞的发育和诱导潘氏结中Th1和Treg细胞,从而对肠道黏膜免疫发挥广泛的调节作用。研究还发现SFB小鼠与无菌小鼠相比,回肠和盲肠黏膜固有层淋巴细胞数量和sIgA细胞数量明显上升,与此同时,血清和肠道分泌物sIgA的效价也随之增加。研究也发现肠道菌群和宿主免疫系统存在双向调节作用:一方面SFB的定植促进了宿主免疫系统的成熟;另一方面免疫系统的状态反过来决定了SFB的分布与数量。

3. 自然杀伤T细胞 自然杀伤T细胞(natural killer T cells,NKT)是一类与T细胞、B细胞和自然杀伤细胞(NK细胞)等不同的T细胞亚群,最初因为同时表达NK细胞和T细胞的标志而得名,后来确定NKT细胞能特异性识别MHCⅠ类分子CD1d提呈的特异糖脂分子。依据其T细胞受体(TCR)表型,NKT细胞分为恒定型(invariant NKT,iNKT)或Ⅰ型NKT或经典NKT和非恒定型或Ⅱ型NKT,目前的研究主要为iNKT细胞。NKT细胞受到刺激后,可以分泌大量的Th1(IFN-γ)和Th2细胞因子(IL-4)、GM-CSF、IL-13和其他细胞因子和趋化因子,发挥免疫调节作用,还具有与CD8+杀伤性T细胞相同的杀伤靶细胞作用。因此NKT细胞是联系固有免疫和获得性免疫的桥梁之一,发挥免疫调节和细胞毒作用,在抗感染、抗肿瘤以及抑制自身免疫性疾病的发生中发挥着重要作用,但是也导致黏膜的炎症和损伤。无菌鼠结肠的iNKT多于普通鼠,这意味着肠道菌群通过减少这些促炎症细胞的数量维持肠道免疫的平衡。研究表明,肠道菌群与iNKT细胞数量有年龄依赖的关系,即新生无菌鼠接种普通鼠肠道菌群群能使iNKT细胞数量正常,具有保护噁唑酮诱发结肠炎和卵白蛋白诱发过敏性肺部炎症,而成年无菌鼠却不能减少iNKT细胞数量。最近的研究证实了宿主免疫与共生菌群之间存在着双向影响,在维持黏膜免疫稳定、防止炎症反应中有关键的作用。一方面菌群的定植控制黏膜和全身的iNKT的发育,另一方面iNKT又可以反馈性地调节定植菌群的组成。

4. 肠上皮细胞 菌群与肠上皮细胞(iEC)之间的相互作用在维持免疫稳态方面也发挥着重要的作用。肠上皮细胞是肠道菌群与宿主相互作用的最前线,iEC能通过抗原提呈和分泌细胞因子等,参与肠道黏膜免疫系统释放 sIgA 和调节免疫反应。肠道菌群可以通过多种方式影响 iEC,如调节 iEC 间的紧密联接和促进产生黏液蛋白而增强肠道屏障功能;促进 iEC 分泌 β 防御素、促进浆细胞产生 sIgA 和直接阻断病原体"劫持"的信号途径而抑制或杀灭病原体;调节痛觉受体的表达和分泌神经递质分子,导致肠道运动性改变和痛觉感受变化;调节 iEC 分泌细胞因子,从而影响 T 细胞分化为 Th1、Th2 或 Treg 等。肠道菌群对 iEC 保护性反应的可能机制为 iEC 针对肠道菌群不出现炎症应答作用,而对致病菌则有炎症应答。许多研究已经证实了肠道菌群一方面在正常情况下维持肠上皮细胞处于适度的炎症状态,但对机体不构成损害,另一方面在致病菌感染时又能够抑制过度的炎症反应。肠道菌群与 iEC 之间的相互作用涉及多种信号途径,并且涉及极其复杂的反应网络。

5. 口服免疫耐受 是黏膜免疫系统的一项非常重要的功能,动物实验证实肠道菌群在诱导黏膜免疫耐受的形成中发挥了重要的作用。给无菌小鼠灌喂卵白蛋白(OVA)以后不能产生血清中抗 OVA-IgE 应答的抑制,而普通小鼠则可产生。给小鼠定植婴儿双歧杆菌后能够恢复抑制作用,但仅在新生小鼠有此作用,年龄大的小鼠则无影响。另一项研究给成年无菌小鼠灌喂卵白蛋白(OVA),观察血清中抗 OVAIgG 抗体应答的抑制作用,结果显示在无菌小鼠可以诱导口服耐受,但作用非常短暂,仅持续 10~15 天,而普通小鼠则持续 5 个月以上,此后在使用人肠道菌群相关的无菌小鼠也观察到同样的结果。有研究显示,在无菌小鼠灌喂前仅定植大肠埃希菌就足以恢复丢失的抑制作用,类杆菌也具有相同的作用,但定植婴儿粪便中的两歧双歧杆菌则对血清中抗 OVAIgG 的抑制作用无影响。而另外的研究发现,单一定植菌的悉生小鼠或无菌小鼠和普通小鼠比较,普通小鼠能通过上调小肠上皮的主要组织相容性复合体Ⅱ(MHCⅡ)的表达诱导 OVA 的口服耐受,而单一定植菌或无菌小鼠则不能,提示口服耐受的诱导可能需要一个复合菌组成的肠道菌群。

(三) 维持和增强肠道黏膜屏障

肠道菌群在维持和增强肠道黏膜屏障中发挥着重要的作用。与普通小鼠比较,无菌小鼠的隐窝细胞数量明显减少,并且细胞生长率下降,定植菌群以后,隐窝细胞分化增快,肠绒毛处肠上皮细胞 / 杯状细胞的比值增加;肠道菌群中的双歧杆菌、乳酸杆菌等及其代谢产物(主要是短链脂肪酸)可以通过对肠上皮细胞的营养促进肠上皮细胞的增殖;肠道菌群还能够增加紧密连接蛋白的表达,从而保持肠道上皮细胞及其紧密连接的完整性;此外肠道菌群还能够促进肠道黏蛋白的分泌,增强肠道黏膜屏障。肠道黏膜屏障在防御外源性和内源性感染、维持肠道免疫稳定和平衡方面发挥着重要的作用。与成年人相比,儿童特别是婴儿的肠道黏膜屏障不完善,这可能是婴儿容易发生食物过敏和肠道感染的原因之一。

三、代谢与营养作用

由于结肠蠕动和消化液流动较慢,氧化还原电位较低,并且存储了大量的上消化道未被消化和吸收的食物残渣,结肠中的菌群密度和种类最高,这是微生物与人体微环境共同进

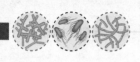

化的结果,所以肠道菌群的代谢和营养作用主要发生在结肠。肠道菌群能够利用来自上消化道不被人体消化和吸收的食物残渣、各种消化道分泌物及死亡脱落的上皮细胞、死亡细菌的残骸等,进行代谢和生物合成,一方面使这些物质进一步被分解排出体外,另一方面合成一些人体必需的营养物质,维持人体的健康,并且其代谢产物在调节宿主免疫系统、神经系统等生理功能方面也发挥着重要的作用。使用 16S rDNA 测序技术结合代谢数据库分析证实,人类肠道远端菌群几乎携带参与人体所有物质,包括碳水化合物、氨基酸、脂类、能量、核苷酸、多糖生物合成与代谢、维生素合成、外源异生物质的生物降解等的基因,特别是富集多糖、氨基酸和外源性异生物质的代谢,甲烷生成,MEP 途径(2-methyl-D-erythritol 4-phosphate pathway,MEP pathway)介导的维生素和类异戊二烯的生物合成基因。所以人类是一个超级生物体,其新陈代谢也是微生物与人体基因共同作用的结果。这为认识人体生物学提供了更为广阔的视野,包括对健康定义的新标志物、优化个人营养的新方法、对口服药物生物利用度预测的新方法、个人及群体对感染、肥胖等代谢性疾病及免疫反应异常等疾病易感的预测新方法等。

（一）膳食成分的代谢

肠道菌群代谢的底物包括摄入的食物特别是未被人体消化吸收的食物残渣,各种消化道分泌物、死亡脱落的上皮细胞及死亡细菌的残骸等,其中膳食成分是最主要的底物,主要为蛋白质和碳水化合物。实际上肠道菌群的代谢与宿主的代谢存在互补的情况,即交互式代谢(metabolic exchange)和共同代谢(co-metabolism)。

1. 蛋白质代谢 人体摄入的食物蛋白质,不能直接被人体所利用,必须先经过消化分解,变成小分子的氨基酸和简单的肽才能吸收入血,供人体组织利用。口腔的唾液中没有水解蛋白质的酶,所以食物蛋白质的消化自胃开始,主要在小肠进行。经胃、小肠蛋白水解酶消化后的小分子量物质,在小肠中已被吸收,一般不会进入大肠中,能进入结肠的是未消化的蛋白质或未完全吸收的消化产物(黏液素、肠道的消化酶、脱落的上皮细胞)。肠道细菌产生的蛋白酶将上述物质分解成多肽,在肽酶作用下分解成氨基酸,并被细菌全部利用。几乎所有细菌都有肽酶,而具有蛋白酶的细菌则较少。据报道,水解蛋白质的细菌有变形菌、梭菌、芽孢杆菌、假单胞杆菌等,枯草杆菌能产生明胶酶与酪蛋白酶进而水解明胶与酪蛋白,而大肠埃希菌只能分解蛋白质的降解产物。人粪细菌约有 5% 能消化黏蛋白,以双歧杆菌最为活跃。有研究发现脆弱类拟杆菌是肠道中分解蛋白质的主要菌群。消化道菌群分泌的酶可补充机体内源酶的不足,特别是在幼龄动物更为明显。如细菌蛋白酶可增强宿主消化酪蛋白的胰蛋白酶的活性。蛋白质及其降解产物可被肠道细菌利用,如某些氨基酸可作为在厌氧条件下生长的梭状芽孢杆菌的能源物质。

肠道细菌可分解存在于消化道的无论来自食物或来自宿主本身组织的所有氮化物,而且还可合成大量可被宿主再利用的含氮产物。大量研究证明,肠道菌群具有使蛋白质降解的分解代谢过程,而且能够利用氨合成菌体蛋白质。研究表明,微生物能降解氨基酸形成氨,这种氨可进入再循环被宿主合成氨基酸再利用。在蛋白质不足的情况下,肠道菌的活动在氮转化上对宿主更为有益。普通大鼠较无菌大鼠更能忍受饥饿,就是一个有力证据。肠道菌群还直接参与某些氮化物的代谢,如放线杆菌或梭菌的尿酶在盲肠可分解尿素。

2. 氨基酸代谢 肠道菌群通过脱羧基作用和脱氨基作用分解氨基酸。脱羧作用是细菌对氨基酸代谢的最初反应,细菌的脱羧酶是诱导性胞内酶,需要磷酸吡哆醛作为辅酶。氨基酸脱羧酶具有高度专一性,一般是一种氨基酸由一种氨基酸脱羧酶来催化它的分解。许多细菌细胞内具有氨基酸脱羧酶,可以催化氨基酸脱羧生成有机胺(包括甲胺、乙胺、腐胺等)和CO_2,有机胺在胺氧化酶作用下放出胺生成相应的醛,醛再氧化生成有机酸,最后分解为机体生长必要的能量与小分子化合物。脱羧酶广泛分布于肠道细菌中,例如乳杆菌、双歧杆菌、类杆菌和梭菌,最适的pH5.0。大肠埃希菌、粪链球菌、腐败性梭状芽胞杆菌、产气杆菌、变形杆菌等都有对氨基酸的脱羧基作用。氨基酸由于细菌的类型、氨基酸的种类以及环境的不同,脱氨的方式也不同,但最终产物都合成氨。脱氨酶参与脱氨作用,脱氨作用按方式不同分为氧化脱氨、还原脱氨、水解脱氨、不饱和化脱氨。氧化脱氨只有在有氧条件下才能脱氨生成氨与 α- 酮酸,专性厌氧菌如梭菌没有氧化脱氨作用;还原脱氨是在厌氧条件下氨基酸经过还原脱氨方式转变为有机酸和氨,梭状芽胞杆菌可在厌氧条件下进行还原脱氨;氨基酸水解脱氨生成一元醇、氨和CO_2,不同氨基酸水解脱氨生成不同产物,如粪链球菌使精氨酸水解生成脱氨生成瓜氨酸,大肠埃希菌和变形杆菌水解色氨酸生成吲哚、丙酮酸和氨。大肠埃希菌和枯草杆菌水解半胱氨酸生成丙酮酸、氨和硫化氢。

氨的肠肝循环:氨是食物和内源性蛋白质的细菌代谢终产物,又可被细菌利用来合成它本身的蛋白质。大肠中的氨很快被肠黏膜吸收。被吸收的氨多数是非离子氨(NH_3),比吸收氨离子(NH_4^+)要多 4~5 倍。肠内生成的氨通过肠黏膜吸收,经门静脉进入肝脏,在肝脏内通过尿素循环形成尿素。其中一部分尿素被转换成尿排出体外,另一部分尿素通过肠肝循环又进入肠内,经肠内尿素酶作用变成氨。氨被肠内菌群当做氮源利用。肠内优势菌中的发酵乳杆菌、产气真杆菌、多酸拟杆菌等所产尿素酶活性高。肠内另一部分氨由于谷氨酸脱氢酶作用转变为谷氨酰胺,继而由于氨基转换酶作用转换为非必需氨基酸的氨基,再进一步成为形成蛋白质的氨基酸源。氨对人体健康不利,血氨浓度增高与肝损害有关,机体中的氨过多对脑细胞毒性很大,可导致肝性昏迷。半乳糖苷果糖或山梨醇不被小肠酶消化,口服进入大肠后被双歧杆菌、乳杆菌利用产生醋酸和乳酸,降低肠内容的 pH,抑制那些产生氨的腐败性细菌生长,氨由大便排出,从而降低血氨,缓解氨中毒。

3. 碳水化合物代谢　很多肠内细菌通过一种或数种途径参与人体对单糖和双糖进行的代谢,如双歧杆菌发酵乳糖产生半乳糖,半乳糖构成脑神经系统中脑苷脂的成分,与婴儿出生后脑的迅速生长有密切关系。多糖是不能直接被人体消化的物质,其在体内的代谢主要依赖于肠道菌群。淀粉是自然界中最丰富的均一性多糖之一,摄入的淀粉主要在小肠中由胰淀粉酶水解,但是约有 20% 的食物淀粉对此种酶不敏感,称为抵抗性淀粉,这些不能被胰淀粉酶水解的淀粉被输送到回、结肠中被细菌酵解,酵解产物给菌群和人体提供所需的能量和碳源。水解淀粉的酶叫淀粉酶,淀粉酶分为液化型淀粉酶和糖化型淀粉酶。液化型淀粉酶主要由放线菌、霉菌、地衣芽孢杆菌等产生,该酶可将淀粉水解为麦芽糖和双糖等。糖化型淀粉酶主要由乳酸杆菌、双歧杆菌、链球菌、粪杆菌、梭状芽孢杆菌、枯草芽孢杆菌等菌属产生,该酶可将淀粉分解为麦芽糖、葡萄糖。纤维素、半纤维素及果胶聚糖等物质称非淀粉多糖,又称膳食纤维,这些物质必须借助结肠部位的菌群分泌的酶类(β- 半乳糖苷酶、β- 葡萄糖苷酶、β- 葡萄糖醛酸酶等)进行发酵,才能被分解并吸收。纤维素是 1、4-β- 葡萄糖多聚体,常见的纤维素分解菌有黏细菌、梭状芽孢杆菌、产琥珀酸拟杆菌、丁酸弧菌以及瘤胃中的一些分解纤维素的菌。最常见的半纤维素是木聚糖,在草本或木本植

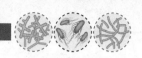

物中均广泛存在。由于半纤维素的组成类型很多,因而分解它们的酶也各不相同。半纤维素主要经细胞外水解过程释放出木二糖,再由细胞内木二糖酶水解为木糖。一般能水解纤维素的细菌也能利用半纤维素,但某些能利用半纤维素的细菌却不能利用纤维素。果胶是构成高等植物细胞间质的主要成分,是以 D- 半乳糖醛酸作为直链的高分子化合物,其分解产物为半乳糖醛酸。半乳糖醛酸最后进入糖代谢途径被分解成挥发性脂肪酸并释放出能量。芽孢杆菌、梭状芽孢杆菌、栖瘤胃拟杆菌以及溶纤维拟杆菌等均具有分解果胶的能力。

非消化性低聚糖(NDO):也称功能性低聚糖或寡糖,是由 3~10 个单糖以直链或分支结构形成的低分子量的碳水化合物,其苷键的空间构型能耐受人体肠道消化酶的水解,但对结肠细菌的代谢敏感,结肠细菌发酵这些低聚糖产生短链脂肪酸和气体,同时增加能量供应,促进有益菌的生长与繁殖。常用的 NDO 有菊粉(菊糖)、菊粉型果聚糖(也称低聚果糖,FOS)、低聚半乳糖(GOS)、大豆低聚糖、低聚乳果糖、乳果糖、低聚异麦芽糖、低聚甘露糖、低聚龙胆糖、帕拉金糖、低聚木糖等。目前 NDO 作为益生元广泛应用。

4. 能量代谢　碳水化合物是人体重要的能量来源,人体内的酶对碳水化合物中大部分复杂的糖类和植物多糖都不能降解。结肠菌群能够将这些人体不能消化的糖类,包括纤维素、木聚糖、抗性淀粉和菊粉等发酵,产生短链脂肪酸(乙酸、丙酸和丁酸等),为机体提供能量。人类从膳食中获取的能量有 10% 可归因于肠道菌群的这种作用。到达结肠的食物残渣中的氨基酸或内源性蛋白质也可被肠道菌群发酵水解,为人体提供能量,但是相比碳水化合物而言,能够到达结肠的食物蛋白量很少。Backhed 等的研究发现,正常小鼠与肠道无菌(GF)鼠比较,体脂肪总量增多 40%,生殖腺器官脂肪量增多 47%,而摄食量却比无菌鼠减少。当把正常鼠的肠道菌群移植到 GF 鼠肠道 14 天后,发现 GF 鼠的总脂肪量增多 60%,生殖器官的脂肪组织出现胰岛素抵抗,同时伴随着主动摄食量较非移植 GF 鼠减少,其他检测项目也同样提示肠道菌群影响了实验动物能量稳态和肝脏脂肪合成,肠道菌群移植后小鼠的血浆葡萄糖、瘦素和胰岛素水平提高,被移植小鼠的肠道乙酰辅酶 A 梭化酶 1(Acc1)和脂肪酸合成酶(Fas)基因表达提高,这是两种参与肝脏脂肪合成的关键酶。肠道菌群移植引起的肝脏葡萄糖和胰岛素水平的增加,导致肝脏脂肪合成过程加速。此后他们还发现被移植 GF 鼠血浆脂蛋白脂酶(LPL)水平增高,LPL 是一种促进循环脂肪酸和甘油三酯(TAG)进入肌肉、心脏和脂肪组织的一种脂合成酶;引起 LPL 活性增高的原因是肠道上皮组织内的禁食诱导脂肪因子(fasting-induced adipocyte factor,FIAF)受到抑制,FIAF 抑制 LPL 的活性,肠道菌群可降低 FIAF 的基因表达,FIAF 减少可导致甘油三酯在脂肪组织内堆积。目前认为肠道菌群可以通过以下两种途径参与宿主能量代谢的调节:一是肠道菌群通过把人体不消化吸收的纤维发酵降解成可吸收的营养素,提高了宿主的食物能量获取效率,肠道菌群发酵产生的 SCFA 不仅为肠黏膜直接提供能量,还促进肝细胞合成糖原,提高了食物的能量利用率;二是肠道菌群调控人类脂肪存储组织的基因表达,提高了宿主脂肪存储能力。

不同类型的膳食可通过调控肠道菌群构成间接影响宿主能量获取和能量调控。纤维性食物在盲肠、结肠中充分发酵,促进了某些利用纤维作为能量来源的菌群的生长、繁殖,因此使结肠总菌量增加。长期的饮食习惯对于人类肠道菌群有很大的影响。例如,与生活在意大利以高脂肪、高蛋白饮食为主的儿童相比,生活在非洲偏远农村地区以高纤维素饮食(薯类)为主的儿童,由于摄取的植物多糖量很高,他们粪便菌群中厚壁菌门量偏低而拟杆菌量偏高,主要是普雷沃菌和木聚糖菌。普雷沃菌和木聚糖菌分别是已知的降解纤维素和木聚糖的菌群,并与粪便中短链脂肪酸的增多有关,说明以高纤维素饮食为主的儿童的肠道菌群已经发生了改变,可以从富含纤维的饮食中最大限度地获取能量。膳食组成—肠道菌群—能量代谢之间的相互关系,已经证实肠道菌群在营养不良、肥胖、糖尿病、非酒精性脂肪肝和高血脂等代谢性疾病的发生和发展中具有重要的作用,将有可能为这些疾病的干预提供新的靶点。

肠道菌群及其代谢产物(表 1-2)对人体的生理功能越来越明确,如果肠道菌群发生紊

表 1-2　肠道菌群代谢产物对宿主可能的影响

代谢产物	相关的肠道微生物	对宿主可能的影响
分解代谢得到的产物:		
短链脂肪酸(SCFAs)	乙酸:肠道菌群的很多成员; 丙酸:拟杆菌门和梭菌IX类群,丙酸菌属; 丁酸盐:梭菌XIVa 和 IV 类群	甲酸:胆固醇的合成底物 乙酸盐/丙酸盐:肝脏糖异生的底物;抑制胆固醇合成 丁酸盐:肠道上皮细胞的主要能量来源;保持肠黏膜完整性,抑制肠癌和炎症
甲烷	产甲烷菌	可能会减缓肠运输速率
蛋白质异化代谢产物(氨、胺、酚、硫醇、吲哚、亚硝氨基化合物、支链脂肪酸)	肠道菌群的很多成员	细胞毒性和遗传毒性,可能与儿童自闭症、结直肠癌的发生发展有关
硫化氢	硫酸盐还原菌和牛磺酸降解菌:	遗传毒性;腐蚀肠黏膜
次级胆酸(石胆酸、脱氧胆酸)	真杆菌和梭菌	提高胆固醇含量;致癌、致突变
雌马酚	Adlercreutziaequolifaciens 和梭菌,Eggerthellaspp.	抗氧化、抗炎、降低骨质流失;调节雌激素
参与合成的产物:		
VK2	脆弱拟杆菌;大肠埃希菌;丙酸菌属;真杆菌属;乳酸乳球菌;嗜柠檬酸明串球菌	调节骨质矿化和凝血机制
VB9	双歧杆菌	调节细胞生长和细胞增殖
VB12	罗伊氏乳杆菌	刺激神经系统发育
共轭亚油酸	双歧杆菌	调节免疫系统,降低患代谢综合征的风险
γ-氨基丁酸	短乳杆菌;副干酪乳杆菌	调节中枢神经系统,缓解低血压以及多尿症状
细菌细胞成分:		
多聚糖 A	脆弱拟杆菌	降低促炎因子水平,如 TNF-α、IL-1β、IL-17;提高抗炎因子 IL-10 水平;降低中性白细胞渗透,抑制上皮细胞增
脂多糖	革兰阴性菌	通过 NF-κB 细胞活性促进炎症反应;促进树突细胞成熟
胞壁酸	革兰阳性菌	调节促炎症或抗炎免疫反应

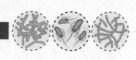

乱则与许多疾病的发生密切相关,包括肠道炎症性疾病及结肠癌,以及肠道外疾病如免疫相关性疾病、肥胖和糖尿病、高血脂及心血管疾病等。许多因素可以影响肠道菌群的平衡,但毫无疑问膳食成分是最主要的因素。

5. 膳食成分　越来越多的研究表明,膳食成分影响着肠道菌群的结构组成,肠道菌群是膳食与人体健康的桥梁。已经明确以富含植物为基础的食物对人体的健康具有有益的作用,成年人食物中有高蔬菜水果和低肉类,其肠道菌群的多样性明显增加,并且普雷沃菌多于拟杆菌。有研究显示由于膳食结构与地域的不同,俄罗斯人、美国人、丹麦人以及中国人的肠道菌群结构差异显著,其中俄罗斯人肠道中拟杆菌属和普雷沃菌属的含量相对其他国家居民较低,这主要是因为他们的膳食结构长期不同造成的。对欧洲儿童及非洲儿童的肠道菌群进行的研究中,也发现菌群组成差异显著。素食者和喜食肉者,其肠道菌群结构差异明显,素食者的肠道菌群以产气荚膜梭菌和多枝梭菌(*Clostridium ramosum*)为主,而长期高水平食肉者的肠道优势菌为普拉氏梭杆菌。研究还发现节食与自由进食小鼠的肠道微生物结构存在显著差异,并且节食小鼠寿命明显延长,与自由进食组相比,节食组小鼠肠道乳杆菌属数量显著提高。

最近的研究证实膳食结构决定肠道菌群的构成,并不受遗传背景的影响。2013年Carbonero F等对20名非洲本土人和12名非洲裔美国人进行了为期2周的饮食互换实验。非洲本土人的饮食由原来的高碳水化合物、高纤维素调整为高脂肪、高蛋白质的西方饮食,而非洲裔美国人的饮食由原来的高脂肪、高蛋白质调整为高碳水化合物、高纤维素的南非饮食。在经过2周的互换以后,发现非洲本土人的肠道产甲烷古菌数量和粪便中乙酸盐及丁酸盐生成相关的细菌基因表达显著降低,同时粪便中乙酸盐及丁酸盐的含量也明显降低;相反,非洲裔美国人的肠道产甲烷古菌数量和粪便中乙酸盐及丁酸盐生成相关的细菌基因表达显著升高,粪便中乙酸盐及丁酸盐含量升高。为了观察基因和饮食哪个因素对肠道菌群影响更大,Carmody等(2015年)对数百只具有明确遗传背景的小鼠进行了高脂肪、高糖饮食和低脂肪、植物饮食之间的转换研究,结果表明无论什么遗传背景的小鼠,高脂肪、高糖饮食可增加粪便中厚壁菌门的丰度,而拟杆菌门丰度则降低。小鼠转换到原来的饮食之后,粪便中菌群的丰度变化在很大程度上可以恢复至原来的水平。这两项研究的意义在于证明了人类和小鼠的肠道菌群具有可塑性,肠道菌群及相应的代谢途径并不取决于遗传背景,而是受到饮食结构变化的动态调节,这为将来通过调整饮食结构来预防和治疗肠道菌群紊乱相关的疾病提供了可能。

(二) 胆盐和胆红素代谢

1. 胆盐代谢　胆盐为各种胆汁酸的盐类,与磷脂、胆固醇组成的细胞微粒称为胆汁盐微团,由肝细胞分泌,经胆道进入肠腔。胆盐能使脂肪乳化,有利于接受胰脂酶的作用:胆汁盐微团能运载脂类的消化产物扩散到黏膜细胞,有利于这类物质的吸收。脂溶性维生素也溶于胆汁盐微团被吸收。肠道菌群通过参加胆盐的代谢,对肠道的脂质与固醇类的代谢起着重要的作用。因为肠道菌群可以转运胆汁酸,所以与普通鼠相比,无菌鼠有较多的胆汁酸。肠道菌群中的水解酶和还原酶参与宿主的代谢和肝 - 肠循环。肠道中细菌多数能产生胆汁酸代谢酶,以类杆菌属、双歧杆菌属和梭状芽胞菌属的酶活性最强。分泌到肠道内的胆汁酸是结合型的,在微生物酶的作用下,结合型胆汁酸才能分解。在无菌动物肠道内这种胆汁酸无变化地混入大便内,而在普通动物肠道则被脱结合和脱羟基或发生其他变化。梭菌、链球菌、类杆菌、双歧杆菌、韦荣氏球菌、乳杆菌、优杆菌、链条杆菌、支杆菌、丁酸杆菌等已被证实在悉生动物体内有胆汁脱结合作用。正常人胆汁酸的细菌代谢只出现于回肠下段和盲肠中,当肠内容物运送到横结肠时,胆汁酸已被细菌代谢完毕。最近的研究证实肠道菌群影响了胆汁酸库的容量和组成,而胆汁酸可以作为调节因子,调节肠道菌群。法呢醇 X 受体(FXR)是核受体超家族成员之一,又称"胆汁酸受体",与胆汁酸结合后,通过调节胆汁酸的合成、分泌和吸收来调节胆汁酸的代谢和稳态,而某些肠道细菌可以利用胆汁酸及其结合物,激活 FXR。

未被吸收的食物胆固醇在肠道被细菌还原为粪固醇排出体外,转化胆固醇的微生物是一类严格厌氧、革兰阳性、无芽孢球杆菌。无菌大鼠肝脏或血清内的胆固醇水平,均较普通大鼠要高,是因为没有肠道微生物降解胆固醇的途径。

2. 胆红素代谢　肠道菌群对胆红素的调节作用主要是在胆红素代谢的肠肝循环阶段,回肠末端和结肠是最主要的部位。结合型胆红素在肠道细菌的作用下,经 β- 葡萄糖醛酸苷酶(β-Glucuronidase, β-GD)水解胆红素 - 葡萄糖醛酸酯键,脱去葡萄糖醛酸基产生未结合胆红素,经肠道吸收,进入肠肝循环,多见于婴幼儿;或在肠道菌群及 H^+ 作用下裂解为尿胆原,再转化为尿胆素,随粪便排出体外,主要见于成人。当 β-GD 含量较高时,结合胆红素脱结合化转为非结合胆红素,后者易穿透细胞膜进入血液循环,可引起高间接胆红素血症。

已知肠道中的 β-GD 主要来源于肠黏膜上皮细胞,其次为肠道细菌,有极少量来自胆汁。因此胆红素进入肠道后,其进行肠肝循环还是排出体外,一定程度上决定于肠道菌群。当肠道菌群变化时,尤其是回盲部细菌变化明显时,就会影响胆红素的肠肝循环。早有研究证实,梭状芽胞杆菌、消化球菌、葡萄球菌等可产生 β-GD,经体内外培养后测定均表现为阳性,而双歧杆菌、乳酸杆菌等在体内外均不产生 β-GD,且其代谢产物为乳酸、乙酸,后者可降低肠道 pH。多项实验证明,双歧杆菌和乳酸杆菌能使肠道 β-GD 的活性降低。双歧杆菌等厌氧菌可代谢产酸,不产生或仅少量产生 β-GD。肠道中厌氧菌的含量高于 $10^{4.5}$/ml 时,β-GD 的活性较低。当服用大量双歧杆菌等有益菌后,肠道 pH 下降,β-GD 活性和量降低,胆红素肠肝循环量减少。另外双歧杆菌、粪链球菌的代谢产物主要是有机酸,利于维持肠腔的酸性环境,肠腔内渗透压增加,水分分泌增加,肠蠕动因而加快,有效地促进肠内胆红素排出酸性代谢产物促进肠蠕动,加速胆红素排出体外。

(三) 生成维生素

肠道菌群能合成维生素 K 及 B 族维生素已经是肯定的事实。大多数产维生素细菌通过 2- 甲基 -D- 赤藓醇 4- 磷酸途径合成维生素和异戊二烯,现已证实,肠内脆弱类杆菌和大肠埃希菌能合成维生素 K。乳酸杆菌和双歧杆菌能合成多种维生素,如尼克酸、叶酸、烟酸、维生素 B_1、维生素 B_2、维生素 B_6、维生素 B_{12}。

维生素 K 是肝脏合成凝血酶原和血凝蛋白的辅因子,其生化功能为参与维生素 K 依赖羧化酶催化的羧化反应,不直接参与具体的凝血过程,而是以羧化酶形式发挥作用。机体维生素 K 有两种不同的来源:食物摄入的叶绿醌(维生素 K_1)和肠道菌群合成的甲基萘醌(维生素 K_2)。维生素 K_2 占维生素 K 的 50%,在血液凝固中起重要作用,特别是膳食缺乏维生素 K 时。无菌生物学实验显示,无菌小鼠定植双歧杆菌后其组织和粪便中均不能检测出维生素 K_2,而定植大肠埃希菌的小鼠粪便含有丰富的维生素 K_2,肠道合成的维生素 K_2 可以被

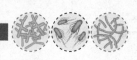

人体吸收利用。动物实验和婴儿保留灌肠表明维生素 K_2 可以由回肠末端及结肠以被动扩散的方式吸收。内源性维生素 K 对维持凝血活性具有重要作用。大剂量广谱抗生素的使用，肠道正常菌群遭到破坏，可以引起维生素 K 依赖性因子缺乏，继而导致继发性出血。

（四）生成短链脂肪酸

短链脂肪酸（short chain fatty acids，SCFA）主要包括甲酸、乙酸、丙酸、丁酸（酪酸）、乳酸和延胡索酸等，又称挥发性脂肪酸，主要由肠道厌氧菌将食物中未被消化的碳水化合物和少量蛋白发酵而产生。盲肠、结肠是细菌酵解的主要部位，分解产生中间代谢产物丙酮酸，再继续分解为终末产物乙酸、丙酸、丁酸等。SCFA 的增加有赖于结肠内厌氧菌对底物的酵解作用。肠道中 SCFA 的浓度取决于菌群的组成、肠道转运时间、宿主 - 菌群对 SCFA 代谢的运转和食物中纤维的含量。参与酵解的厌氧菌有双歧杆菌属、乳杆菌属、拟杆菌属和梭杆菌属。研究表明，酰化淀粉作为抗性淀粉能有效提高肠腔内 SCFA 含量。食物中添加果寡糖促进了双歧杆菌的增殖，也使肠腔中的 SCFA 浓度明显提高，从而增加肠黏膜隐窝深度及细胞密度。肠道产生的 SCFA 有 90% 被肠黏膜吸收利用，被吸收的 SCFA 可为结肠黏膜提供主要的能量来源，其中丁酸是肠上皮细胞特别重要的能量来源，在细胞分化和生长中起着特别重要的作用，乙酸、丙酸主要为肝细胞糖原异生和肌肉细胞提供能量；SCFA 还维护上皮细胞的完整性和杯状细胞的分泌功能，维持黏膜屏障功能，调节免疫应答和炎症反应。近年来研究证实短链脂肪酸还能抑制某些肿瘤细胞增殖，并诱导肿瘤细胞分化和凋亡。

SCFAs 作为信号分子，在免疫系统的发育和调节、维持肠道稳态中具有重要作用，包括：①调节肠上皮细胞能量代谢，维持其黏膜免疫；②增加结肠 Treg 细胞数量，通过表观遗传调节增强 Treg 在大肠的免疫调节作用；③酪酸作为组蛋白去乙酰化酶（histone deacetylases，HDACs）的抑制剂，抑制肠道干细胞增殖；④增强对感染的保护作用；⑤激活肠上皮蛋白偶联受体（G protein-coupled receptors，GPCRs），产生 IL-18；⑥塑造小神经胶质（细胞）的表型和功能；⑦通过抑制 HDACs，灭活核转录因子 -κB（NF-κB），抑制外周血单个核细胞（PBMC）、中性粒细胞促炎症因子和一氧化氮。

SCFAs 是组蛋白去乙酰化酶（histone deacetylases，HDACs）的抑制剂。染色质中的组蛋白被乙酰化或者去乙酰化对于基因表达有极其重要的关系。组蛋白被乙酰化时，染色质的结构更加开放，基因转录所需要的各种因子和酶都容易接近 DNA，因而转录易于发生，基因得到表达。与此相反，组蛋白被去乙酰化时，基因表达被抑制。在乙酰化或者去乙酰化的过程中，组蛋白去乙酰化酶的活性是决定因素。而 SCFAs 中的酪酸是 HDACs 非常强的抑制剂，所以酪酸对于某些基因的表达起着决定性的作用。SCFA 驱动的 HDACs 抑制促进向免疫耐受、抗炎症细胞表型方向发展，这对维持免疫稳定是至关重要的，这种作用的方式支持菌群能够作为表观遗传调节因子的作用。通过 SCFA 对 HDACs 的抑制达到抗炎症的作用，涉及外周血单个核细胞（PBMC）、中性粒细胞、巨噬细胞和树突状细胞等。通过 SCFA 对 HDACs 的抑制，还可以影响外周血 T 淋巴细胞，特别是 Treg，研究已经证实抑制 HDACs 能够增加 Treg 的数量，抑制过度的免疫反应。

SCFAs 对免疫系统的调节还有其他机制。G 蛋白偶联受体（G protein-coupled receptors，GPCRs）包括 GPR43 和 GPR109A 等表达于免疫细胞和肠上皮细胞，SCFAs 是 GPCRs 的配体，研究证实 SCFA-GPR43 的相互作用对中性粒细胞产生趋化因子和扩大 Treg 细胞的抑制作用是必需的。小神经胶质细胞是中枢神经系统的巨噬细胞,其成熟和功能依赖于肠道菌群,小神经胶质细胞的稳定维持也需要 SCFA-GPR43 的作用。

(五) 生成神经递质

神经递质(neurotransmitter)是在化学突触传递中担当信使的特定化学物质。近年来的研究发现肠道菌群可以通过生成神经递质,参与调控脑发育、应激反应、焦虑、抑郁、认知功能等中枢神经系统活动。神经递质包括 5-羟色胺(5-HT)、γ-氨基丁酸(GABA)、多巴胺、褪黑激素、乙酰胆碱和色氨酸等。

1. 5-羟色胺(血清素)　是一种大脑神经递质,大约90%的机体血清素都是在肠道中由肠嗜铬(enterochromaffin,EC)及特殊类型的免疫细胞和神经元产生的,而这种外周血清素的水平改变和很多疾病的发生有关,如肠易激综合征、心血管疾病及骨质疏松症等。最近的研究证实肠道中的特殊细菌或对于机体外周 5-羟色胺的产生非常重要。结果显示,来自无菌小鼠的肠嗜铬细胞产生的血清素水平大约低于正常菌群小鼠的60%,当正常肠道菌群重新植入无菌小鼠机体后,其血清素水平就会恢复;进一步通过对不同的肠道微生物进行筛选分析,发现了一个由20种产芽孢细菌组成的微生物组合或许可以增加无菌小鼠机体血清素的产生水平;利用这组细菌来处理小鼠可以明显增加其肠道的运动型,而且可以明显激活血小板的功能,而血小板可以利用血清素来进行凝血。

2. γ-氨基丁酸(GABA)　是人中枢神经系统重要的抑制性神经递质之一,大约40%以上的中枢神经突触用 GABA 传递信号,在人脑皮质、海马体和丘脑等多个部位发挥重要作用,并对人体多种功能如疼痛具有调节作用。当人体内 GABA 水平较低时,会产生焦虑、疲倦和抑郁等情绪,在帕金森病和癫痫病患者脊髓中 GABA 含量也较低。另外,神经组织中 GABA 的降低与亨廷顿舞蹈病和老年痴呆等神经退行性疾病的形成有关。2012 年的一项研究证实双歧杆菌,特别是齿双歧杆菌能够分泌大量的 GABA。另外一项试验表明,鼠李糖乳杆菌可以显著增加小鼠大脑中的 GABA 活性,还影响小鼠对外界压力的反应能力,而通过手术切断连接肠道到大脑的迷走神经后,这种作用就会消失。2016 年从人体的肠道中发现了一种专门以人类脑部化学物质 GABA 为生的脆弱拟杆菌 KLE1738,推测消耗 GABA 的 KLE1738 与产生 GABA 的肠道细菌比例失衡,极可能影响到大脑中 GABA 的含量。

(六) 药物代谢

越来越多的研究证实肠道菌群对口服药物进行代谢也是菌群的一个重要功能,中药尤其突出。我们都知道传统中草药绝大多数是口服给药的,如果改变给药途径或制作成一些单成分药物,其效果就可能大打折扣,这其中的原因可能就是忽略了肠道菌群的作用。现在的研究已经明确,许多中药必须经过肠道菌群代谢产生有效成分后才能被吸收而发挥药理作用,甚至肠道菌群对中药有毒成分具有减毒或增毒的作用。肠道菌群在生长繁殖过程中能产生多种糖苷酶、硝基还原酶、偶氮还原酶以及各种碳水化合物酶等,参与中药多种成分的降解,其代谢途径主要以水解为主,氧化和还原为辅。黄芩、葛根和豆豉中所含的黄芩苷、葛根素、异黄酮苷普遍存在于中药方剂和营养品中。体外研究表明,葛根素和异黄酮苷能被肠道菌群代谢为比前体物更加有效的大豆黄素和毛蕊异黄酮。苷在肠道内难以被直接吸收,只有被肠道菌群水解为黄芩素后才能被吸收入血液而发挥作用,而口服黄芩苷的无菌

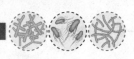

小鼠与常规小鼠相比,肠道内的黄芩苷则几乎没有被代谢。大黄和番泻叶中都含有蒽酮苷类化合物番泻苷,而番泻苷本身无泻下作用,口服后在小肠中几乎不被吸收,真正发挥泻下作用的活性成分是番泻苷元,是由肠道内双歧杆菌分泌的 β-D- 葡萄糖苷酶水解生成番泻苷元后经小肠吸收才发挥泻下作用的,而且代谢产物大黄酸蒽酮的致泻作用最强。人参中的皂苷类成分是其主要的活性成分,研究表明人参皂苷类在体内难以吸收,在肝脏内基本不代谢,主要在肠道中降解,肠道菌群可以通过不同的代谢途径,代谢人参皂苷类,在血液中也主要以代谢物的形式存在,这些代谢物可能是人参皂苷在体内发挥药效的真正生物活性成分。肠道菌群除了能够生物转化中药的有效成分,将其代谢为新的生物活性代谢产物外,还能对中药有毒成分产生减毒或增毒的作用。乌头碱是川乌、草乌、附子等药用植物中的主要有毒成分,具有消炎、止痛及抗肿瘤的药理作用,对中枢神经及心血管系统有明显的毒副作用。有研究表明,乌头碱在肠内细菌代谢作用下脱酰基、甲基、羟基以及发生酯化反应,产生新的单酯型、双酯型和脂类生物碱等多种毒性较弱的代谢产物,而且脂类生物碱具有乌头碱同样的药理活性但其毒性明显低于乌头碱。

有些药物可以调节肠道菌群的组成和数量,通过肠道菌群的作用,发挥这些药物的作用。研究表明含有多糖成分的补益类中药可以促进肠道有益菌群的生长而抑制有害菌群的繁殖。例如党参多糖在体外可促进双歧杆菌的生长,从而增加乙酸的代谢,增强双歧杆菌的定植抗力。用党参、茯苓、白术等补气类中药制成的复方合剂灌服小鼠发现,与灌服前比较,乳杆菌、双歧杆菌数量明显增加,肠球菌数量明显减少。补中益气汤主要由黄芪、人参、白术、炙甘草等益气健脾药组成,配以当归、陈皮、柴胡、升麻。方药中含有大量苷类和糖类物质以及多种微量元素,能增加乳酸杆菌、双歧杆菌、枯草芽孢杆菌的数量。而苦寒泻下类中药因含有刺激性成分,对肠道内的益生菌具有抑制作用,这些中药很多在体外具有抑菌、杀菌的作用。二甲双胍是使用最广泛的治疗糖尿病药物,由于其还具有预防衰老作用备受关注。2015 年的一项研究证实使用二甲双胍治疗的 2 型糖尿病患者肠道中产生特殊类型的短链脂肪酸如丁酸和丙酸等的菌群明显增加,这些脂肪酸可以以多种不同途径有效降低血糖水平。进一步研究表明,与非糖尿病对照者比较,使用二甲双胍治疗的糖尿病患者其肠道中降解黏蛋白的菌群和一些产生短链脂肪酸(SCFAs)的肠道菌群的相对丰度较高,如丁酸弧菌属、双歧杆菌属、巨型球菌属等。而没有使用二甲双胍的糖尿病患者,其梭菌科 02d06 和独特的普氏菌属的相对丰度较高,而酪黄肠球菌的相对丰度较低。以上研究表明,肠道菌群可能介导了二甲双胍的降糖作用。

目前已经报道有 30 余种临床使用的药物代谢受到肠道菌群的影响,肠道菌群可能促进或减弱药物的作用,增加或减轻药物的毒副作用。因此个体的肠道菌群的变化可能导致药物在个体之间效果和毒副反应的差异,这不仅能够促进个体化医疗,而且将有可能改进给药的方案设计。

(七) 外源化学物质的代谢

外源性化学物质(xenobiotics)是指一些天然条件下并不存在的由人工合成的化学物质,人体摄入以后,在体内呈现一定的生物学作用,又称为"外源生物活性物质"或"异生物质"。外源性化学物质包括化学性药物如抗生素等、杀虫剂、杀菌剂和除草剂等,此处仅涉及对人体有害的物质不包括药物。最近的研究已经认识到人体的肠道微生物群具有多样性特征,短期暴露于外源性化学物质时,可显著影响活化肠道微生物的生理、结构以及基因表达,并且在多个细菌群内出现了对外源物质的应答基因,包括代谢和应激反应途径的基因,参与对外源性化学物质的代谢和降解,可以增加其有害作用,或灭活其毒性。

三聚氰胺是一种用于制造塑料、涂料、化肥等化工产品的工业原料。由于其含氮量高达66.6%,近年来该化合物被一些不法厂家添加进牛奶用以增加食品的蛋白质测试含量。2008年我国发生"毒奶粉"事件,多个省份数万名婴儿因食用被添加了三聚氰胺的奶粉后出现肾结石和肾衰竭。近年来我国科学家发现,三聚氰胺作为外源性化学物质,在肠道内可以被一些细菌,特别是克雷伯氏菌属的细菌代谢,在肠道中把三聚氰胺代谢转化为三聚氰酸并逐步将其降解。三聚氰胺和三聚氰酸本身毒性极低,但极容易互相结合形成晶体,这两类物质进入血液循环后,在肾小管中与尿酸结合形成大分子复合物类的结石,堵塞肾小管,导致肾毒性。人们在日常生活中对饮食、药物及有害外源性化学物质的代谢能力和生物反应存在着显著的个体差异,而这些代谢和毒性反应上的个体差异很大程度上可能来自于肠道微生物的差异。相关研究发现,不到1%的婴幼儿在食用含三聚氰胺奶粉后出现三聚氰胺所致的肾毒性和泌尿系统疾病,这样的结果提示这一部分婴幼儿之所以发生中毒现象,是由于他们的肠道含有较高丰度的能够代谢三聚氰胺的细菌如克雷伯氏菌的缘故。这一研究结果将进一步加深对于人体肠道菌群在食品安全、药物副作用、环境污染等领域重要性的认识。

第三节 正常微生物群的平衡和失衡

微生态系统(microecosystem)指在一定结构的空间内,正常微生物群以其宿主组织和细胞及其代谢产物为环境,在长期进化过程中形成的能独立进行物质、能量及信息(包括基因)相互交流的统一的生物系统。生态系统由生物群落(菌群)及其生存环境(空间)两个要素组成,在宏观生态学中,人类是以外界的空间为环境的,如空气、土壤、水及动物、植物等,而在微生态系统中,正常微生物群是生物群落,人体则是其生存的空间。在人体与外界相通的腔道和体表寄居着大约100万亿、1000余种微生物,其数量是人体细胞的10倍,根据这些微生物在人体所占的空间不同,微生态系统可以分为口腔微生态系统、胃肠道微生态系统、呼吸道微生态系统、泌尿道微生态系统、生殖道微生态系统和皮肤微生态系统。正常情况下,人体的微生物群与人体自身之间处于共生状态,这是微生物与人类经过亿万年互为环境,同步进化的结果,一方面,人体为正常微生物群的生存和繁殖提供了场所和营养,并且不对它们引起强烈的免疫反应(免疫耐受);另一方面,正常微生物群则对人体发挥着必要的生理功能。实际上正常微生物群已经成为了我们机体的一个不可分割的组成部分,我国微生态学奠基人康白教授提出微生态系统是人体的一个新的生理系统。

正常微生物群与其宿主的平衡是微生态学的核心问题,两者处于平衡,维持着机体的健康,即生理状态;两者失衡,即为病理状态,引起亚健康,甚至导致疾病的发生。微生态平衡是指在长期历史进化过程中形成的正常微生物群与宿主在不同发育阶段的动态生理组合,在外环境影响下,由生理性组合转变为病理性组合状态,即为微生态失衡。在生物进化过程中,通过适应与选择,微生物与宿主之间,微生物与微生物之间,微生物、宿主与环境之间,始终处于动态平衡,形成相互依赖、相互制约的动力学关系。微生态平衡的维持依赖于环境、

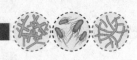

宿主和微生物三个方面,如果三者出现异常则导致微生态失衡。

微生物群与宿主之间的相互作用可以分为共生、致病和栖生。共生(symbiotic)是指两种不同的有机体或生物体一起生存,至少一种对另一种有益处;致病(pathogenic)是指一种生物体对另外一种有害,引起细胞或组织损伤,甚至死亡;栖生(commensal)是指一种生物体仅利用另外一种生物体生存,两者既没有益处也没有害处。微生物群与宿主之间的关系不是固定不变的,而是像"军备竞赛",一方的变化必须与另一方的改变相适应,以维持平衡,并且这种关系总是向着互惠互利的方向发展。因此微生物群与其宿主的平衡是微生态学的核心问题,两者处于平衡,维持着机体的健康,即生理状态;两者失衡,即为病理状态,引起亚健康,甚至导致疾病的发生。

一、微生态平衡

(一) 微生态平衡的概念

宏观生态学认为,生态平衡(ecological balance)是指在一定时间内生态系统中的生物和环境之间、生物各个种群之间,通过能量流动、物质循环和信息传递,使它们相互之间达到高度适应、协调和统一的状态。也就是说,当生态系统处于平衡状态时,系统内各组成成分之间保持一定的比例关系,能量、物质的输入与输出在较长时间内趋于相等,结构和功能处于相对稳定状态,在受到外来干扰时,能通过自我调节恢复到初始的稳定状态。

1988年我国微生态学家康白教授提出,微生态平衡(eubiosis)是在长期历史进化过程中形成的正常微生物群与宿主在不同发育阶段的动态生理组合。这种组合是指在共同的宏观环境条件影响下,正常微生物群各级生态组织结构与其宿主(人类、动物与植物)体内、体表的相应的生态空间结构正常的相互作用的生理性统一体。这个统一体内部结构与存在状态即称之为微生态平衡。

由以上概念可以看出,微生态平衡是与不同的年龄阶段和不同的生理功能状态相适应的;在宿主不同的生态空间,如口腔、消化道、呼吸道、泌尿生殖道和皮肤存在着各自独立的微生态平衡,这种局部的平衡不是孤立的,而是受到总体生态平衡和宏观环境的影响。

(二) 微生态平衡的特点

宿主体内微生物之间、宿主与微生物之间、宿主与宏观环境之间不断地相互影响,总是处于相互作用、相互适应的过程中,因此微生态平衡是一种动态的相对平衡。

作为生态系统的潜能,微生态系统内部存在着反馈和控制机制,能够不断地对微生物群、宿主和环境发生的变化进行自动调节,以达到并维持平衡状态。但是这种调节机制是有一定限度的,当微生物群、宿主和环境的改变引起的作用,超出调节能力时,就会出现微生态失衡。

(三) 微生态平衡的标准

微生态平衡涉及宿主体内的微生物群之间、宿主与微生物之间、宿主及其微生物与环境的适应性,因此评定其平衡的标准包括了宿主、宿主体内微生物以及环境。既往仅针对微生物的评价是不全面的,宿主、微生物群与环境是相互联系和相互作用的。

1. 微生物群方面　正常人的体表和与外界相通的腔道(如口腔、鼻咽腔、呼吸道、消化道和泌尿生殖道)中寄居着不同种类和数量的微生物,通称正常微生物群(normal microbial flora),因以细菌和真菌为主,故简称正常菌群(normal flora)。这些微生物群以特定的种类和数量存在于特定的部位,因此对微生物群平衡的判定标准应该包括定位、定性和定量三个方面,这三者不是孤立的,而是同一事物在三个方面的反映。

(1) 定位标准:对正常微生物的检查,首先要确定检查的位置。正常情况下,人体的皮肤和黏膜以及一切与外界相通的腔道都有细菌和其他微生物的存在,但机体内部组织及血液循环系统是无菌的。

了解正常情况下,人体各个部位的微生物群的分布对检测到的微生物(细菌、病毒、真菌等)是否有临床意义是至关重要的,如果在正常有菌部位检测到微生物,有可能是正常定植、异常定植或病因菌;如果在正常无菌部位分离到微生物,则一定是异常。

(2) 定性标准:是对微生物群落中各种群的分离和鉴定,即确定微生物群落的种类。定性检查应包括微生物群落中生物所有成员如细菌、真菌、支原体、衣原体、立克次氏体、螺旋体及病毒等。

定性标准是区分宿主正常微生物群与外来微生物的主要标志,一些原本只存在于某些动物的微生物如果在人体检出,则为异常,如动物疫源性疾病鼠疫(鼠疫杆菌引起)、恙虫病(立克次体引起)等。

结合定位标准,定性标准同样是区分原籍菌群与外籍菌群的主要标志。原籍菌群(autochthonous flora)又称为常居菌群(resident flora),是微生物与宿主一起在长期进化过程中所形成的,他们在动物体内特定的部位定居和繁殖,定植区内的菌类及其数量基本上保持稳定,正常情况下对宿主健康有益或无害,具免疫和营养作用。外籍菌(allochthonous flora)又称为过路菌群(transient flora),是从原来生态部位以外来源的菌群,往往由非致病菌或条件致病菌所组成,来自周围环境或宿主其他生境,可在皮肤或黏膜上存留数小时、数天或数周。它们的存在往往对宿主产生不利影响,过路菌群可在体内定植(colonize)、繁殖和引起疾病。如呼吸道中原籍菌主要是肺炎链球菌、流感嗜血杆菌和卡他莫拉菌,在呼吸道中检出,可以是正常定植也可以是感染的病因菌,但如果在呼吸道检出大肠埃希菌、肺炎克雷伯杆菌、铜绿假单胞菌等,则一定是异常定植或感染病因菌。

(3) 定量标准:是指对生境内微生物总菌数和各种菌群比例的测定。定量检查是微生态学的关键技术,可以说没有定量检查,就不可能有现代的微生态学。如果仅从定性的角度来看,人体表面和黏膜部位有许多微生物,并没有多大的意义,但如果通过定量检查,发现原本少量存在的细菌转变成为大量的优势菌种了,就可确定其有意义。

定量标准是区分主要(优势)菌群和次要菌群的标志。优势菌群(predominant microflora)指菌群中数量大或种群密集度大的细菌,常是决定一个微生物群生态平衡的核心因素,如在肠道内的厌氧菌占绝对优势,属于原籍菌群。优势菌群是对宿主发挥生理功能的菌群,在很大程度上影响着整个菌群的功能,决定着菌群对宿主的生理病理意义。次要菌群(subdominant microflora)是数量比较少、作用比较弱的菌群,在肠道主要为需氧菌或兼性厌氧菌,如大肠埃希菌和链球菌等,流动性大,有潜在致病性,大部分属于外籍菌群或过路菌群。在肠道中,尽管专性厌氧菌是主要菌群,占据优势,但这些菌群又依赖于需氧菌或兼性厌氧

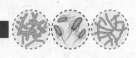

菌等次要菌群的存在,因为后者在增殖过程中消耗氧气,保证前者的生长条件。生理性组合的肠道菌群是有益的,而病理性组合的肠道菌群是有害的。

2. 宿主方面　评定微生态平衡必须与宿主的不同生长发育阶段和生理功能相适应,这就是微生态平衡的生理波动。

(1) 年龄阶段:胎儿在子宫内是没有微生物定植的,出生以后随着与外界的接触,在皮肤及与外界相通的各个腔道很快就会有微生物定植,因此正常微生物群的形成、直到稳定是一个连续的演变过程。一般认为,到2~3岁时正常微生物群达到稳定状态,维持至青年及中年,当进入老年期时,微生物群也同时加入"老化",直到生命结束,因此在评定微生态平衡时必须考虑年龄因素,标准的确定一定要与年龄相适应。

(2) 生理功能状态:宿主处于特定的生理功能期都会伴有微生态平衡的变化。如婴儿的哺乳、添加辅食、断奶、换食等对肠道正常菌群的影响;婴儿出牙、换牙对口腔正常菌群的影响;妇女的月经期、怀孕期和哺乳期对泌尿生殖道正常菌群的影响等。这些因素在判断微生态平衡时均需要考虑。

3. 环境方面　在评定微生态平衡时,需要考虑环境方面的影响,主要包括食物、水、气候、空气、外来微生物等。食物包括饮食习惯和食物的成分组成,水的质量是影响肠道微生物群的主要因素,目前已经明确以高纤维为主要饮食的人群与以高蛋白、高热量为主的人群,其肠道菌群存在明显的不同;空气污染会改变呼吸道菌群,寒冷气候与热带气候情况下,呼吸道菌群有无差别值得进一步研究。

(四) 微生态平衡的维持

在生物进化过程中,通过适应与选择,微生物与宿主之间,微生物与微生物之间,微生物、宿主与环境之间,始终处于动态平衡,形成相互依赖、相互制约的动力学关系。要维持微生态平衡,就必须从环境、宿主和微生物三个方面考虑,这三个因素是相互联系的,最终的平衡维持取决于三个因素的综合作用。

1. 环境因素　维护宏观生态的稳定,包括食物、水、空气、气候等。

2. 宿主因素　维护宿主的正常生理功能;保持良好的生活方式,包括饮食、睡眠等;积极预防和治疗疾病,尽量减少对宿主屏障功能的破坏。

3. 微生物因素　尽量不使用或少使用影响正常微生物群的药物,特别是抗菌药物;尽量减少影响正常微生物群的操作和治疗,如侵入性操作、放射治疗和抗肿瘤化疗等。

二、微生态失衡

微生态失衡(dysbiosis)是正常的微生物群之间和正常微生物群与宿主之间的微生态平衡,在外环境影响下,由生理性组合转变为病理性组合状态。简单说就是体内菌与菌的失衡,或是菌与宿主的失衡,或是菌和宿主的统一体与外环境的失衡。

(一) 微生态失衡的分类

微生态失衡可以依据菌群改变分为菌群比例失调和菌群移位,依据宿主改变分为免疫功能完整或受损和宿主转换,依据临床表现分为亚临床型和临床型。微生态失衡的本质是正常菌群与宿主的相互关系发生了改变,因此更为全面的分类方法应该从菌群和宿主两方面考虑,即临床分类应该是这两方面结合的结果,为此本书提出以下分类:

1. 依据菌群改变分类

(1) 菌群比例失调:即所称的菌群失调(dysbacteriosis),是指菌群在原定植部位发生的种类、数量及比例上的改变,特别是原籍菌的数量和密度下降,外籍菌和环境菌的数量和密度升高。这种变化是量的变化,依据其失调程度,可分为以下三度:

1) 一度失调(轻度):为潜伏型,只能从细菌定量上发现变化,临床上往往没有表现或只有轻微的反应。这种失调往往是可逆对的,在诱因去除后如停用抗生素或其他化疗药物等可自然恢复。

2) 二度失调(中度):这种失调是不可逆对的,即使诱因去除后,菌群仍然保持原来的失调状态。临床上表现为慢性过程和疾病,如慢性肠炎、慢性肾盂肾炎、慢性口腔炎等。

3) 三度失调(重度):表现为原来正常菌群大部分被抑制,只有少数菌种占优势的状态,又称菌群交替症(microbial selection and substitution)或二重感染(superinfection)。三度失调常为急性表现,如艰难梭菌肠炎(严重者表现为伪膜性肠炎)、葡萄球菌肠炎、铜绿假单胞菌肠炎、念珠菌肠炎等。严重者可以伴发菌群移位,引起全身侵袭性感染,如血流感染、肺炎、多发脓肿等。

(2) 菌群移位:菌群移位或易位又称细菌定位转移(bacterial translocation,BT),指正常菌群离开原来特定的生存空间,转移到其他部位,细菌移位又可分为横向移位和纵向移位。

1) 横向移位:是指菌群由原来的生存部位向周围转移,如下消化道细菌向上消化道转移、下消化道细菌向胆道转移、下消化道细菌转移到呼吸道、上呼吸道细菌转移到下呼吸道、下泌尿道细菌转移到肾盂等。

2) 纵向移位:是指菌群由黏膜表面突破黏膜层及黏膜下层向纵深转移,或皮肤表面的细菌侵入深层,如肠道内细菌突破肠道黏膜屏障进入肠系膜淋巴结或门静脉系统,进一步到达远离肠道的其他器官。肠道细菌移位可以引起各种内源性感染,肠道内毒素移位至血液,则引起肠源性内毒素血症(intestinal endotoxemia)。肠道细菌和(或)内毒素移位存在于许多严重疾病的病理生理过程中,如脓毒症、多器官功能障碍综合征(MODS)、重型胰腺炎、严重肝病、严重创伤和烧伤等。

3) 血流感染:正常血流系统处于封闭状态,没有微生物的定植,如果皮肤黏膜定植的菌群发生纵向移位,进入血液,则引起血流感染(blood stream infection,BSI),包括菌血症、败血症和脓毒症。如果侵入血流的细菌随着血液循环,在远离的部位引起感染形成病灶,则称为易位病灶,如脑、肝、肾、腹腔、盆腔等处的脓肿。血流感染和易位病灶实际上是细菌移位传播的一种途径和方式。

2. 依据宿主改变分类

(1) 免疫功能完整或免疫功能受损:免疫功能完整的宿主(immunocompetent host,IH)具有完整的皮肤黏膜屏障功能、完整的非特异性(固有)和特异性(适应性)免疫功能,具有不断纠正菌群失衡的能力,维持着机体的微生态平衡。即使出现一定程度的菌群失调或菌群移位,机体仍然能够调整和控制,保持健康。一旦以上参与免疫功能的因素出现障碍,成为免疫受损宿主(immuno compromised host,ICH),即使正常菌群本身没有改变,也可能会造成微生态失衡,从而引起疾病。

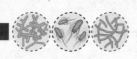

免疫受损宿主包括宿主有先天或后天免疫功能缺陷,患有慢性消耗性疾病(如肝硬化、结核病、糖尿病、肿瘤等),烧伤或烫伤,接受介入性诊治操作、外科手术、放疗、化疗和器官移植,使用免疫抑制剂等。

(2) 宿主转换:正常菌群与特定宿主的共生关系是经过漫长的进化形成的,在这一过程中,宿主对其正常菌群产生免疫耐受或只产生低度的免疫反应,容忍了它们的存在。不同种属的宿主都有各自独特的正常微生物群,宿主转换(host transversion)是指正常微生物群由特定种属的宿主转移到其他种属宿主的现象,也称为移(易)主。被转换的宿主可以因被新的菌群侵入而影响原来的微生态平衡。宿主转换是宿主感染的重要途经之一,对一个种属宿主是正常的菌群,对另一个种属的宿主可能是致病的。

3. 临床分类　从微生态失衡与人体健康与疾病的关系方面考虑,宿主的功能改变,即临床表现才是微生态失衡最终的落脚点,所以临床分类应该是综合的,是菌群异常与宿主异常相互作用的结果,可以分为:

(1) 亚临床型:即隐性型,仅有菌群异常和(或)宿主异常的因素,而没有临床表现。

(2) 临床型:即显性型,既有菌群异常和(或)宿主异常因素,又有临床表现,可分为急性和慢性。急性包括菌群失调和菌群移位,或宿主免疫、屏障功能受损,引起的各种感染性疾病。慢性则是长期的微生态失衡造成的宿主出现代谢性和免疫性疾病,如肥胖、糖尿病、慢性炎症性肠病、过敏性疾病等。

(二) 引起微生态失衡的因素

1. 宿主因素　年龄及正常生理活动对微生态平衡的影响属正常的生理波动范围,对宿主而言,屏障功能障碍、免疫功能受损和疾病是引起微生态失衡的主要的因素,其中免疫功能受损特别重要,正常人具有的非特异性免疫和特异性免疫功能不仅能够防御各种外来病原体的入侵,而且可以控制自身正常菌群的移位和失调,这些病人即使正常菌群本身没有改变,但仍然存在微生态失衡,可以引起感染。

(1) 正常皮肤黏膜屏障破坏:开放性外伤和烧伤可以造成皮肤屏障的破坏;黏膜部位的手术如胃肠道手术可以改变胃肠道生态环境而造成肠道菌群紊乱或失调,如胃肠切除、吻合等较大手术。

(2) 免疫缺陷疾病:免疫缺陷病指各种因素导致免疫系统功能障碍,出现免疫功能低下的状态,包括原发性免疫缺陷(PID)和继发性免疫缺陷(SID)。原发性免疫缺陷病指因免疫活性细胞和免疫活性分子发生缺陷引起的免疫反应缺如或低下,导致机体抗感染免疫功能低下的一组临床综合征,又称为先天性免疫缺陷病。继发性免疫缺陷原因主要包括营养紊乱、肿瘤和血液病、使用免疫抑制剂等。

(3) 获得性免疫缺陷:又称为艾滋病(acquired immune deficiency syndrome,AIDS),是由人类免疫缺陷病毒(human immunodeficiency virus,HIV)感染后导致免疫缺陷,并发一系列机会性感染及肿瘤。

(4) 免疫功能受抑制:接受免疫抑制治疗,包括使用免疫抑制药物、肾上腺糖皮质激素和接受放射性核素等放射治疗的人群,其免疫功能下降,可引起微生态平衡失衡。

(5) 感染性疾病:许多外源性感染性疾病可以造成感染部位的正常菌群改变,引起微生态失衡,如大量的临床和实验研究证实,各种急性腹泻病包括轮状病毒等病毒性肠炎,细菌或真菌感染性肠炎,以及肺炎继发性腹泻时存在肠道菌群紊乱或失调。这是由于引起腹泻的病毒、细菌及其毒素对损害肠黏膜,大量繁殖,导致肠道菌群失调。同样呼吸道病毒感染也可引起局部黏膜病变,造成细菌移位入侵,发生继发性细菌感染。

(6) 其他疾病:肝硬化时由于门脉高压导致肠道淤血、组织水肿和胃肠蠕动减慢;另外肝功能损害致使胆汁和胆酸分泌减少,这些因素均可以造成肠道菌群紊乱或失调。胆道闭锁和婴儿肝炎综合征是婴儿胆汁淤积的常见原因,动物实验和临床观察表明,胆汁淤积时,进入肠道的胆汁减少或缺乏,对肠道细菌的抑制主要减弱,容易造成肠道菌群紊乱或失调,并且胆汁淤积与肠道菌群紊乱具有相关性,两者互为因果,形成恶性循环。

2. 微生物因素 在由微生物本身因素引起的微生态失衡中,抗菌药物是最主要和最重要的因素。抗菌药物是人类近几十年来对付感染性疾病的主要武器,但随着抗菌药物的广泛使用,其造成的微生态失衡日益突出,包括人类和动物。抗菌药物对微生态的影响包括:①在消灭致病菌的同时,也杀灭了大量的正常菌群,造成菌群失调;②在消灭敏感性细菌的同时,选择出耐药性细菌,使其大量增殖和传播;③抗菌药物对宿主免疫功能的长期影响,目前大量的实验室及流行病学调查已经证实,抗菌药物可以通过改变正常菌群,进一步改变宿主的免疫反应,增加许多疾病的风险。

使用抗菌药物是目前引起肠道菌群失调的最常见的原因,抗生素对肠道菌群的影响取决于抗生素的种类和抗菌谱、给药途径、使用时间及病人年龄和病情等。使用的抗生素种类越多,抗菌谱越广,使用时间越长,病人年龄越小,越容易出现肠道菌群失调;口服给药比胃肠道外给药更容易出现肠道菌群失调。

此外微生态失衡造成的自身感染或内源性感染既是微生态失衡的结果,又可以影响宿主,成为加重微生态失衡的原因。

3. 环境因素 饮食习惯及食物成分的改变,如高热量、高蛋白饮食,加工食品的增加,食物中农药和防腐剂残留等均可以影响肠道正常菌群。水源、土壤等污染可以直接或间接影响肠道菌群,造成肠道菌群变化。环境中空气污染可以影响呼吸道菌群。

目前认为,现代生活方式的改变,包括工业化、城市化带来的许多问题,如剖宫产增加、配方奶喂养增加、环境的过度卫生、普遍使用抗菌药物、食用加工食品的增加、生活节奏的加快和精神紧张等,均可以影响人体的微生态平衡,造成肥胖、糖尿病、自身免疫病、过敏性疾病等的增加。

(三) 微生态失衡相关性疾病

人们认识微生态失衡引起的疾病最早是从抗菌药物引起的肠道菌群失调,造成腹泻病和二重感染开始的,随着微生态学的深入,目前已经确定许多疾病与正常微生物群有关,最近提出了"微生物群疾病"(microbial diseases)或微生态疾病(microecological disease)的新概念,以下列出了最新的与微生态失衡相关的疾病。

1. 新生儿疾病 新生儿感染性疾病、坏死性小肠结肠炎、新生儿黄疸和母乳性黄疸。

2. 消化系统疾病 各种腹泻病、肠道菌群失调症、抗生素相关性腹泻病,肠易激综合征(IBS)、炎症性肠病(IBD)、小肠细菌过度生长、肝胆疾病、重型胰腺炎、结肠肿瘤。

3. 呼吸系统疾病 呼吸道感染、过敏性哮喘等。

4. 感染性疾病 各个部位内源性感染、医院内感染、围手术期感染、艰难梭菌感染、念

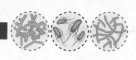

珠菌感染。

5. 过敏性疾病及自身免疫疾病　特应性皮炎、食物过敏、过敏性鼻炎等。

6. 代谢疾病　肥胖、糖尿病、动脉粥样硬化。

7. 肠道菌群及内毒素移位相关疾病　脓毒症、多器官功能障碍综合征(MODS)、严重创伤和烧伤等。

8. 神经系统疾病　孤独症、抑郁症等。

9. 口腔相关疾病

10. 皮肤相关疾病

三、常见的微生态失衡

肠道菌群失调(intestinal dysbacteriosis)是人类认识最早、最常见的微生态失衡表现方式之一,指定居于肠道的正常菌群在种类及数量上发生改变,超过正常范围,表现为肠道菌群中占绝对优势的 G^+ 杆菌(绝大部分为厌氧菌)减少,而 G^- 杆菌增多, G^+/G^- 及杆/球菌比例减少。严重者,肠道原有菌群几乎消失,代之以少见的葡萄球菌、梭菌、真菌等。

(一) 常见原因

1. 抗生素　抗生素的发现以及广泛应用拯救了千万人的生命,但人类也为此付出了沉痛的代价。一方面由于抗生素的广泛使用,耐药性细菌的产生和传播目前已经成为细菌感染中的一个严重的问题;另一方面,在抗生素消灭致病菌的同时,也杀灭了肠道中大量的正常菌群,造成肠道菌群失调,使得条件致病菌或耐药菌增加。使用抗生素是目前引起肠道菌群失调的最常见的原因,抗生素对肠道菌群的影响取决于抗生素的种类和抗菌谱、给药途径、使用时间及病人年龄和病情等。使用的抗生素种类越多,抗菌谱越广,使用时间越长,病人年龄越小,越容易出现肠道菌群失调;口服给药比胃肠道外给药更容易出现肠道菌群失调。

2. 腹泻病　大量的临床和实验研究证实,各种急性腹泻病包括轮状病毒等病毒性肠炎,细菌或真菌感染性肠炎,以及肺炎继发性腹泻时存在肠道菌群紊乱或失调。这是由于引起腹泻的病毒、细菌及其毒素对损害肠黏膜,大量繁殖,导致肠道菌群失调。迁延性和慢性腹泻病病因复杂,但往往伴也随着肠道菌群紊乱或失调,腹泻常与肠道菌群失调互为因果。

3. 炎症性肠病(IBD)　包括溃疡性结肠炎(UC)和克罗恩病(CD),是一组病因和发病机制迄今未明的慢性肠道炎症性疾病,近年大量的实验和临床研究资料显示,肠道菌群紊乱参与了 IBD 的发病过程。

4. 肠易激综合征(IBS)　IBS 的病因和发病机制目前尚未明确,可能与多种因素有关,包括精神心理因素、内脏感觉异常、胃肠动力学异常、脑肠肽、免疫异常等。近年来流行病学研究发现,胃肠道细菌感染和应用抗生素与 IBS 的发病密切相关;对病人的实验研究提示,IBS 病人中较普遍地存在着小肠细菌过度生长及结肠发酵异常,这些作用的进一步机制均可能涉及肠道菌群的变化。目前的研究也直接证实了在 IBS 患者中存在着肠道菌群紊乱。

5. 胃肠道手术后　胃肠道手术可以改变胃肠道生态环境而造成肠道菌群紊乱或失调。如胃肠切除、吻合等较大手术。

6. 肝硬化 肝硬化时由于门脉高压导致肠道淤血、组织水肿和胃肠蠕动减慢；另外肝功能损害致使胆汁和胆酸分泌减少，这些因素均可以造成肠道菌群紊乱或失调。

7. 胆汁淤积 胆道闭锁和婴儿肝炎综合征是婴儿胆汁淤积的常见原因，动物实验和临床观察表明，胆汁淤积时，进入肠道的胆汁减少或缺乏，可以造成肠道菌群紊乱或失调，并且胆汁淤积与肠道菌群紊乱具有相关性，两者互为因果，形成恶性循环。

8. 其他 其他因素包括：放疗及化疗药物如氨甲蝶呤，制酸剂如甲氰咪胍等 H_2 受体拮抗剂和质子泵抑制剂，手术及器械性检查，长期禁食（如胃肠道外营养等），肠梗阻，全身免疫功能低下，营养不良等。

（二）分度及表现

肠道菌群失调轻者可无明显临床表现，出现临床症状者称肠道菌群失调症，在原发病的基础上，出现腹泻、腹胀、腹痛、腹部不适等，少数病人可伴有发热、恶心、呕吐。严重病人可以出现脱水、电解质紊乱、酸中毒、低蛋白血症。腹泻为肠道菌群失调症的主要表现，腹泻的次数和粪便的性状依肠道菌群失调程度不同而不同。临床上依据肠道菌群失调的严重程度，常分为以下三度：

一度（轻度）：为潜伏型，只能从细菌定量上发现变化，临床上常无不适或有轻微排便异常，在诱因去除后如停用抗生素或其他化疗药物等，可自然恢复。

二度（中度）：呈慢性过程，临床上表现为慢性腹泻，类似慢性肠炎、慢性痢疾、溃疡性结肠炎等。在诱因去除后，菌群失调不能自然恢复，仍会持续相当长时间，需要治疗才能纠正。

三度（重度）：又称菌群交替症或二重感染，肠道菌群中各种细菌的比例发生非常明显的改变，肠道中的原籍常住菌大部分被抑制，只有少数菌种过度繁殖占绝对优势，如葡萄球菌、梭状芽胞杆菌、大肠埃希菌、肺炎克雷伯菌、铜绿假单胞菌、变形杆菌、白色念珠菌等。临床表现为严重腹泻及肠功能紊乱，依据病原不同，常给予特殊命名称，如艰难梭菌肠炎（严重者表现为伪膜性肠炎），葡萄球菌肠炎，铜绿假单胞菌肠炎，念珠菌肠炎等。病情严重者，这些病原菌可以引起全身侵袭性感染，如血流感染、肺炎、多发脓肿等。

（三）纠正和恢复

1. 积极治疗原发疾病，合理使用抗生素，纠正诱发因素。 积极治疗各种原发疾病，如各种腹泻病、炎症性肠病、肠易激综合征、肝硬化、胆汁淤积等，在这些疾病中，大部分情况下，无需使用抗生素治疗，如果需要，尽量用窄谱抗生素短期应用。在腹部围术期的处理中，避免滥用抗生素预防感染。在使用制酸剂、抗肿瘤化疗药物时，可以补充益生菌药物，以减少这些药物对肠道菌群的影响。

2. 改善机体免疫功能，纠正营养不良。 全身状况如机体免疫功能和营养状态也是影响肠道菌群的重要因素之一，对有免疫功能低下和营养不良的病人，应该及时纠正。另外避免长期禁食对肠道菌群的影响。

3. 积极使用微生态制剂，补充有益菌群。 微生态制剂又称微生态调节剂，是根据微生态学原理，利用对宿主有益的正常微生物或其促进物质制备成的制剂，具有维持或调整微生态平衡，防治疾病和增进宿主健康的作用。微生态制剂包括益生菌、益生元（原）和合生元（原）。

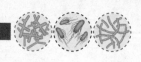

　　益生菌是目前临床使用最为广泛的微生态制剂,可以依据菌株的来源和作用机制,分为原籍菌制剂、共生菌制剂和真菌制剂。原籍菌制剂所使用的菌株来源于人体肠道原籍菌群,服用后可以直接补充原籍菌,发挥作用,如双歧杆菌、乳杆菌、粪链球菌、酪酸梭菌等。共生菌制剂所使用的菌株来源于人体肠道以外,与人体原籍菌有共生作用,服用后能够促进原籍菌的生长与繁殖,或直接发挥作用,如芽孢杆菌、枯草杆菌等。真菌制剂有布拉氏酵母菌、酵母片等。

　　由于益生菌药物为活的微生物,因此应避免与抗生素同时服用,以免影响疗效。若需同时应用抗生素以控制严重感染,可错开服药时间,两者最好间隔 2~3 小时,胃肠道外使用抗生素影响较小。含酪酸菌、芽胞菌和布拉氏酵母菌的药物对抗生素不敏感,可以与抗生素同时使用。

　　益生菌药物安全性良好,可以用于所有的肠道菌群失调病人的预防和治疗。

(郑跃杰)

参 考 文 献

1. 黄志华,郑跃杰,武庆斌.实用儿童微生态学.北京:人民卫生出版社,2014.
2. 武庆斌,郑跃杰,黄永坤.儿童肠道菌群 - 基础与临床.北京:科学出版社,2012.
3. 康白.正常微生物群是一个新的人体生理学系统.中国微生态学杂志,2003,15:63-65.
4. Bäckhed F, Ley RE, Sonnenburg JL, et al. Host-bacterial mutualism in the human intestine. Science,2005,307 (5717):1915-1920.
5. Turnbaugh PJ, Ley RE, Hamady M, et al.The human microbiome project. Nature,2007,449(7164):804-810.
6. O'Hara AM,Shanahan F.The gut flora as a forgotten organ. EMBO reports,2006 7:688-693.
7. Sommer F, Bäckhed F.The gut microbiota——masters of host development and physiology.NatRev Microbiol, 2013,11(4):227-238.
8. Clemente JC, Ursell LK, Parfrey LW, et al. The impact of the gut microbiota on human health:an integrative view.Cell, 2012,148(6):1258-1270.
9. 中华预防医学会微生态学分会儿科学组.益生菌儿科临床应用循证指南.中国实用儿科杂志,2017,32 (2):81-90.
10. 中华预防医学会微生态学分会儿科微生态学组.关于儿童粪菌移植技术规范的共识.中国微生态学杂志,2016,28(4):479-481.
11. Prakash S, Rodes L, Coussa-Charley M, et al. Gut microbiota:next frontier in understanding human health and development of biotherapeutics. Biologics,2011,5:71-86.
12. Andrew J.Macpherson and Nicola L. Harris. Interactions between commensal intestinal bacteria and the immune system. NATURE REVIEWS:IMMUNOLOGY,2004,4:478-485.
13. Mazmanian SK, Liu CH, Tzianabos AO, et al. An immunomodulatory molecule of symbiotic bacteria directs maturation of the host immune system. Cell,2005,15,122(1):107-118.
14. Surana NK, Kasper DL. The yin yang of bacterial polysaccharides:lessons learned from B. fragilis PSA. Immunol Rev, 2012,245(1):13-26.
15. Troy EB,Kasper DL. Beneficial effects of Bacteroides fragilis polysaccharides on the immune system.Front Biosci(Landmark Ed),2010,15:25-34.
16. Dowds CM, Blumberg RS, Zeissig S. Control of intestinal homeostasis through crosstalk between natural killer T cells and the intestinalmicrobiota.ClinImmunol, 2015,159(2):128-133.
17. Zeissig S, Blumberg RS. Commensal microbial regulation of natural killer T cells at the frontiers of the mucosal immune system. FEBS Lett,2014,588(22):4188-4194.

18. Gill SR, Pop M, Deboy RT, et al.Metagenomic analysis of the human distal gut microbiome. Science, 2006, 312(5778):1355-1359.

19. 朱莹莹,李春保,周光宏.饮食、肠道微生物与健康的关系研究进展.食品科学,2015,36(15):234-239.

20. Ridlon JM, Kang DJ, Hylemon PB,et al. Bile acids and the gut microbiome. Curr Opin Gastroenterol,2014,30(3):332-338.

21. Jeffery IB, O'Toole PW. Diet-microbiota interactions and their implications for healthy living. Nutrients,2013,5(1):234-252.

22. 祖先鹏,林璋,谢海胜,等.中药有效成分与肠道菌群相互作用的研究进展.中国中药杂志, 2016, 41(10):1766-1772.

23. Forslund K, Hildebrand F, Nielsen T, et al.Disentangling type 2 diabetes and metformin treatment signatures in the human gut microbiota.Nature ,2015,528(7581):262-266.

24. Jacobo de la Cuesta-Zuluaga,Noel T MuellerJ,et al.Metformin is associated with higher relative abundance of mucin-degrading Akkermansia muciniphila and several short-chain fatty acid-producing microbiota in the gut. Diabetes Care 2016.

25. Rooks MG,Garrett WS. Gut microbiota,metabolites and host immunity. Nat Rev Immunol,2016,16(6):341-52.

26. Levy M,Blacher E,Elinav E. Microbiome, metabolites and host immunity.Curr Opin Microbiol,2016,35:8-15.

27. Blaut M. Gut microbiota and energy balance:role in obesity. Proc Nutr Soc ,2015,74(3):227-234.

28. Yano JM,Yu K,Donaldson GP,et al.Indigenous bacteria from the gut microbiotaregulate host serotonin biosynthesis.Cell,2015,161:264-276.

29. Maurice CF, Haiser HJ, Turnbaugh PJ. Xenobiotics shape the physiology and gene expression of the active human gut microbiome. Cell ,2013,152(1-2):39-50.

30. Kang MJ, Kim HG, Kim JS, et al. The effect of gut microbiota on drug metabolism. Expert Opin Drug Metab Toxicol ,2013,9(10):1295-308.

31. Zheng X, Zhao A, Xie G, et al. Melamine-induced renal toxicity is mediated by the gut microbiota. Sci Transl Med ,2013,5(172):172.

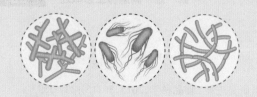

第二章　婴幼儿肠道菌群研究进展

人类肠道中大约栖息着 1×10^{14} 个、约 1000 多种细菌,构成了所谓"肠道内菌群",其中绝大多数为包括双歧杆菌、类杆菌、乳酸杆菌在内的厌氧菌,而肠杆菌、肠球菌等需氧菌和兼性厌氧菌仅占菌群 1/1000。肠道正常菌群种类繁多,数量庞大,与人体健康息息相关,可以促进宿主的生长发育;参与物质代谢、营养转化和合成;构成防止外袭菌入侵的生物屏障;作为抗原刺激物使宿主产生免疫。所以肠道正常菌群结构的平衡、稳定和协调是儿童健康的标志。肠道在胎儿时期是少菌的,小儿出生后即有多种菌群的定植,并受诸多因素的影响。婴幼儿时期是肠道菌群建立和发展的一个重要时期,分娩方式、环境因素、饮食结构和应用抗生素等均影响生命早期肠道菌群的构成。婴幼儿时期肠道菌群的初期定植可以抵抗病原体的定植、促进免疫系统的发育成熟和宿主的新陈代谢,因此,肠道正常菌群在生命早期的定植对其健康是至关重要的,如果这一过程出现延迟或紊乱,则与以后的某些疾病的发生密切相关。

第一节　婴幼儿肠道菌群的建立和演替

婴幼儿肠道菌群的建立和演替是个非常复杂的过程。既往,人们都认为新生儿完全是无菌的,细菌在新生儿肠道初次定植是出生时发生的。直到最近一些研究表明,新生儿的细菌定植在出生前就开始了,生后,环境中数量和种类繁多的细菌有序定植在肠道,经历生后肠道正常菌群建立时期、哺乳期、添加辅食期和断奶期等四个阶段,2~3 岁后菌群结构发生多态性变化,且趋于稳定接近成人菌群结构。

婴儿时期是肠道菌群建立和发展的重要时期,许多因素如分娩方式、喂养方式、孕龄、外界环境和应用抗生素等影响生命早期肠道菌群的构成。婴儿期肠道菌群的初期定植可抵抗病原体的定植繁殖、促进免疫系统的发育成熟和宿主的新陈代谢。因此,生命早期肠道正常菌群的初始定植对婴儿的生长发育是至关重要的,如果这一时期出现肠道菌群定植延迟或构成发生紊乱,则与以后某些疾病的发生发展密切相关。大量研究表明,肠道菌群的初始定植和菌群微生态学变化与儿童期乃至青春期的感染性疾病、过敏性疾病、自身免疫性疾病、内分泌疾病和肠道慢性炎症性疾病等密切相关。随着分子生物学技术的不断提高，人们对菌群的组成和代谢功能又有了更深入的认识和应用，肠道菌群对儿童的营养、代谢、免疫系统等重要脏器生理功能的发育成熟起着决定性作用。

一、婴幼儿肠道菌群的建立和发展

新生儿从出生时肠道少菌状态到后来多种菌群的定植是一个复杂的过程，受诸多因素影响，如分娩方式、喂养方式和应用抗生素等。2010年以来，对胎便的几项研究表明，胎便中的细菌特点是菌种多样性低、主体间差异较大、变形菌门富集而拟杆菌门减少。胎儿肠道细菌存在的作用可能与驯化胎儿免疫系统发育和有利于生后其他细菌种群的定植有关。新生儿生后，肠道24小时大肠埃希菌占优势，双歧杆菌于生后第2天出现，增长迅速，于第4~5天时占优势，1周后其数量可达细菌总数的98%。与此同时大肠埃希菌数量下降，类杆菌等随着双歧杆菌的出现有所增加，但在健康母乳儿其数量一直低于双歧杆菌数量。对此过程的解释是新生儿时期肠道中菌群的定植是复杂的，因刚出生时肠内充斥大量氧气，有利于需氧菌或兼性厌氧菌的首先定植，这些细菌生长繁殖消耗大量氧气，降低肠道氧化还原电位，为厌氧菌的定植创造了环境，促进了厌氧菌的生长和繁殖。而厌氧菌的代谢产物、各种挥发性脂肪酸和乳酸等抑制需氧菌的生长，维持着肠道厌氧菌占优势，需氧菌占劣势的生态学格局，这对于一个健康人来讲终身不变。婴儿生后肠道经历了从少到多、从简单到复杂、从不稳定到稳定的菌群定植过程，至2岁左右时与成人肠道菌群相似并保持稳定和动态的平衡。肠道菌群这种从少到多，直至建立稳定菌群结构的过程称为"初级演替"，主要在生后2年内完成，此阶段肠道菌群是依据肠黏膜的成熟程度和食物的多样化按一定顺序形成的。

婴儿生后一年内肠道菌群变化很大，最初肠道菌群的多样性差，随着辅食的添加，其菌群构成逐渐趋于稳定接近成人。以往采用传统的细菌培养方法对婴儿肠道菌群进行检测，但由于肠道正常菌群大多为厌氧菌，以及菌群培养耗费时间较长，对肠道菌群进行准确地鉴定困难很大，近年来随着基因测序以及生物信息学的发展，人们采用16srDNA技术对肠道中双歧杆菌、梭状芽胞杆菌、类杆菌等优势菌进行测定，发现此项技术可以检测生后2个月以内婴儿粪便中10%尚未鉴定的菌种，1岁小儿粪便中30%尚未鉴定的菌种。

肠道菌群与宿主的和谐、稳定的关系是健康的基础。肠道菌群分泌的一些"物质"可以抑制宿主体内的致病菌及其代谢产物对宿主的危害。复合物质如共轭亚油酸（CLA）、短链脂肪酸（SCFA）和γ-氨基丁酸（GABA），在防治某些疾病如肿瘤、肥胖症、心血管疾病方面发挥重要作用。微生物对宿主发挥作用的生物化学通道，目前我们认识不太深刻，因为缺乏对相应基因检测的手段。大量研究证实在生命早期肠道菌群的定植可影响免疫系统的成熟。所以，新生儿时期肠道菌群的早期定植对肠道免疫应答乃至系统免疫的发育都是至关重要的。有研究表明应用抗生素可影响机体健康，增加免疫相关性疾病的发生如湿疹、过敏性鼻炎、炎症性肠病（IBD）等。一些研究表明，患有过敏性湿疹的儿童肠道菌群构成与正常儿童不同，与成人比较而言婴儿肠道菌群构成更易发生变化，结构不稳定，提示人们在婴儿时期饮食中加入益生菌可以避免上述问题的发生。目前益生菌和益生元广泛应用于婴儿奶粉中，大量研究证实它可以刺激双歧杆菌生长，改变肠道菌群结构，因此可以做为预防和治疗某些

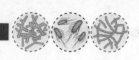

疾病的手段。

新生儿从出生时肠道少菌到多种细菌种群的定植，以及添加辅食后其饮食结构的逐渐改变，其肠道菌群也发生了重大改变，肠道菌群结构趋于稳定且出现多态性变化，在3岁前渐接近成人结构。由于新生儿出生时肠道内早期定植的需氧菌和兼性厌氧细菌如肠杆菌、链球菌和葡萄球菌，具有潜在致病性，也有可能成为有害菌种，当机体处于健康状态下，肠内微生物与宿主之间处于协调、平衡状态时这些菌不致病。专性厌氧细菌如双歧杆菌、梭状芽孢杆菌、类杆菌等的大量定植对婴儿肠道的成熟发挥重要作用。分娩过程中的"过度无菌"环境减少了母婴间细菌的暴露，改变了细菌定植模式，使首先定植的菌种成为皮肤源性葡萄球菌，而不再是肠道中的肠杆菌。

二、肠道正常菌群的来源

（一）胎儿时期细菌早期定植

长期以来，人们都认为新生儿完全是无菌的，细菌在新生儿肠道初次定植是出生时发生的。直到最近一些研究表明，胎儿的细菌定植在出生前就开始了。2008年，Jimenez等给予怀孕小鼠口服接种用遗传标记的屎肠球菌菌株，然后从剖宫产后代的胎粪中分离到此菌株。这一研究发现提示母体细菌可进入胎儿的胃肠道。然而，对微生物定植在胎儿胃肠道的直接证据，以及细菌从母亲传递到胎儿的确切机制仍未明了。一项人类孕妇接受益生菌与安慰剂对照研究结果表明，接受益生菌孕妇的婴儿胎粪和胎盘中检测到细菌改变，证实对生后微生物构成的产前影响作用。胎儿早期微生物定植的概念表明，从胎儿发育的一开始，发育中的宿主和微生物菌群之间存在双重相互作用，并且有某类型早期遗传的母体微生物组分。

2010年以来，对胎便的几项研究表明，胎便中的微生物，包括肠球菌属、埃希氏杆菌属、明串珠菌属、乳球菌属和链球菌属等构成，其特点是菌种多样性低，主体间差异较大，变形菌门富集而拟杆菌门减少。早产儿胎便中肠杆菌属，肠球菌属，乳杆菌属，荧光发光杆菌属和*Tannerela*属相对富集。这些微生物菌群在胎儿早期定植确切作用尚不清楚，可能对驯化免疫系统的发育起到至关重要的作用。

（二）婴儿生后来源

婴儿肠道微生物的起源一直是学术界争论的焦点。目前存在两种假设：一种是婴儿肠道初始微生物来源于母体的产道；另一种是认为来源于所接触的周围环境。婴儿出生后几个小时内，母体产道、分泌物和排泄物中的微生物通常是婴儿肠道初始定植菌的来源。目前认为双歧杆菌是婴儿肠道正常菌群的优势菌，尽管母体双歧杆菌对婴儿双歧杆菌的定植有重要影响，但仍不清楚是否某些特定双歧杆菌菌株直接由母体传递给婴儿。比利时学者应用多位点序列分型（multiple locus sequence typing，MLST）和扩增片段长度多态性（amplified fragment length polymorphism，AFLP）技术检测8对母婴体内分离出来的粪便标本，证实母体和婴儿粪便中分离出的11株长双歧杆菌长型亚种具有极高同源性，结果显示双歧杆菌长型亚种能够从母体转移到新生儿肠道，表明新生儿肠道中的细菌来源于母体。Mikami也证实婴儿肠道双歧杆菌的源于母体的传递。印度科学家Pandey首次对母体、婴儿粪便中真核微生物群进行比较,选择了两名母乳喂养儿和两名配方奶粉喂养儿及他们母亲的志愿者为研究对象,发现婴儿肠道中不含真核微生物,而他们母亲的肠道中含有一定数量的真核微生物,这些真核微生物包含酵母菌属和一些真菌属,其中一些真核微生物是导致临床疾病的潜在致病菌。研究表明真菌不是由母体转移到婴儿体内的。

大部分婴儿生后均采用母乳喂养,乳汁中微生物群落的多样性对新生儿肠道菌群的建立及健康是否产生直接影响?采用分子生物学技术的众多研究证实婴儿肠道内的某些菌株与母乳中的某些菌株同源性极高。Cabrera通过焦磷酸测序和q-PCR技术(quantitative-polymerase chain reaction)对18位母亲(不同BMI、体重和分娩方式)的乳汁中微生物群落在3个时间点的动态变化,发现整个泌乳期母乳的微生物群落一直在发生变化,魏斯氏菌、明串珠菌、葡萄球菌、链球菌和乳球菌在人初乳中占绝对优势,产后1个月和6个月乳样中韦荣氏球菌、纤毛菌属和普氏菌显著增加;肥胖母亲乳汁与正常体重母亲乳汁细菌菌群结构不同,呈多样性锐减;接受剖宫产母亲乳汁与正常阴道分娩母亲乳汁的细菌菌群构成也大不一样,表明母体的生理特征及母乳的微生物多样性会直接影响婴儿肠道菌群的建立。此外,喂养方式也是影响婴儿肠道菌群建立的重要因素,直接影响肠道微生物区系的稳定性。李晓敏采用Illumina测序技术对24份1~6个月母乳喂养组和人工喂养组的婴儿粪便中细菌16SrRNA V6可变区进行序列测定,结果表明所有测试样本均以硬壁菌门和变形菌门为优势菌门,在科水平上主要以肠杆菌科为优势菌科。在母乳喂养儿肠道菌群中韦荣球菌科和拟杆菌科是优势菌,相对丰度(21.42%和12.82%)明显高于混合喂养组(3.65%和4.32%)和人工喂养组(3.25%和0.04%);双歧杆菌科数量仅占总菌数的8.16%,高于混合喂养组(6.16%)和人工喂养组(1.48%),表明不同喂养方式婴儿肠道菌群构成存在显著性差异。

三、婴幼儿肠道菌群的演替

婴幼儿期肠道正常菌群的演替大致经历了以下四个阶段。

(一)新生儿生后肠道正常菌群建立时期

胎儿肠道在羊膜破裂前是少菌的,胎便中的微生物,包括肠球菌属、埃希氏杆菌属、明串珠菌属、乳球菌属和链球菌属等,其特点是菌种多样性低,主体间差异较大,变形菌门富集而拟杆菌门减少。早产儿胎便中肠杆菌属、肠球菌属、乳杆菌属、荧光发光杆菌属和 Tannerela 属相对富集。出生后接触了大量的细菌,其主要来源是母体和周围环境。阴道分娩时,新生儿接触了母体阴道和会阴区大量细菌,获得了与母体相同的菌群,母体阴道菌群的种类和数量与新生儿肠道菌群非常接近,主要是链球菌、葡萄球菌、杆菌、厌氧球菌、类杆菌、丙酸杆菌和真菌。新生儿生后的污染程度与母亲阴道微生物数量密切相关,研究发现来自母体阴道、会阴区的微生物可以进入小儿的消化道,阴道分娩儿胃内菌群结构能反映出母亲宫颈的菌群状况。新生儿出生后同样接触了母亲或医务人员的手、皮肤和周围环境,加之生后自主呼吸、啼哭、吸奶等因素,致使生后数小时,肠道内即有上述细菌的定植。新生儿肠道的有氧环境导致最初定植的是需氧菌,需氧菌定植繁殖后逐渐消耗肠道内氧气,降低氧化还原电位,为厌氧菌的定植提供了良好的环境。

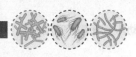

(二) 哺乳期

这一时期肠菌群演变的研究结论各异。对哺乳期小儿肠菌群结构的研究表明,生后 1 周左右肠道内含有大量的双歧杆菌、肠球菌和肠杆菌,1 个月后,双歧杆菌为优势菌,并伴有其他微生物的生长。德国对生后第 7 天婴儿粪便菌群的研究发现,89% 的婴儿检测到双歧杆菌,这种优势持续约 4 个月,同时发现大量肠杆菌、肠球菌、类杆菌和乳杆菌。总之,在生后 1 周左右小儿粪便中含有大量的肠杆菌、肠球菌和葡萄球菌,随着时间迁移其数量逐渐减少,代之以双歧杆菌数量的逐渐升高,类杆菌数量较双歧杆菌低,乳杆菌数量随时间的推移逐渐增多。

(三) 添加辅食时期

母乳喂养儿添加辅食时肠菌群结构发生了变化,表现在肠球菌和类杆菌数量增加,肠杆菌和双歧杆菌持续存在,这种变化与粪便 pH 密切相关;人工喂养儿添加辅食时这一变化很小,因为他们肠道内已存在大量的需氧菌和类杆菌。

这个时期对于脆弱并极其不稳定的婴儿肠道菌群来说无疑是存在风险的。在这一阶段,一些婴儿会出现腹胀、腹泻等肠道综合性疾病。4 个月后是否添加辅食对婴幼儿肠道菌群及定植抗力无显著影响,但数据显示特征是添加辅食后肠道菌群数量增加,尤其是乳酸菌、肠杆菌和产气荚膜梭菌的增加比例相对较大,这与辅食添加时期的肠道菌群演变特点相一致。对于 4~6 个月婴儿来说,辅食添加对生长发育的需求和肠道正常菌群的演替非常重要。张水平对婴幼儿肠道菌群与婴儿辅食状况的研究发现,摄入食物种类中豆类食物能提高肠道双歧杆菌、乳酸菌数量;蛋类食物能减少肠杆菌和拟杆菌数量,提高肠道定植抗力;水果类食物能降低肠道产气荚膜梭菌数量。各种营养素与肠道菌群的单因素相关分析结果表明,肠道中双歧杆菌有促进作用的是从辅食中摄入的维生素 E,对乳酸菌有促进作用的是摄入的总尼克酸、维生素 E、钾、钠、铁、铜、辅食脂肪。而辅食中维生素 A 与肠道双歧杆菌、乳酸菌、肠杆菌、产气荚膜梭菌都表现为显著负相关,随着维生素 A 摄入量的增加,4 种菌会减少;而在添加辅食组,乳类食物中的维生素 A、钙、磷的摄入能增加肠道拟杆菌的数量。摄入的碘能降低肠道产气荚膜梭菌的数量。经过多因素分析后发现真正对肠道菌群平衡有显著促进作用的营养素是维生素 E、碘,而摄入的维生素 A 仍表现为反作用,维生素 E 能提高双歧杆菌和乳酸菌的数量,碘能抑制肠道的产气荚膜梭菌增殖。在对肠道定植抗力的影响中,肠道定植抗力受损婴幼儿从辅食中摄入的营养素除维生素 A 外,如膳食纤维、B 族维生素及钾、磷等矿物质均低于肠道定植抗力正常的婴幼儿,说明这些营养素对提高肠道定植抗力有很大的作用。多因素回归分析显示对肠道定植抗力有促进作用的膳食营养素有锰,有反向作用的仍为维生素 A。

(四) 婴儿断奶时期

断奶后小儿的肠菌群结构越来越接近成人菌群。对爱沙尼亚和瑞典小儿断奶后菌群结构的对比观察发现,两国断奶婴儿粪便中均含有大量的肠球菌、双歧杆菌和类杆菌,肠杆菌数量很少,爱沙尼亚儿童乳杆菌数量高于瑞典儿童。对 10~18 个月断乳小儿粪便菌群的研究发现其构成不同于成人,主要含有大量的双歧杆菌、肠杆菌和肠球菌,部分小儿粪便中分离到乳杆菌。

总之,婴儿后期逐渐断乳后,其肠道双歧杆菌数量有所下降,而肠道 pH 随之有所升高,类杆菌、消化球菌、真杆菌、梭菌、乳杆菌、链球菌等数量有所增加。至此,肠道菌群结构趋于稳定,这种状态维持整个儿童期和青壮年期。

第二节　影响婴幼儿肠道菌群建立的因素

新生儿肠道微生态生境的形成取决于遗传因素、分娩方式、早期喂养方式和环境卫生条件。母孕后期的饮食习惯和分娩时母亲的紧张情绪均影响新生儿早期定植菌的质和量。新生儿肠道菌群是由多种细菌构成的、庞大的生态体系,这些细菌群通过发挥各自独特作用影响肠道生态体系功能,对机体的生理作用主要反映在营养、代谢、免疫调节和防御等多个方面。肠道菌群的代谢是个复杂的过程,通过内外因素直接影响微生物与宿主间相互关系,外界因素如分娩方式、喂养方式、早产、应用抗生素以及与父母、兄弟姐妹接触以及医护人员接触等均影响新生儿肠道菌群的定植和代谢。

一、分娩方式对肠道菌群定植的影响

分娩方式对婴儿肠道菌群发展的影响是显著的。阴道分娩儿肠道定植菌源于母体的粪便和阴道环境,剖宫产儿细菌定植菌主要源于医院环境(医院人员的手、医院的空气、仪器设备和接触其他新生儿)。剖宫产儿肠道双歧杆菌数量较阴道分娩儿少,而且剖宫产儿肠道中类杆菌、双歧杆菌和大肠埃希菌在肠道定植较阴道分娩儿延迟。Adlerberth 认为母亲的阴道、粪便、皮肤的菌群结构和婴儿所接触的环境因素是肠道初始菌群的来源。Fanaro 则强调环境因素对剖宫产儿肠道菌群定植的重要性,与阴道分娩儿比较,剖宫产儿肠道类杆菌、双歧杆菌和大肠埃希菌定植延迟,双歧杆菌数量少而艰难梭菌等其他菌种数量高,这是因为阴道分娩儿起始定植菌源于母亲的粪便和阴道菌群,而剖宫产儿初始定植菌源于医院环境。所以,分娩方式对新生儿生后肠菌群的建立影响很大,阴道分娩儿肠菌群定植主要受母亲阴道和会阴区域菌群的影响,而剖宫产儿主要受医院环境的影响。剖宫产儿菌群的建立是延迟的,特别是双歧杆菌和类杆菌的定植,同时达优势化时间较迟。张琳等对不同分娩方式出生的新生儿肠道菌群定植研究表明,剖宫产儿双歧杆菌定植及达优势化时间均较阴道分娩儿延迟。新生儿经产道时与来自妇女的阴道、羊水和粪便中的双歧杆菌接触,使阴道顺产婴儿更易定植双歧杆菌。John 等对肠道菌群进一步研究证实,与阴道顺产儿相比,剖宫产儿更易定植梭菌属,研究显示阴道菌群被认为是最初的定植者的来源,出生 5~10 分钟婴儿的胃内容物,与母亲的宫颈类似。剖宫产分娩的婴儿显示暴露在外部环境的细菌与来源于母体的细菌有很大差别,从而导致正常肠道菌群定植的延迟。

一些研究认为分娩方式不同导致肠道菌群结构发生变化,导致今后某些疾病的发生率增加。有研究认为剖宫产婴儿更易发生腹泻和食物过敏,研究者试图证明过敏性疾病与肠道菌群的构成有关。但也有学者研究未得出两者间的确切关系。在特殊菌群对过敏性疾病的保护作用方面有待进一步研究,需今后大规模临床试验。

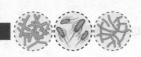

最近 Huurre A 对自然产和剖宫产的婴儿进行了长达 1 年的研究,分别使用荧光原位杂交检测粪便中细菌,ELISPOT 检测 IgA、IgG 和 IgM 分泌细胞的数量来评估黏膜免疫的状况,发现:1 个月时,自然产婴儿粪便中的细菌总数比剖宫产婴儿高 3 倍,其中双歧杆菌高 1300 倍;6 个月时两者差别消失;3 个月、6 个月和 12 个月时自然产婴儿的 IgA、IgG 和 IgM 分泌细胞的数量明显低于剖宫产婴儿,但两者的抗原特异性(乳汁中酪蛋白和乳球蛋白)IgA 分泌细胞无明显差别。提示出生方式可能通过影响肠道菌群,进一步造成免疫功能的差异,双歧杆菌可能保护肠道屏障功能,抑制过度的炎症反应。

二、胎龄对肠道菌群结构的影响

早产儿肠道菌群定植菌无论在时间、构成和数量上均不同于足月儿,早产儿肠道不成熟,在 NICU 监护并应用抗生素均延迟正常菌群定植,为潜在致病菌定植提供机会。应用抗生素对肠道菌群构成有负面作用,主要抑制专性厌氧菌如双歧杆菌和类杆菌的生长。抗生素药代动力学不同、家庭环境不同和肠道微生物种属不同均对早产儿肠道菌群的定植产生影响。

早产儿感染发生率高、病死率高。这主要是由于早产儿肠道双歧杆菌定植及达优势化时间晚,肠道定植抗力也低,有利于需氧或兼性厌氧菌的过度生长及外袭菌的侵入。张琳研究已证实早产儿肠道正常菌群的定植明显晚于足月儿,且达优势化时间也延迟。其主要原因是早产儿吸吮力弱,开奶晚,摄入奶量少,加之消化道发育不成熟,使双歧杆菌赖以生存的环境不完善,不能使其定植和繁殖。加之早产儿生后长时间静脉补液、抗生素治疗及暖箱护理,这些措施可扰乱肠道微生态平衡和影响肠道菌群定植。

新生儿坏死性小肠结肠炎(neonatal necrotizing enterocolitis,NEC)是常见的新生儿消化系统急症,多见于早产儿。Badowicz 等报道 125 例 NEC 中足月儿仅占 31.2%,NEC 病死率约 34%。国内研究显示 NEC 患儿足月儿构成比略高,可能与环境及感染因素与有关。早产儿胃肠黏膜屏障薄弱,肠道菌群定植延迟,加之产前胎膜早破、肠道感染和全身败血症或使用大剂量广谱抗生素后,肠道菌群失调,易出现细菌过度繁殖,细菌易侵入受损伤的肠黏膜造成 NEC。由此可见,肠道菌群与 NEC 的发生存在密切关系,并影响其预后。

目前临床上多采用微生态疗法,及早口服活菌制剂(双歧杆菌和乳酸杆菌活菌制剂),帮助肠道正常菌群建立,可减少疾病发生率。国内微生态制剂预防早产儿 NEC 的研究同样证实了上述结论。尽早补充双歧杆菌,使其占据肠黏膜表面形成生物屏障,通过先入菌系的占位性控制,及早帮助肠道菌群的建立,减少或阻止致病菌的定居,对降低早产儿病死率有着积极的影响。

三、喂养方式对肠道菌群定植的影响

喂养方式是影响肠道菌群定植的主要因素之一,已经确定母乳喂养和配方奶喂养的婴儿,其肠道菌群的组成明显不同。早期的研究表明,母乳喂养婴儿以双歧杆菌占优势;而配方奶喂养的婴儿菌群更具有多样化,大肠埃希菌和类杆菌较多,也可能含较多的梭菌、双歧杆菌、葡萄球菌和其他肠道细菌。如对不同喂养方式的日本儿童菌群的研究发现,无论是母乳喂养儿或人工喂养儿,最初定植的均是需氧菌,后是厌氧菌。在母乳喂养儿中双歧杆菌增长迅速,生后第 6 天时成为优势菌,双歧杆菌 / 肠杆菌比值约为 1000∶1;而人工喂养儿中生后第 6 天双歧杆菌仍不是优势菌,双歧杆菌 / 肠杆菌约为 1∶10,其他细菌如肠杆菌、类杆菌、肠球菌均较母乳喂养儿高。母乳喂养婴儿肠道中以双歧杆菌占优势主要归功于母乳中含有一种能够促进双歧杆菌生长的人乳寡聚糖(也称双歧因子),这是一种天然的益生元,在不同时期母乳中含量不同,出生第 4 天最高,约为 2g/100ml,第 30 天和 120 天时分别下降 20% 和 40%。此外,母乳可以直接为婴儿胃肠道输送细菌,估计母乳中含有 10^9/L 细菌,包括葡萄球菌、链球菌、双歧杆菌和乳杆菌,这些细菌既可来自于乳头及其周围的皮肤,又可来自于乳腺导管,已经证实,母乳中的双歧杆菌和乳杆菌是婴儿肠道有益菌的重要来源之一。

最近研究表明,母乳喂养儿与人工喂养儿厌氧菌群构成无很大差别,这是由于配方奶的改进,在配方奶粉中已经添加低聚果糖(FOS)、低聚半乳糖(GOS)等寡糖,使其更接近母乳。另外观察生后 1 周左右的母乳喂养儿和人工喂养儿菌群的构成是相同的,因为这个时期菌群的定植还不依赖于饮食结构的变化。

四、应用抗生素对肠道菌群定植的影响

抗生素对治疗感染性疾病具有重大意义,但大量的研究已经明确的提示应用抗生素会对肠道微生态产生显著的近期与远期影响,应用抗生素会显著减低肠道菌群的多样性且这种改变会持续很久。一项研究发现即便是短期的(7 天)应用主要针对厌氧菌的广谱抗生素(如克林霉素)也可以导致拟杆菌属的多样性减低长达两年之久。而母亲生产时或新生儿以及婴儿接受抗生素治疗,可以延缓肠道菌群的建立,并改变肠道菌群的组成。长期大量应用抗生素可导致肠道菌群失调和双重感染,降低正常菌群的定植抗力,有利于潜在致病微生物的生长,引起抗生素相关性腹泻或结肠炎及霉菌感染。

Beunet 等比较了不同药代动力学抗生素对足月儿和早产儿菌群的影响,发现生后 2 周左右没有应用抗生素小儿中约 90% 有双歧杆菌定植,50% 有类杆菌定植。抗生素可抑制厌氧菌生长,可导致克雷伯杆菌的过度生长或单一艰难梭菌和产气荚膜杆菌生长。由此可见,抗生素虽然在治疗感染性疾病上有着无可取代的作用,同时也对足月儿和早产儿肠道菌群产生抑制作用,不利于双歧杆菌和早产儿乳杆菌的定植。John 等也证实了上述观点,他们在试验中发现出生 1 个月内使用抗生素的新生儿肠道双歧杆菌和拟杆菌数量较未应用抗生素婴儿减少。

研究证实应用抗生素改变了肠道正常菌群的定植,导致菌群失调,在一定程度上影响婴幼儿机体健康,更易患哮喘、过敏性疾病、NEC 等。提倡医生应当增加微生态意识,保护机体生态环境,严格掌握适应证和不良反应,合理应用抗生素。

五、环境因素对肠道菌群定植的影响

婴儿出生后的环境对肠道菌群定植起着非常重要的作用,肠道定植菌群的种类和数量随环境的不同各有差异,如分娩环境、出生后住院天数、有无同胞等。不同国家或者同一国家不同医院之间出生的婴儿,其肠道菌群的构成也不尽相同。John 等做过一项详细研究表

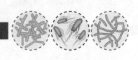

明,除了分娩方式、喂养方式,应用抗生素对肠道菌群有影响外,有无同胞也影响肠道菌群的定植。结果显示独生子女肠道双歧杆菌数量低于非独生子。出生后住院天数在本研究中未显示出有差异。英、美等发达国家婴儿粪便中双歧杆菌和类杆菌数量较印度、乌干达儿童高,而肠杆菌和链球菌的数量较低。在不同医院出生的婴儿其肠道菌群定植也有差异,这主要是与产科技术、消毒方法、卫生条件等客观条件有关。另有研究表明,在农村出生与城市出生、在家庭出生和医院出生的新生儿肠道菌群的组成不同。

综上所述,婴儿从出生时菌群的定植到以后菌群结构的演变受到多种因素的影响,如分娩方式、喂养方式、孕龄、应用抗生素、卫生条件及地理环境等,这些因素不同程度的改变了肠道菌群的定植过程,尽管当今研究结论不尽相同,与疾病的确切联系没有完全明确,但可以确定它们与婴幼儿的生长发育和多种疾病的发生有着很深的联系,这就要求人们尊重人体的自然性、严格掌握剖宫产指征、合理应用抗生素,尽可能从微生态角度考虑疾病的发展与治疗。

第三节　母乳中的有益菌及母乳对肠道菌群建立的影响

喂养方式和饮食是影响肠道菌群,特别是生命初期肠道菌群建立和定植的重要因素。母乳被认为是婴儿生长和健康发展的最好的自然选择,因为它含有非常广泛的一系列保护性物质,包括碳水化合物、核苷酸、脂肪酸、免疫球蛋白、细胞因子、免疫细胞和免疫调节因子。同样,母乳也是婴儿肠道细菌的可持续的源泉,来自健康妈妈的母乳中含有高达 $10^9/L$ 不同的细菌菌群。共生菌存在于母乳中,包括葡萄球菌、链球菌、双歧杆菌和乳酸菌,具有潜在益生菌作用的细菌已从母乳中分离出来,如 L- 乳杆菌、鼠李糖乳杆菌、植物乳杆菌、屎肠球菌和双歧杆菌等。母乳的有益作用尤其体现在新生儿的免疫系统的成熟方面,许多研究试图在婴儿配方奶中添加双歧杆菌等混合益生菌,以期达到生物模仿母乳的功效。

一、母乳微生物菌群的独特性

母乳与人体其他部位一样存在丰富的微生物菌群,打破了传统母乳是无细菌的观念。研究发现金黄色葡萄球菌(Staphylococcus)和链球菌(Streptococcus)是母乳中含量最丰富的菌属,双歧杆菌属、乳杆菌属、梭菌属和肠球菌属等也普遍存在于母乳中,并且母乳中微生物菌群菌落具有多样性和随时间变化相对稳定的特征,对于构建儿童健康的肠道菌群和免疫发育发挥着重要作用。

母婴营养健康调查项目——"明"(Maternal Infant Nutritional Growth,MING)研究,首次证实中国哺乳期母亲不同阶段的母乳中有细菌存在,是以丰度较高的金黄色葡萄球菌属和链球菌属为主要微生物菌群。明研究的一个重要发现:母乳中存在一定丰度的不动杆菌属(Acinetobacter),此前,国际上仅有一篇报道。除此之外,母乳还存在丰度较低的双歧杆菌属和乳杆菌属,此结果与国外学者报道的基本相同。由以上结果推测,母乳是一个微生物的传递系统,母乳中的微生物菌群可能是作为"细菌种子",与母乳中的低聚糖("细菌生长的肥料")协同,对婴儿早期肠道菌群构建和成熟起着重要的作用。

临床上，金黄色葡萄球菌和链球菌是公认的机会致病菌，他们以较高丰度、绝对优势存在于母乳中，但母婴未出现感染征象，令人费解。如果把母乳微生物菌群视作是人类与微生物协同进化相互适应的产物，而"微生物菌群-宿主"生态系统的动态平衡则应是保持健康母乳的基础。母乳微生物菌群就像湖泊、海洋、甚至森林生态系统中的微生物菌群一样，有其自身的菌群生态学特征（如菌群多样性、稳定性、菌群结构、功能等）。因此，研究母乳微生物菌群多样性维持机制及菌群内物种共存机制对于研究母乳中微生物对婴儿和母亲的健康、母乳替代品的研发都具有重要的意义。

二、母乳中细菌的传递

母亲的饮食直接影响乳汁成分，同时也影响新生儿定植菌的种类和黏附性，Perez 研究发现母乳中的某些细菌种同样存在于新生儿的粪便中，表明通过母乳可将细菌直接传递到婴儿肠道。人乳中含有共生菌，动物试验表明细菌可通过肠系膜淋巴结及肠道转移至乳腺，哺乳时共生菌通过乳腺导管定植于新生儿的皮肤和肠道，这些源于母亲肠道的细菌调节了新生儿肠道的微生态系统，帮助建立正常肠道菌群模式以适应母子的健康需求。研究表明，每毫升母乳约含 10^9 细菌及 10^3 双歧杆菌，母乳中双歧杆菌的菌种因人而异。来源于母体的细菌通过哺乳传递给婴儿是最自然的方式，能增强新生儿肠道正常菌群的定植。因此，母乳是一种对于母婴相互和谐的独特的细菌来源方式。

三、母乳修饰新生儿肠道微生态体系

双歧杆菌和乳杆菌是母乳喂养儿定植的基础细菌。一般来讲，母乳中的微生物与肠道微生物的竞争排斥效应是决定哺乳期及转奶期微生态连续性的因素。通过源于母亲细菌的定植以及乳汁中低聚寡糖成分，母亲扮演了给新生儿不断提供有益菌和益生元的角色。补充有益菌可修饰正常肠道菌群结构，研究表明母乳喂养可抵御病原微生物在肠道的定植，是保证肠道健康的基础。在影响新生儿肠道菌群定植的诸多因素中较为突出的是喂养方式，早期母乳喂养对新生儿肠道微生态体系影响很大，主要反映在双歧杆菌和其他细菌的构成上，早期接受母乳喂养的新生儿肠道菌群中双歧杆菌占绝对优势，而接受人工喂养的新生儿肠道微生物组成多样化，这主要取决于配方奶的成分构成。

四、母乳喂养在婴儿胃肠道菌群形成所起作用的研究

有研究证实，相对于母乳喂养儿来讲，配方奶喂养儿肠道双歧杆菌数量较低，需氧菌数量较前者高。有报道称两种喂养方式婴儿菌群结构没有差别。张琳研究证实，母乳喂养儿肠道双歧杆菌定植早于未行母乳喂养儿，提示开始母乳喂养时间越早，双歧杆菌定植也越早，说明母乳可促进肠道双歧杆菌的定植和繁殖。机制是：

（1）母乳中含有双歧因子，是酪蛋白的低聚糖部分，含有 N-Z 酰 -D- 葡萄糖胺的糖类，为双歧杆菌合成细胞壁所必需，而且双歧杆菌细胞表面具有双歧因子的受体，故可促进双歧杆菌的生长。

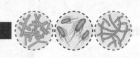
（2）双歧杆菌代谢产生大量乙酸和丙酸,降低肠道 pH,抑制需氧和兼性厌氧菌的生长,有利于厌氧菌的生长。

（3）母乳中含有乳铁蛋白,相当于自然被动免疫,具有控制肠道杆菌、促进双歧杆菌繁殖之功效。

Roberts 等观察到生后 1 周左右母乳喂养儿和人工喂养儿肠道菌群的构成是相同的,因这个时期菌群的定植不依赖于饮食结构的变化。Yoshioka 等对不同喂养方式的日本儿童菌群的研究发现,无论是母乳喂养儿或人工喂养儿,最初定植的均是需氧菌,以后是厌氧菌。一般来讲,母乳喂养儿肠道优势菌是双歧杆菌,伴有少量兼性厌氧菌如链球菌、葡萄球菌、肠球菌、乳酸杆菌和肠杆菌,而人工喂养儿菌群构成多样化,除上述菌群结构外还包括类杆菌、梭状芽孢杆菌和肠杆菌。饮食对婴儿肠道菌群的组成,尤其是在母乳喂养儿中双歧杆菌是优势菌仍有争议。随着婴儿配方奶的不断改进,不但结构上而且在生物上也近似于母乳,故有一些报道研究认为两种喂养方式婴儿肠道菌群结构上没有不同。因此建议奶粉中加入益生元成分如半乳糖寡糖(GOS)和低聚果糖(FOS),可增加人工喂养儿肠道中双歧杆菌和乳酸菌的数量。

随着近年来对配方奶的研究增加,不断改进配方,在配方奶中加入了益生菌和益生元。益生菌是活的微生物,最常见的菌种是双歧杆菌和乳杆菌;益生元是不被消化的食物物质,可选择性的刺激双歧杆菌和乳杆菌生长。新生儿出生 2 周以后,母乳喂养儿和配方奶喂养儿肠道菌群都已建立且维持稳定,这时给母乳喂养儿添加配方奶,很快会引起菌群的变化。另一项对 28~90 天婴儿的研究显示,添加益生元配方奶喂养儿和母乳喂养儿,其乳杆菌的含量均显著增加,与上述结论相一致,认为益生元可刺激乳杆菌生长。这些正常菌群可通过增加肠道黏液、降低肠道通透性、释放抗菌物质和免疫调节来抵御致病菌的侵入,用于治疗和预防各种类型腹泻,减少 NEC 发生,减轻乳糖不耐受的临床症状、预防过敏性疾病和食物过敏的症状。

传统观点认为母乳喂养更有利于早期肠道双歧杆菌的定植,最近研究发现生后 2 个月内添加配方奶喂养比纯粹母乳喂养更有利于脆弱拟杆菌和乳杆菌的定植。在 1 个月时检测配方奶喂养儿,肠道中脆弱拟杆菌定植的中位数及 95% 置信区间为 10.3 (9.4~10.4) CFUs/g,高于母乳喂养儿 9.0 (8.5~9.6) CFUs/g。而 Chana 等研究结果与以前的一些研究报告有很大不同,其中一个显著差别就是在任何年龄范围(从出生到成人期)粪便中双歧杆菌出现的频度和强度都比较低。随着配方奶的不断研究与改进,其成分与母乳越来越相似,母乳喂养和配方奶喂养的婴幼儿肠道菌群定植差异逐渐减小。可以确定的是,对于肠道菌群的起源和发展,及其对疾病和健康的影响,仍需要我们更深入地研究。

第四节　母乳低聚糖及其对肠道菌群的影响

一、母乳低聚糖的存在与结构

母乳含有多种重要的营养素,例如,人体生长发育所需的蛋白质、脂肪、碳水化合物、矿物质、微量元素、生物活性物质及维生素等，它们以几乎完美的比例存在，精准贴合婴幼儿生长发育的要求。除此之外母乳中还含有一种被称为母乳低聚糖（human milk oligosaccharides，HMOs）的成分。这些母乳低聚糖是母乳中含量第三丰富的成分，仅次于糖和脂肪。占母乳干物质含量的 15%。这种独特的低聚糖目前主要在人类母乳中发现。它不存在于牛奶中或仅微量存在于牛奶中。

母乳低聚糖是碳水化合物的一种。碳水化合物主要分为四类：

1. **单糖**　最简单的是单糖，由单分子构成，例如果糖或葡萄糖。
2. **二糖**　由两个连接成一起的单糖组成的糖类，为二糖，例如蔗糖或乳糖。
3. **低聚糖**　由 3~10 个分子组成的糖类，称为低聚糖。母乳低聚糖就属于这个类别。
4. **多糖**　由十个或更多分子组成的多糖，例如淀粉和膳食纤维。

几乎所有的母乳低聚糖都是以乳糖为基础形成的。另外有其他四种单糖可以与乳糖基结合构成低聚糖，在乳腺中经单糖，诸如岩藻糖、N-乙酰葡糖胺和（或）唾液酸的糖基化修饰而成。在这一过程中产生了各种各样不同的母乳低聚糖，它们都具有独特和特定的结构。迄今为止，研究已经发现了超过二百多种不同的母乳低聚糖，其中的十种大约占母乳总低聚糖的 80%。这些独特化学结构是其多功能属性的基础。

母乳低聚糖可分为中性母乳低聚糖（包含岩藻糖基的低聚糖）和酸性母乳低聚糖（包含唾液酸及硫酸盐的结构的低聚糖）。母乳低聚糖是一类低度聚合糖，不能被胃肠道消化，但是可以被肠道内定植的微生物所水解；产生小分子有机酸，降低肠道 pH，促进钙、镁、铁等矿物质吸收，并可以营养肠上皮细胞，维持肠黏膜屏障和抵御病原微生物的侵袭。

明研究（MING）于 2011—2012 年对 40 多名中国健康母亲的母乳中 10 种最常见的低聚糖进行分析，发现中国人母乳中含量最多的低聚糖为 2'-岩藻糖基乳糖（2'-FL），同时发现母乳中低聚糖含量是随着哺乳时间的延长而逐渐降低。

母乳低聚糖的含量在母体间存在很大的个体差异。在哺乳期母乳低聚糖水平也具有下降趋势。其中一些关键的母乳低聚糖包括：

1. 2'-岩藻糖基乳糖（2'-FL）　是最丰富的也是最简单的母乳低聚糖，仅由 3 个单糖组成。
2. 乳糖-N-新四糖（LNnt）　是十大最丰富的母乳低聚糖之一，由 4 个单糖组成。

2'-FL 和乳糖-N-新四糖共同代表着两个主要的母乳低聚糖。

所有的母乳低聚糖都有独特的结构，而其特殊功效也与其的特定结构有关。与自然界中发现的其他低聚糖相比，人母乳低聚糖的特殊结构为其带来了独特的功能。

目前一些婴儿配方奶粉配方中添加了其他低聚糖，如低聚果糖（FOS，以果糖为原料制成的植物化合物）或低聚半乳糖（GOS，以牛奶中乳糖为基础制成的低聚半乳糖）。但是上述低聚糖与母乳低聚糖的结构有很大差距，其功效也不及母乳低聚糖的功效。

二、母乳低聚糖的代谢与功能

大量母乳低聚糖（约每天数克）能够冲洗母乳喂养婴儿的胃肠道，因此具有预防病原体黏附于肠黏膜以及影响肠道成熟过程的潜能。母乳低聚糖被认为不会被人体消化酶所降解，并可能在肠道下段经肠道菌群进行代谢，或与粪便一起排出体外。由于约 1%~2% 的母乳低聚糖经由婴儿尿液排泄，因此婴儿循环血中每天可能含有数百毫克母乳低聚糖，足以推

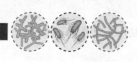

测其具有诸如抗炎或抗感染等的全身功能。

研究显示母乳低聚糖在帮助婴幼儿免疫系统方面发挥着重要作用。婴幼儿免疫系统尚未发育成熟,对外界病原抵御功能较弱,母乳低聚糖可以协助婴幼儿免疫系统为婴幼儿提供保护。母乳低聚糖同时也有助于促进发育中的免疫系统以使其功能发育完整。

母乳低聚糖糖链的结构类似于以糖脂和糖蛋白形式暴露于分泌型黏蛋白和细胞表面的多聚糖。细胞表面的多聚糖通常通过与多聚糖结合蛋白之间的相互作用,来稳定和调节受体功能,并且由于其主要暴露于肠壁,细胞表面多聚糖常扮演病原体主要停靠点的角色。母乳低聚糖与黏蛋白和细胞表面多聚糖的相似性提示,母乳低聚糖会干扰多聚糖介导的过程,进而影响共生菌群的建立、病原体的黏附和黏膜细胞的反应性。

研究表明母乳低聚糖主要通过四种方式协助免疫防御系统:

1. 帮助建立保护性共生肠道菌群。
2. 阻止病原体造成伤害。
3. 强化肠道屏障功能。
4. 促进免疫系统发育。

母乳低聚糖通过帮助建立一个保护性的共生肠道菌群来创建第一层保护。母乳低聚糖可以通过选择性地促进某些益生菌的生长和代谢活动,促进有益菌生长,并帮助婴幼儿抵抗潜在有害细菌。母乳低聚糖对肠道微生物组群的这种特殊作用与目前婴儿配方奶粉中已经使用的低聚糖(例如低聚果糖和低聚半乳糖)的非特异性"益生元"作用不同。这些低聚糖与母乳低聚糖的结构和作用方式均不同。其可能有助于各种不同细菌的生长,同时也包括可能的有害细菌。

母乳低聚糖所提供的第二个保护机制,是直接针对致病原微生物(细菌、病毒及其毒素)的作用。这些病原体或其毒素只有在通过肠道表面的低聚糖"吸附点"附着到肠黏膜表面后,才会对人体造成伤害。母乳低聚糖环绕在肠腔内,通过与病原体结合来阻止病原体的吸附,以此防止病原体与婴儿的肠黏膜表面黏附在一起对造成伤害,而是随粪便排出。

第三个保护机制是增强肠道屏障功能,母乳低聚糖可以直接改变细胞表面结构和感应机制,使其对病原体更具抵抗力。肠上皮细胞、肠内分泌细胞和化学感应塔夫细胞均为肠上皮组织中黏膜免疫细胞的候选信号转导物。母乳低聚糖在模型系统中激发肠上皮细胞分化成熟以及免疫反应,从而提高免疫保护作用。未成熟的人类肠道组织暴露于母乳低聚糖,同样可使其基因表达谱趋向免疫成熟,并减少对炎性刺激的反应。

第四个保护机制是增强免疫系统。研究显示母乳低聚糖能够调节分离得到的单核细胞、T细胞和树突状细胞的增殖、反应性和迁移能力。通常发现上述作用归因于母乳低聚糖结构-功能之间的强相关性,这意味着并非所有的母乳低聚糖或其他低聚糖均以同样的方式发挥作用。约1%摄入体内的母乳低聚糖会进入血液循环,通过肠壁被吸收到血液中,并到达全身循环。母乳低聚糖也可能直接影响上皮层以外的黏膜免疫细胞。以此来帮助未成熟且经常发生过度反应的免疫系统,使其能够更适当地应答未知外来物质,诸如过敏原等"异物",或者一些微生物及其组分如内毒素等的引起免疫反应。

综上所述,母乳低聚糖调节的肠道环境包括黏膜免疫系统和肠道菌群,或许至少可以部分回答长期母乳喂养带来的免疫保护效益,并且提出在剖宫产婴儿中,母乳低聚糖与感染性腹泻发生率减少、下呼吸道感染减少、抗生素使用减少以及过敏性湿疹发生延迟之间存在相关性。

母乳低聚糖通过微生物及黏膜免疫系统促进黏膜免疫保护作用。对足月健康婴儿推荐母乳喂养。许多 Meta 分析显示,较长期的母乳喂养不仅可以降低感染风险,还可以降低糖尿病和肥胖风险。

三、母乳低聚糖与肠道菌群

婴儿肠道菌群定植在分娩前就已开始,并且持续至出生后最初的 2 ~ 3 年,对于婴儿的胃肠道、代谢、神经及免疫发育均具有至关重要的作用。遗传与环境因素,包括分娩方式、是否使用抗生素以及饮食均可影响定殖过程。母乳喂养与配方奶喂养婴儿的肠道菌群存在差异,究其原因,部分是由于母乳中含有高浓度母乳低聚糖,而普通婴儿配方中却缺少母乳低聚糖。

母乳低聚糖具有抗降解性,并且能以多种方式影响婴儿肠道菌群的组成:作为益生元,作为发酵短链脂肪酸的底物,以及通过减少病原体而发挥作用。在母乳喂养婴儿肠道菌群中,通常以双歧杆菌类为主,尤其是长双歧杆菌的富集。绝大多数利用母乳低聚糖生长的双歧杆菌类仅能代谢一种母乳低聚糖,即乳糖 -N- 四糖,而长双歧杆菌则能利用数种母乳低聚糖以获得良好生长。基因组测序发现,长双歧杆菌的独特性在于其拥有所有能将完整的母乳低聚糖转运至细胞内所需的低聚糖转运蛋白和酶,并在细胞内对其进行分解。反之,其他双歧杆菌和拟杆菌拥有的酶可分解细胞外膜上的母乳低聚糖,并将其产物转运至细胞内进行代谢。如果母乳低聚糖在细胞外被水解,那么其他细菌就可以利用这些糖类化合物,此即交叉喂养。事实上母乳中所含的不同母乳低聚糖与母乳喂养婴儿粪便中的许多细菌均存在正相关或负相关。因此,母乳低聚糖对婴儿肠道菌群组成具有广泛的影响。

在一项雀巢公司开展的临床实验中,在配方奶粉中添加 2'-FL 和新四糖两种母乳低聚糖。一组新生儿在前 6 个月喂养对照组婴儿配方奶粉,另一组喂养添加了含有母乳低聚糖的相同配方奶粉。研究表明,在 3 个月内,接受补充含母乳低聚糖的配方奶粉的婴儿肠道菌群出现差异。这些婴儿肠道微生物组成更接近母乳喂养的婴儿,相比与未使用含有母乳低聚糖配方奶粉的婴儿,肠道菌群中含有更多的双歧杆菌以及更少的致病菌。母乳喂养的婴儿通常感染风险较低。研究发现,接受含有母乳低聚糖配方奶粉的婴儿在出生后首年下呼吸道感染,特别是支气管炎的发生率降低了 55%,并且服用药物明显降低,抗生素使用减少 53%,退热药使用减少 56%。 这一临床试验证实了添加母乳低聚糖的婴幼儿配方奶粉具有安全,耐受性好,更适合帮助婴幼儿生长发育。针对此实验欧洲食品安全局(EFSA)和美国食品和药物管理局(FDA)均认可,在临床试验中的添加到婴儿配方奶粉、较大婴儿配方奶粉和幼儿奶粉中的 2'-FL 和新四糖等母乳低聚糖是安全的。

第五节 肠道菌群演替与婴幼儿健康

肠道菌群有"虚拟器官"之称,除对局部肠道的功能产生重要的作用外,还可以影响到肠道外的其他器官,对婴幼儿的生长和发育有着重要影响。肠道菌群的建立始于出生,并在

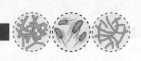

婴幼儿期逐渐演替,一般于 3 岁趋于成人之稳态。早期肠道菌群的改变与儿童时期的很多疾病相关,并对此后的机体健康有着深远的作用和影响,因此,婴幼儿期肠道菌群的正常演替,成熟而健康的肠道菌群的形成十分重要,而这个时期也是对一些与肠道菌群紊乱相关疾病进行预防的有效干预时机。

一、肠道菌群对机体健康的促进作用

肠道菌群与机体共生,并对机体在代谢、免疫功能的发展与成熟、肠道的保护等方面产生诸多影响。

(一)对机体代谢的作用

肠道菌群可以产生或者修饰很多代谢产物,如短链脂肪酸、维生素、胆汁酸、胆碱等,去维护机体健康,并在婴幼儿的正常生长中具有重要作用。

1. 短链脂肪酸　机体不能消化的碳水化合物,如益生元、非消化性淀粉等在结肠中被一些厌氧菌(拟杆菌属、双歧杆菌属、乳杆菌属等)酵解,产生短链脂肪酸,主要为醋酸盐、丙酸盐、丁酸盐。这些短链脂肪酸可以提供能量并维持胃肠道的生长和发育,对婴幼儿的肠道健康十分重要。这其中,醋酸盐和丙酸盐可以吸收入血并被多种脏器所用,丁酸盐是结肠上皮细胞的一种能量来源。

2. 维生素　一些肠道菌群可以合成对婴幼儿具有重要作用的维生素,如维生素 K 及其他诸多维生素 B 族。

3. 共轭亚油酸　共轭亚油酸由肠道内的一些细菌产生,对新生儿正常的生长和发育有重要作用,与肥胖、糖尿病及免疫功能相关。

4. 色氨酸　是一种必需氨基酸,在中枢神经系统的发育中十分重要,肠道菌群可以通过犬尿氨酸途径来影响色氨酸的血浓度。

(二)微生态 - 肠 - 脑轴

肠道菌群对机体的作用不仅限于肠道,可以影响宿主的很多生理活动,还与其他器官交互作用,其中脑肠轴研究较多。肠与脑之间的交互作用形成脑肠轴,其整合了神经、免疫、内分泌的机制,而肠道菌群在脑肠轴中可以起到类似信号分子的作用,有谓之"微生态 - 肠 - 脑轴",于生命早期即在免疫功能、中枢神经系统和胃肠道功能等诸多方面起到调节作用。此轴在脑与肠 / 肠道微生态之间建立交互,肠与肠道微生态可以产生一些代谢产物和细胞因子入血并通过迷走神经传递信号,而脑也可以通过改变肠道的运动、分泌、通透性等来影响肠道微生态。婴幼儿期很多事件可以影响肠道菌群的建立与演替,从而导致脑肠交互失衡并影响脑发育以及造成行为的改变,正常的肠道菌群对于脑肠轴间信息的正常交互并维持机体健康十分重要。

(三)拮抗致病菌

主要通过生物拮抗作用来影响致病菌的定值和繁殖,从而保护机体免受致病菌的伤害。

(四) 促进免疫功能的发育和成熟

肠道细菌对固有免疫和适应性免疫均有调节作用,人类同菌群共同经历一个漫长的进化历史才形成了肠道菌群,这种共同进化,导致宿主与肠道各种菌群之间存在着复杂的共生关系。事实上,通过无菌动物实验研究,已证明肠道微生物是肠道维持正常形态和免疫成熟所必需的,生存于无菌条件下的老鼠表现出肠道免疫系统发展受损和口服免疫耐受缺陷。在新生儿期重组肠道菌群中的双歧杆菌可以恢复口服耐受的能力。

宿主与肠道菌群的共存是对肠道菌群的免疫耐受的建立和维持的主动免疫过程的结果。固有免疫系统可通过病原体识别受体如 Toll 样受体来识别病原微生物,其可识别保守的病原体相关分子模式包括细菌 DNA 的非甲基化的 CpG 基序和细菌细胞壁的分子化合物,如脂磷壁酸、肽和细菌内毒素或者脂多糖。类似结构也存在于肠道固有菌群,并已证明 Toll 样受体可识别肠道固有菌群,同时 Toll 样受体也是维持肠道无病状态所必需的,尽管已报道在体外培养的肠上皮细胞 Toll 样受体对肠道固有菌群的配体无反应。病原体通过 Toll 样受体识别引起通过 NF-κB 途径介导的炎症反应,然而肠道非致病菌群也可引起同样的途径,从而促进肠道免疫系统的抗炎反应。最初的肠道菌群定植以可控制形式激活了固有免疫系统,这可能对随后的免疫耐受的形成至关重要。固有免疫系统通过 Toll 样受体信号控制适应性免疫应答,因此,微生物的刺激对于个体的免疫应答类型的成熟有重要作用。树突状细胞(DC)是专职的抗原提呈细胞,在决定免疫反应类型上有重要作用,同时认为 DC 的成熟依赖于 TLRs。研究还证实,发现携带活性肠道固有菌群的 DC 可诱导黏膜局部保护性抗体 IgA 的产生,并且没有有害的系统免疫应答反应。分泌 IL-10 的 DC 促进调节性 T 细胞的发展,其在通过产生 IL-10 和 TGF-β 抑制固有肠道菌群或者食物抗原引起的有害免疫应答中起着重要作用。

二、肠道菌群的演替与疾病

婴幼儿时期众多因素影响着肠道菌群的建立和演替,而研究发现,肠道菌群的失衡与许多疾病的发生关系密切。

(一) 肠道菌群的演替与代谢性疾病的关系

代谢性疾病主要有肥胖和糖尿病 2 种。

1. 肠道菌群演替与肥胖 引起肥胖的原因众多,如过度饮食、缺乏运动及遗传因素等。目前,肠道菌群这一原因受到了人们越来越多的关注。近年研究发现,儿童肥胖的发生率呈逐年增高趋势,在生命早期外界环境因素的影响非常重要,如分娩方式、喂养方式和应用抗生素影响肠道菌群的定植和演替,增加了小儿今后发生肥胖的危险性。研究发现肠道微生物菌群和人的新陈代谢存在特殊的关系。多项人类研究发现,肥胖个体肠道菌群结构与健康人存在差异,表现为厚壁菌门比例增加、拟杆菌门比例降低、厚壁菌门/拟杆菌门比例增高。一项针对双胞胎及其母亲粪便微生物群落结构的研究发现,家庭成员间肠道菌群结构存在个体差异,但核心微生物群相似,即使同卵双胞胎之间也存在个体差异,肥胖体型比瘦体型双胎粪便中厚壁菌门细菌多,拟杆菌门细菌少。有报道超重儿童粪便中金黄色葡萄球

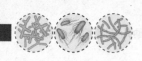

菌数量多,双歧杆菌数量少,肠道菌群结构发生改变。Ley 等研究发现,肥胖者肠道中拟杆菌数量较正常体重者少,给予低热卡饮食 1 年后拟杆菌门比例较前显著增加,限脂肪饮食者和限糖类饮食者体重分别下降 6% 和 2%,表明肠道菌群可能对肥胖有潜在治疗作用。总之,目前研究结论支持肥胖个体存在肠道微生态失衡,其特定的菌群结构可能与肥胖发生发展有关的观点。

肠道菌群结构的变化可通过影响宿主能量和脂类代谢、改变机体内分泌状态和增强机体炎症反应等途径致使宿主代谢紊乱,间接参与肥胖的发生发展。已有研究证实,遗传性肥胖(ob/ob)鼠远端肠道微生物群含有参与体内脂类和碳水化合物代谢的"能量摄取相关基因"。有学者利用人源菌群(human flora-associated,HFA)仔猪模型进行拟人研究,把健康10 岁男童的肠道菌群移植至无菌猪的肠道,结果证实肠道正常菌群参与了机体新陈代谢和营养代谢过程。Gordon 和其同事首先提出肠道菌群对脂肪储存和肥胖的影响。相同研究者也发现,与瘦小小鼠微生物定植相比,胖鼠微生物定植要明显增加体脂的产生。此外,肥胖老鼠肠道微生物在食物中摄取能量增加。Backhed 等在对无菌小鼠和饲养小鼠的研究中揭示了肠道微生物在肥胖症中的病理生理作用,肠道微生物定植抑制了禁食诱导脂肪因子(fasting-induced adipocyte factor,FIAF)的表达,导致血浆脂蛋白脂酶(LPL)抗体的表达因而增加了 LPL 的活化。LPL 活化的增加促进脂肪细胞对脂肪酸和甘油三酯的摄入。对敲除 FIFA 无菌鼠和野生型小鼠的研究进一步确立了 FIFA 生理上的重要性。与普通小鼠不同,敲除 FIFA 无菌鼠同传统饲养小鼠一样肥胖,表明 FIAF 是诱导微生物增加脂肪储存中一个关键调解者。Jeffery 通过对无菌小鼠和普通小鼠的比较,揭示了菌群的定植增加了宿主肠道内葡萄糖的吸收以及血清中的葡萄糖和胰岛素含量,影响两种基础转录因子 -ChREBP 和 SREBP-1,进而诱导了肝脏的脂肪合成,证实了 FIFA 是体内具有重要生理作用的 LPL 调控因子,而且是菌群诱导肥胖的重要中介因子。最新研究解释了无菌小鼠能抵抗饮食诱导的肥胖的机制,涉及两个独立的调控脂肪酸代谢的途径:① FIFA 的水平升高诱导了过氧化物酶体增殖物激活受体辅助激活因子与棕色脂肪细胞的分化及其生理功能关系密切的辅助转录激活因子;②提高了腺苷酸活化蛋白激酶(AMPK)控制细胞能量代谢的关键酶的活性。这些研究说明了肠道菌群构成的异常是肥胖症发生的一个重要因素,增加了人们对肥胖症的认识,也为肥胖症的治疗提供了另一种思路,但这只是在动物试验中得到的结论,还需要进一步的研究。

Schéle 等研究发现,肠道微生物群落中某些菌种可通过降低抗肥胖神经肽基因参与宿主肥胖的发生,如脑干中编码胰高血糖素样肽 1(glucagon-like peptide-1,GLP-1)基因和脑干、下丘脑中编码脑源性神经营养因子(brain-derived neurotrophic factor,Bdnf)基因,研究认为肠道菌群可通过调控机体内分泌机制参与宿主能量和营养代谢。目前多项研究已证实,高脂饮食可引起肠道菌群的变化,进而导致代谢性内毒素血症和由此而致的炎症。高脂饮食致小鼠血浆 LPS(lipopolysaccharide,LPS)水平升高的机制如下:一方面,肠道菌群结构变化主要表现在肠道内革兰阴性细菌数量增多,肠道 LPS 大量生成;另一方面,肠道菌群比例失调可抑制肠上皮紧密结合蛋白 ZO-1 和 Occludin 表达,致使小鼠肠黏膜通透性显著增加,大量 LPS 经肠道入血。动物实验表明,高脂饮食小鼠血浆 LPS 较正常饮食小鼠高 2~3 倍,形成"代谢性内毒素血症",还伴有糖耐量异常和胰岛素抵抗,小鼠表现为血糖升高、体重增加,小鼠皮下注入 LPS 后可产生同种效应。Cani 还发现,CD14 缺陷小鼠脂肪组织内富含血清淀粉样蛋白 A(serum amyloidA,SAA)异构体(SSA3),提出 CD14 缺陷鼠可通过诱导 LPS 和 SSA

等分子机制发挥抗炎作用。进一步研究发现,肠道微生物产生的 LPS 可与固有免疫细胞表面 CD14 分子及 Toll 样受体 4(toll-like receptor4,TLR4)结合,通过触发炎性因子表达引发宿主炎症反应产生上述效应,而 CD14 缺陷小鼠能够拮抗高脂饮食诱导的上述效应。综上所述,LPS 是联系肠道菌群与肥胖、糖尿病等代谢性疾病的重要因素之一,研究者倾向于肠道菌群通过"LPS-TLR4 轴"所致机体的低炎症状态与肥胖存在相关性。总之,肠道正常菌群、免疫功能和营养素的相互作用在肥胖发生发展中发挥重要作用,其机制还需进行大量临床和实验室研究。

近年研究表明,儿童肠道菌群结构的变化,双歧杆菌减少、金黄色葡萄球菌增多可预示肥胖发生风险。Nauta 等认为母亲肠道菌群的变化可转移至婴儿,通过婴儿肠道菌群结构的改变而增加日后肥胖的发生风险。分娩方式、喂养方式和生命早期应用抗生素等早期暴露因素可通过干扰肠道微生物菌群结构而影响儿童期肥胖发生发展。Vael 等对婴儿进行随访观察,发现婴儿生后 21 天至 1 岁时肠道葡萄球菌 / 脆弱类杆菌比值变化与日后 BMI 变化和肥胖发生风险有关。Ma 等研究了益生菌合剂 VSL#3(由 4 株乳酸杆菌、3 株双歧杆菌和 1 种嗜热链球菌组成的复合益生菌制剂)的抗肥胖效应机制,证实其通过增加肝脏自然杀伤(NK)T 细胞数量、逆转胰岛素抵抗和肝脏细胞脂肪沉积阻断炎症信号途径,对高脂饮食诱导的小鼠肥胖、胰岛素抵抗和脂肪肝起到治疗作用。总之,生命早期肠道菌群初始化定植与今后肥胖发生风险的关系还需大量基础和临床研究证实,揭示两者关系的潜在机制将为早期应用益生菌干预肥胖发生提供理论证据。

2. 肠道菌群演替与糖尿病　传统观点认为糖尿病发病与遗传因素、体内微生物感染及其毒素、免疫功能紊乱、自由基毒素、社会心理因素等有关,近年来越来越多的证据表明,肠道菌群与肥胖、糖尿病等代谢性疾病的发生发展密切相关。研究显示胰岛素抵抗与全身的慢性低水平的炎症有关,2 型糖尿病患者较对照组含有较高的 LPS 水平,肠道中存在的革兰阴性菌产生的脂多糖(LPS)是引发炎症反应的关键因子。代谢性内毒素进入血液后,通过依赖 CD14 的机制引起炎症因子如 IL-1、IL-6 和 TNF-α 等表达。LPS 在脂多糖结合蛋白的转运作用下,与 CD14 及 TLR4 结合,从而引起表面能够表达 CD14、TLR4 的免疫细胞如巨噬细胞、嗜中性粒细胞等一系列信号传递,释放炎性因子。由此表明,LPS/CD14 系统控制着糖尿病的开始。

糖尿病患者同样出现肠道菌群失调,表现为肠道内肠杆菌科细菌、肠球菌、酵母菌数量升高;乳酸杆菌、双歧杆菌和类杆菌数量下降。其中肠杆菌科细菌、双歧杆菌和类杆菌的改变差异有显著性。儿童期的糖尿病 98% 为 1 型糖尿病,2 型糖尿病甚少,但随着儿童肥胖症的增多有增加的趋势。

(二) 肠道菌群与过敏性疾病之间的关系

过敏性疾病主要包括变应性鼻炎、过敏性结膜炎、支气管哮喘、特应性皮炎、荨麻疹、变应性胃肠炎等变态反应性疾病。过敏是一种动态发展的疾病,这个现象被称为过敏进程,婴幼儿以湿疹及胃肠道过敏为主,随年龄增长支气管哮喘、变应性鼻炎、过敏性结膜炎等占主要地位,约有 1/5 儿童会面临这一进程。过敏反应性疾病在儿童多发,近年来通过对粪便菌群分析及流行病学调查等研究提示儿童期过敏性疾病与早期肠道菌群的演替有关。学者对肠道菌群与过敏性疾病的关系的研究结论各异。John Penders 等人的研究证实,大肠埃希菌的存在可增加患湿疹的风险,随着大肠埃希菌数量的增加风险性也增加。婴儿体内梭状芽孢杆菌的出现增加了患湿疹、周期性喘息和过敏反应的风险。此外,在家访期间,梭状芽孢

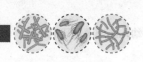

杆菌的存在增加了特异反应性皮炎的风险性。有研究证实有哮喘风险的婴儿双歧杆菌量少，梭状芽胞杆菌量多；过敏婴儿6个月时双歧杆菌较少，梭状芽胞杆菌较多；24个月时双歧杆菌较少，需氧菌量多，大肠埃希菌多，金黄色葡萄球菌计数较多；以后发展为过敏性疾病的婴幼儿早期微生物(2~3周或1月)，双歧杆菌少，物种组成少，通常青春双歧杆菌和梭状芽胞杆菌较多，24个月时差异类似，但并非如此显著，甚至在5岁时仍然存在。有些研究者做了研究，没有证实出生早期肠道菌群的组成与年长后过敏性疾病之间的确切关系。

多项流行病学研究证实，婴儿期应用广谱抗生素可改变肠道微生物群结构，导致大肠埃希菌和艰难梭状芽孢杆菌数量增多，而双歧杆菌和乳酸杆菌等有益菌数量减少，这种菌群结构紊乱使 Treg 减少，机体出现免疫失衡，从而增加了日后发生过敏性疾病的风险。Van Nimwegen 等对儿童的随访观察发现，1个月时肠道中定植艰难梭状芽胞杆菌与6~7岁前的喘息和湿疹以及6~7岁时发生哮喘存在关联。因此，肠道菌群初始化建立是促进免疫成熟和诱导免疫平衡的重要因素，而且对日后的免疫反应结局起决定性作用，若生命早期肠道菌群建立延迟或紊乱，则会增加过敏性疾病及某些自身免疫疾病的发生风险。人们也开始通过早期应用益生菌改变肠道菌群结构，以诱导和维持口服免疫耐受、调节免疫应答从而达到预防过敏性疾病的目的。一项针对婴儿的随机双盲安慰剂对照实验发现，与仅添加正常辅食的婴儿相比，生后第4~13个月期间在正常辅食基础上添加乳杆菌可使婴儿血清中 IFN-γ/IL-4 mRNA 比值升高，纠正了新生儿期存在的 Th1/Th2 失衡，因而湿疹发生率下降。患特应性皮炎的儿童应用 LGG 和罗伊氏乳杆菌联合制剂，治疗6周后发现过敏性皮炎的 Scord 评分下降，这在皮肤点刺试验阳性和 IgE 较高的患儿中表现的更明显。多项研究结果显示，婴儿出生前其母亲服用益生菌或新生儿生后服用益生菌制剂均可显著降低日后特应性皮炎的发病率。总之，大量研究证实生后早期应用特定益生菌菌株可降低远期特应性皮炎的发生风险，并肯定了其在治疗特应性皮炎中的有效性，然而目前关于益生菌治疗过敏性哮喘和过敏性鼻炎的研究结论存在争议，尚无足够证据支持其对两者存在预防和治疗效应。应开展广泛的基础和临床研究，深入研究早期益生菌干预对远期过敏性哮喘等过敏性疾病发生风险的影响，并评估特定益生菌菌株、剂量、疗程在过敏性疾病防治方面的作用。

（三）肠道菌群演替与坏死性小肠结肠炎

NEC 的发病机制目前仍不清楚。近年多项研究结果表明肠道微生物在 NEC 发病中发挥重要作用。Wang 等研究发现，患 NEC 的早产儿肠道菌群与未患 NEC 的早产儿存在差异，表现在厚壁菌门、拟杆菌门和梭杆菌门细菌数量减少，变形杆菌门细菌数量增加，且菌群整体多样性下降，认为肠道定植菌群的质和量通过影响免疫耐受机制参与了 NEC 发病。另一项研究分析了早产儿生后第1个月内的粪便微生物群，发现 NEC 患儿粪便标本中细菌以 G⁺ 杆菌为主，非 NEC 早产儿粪便中则可分离到 G⁺ 和 G⁻ 杆菌，认为 G⁺ 杆菌在 NEC 发生发展中发挥作用。随着对 NEC 发病机制的深入研究，研究者提出新生儿早期肠道菌群结构变化可导致肠道过度炎症反应，而 TLR 作为新生儿固有免疫的重要部分可能参与了 NEC 的发生。最新研究发现，TLR4 不仅可与 LPS 结合诱导炎症反应、损伤肠道黏膜参与 NEC 发病，也可被透明质酸、硫酸肝素等分子蛋白激活，即使在缺乏外来病原菌刺激时也有较高表达量，通过释放大量炎症因子引发 NEC 炎症瀑布链式反应。综上所述，新生儿肠道微生态失衡可引发多种新生儿期疾病，早产儿或极低出生体重儿等高危儿童及早建立肠道正常菌群可降低

NEC 等疾病发生风险,因此新生儿肠道菌群初始化建立对维护小儿健康发育至关重要。

有学者认为,早产儿肠道发育不成熟导致肠道菌群结构改变是其发生 NEC 的重要原因,因而应用益生菌进行早期干预有利于建立起正常的肠道微生物群,这不仅可降低 NEC 发生风险,还有助于机体健康发育。Siggers 等先给予新生的早产猪全肠外营养 1.5 天,后分为 3 组,分别接受猪初乳、配方奶粉和含益生菌的配方奶粉,结果发现食用猪初乳和含益生菌配方奶粉的早产猪临床 NEC 评分均低于普通配方奶粉组猪,这与两组早产猪较高的肠道重量、黏膜比例、绒毛高度、RNA 完整性和刷状缘氨基肽酶 A 与 N 活性,以及胃内有机酸浓度降低有关。另外,研究观察到,虽然两种配方奶喂食的早产猪远端小肠中黏膜相关性细菌的多样性相似,但特定菌种存在差异:食用含益生菌配方奶粉猪肠道产气荚膜梭菌等潜在致病菌少,所含的共生乳酸杆菌沿"绒毛-陷窝轴"分布,与肠细胞联系密切。这些结果表明,出生后及早应用益生菌可促进有益的共生微生物群定植,并抑制配方奶粉喂养所致的黏膜萎缩、肠功能障碍和早产儿的病原体载量,从而减少 NEC 发生率及其严重程度。目前已开展的大量临床研究也验证了益生菌干预对 NEC 的防治效应。针对 11 个临床研究的两项 meta 分析均显示,极低出生体重儿和早产儿生后应用益生菌制剂可降低 NEC 发生率,同时早产儿死亡率下降,但应用益生菌对新生儿败血症发生率无显著影响。总之,多项研究结果证实早产儿生后早期应用益生菌可降低 NEC 发生风险,但对应用益生菌的安全性和有效剂量,文献报道有限。

(四) 其他

肠道菌群还与很多其他疾病相关,如炎症性肠病(IBD)、肠易激综合征、免疫性疾病、短肠综合征、巨结肠、神经发育性疾病等。抗生素的应用会改变肠道菌群的正常结构,有研究显示在婴儿期应用抗生素与哮喘相关,抗生素的应用还参与了炎症性肠病的起病,新生儿期应用抗生素导致肠道菌群的失衡是 IBD、哮喘等疾病的重要危险因素。表 2-1 显示了婴幼儿时期常见的引起肠道菌群演替失常的因素与机体健康的关系。

表 2-1 肠道菌群改变与健康

影响肠道菌群的因素	对肠道菌群的影响	对健康的影响
早产	肠道菌群定值延迟 肠道菌群多样性下降 致病菌数目上升	NEC
足月产	肠道有益菌数目上升 肠道菌群多样性提高	NEC 发生率下降
顺产	肠道菌群多样性提高	哮喘等过敏性疾病发生率下降
剖宫产	肠道菌群多样性下降 肠道有益菌定植减少 致病菌数目上升	哮喘、湿疹等过敏性疾病发生率上升,糖尿病、肥胖等代谢性疾病发生率上升
抗生素应用	有益菌数目下降	哮喘、过敏性鼻炎、湿疹等过敏性疾病发病率上升 IBS IBD

NEC:坏死性小肠结肠炎;IBS:肠易激综合征;IBD:炎症性肠病

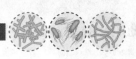

第六节　妊娠期间微生物菌群的变化特征

妊娠是一个非常复杂的生物过程,涉及机体许多生理系统的同步变化,以保证和支持健康后代的发育,这些变化包括激素水平改变、体重增加、免疫系统调整,以及各生理系统必须同步,以保证妊娠母亲和后代的健康。虽然怀孕相关的激素和代谢变化已经熟知几十年,但是妊娠期间微生物群落构成的剧烈变化是最近几年才得到重视。2013 年,Hu 和 Aagaard 等学者研究发现在胎儿 - 胎盘单位已经有少量细菌的存在,颠覆了一百多年以来,被医学界普遍接受新生儿出生时是无菌的概念。微生物群通过胎盘与胎儿初次暴露,对胎儿在宫腔里免疫系统的发育,出生时和出生后肠道菌群的程序式定植起着至关重要的作用。

一、妊娠期肠道微生态菌群的变化

妊娠期间,孕妇身体经历激素、免疫和代谢的巨大变化,以保证胎儿的生长和发育。孕激素和雌激素分泌急剧升高,免疫系统也随之做相应调整和改变,一方面是一定程度免疫抑制,容许和接受胎儿免疫系统的发育,另一方面是严密免疫防护,保证孕妇和胎儿不被感染。代谢的急剧变化类似于代谢综合征,包括体重增加、空腹血糖升高、胰岛素抵抗、葡萄糖不耐受、低水平炎症和代谢激素水平的变化等。与激素、免疫和代谢相适应,孕妇身体各部位的微生物菌群也随之发生改变。

研究发现,妊娠期间肠道微生物菌群构成的负荷量和丰度显著增加。在妊娠前 3 个月,肠道微生态菌群结构类似于未妊娠妇女,之后到妊娠后 3 个月,肠道微生物菌群结构急剧变化,这些变化是以放线菌门和变形菌门构成成员丰度增加而细菌数量丰度减少为特征。丁酸具有抗炎因子活性,主要由细菌 *Faecalibacterium* 产生,这类细菌在代谢综合征患者肠道是缺失的,妊娠后 3 个月其数量显著减少。在妊娠后 3 个月,肠道菌群构成的多样性呈现 α-多样性降低,β- 多样性增加,与之相对应的体重增加、胰岛素抵抗和胎便中炎症细胞因子水平增高。通过无菌鼠接受移植妊娠早期和后期粪便微生物研究证实,接受妊娠后期微生物移植的无菌鼠,其体重明显增加,出现胰岛素抵抗以及显著炎症反应。上述研究结果表明,肠道微生态菌群组分活性改变促进宿主免疫学和代谢的变化,出现类似于代谢综合征中观察到的改变。但是,与代谢综合征不同,妊娠后期肠道微生态菌群改变和生理指标变化是在怀孕背景下正面和必要的效应,有助于健康妊娠和满足胎儿后期快速发育。妊娠后期肠道菌群改变对类似于代谢综合征的宿主起到重要的作用。

妊娠期间,肠道微生态菌群结构改变除内在因素外,环境因素尤其是饮食因素也有影响。雌性小鼠怀孕前和妊娠期间的高脂饮食,其肠道微生态菌群较正常喂养小鼠发生显著变化。在人类,肥胖孕妇的肠道微生态菌群构成也发生明显的变化,粪便中的拟杆菌和葡萄球菌数量显著增高。这些肥胖孕妇特异性代谢激素水平,包括胰岛素、抑胃多肽(GIP)和脂肪因子与肠道微生态菌群丰度改变密切相关。有趣的是,妊娠前母亲体重指数(BMI)与阴道分娩的新生儿肠道菌群结构密切相关,剖宫产新生儿则无相关性。总之,妊娠期间肠道微生物菌群结构显著变化与初始体重、饮食、体重增长、炎症以及代谢指数密切相关。

妊娠期母亲肠道微生态菌群构成会影响后代体重增加、免疫力和婴儿健康。一项研究表明,使用低聚果糖喂养妊娠和哺乳小鼠,后代小鼠的粪便菌群结构发生改变,同时可预防母亲和后代发生肥胖症。另一项研究观察发现,妊娠母亲剖宫产前 14 天口服益生菌可以改变婴儿肠道微生态菌群构成,证实母体益生菌与胎盘 Toll- 受体基因表达改变有关,提示后代肠道微生态菌群构成与早期母体效应相关联。因此,可以认为,妊娠期间微生物的暴露对预防后代过敏性疾病有着重要的作用。机制可能是免疫调节表观遗传印记和妊娠期由母亲传递给下一代的细菌易位,训练胎儿免疫系统在出生后对病原菌和共生菌做出恰当的反应。这种推测,在一项的研究中得到证实,有过敏性疾病和特应性致敏的孕妇,在妊娠最后 2 个月和哺乳前 2 个月口服益生菌,其后代湿疹发生的风险大大低于对照组。

二、胎盘微生态菌群

以往,我们都认为胎儿和胎盘是无菌的,胎儿处在子宫无菌环境可以免受感染,如果胎盘被污染或感染通常是源于下生殖道或尿道。近几年分子生物学的研究证实,胎儿和胎盘是有其独特的微生物菌群的。

1982 年有学者首次报道,通过可培养技术约有 16% 的胎盘样本培养到厌氧菌,但在这些培养阳性胎盘标本中没有找到绒毛膜羊膜炎组织学证据。直到 2000 年以后,许多学者采用新的分子生物学技术,先后报道胎盘有微生物存在。2014 年,Aagaard 等采用全基因组鸟枪测序法(WGS)对 320 份胎盘标本进行微生物检测分类,提出胎盘有其独特的微生物菌群。胎盘微生物菌群的群落特征是以变形菌门为优势菌,其菌群构成类似于口腔微生态菌群,包括特异性的谭氏普雷沃菌和奈瑟氏球菌。胎盘与口腔微生态菌群结构之间的相似性表明细菌可能从口腔传递到胎盘,并可以解释患牙周疾病的孕妇增加妊娠并发症的风险这一临床现象。有几项采用可培养技术和 PCR 技术的研究证实,在健康无症状孕妇和有并发症孕妇的羊水和脐带血中找到了这些微生物。值得注意的是,由于胎盘微生态菌群的密度很低,对所有病例都需要做精确验证,保证研究结果的真实性,而不是被污染。

目前,这些初步研究结果仅是证实胎盘有微生物菌群存在。今后的研究方向包括:微生物在胎盘的定位;不同微生物种群是否存在于胎盘不同部位;不同微生物在胎盘结合位点以及母体与胎儿循环和氧气水平的相互作用。更重要的研究课题是这些微生物菌群对健康胎盘发育和功能是否是必需的以及作用的基本机制。

(武庆斌　宋晓翔)

参 考 文 献

1. 黄志华,郑跃杰,武庆斌.实用儿童微生态学.北京:人民卫生出版社,2014.
2. 武庆斌.肠道营养与儿童健康.中国儿童保健杂志,2014,22(7):673-674.
3. Nuriel-Ohayon M,Neuman H,Koren O. Microbial Changes during Pregnancy,Birth,and Infancy. Front. Microbiol,2016,7(104):1031. doi:10.3389/fmicb.2016.01031.
4. Makino H,Kushiro A,Ishikawa E,et al. Transmission of intestinal Bifidobacterium longum subsp. Longum strains from mother to infant,determined by multilocus sequencing typing and amplified fragment length polymorphism. Appl Environ Microbiol,2011,77:6788-6793.

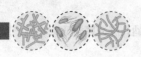
5. Mikami K,Kimura M,Takahashi H. Influence of maternal bifidobacteria on the development of gut bifidobacteria in infants. Pharmaceuticals,2012,5:629-642.

6. Walker W A,Iyengar R S. Breast milk,microbiota,and intestinal immune homeostasis. Pediatric Research, 2014,77(1-2):220.

7. Guarinoa,Wudy A,Basile F,et al. Composition and roles of intestinal microbiota in children. J Matern Fetal Neonatal Med,2012,25:63-66.

8. Ferraris L,Bute M J,Campeotto F,et al. Clostridia in premature neonates' gut:incidence,antibiotic susceptibility,and perinatal determinants influencing colonization. PLoS One,2012,7:30594.

9. Allenblevins CR,Sela DA,Hinde K. Milk bioactives may manipulate microbes to mediate parent-offspring conflict. Evolution Medicine & Public Health,2015,2015(1):106-121.

10. Obermajer T,Pogačić T. Commentary:Relationship between Milk Microbiota,Bacterial Load,Macronutrients, and Human Cells during Lactation. Front. Microbiol,2016,7:492. doi:10.3389/fmicb.2016.00492

11. Marques TM,Wall R,Ross RP,et al. Programming infant gut microbiota:influence of dietary and environmental factors. Curr Opin Biotechnol,2010,21:149-156.

12. Neu J. Developmental aspects of maternal-fetal,and infant gut microbiota and implications for long-term health. Maternal Health,Neonatology and Perinatology,2015,1(1):1-7.

13. Wu GD,Chen J,Hoffmann C,et al. Linking long-term dietary patterns with gut microbial enterotypes. Science, 2011,334:105-108.

14. Defilippo C,Cavalier I D,Dipaola M,et al. Impact of diet in shaping gut microbiota revealed by a comparative study in children from Europe and rural Africa. Proc Natl Acad Sci USA,2010,107:14691-14696.

15. Ege MJ,Maye RM,Normand AC,et al. Exposure to environmental microorganisms and childhood asthma. N Engl J Med,2011,364:701-709.

16. Pender SJ,Thijs C,Vink C,et al. Factors influencing the composition of the intestinal microbiota in early infancy. Pediatrics,2006,118(2):511-521.

17. Fallanim,Young D,ScottJ,et al. Intestinal microbiota of 6-week-old infants across Europe:geographic influence beyond delivery mode,breast-feeding,and antibiotics. J Pediatr Gastroenterol Nutr,2010,51:77-84.

18. Mangin I,Suau A,Gotteland M,et al. Amoxicillin treatment modifies the composition of Bifidobacterium species in infant intestinal microbiota. Anaerobe, 2010,16:433-438.

19. Marraf,Marraca,Rtchardson K,et al. Antibiotic use in children is associated with increased risk of asthma. Pediatrics,2009,123:1003-1010.

20. Preidis GA,Saulnier DM,Bluttse,et al. Probiotics stimulate enterocyte migration and microbial diversity in the neonatal mouse intestine. FASEB J,2012,26:1960-1969.

21. Salvini F,Riva E,Salvatici E,et al. A specific prebiotic mixture added to starting infant formula has long-lasting bifidogenic effects. J Nutr,2011,141:1335-1339.

22. Braegger C,Chmielewska A,Decsi T,et al. Supplementation of infant formula with probiotics and/or prebiotics: a systematic review and comment by the ESPGHAN committee on nutrition. J Pediatr Gastroenterol Nutr,2011, 52:238-250.

23. Neu J. Developmental aspects of maternal-fetal,and infant gut microbiota and implications for long-term health. Maternal Health,Neonatology and Perinatology,2015,1(1):1-7.

24. Nylund L,Satokari R,Nikkilä J,et al. Microarray analysis reveals marked intestinal microbiota aberrancy in infants having eczema compared to healthy children in at-risk for atopic disease. BMC Microbiol,2013,23:12.

25. Jakobsson HE,Jernberg C,Andersson AF,et al. Short-term antibiotic treatment has differing long-term impacts on the human throat and gut microbiome. PLoS ONE,2010,5:9836.

26. Dethlefsen L,Relman DA. Incomplete recovery and individualized responses of the human distal gut microbiota to repeated antibiotic perturbation. Proc Natl Acad Sci USA,2011,108:4554-4561.

27. Lundell AC,Björnsson V,Ljung A,et al. Infant B cell memory differentiation and early gut bacterial colonization. J Immunol,2012,188:4315-4322.

28. Grönlund MM,Grześkowiak Ł,Isolauri E,et al. Influence of mother's intestinal microbiota on gut colonization in the infant. Gut Microbes,2011,2:227-233.

29. Hu J,Nomura Y,Bashir A,et al. Diversified microbiota of meconium is affected by maternal diabetes status. Plos One,2013,8(11):78257.

30. Olga S,Déborah M,Michèle D,et al. Microbiota in Breast Milk of Chinese Lactating Mothers. Plos One,2016,11(8):0160856.

31. Mihatsch WA,Braegger CP,Decsi T,et al. Critical systematic review of the level of evidence for routine use of probiotics for reduction of mortality and prevention of necrotizing enterocolitis and sepsis in preterm infants. Clin Nutr,2012,31:6-15.

32. Deshpande G,Rao S,Patole S,et al. Updated meta-analysis of probiotics for preventing necrotizing enterocolitis in preterm neonates. Pediatrics,2010,125:921-30.

33. Mai V,Young CM,Ukhanova M,et al.Fecal microbiota in premature infants prior to necrotizing enterocolitis. PLoS One,2011,6:20647.

34. Normann E,Fahlén A,Engstrand L,et al.Intestinal microbial profiles in extremely preterm infants with and without necrotizing enterocolitis.Acta Paediatr,2013,102:129-136.

35. Smith B,Bodé S,Skov TH,et al. Investigation of the early intestinal microflora in premature infants with/without necrotizing enterocolitis using two different methods.Pediatr Res,2012,71:115-120.

36. Kalliomäki M,Collado MC,Salminen S,et al. Early differences in fecal microbiota composition in children may predict overweight. Am J Clin Nutr,2008,87:534-538.

37. Vael C,Verhulst SL,Nelen V,et al.Intestinal microflora and body mass index during the first three years of life:an observational study. Gut Pathog,2011,3:8.

38. Vendt N,Grünberg H,Tuure T,et al.Growth during the first 6 months of life in infants using formula enriched with Lactobacillus rhamnosus GG:double-blind,randomized trial.Journal of Human Nutrition and Dietetics,2006,19:51-58.

39. Musso G,Gambino R,Cassader M.Obesity,diabetes,and gut microbiota:the hygiene hypothesis expanded? Diabetes Care,2010,33:2277-2284.

40. Aagaard K,Ma J,Antony K,et al. The Placenta Harbors a Unique Microbiome. Sci.Transl.Med. 2014,6(237):237ra65.doi:10.1126/scitranslmed.3008599

41. Hu J,Nomura Y,Bashir A,et al. Diversified Microbiota of Meconium Is Affected by Maternal Diabetes Status. PLOS ONE,2013,8(11):e78257.doi:10.1371/journal.pone.0078257.

42. Austin S,De Castro CA,Bénet T,et al. Temporal Change of the Content of 10 Oligosaccharides in the Milk of Chinese Urban Mothers. Nutrients,2016,8,8(6).

43. Bode L:The functional biology of human milk oligosaccharides. Early Hum Dev ,2015,91:619-622.

44. Bode L,Jantscher-Krenn E. Structure-function relationships of human milk oligosaccharides. Adv Nutr,2012,3:383S-391S.

45. Jost T,Lacroix C,Braegger C,et al. Impact of human milk bacteria and oligosaccharides on neonatal gut microbiota establishment and gut health. Nutr Rev,2015,73: 426-437.

46. Kunz C,Kuntz S,Rudloff S. Bioactivity of human milk oligosaccharides;in Moreno FJ,Sanz ML(eds):Food Oligosaccharides: Production,Analysis and Bioactivity. Oxford,Wiley-Blackwell,2014.

47. Rudloff S,Kunz C. Milk oligosaccharides and metabolism in infants. Adv Nutr,2012,3:398S-405S.

48. Wang M,Li M,Wu S,et al. Fecal microbiotacomposition of breast-fed infants is correlated with human milk oligosaccharides consumed. J Pediatr Gastroenterol Nutr,2015,60:825-833.

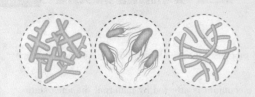

第三章 益生菌与相关微生态制剂研究进展

第一节 益生菌概述

一、益生菌定义的演变

1903 年,俄国科学家梅契尼科夫开始研究人体衰老与长寿的关系,并对肠道微生物与长寿的关系非常感兴趣。他在研究中发现,保加利亚的百岁老人非常多,推测其长寿可能与长期饮用酸奶有关,将从酸奶中分离到的纯培养物命名为保加利亚乳杆菌。1907 年,梅契尼科夫出版了影响深远的一本书《生命的延长:乐观研究》(*The Prolongation of Life: Optimistic Studies*),系统阐述了关于乳酸菌与长寿的关系。他认为乳酸菌可以杀灭肠道内的腐败细菌,改变肠道菌群,从而延缓衰老。这通常被认为是"益生菌"概念的最早来源,也是益生菌发展的第一阶段。

Rettger 和 Kopeloff 等人分离到了嗜酸乳杆菌(*Lactobacillus acidophilus*),并针对其开展了系统的研究。他们发现当摄入足够量时,嗜酸乳杆菌能够在肠道中定植;摄入足量的牛奶或者乳糖,嗜酸乳杆菌可以在肠道内大量增殖;初步的临床试验研究表明嗜酸乳杆菌在一些肠道疾病治疗中具有应用潜力,包括便秘、腹泻和溃疡性结肠炎等。这个阶段是"益生菌"概念发展的第二个阶段。

20 世纪 50~80 年代,是"益生菌"概念发展的第三个阶段,研究人员开始关注肠道微生物和宿主的相互作用,采用动物模型研究了梅契尼科夫所预测的负面和正面的相互作用。肠道菌的负面作用主要体现在,服用抗生素能够促进鸡的生长,无菌小鼠能维持健康生长,在有些情况下甚至比正常鼠的寿命长,这与梅契尼科夫的"肠道内的某些菌会损害宿主健康和寿命"的观点一致。

20 世纪 80 年代中期到 90 年代,是"益生菌"概念发展的第四个阶段,研究人员、生产者和市场只接受经过了充分地科学试验研究并且证明有显著效果的益生菌,益生菌的概念在这一阶段得到升华,成为益生菌科学。1992 年,Havenaar 等人提出,需要开展益生菌如何发挥作用的基础研究,包括开发合适的研究手段来定位、定量和评估肠道菌群组成的改变,建立益生菌的筛选标准,开展动物和人体临床试验。Tannock 描述了理想益生菌所应该具有的特性,包括:①在肠道内长时间停留;②产生一种抑制肠道病原菌的物质或者刺激宿主免疫增加宿主对肠道感染的抗性;③合成宿主必需的营养素;④适合大规模地扩大培养;⑤食用安全;⑥以上所有特性具有稳定性。

随着研究地不断深入,益生菌的概念也在不断发展。1998 年,Guarner 和 Schaafsma 指出益生菌是一类活的微生物,当摄入足够量时,对宿主健康发挥有益作用。世界粮农组织(FAO)和世界卫生组织(WHO)在 2001 年对益生菌进行了定义:益生菌是一类活的微生物,当摄入足够量时,对宿主健康发挥有益作用。不同益生菌对宿主发挥益生作用,具有不同的机制。罗伊氏乳杆菌(*Lactobacillus reuteri*)是真正的来自于人体肠道的 3~4 种乳杆菌中的一种,它满足 Tannock 提出的"理想益生菌"的所有条件,会产生一种抗菌物质——罗氏菌素,不同菌株产罗氏菌素的量存在差异,因此,相同数量的不同罗伊氏乳杆菌菌株在肠道内发挥的益生作用也就各不相同。益生菌对宿主发挥有益作用,存在剂量效应。

伴随着分子生物学和测序技术的不断进步,越来越多的益生菌菌株的遗传信息被揭示,借助先进的基因组、转录组、蛋白质组和代谢组等研究手段,益生菌的概念也融入了组学的色彩。通过对菌株进行全基因组测序解读基因编码信息,转录组学分析关键调控因子,结合蛋白质组学和代谢组学,解析益生菌发挥益生作用的分子机制。

二、常见益生菌的种类

细菌分类学一般包括三部分内容:第一部分是系统分类,根据细菌亲缘关系的远近进行分类;第二部分是进行系统命名,赋予各分支的名称,按照门、纲、目、科、属、种进行逐级划分;第三部分是对新发现的细菌进行鉴定。乳酸菌是一类重要的微生物,没有确切的定义,是一类生理特性类似细菌的统称,通常是指革兰染色阳性、一般不产芽孢、代谢碳水化合物以乳酸为主要产物的一类细菌。根据最新版《伯杰氏古菌与细菌系统学手册》(2015 年),乳酸菌分属于 4 个门,厚壁菌门、放线菌门、拟杆菌门和梭杆菌门,共包含45 个属,包括乳杆菌属、肠球菌属、链球菌属、片球菌属、双歧杆菌属、魏斯氏菌属、明串珠菌属等。

在广义的乳酸菌中,很多菌都是益生菌。目前,研究报道的益生菌主要集中在双歧杆菌属和乳杆菌属,双歧杆菌属主要包括长双歧杆菌(*Bifidobacterium longum*)、短双歧杆菌(*B. breve*)、两歧双歧杆菌(*B. bifidum*)、婴儿双歧杆菌(*B. infantis*)、动物双歧杆菌(*B. animalis*)和青春双歧杆菌(*B. adolescentis*),乳杆菌属主要包括嗜酸乳杆菌(*Lactobacillus acidophilus*)、干酪乳杆菌(*L. casei*)、鼠李糖乳杆菌(*L. rhamnosus*)、罗伊氏乳杆菌(*L. reuteri*)、植物乳杆菌(*L. plantarum*)、约氏乳杆菌(*L. johnsonii*)、格氏乳杆菌(*L. gasseri*)和卷曲乳杆菌(*L.crispatus*)。此外,还有一些其他种属的菌也证明具有益生作用,例如嗜热链球菌(*Streptococcus thermophilus*)、乳酸乳球菌(*Lactococcuslactis*)、粪肠球菌(*Enterococcus faecalis*)、屎肠球菌(*Enterococcus faecium*)、大肠埃希菌(*Escherichiacoli*)和布拉氏酵母(*Saccharomyces boulardii*)。益生菌具有菌株特异性,同一种内的不同菌株可能具有不同的作用,因此,具有某种特定功

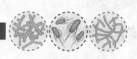

能的益生菌,要具体到特定的菌株,比如大肠埃希菌是指 *E. coli* "Nissle 1917"菌株,动物双歧杆菌通常是指 *B. animalisssp. lactis* BB-12 菌株。

三、益生菌的益生机制

益生菌对宿主的益生作用,需要通过动物实验或者临床试验进行验证。不同的益生菌,发挥益生作用的机制存在差异。概括来讲,主要包括以下几种:

(一) 增强肠道屏障

肠道屏障是宿主重要的防御机制,包括黏膜层、抗菌肽、分泌 IgA 和紧密连接蛋白等,有助于维持肠上皮的完整性。一旦肠道屏障被破坏,细菌和食物中的抗原物质可以进入黏膜下层,诱发炎症反应,从而导致机体发生肠炎等肠道紊乱疾病。国内外很多研究发现服用益生菌有助于维持肠道的屏障功能,但具体的机制尚未研究清楚。一种可能的机制是,益生菌能促进紧密连接蛋白相关基因的表达,包括 E- 钙黏蛋白、β- 连环蛋白等,从而增强肠道屏障的完整性。另外,也有研究发现,肠道屏障破坏后,益生菌干预还有助于屏障功能的修复。在 T84 和 Caco-2 细胞模型中,大肠埃希菌 Nissle 1917 不仅可以抑制致病性大肠埃希菌对肠道黏膜屏障的破坏,甚至可以修复黏膜的完整性,这种效应主要是通过增强紧密连接蛋白 ZO-2 和 PKC 的表达与重新分布来实现的。干酪乳杆菌 DN-114001 和 VSL3 也通过类似的机制来维持肠道的屏障功能。

(二) 促进黏附到肠道黏膜

通常认为,黏附到黏膜是细菌在肠道内定植的前提,对于细菌与宿主间的相互作用非常重要。益生菌黏附到肠黏膜,对于其调节宿主免疫系统,拮抗病原菌具有重要的意义。肠道上皮细胞分泌黏蛋白,是一种复杂的糖蛋白混合物,是黏膜层的主要组成部分,可以阻止病原菌的黏附。同时,在黏膜层中还含有脂类、游离蛋白、免疫球蛋白和一些盐类等物质,这些物质可以与益生菌的表面蛋白相互作用,将病原菌排出黏膜层。据报道,一些乳杆菌表面含有黏附素,是一种蛋白质,可以调节菌株黏附到黏膜上。除蛋白以外,一些糖单元结构和脂磷壁酸也参与黏附过程。研究最广泛的是黏膜结合蛋白,这类蛋白通过一种脂结构锚定在细胞膜表面,或者嵌入在细胞壁上,决定着乳杆菌的黏附类型,对于益生菌黏附到黏膜表面具有重要的作用。当病原菌侵染肠道时,宿主的第一道防线会分泌大量的抗菌蛋白,包括 α-防御素、β- 防御素、C- 型凝集素和核糖核酸酶等。益生菌可以诱导肠道上皮细胞释放防御素,这些小肽可以抑制一些细菌、真菌和病毒,维持肠道的屏障功能。

(三) 竞争排阻病原菌

1969 年,Greenberg 第一次提出了"竞争排阻"的概念,在肠道内一种细菌可以竞争性地占据结合位点,从而将其他种的细菌排阻在外。这种现象可能有多种机制,包括制造出不利于其他菌结合的微环境、去掉不同细菌的受体位点、产生抗菌物质、特定的代谢产物和竞争性消耗必需的营养物质。据报道,乳杆菌和双歧杆菌可以抑制肠道内多种病原菌的增殖,包括大肠埃希菌(*E. coli*)、沙门氏菌(*Salmonella*)、幽门螺杆菌(*Helicobacter pylori*)、单增李斯特菌（*Listeriamonocytogenes*）和轮状病毒（Rotavirus）。一方面,乳杆菌和双歧杆菌可以产生乳酸、乙酸等,使得肠道环境不适合病原菌的生长;另一方面,可以通过表面蛋白与黏膜相互作用,黏附到黏膜表面,占据结合位点,从而减少病原菌的黏附;此外,在肠道内,乳杆菌和双歧杆菌还会与病原菌竞争有限的营养物质,从而抑制病原菌在肠道内的定植。

（四）产生抗菌物质

益生菌对宿主健康发挥有益作用,其中一种机制是产生有益的代谢产物,包括产生低分子量的化合物（<1000Da,如有机酸）和产生高分子量的抗菌物质细菌素（>1000Da）。有机酸,尤其是乙酸和乳酸,对 G^- 细菌具有强烈的抑制作用,是益生菌抑制肠道病原菌的主要因素。有机酸以未解离的形式进入细菌细胞,在细胞质内解离,降低胞内 pH,胞内离子聚积,导致病原菌死亡。一些乳酸菌可以产抗菌肽,包括细菌素和小的抗菌蛋白。细菌素,通常由 G^+ 细菌产生,例如嗜酸乳杆菌产莴苣苦素 B、植物乳杆菌产植物乳杆菌素、乳酸链球菌产乳酸链球菌素,这些细菌素抗菌谱较窄,主要是抑制相近的一些细菌,但也有一些细菌素对食源性病原菌具有杀灭作用。细菌素杀灭细菌,通常是抑制细胞壁合成或者使细胞壁穿孔,例如乳酸链球菌素可以与产芽孢杆菌的细胞壁前体形成复合物,从而抑制细胞壁的合成,随后复合物聚积在细胞膜上形成小孔。在双歧杆菌中,也发现了一些抗菌肽,例如两歧双歧杆菌（*B. bifidum* NCFB1454）产的双歧杆菌素 B,对一些 G^+ 细菌有效。此外,一些益生菌的代谢产物对真菌具有抑制作用,如苯甲酸、甲基乙内酰脲、甲羟戊酸内酯和短链脂肪酸。

（五）益生菌与免疫调节

益生菌进入肠道后,可以与上皮细胞和树突细胞、单核细胞、巨噬细胞和淋巴细胞相互作用,发挥免疫调节作用。宿主免疫系统分为先天性免疫和适应性免疫系统,适应性免疫反应依赖于 B 淋巴细胞和 T 淋巴细胞,而先天性免疫则依赖于大多数病原菌具有的病原体相关分子模式（PAMPs）的刺激,最先反应是通过模式识别受体（PRRs）来结合 PAMPs。目前研究最广泛的 PRRs 是 Toll 样受体（TLRs）,胞外 C- 型凝集素受体和胞内核苷酸结合的寡聚结构域（NOD）样受体（NLRs）也可以通过与细菌相互作用传递信号。益生菌与宿主相互作用,最主要是通过肠道上皮细胞实现的,还有树突细胞在先天性免疫和适应性免疫中发挥着重要的作用,肠上皮细胞和树突细胞通过 PRRs 与益生菌相互作用。

研究表明,益生菌可以下调 TLR 的表达,分泌的代谢物能阻止 TNF-α 进入血液单核细胞,抑制肠细胞中的 NF-κB 信号通路,从而有效抑制肠道炎症。乳酸菌的细胞壁成分,脂蛋白和脂磷壁酸的去乙酰化的膜锚通过结合 TLR2 和 TLR6,激活 MyD88 介导的 NF-κB 通路,促进细胞因子的产生,增强上皮细胞抵抗侵入菌的能力。TLR2 也会识别乳酸菌的肽聚糖,TLR2 是一些乳酸菌发挥免疫调节作用的必要条件。干酪乳杆菌 CRL431 通过 TLR2 与上皮细胞相互作用,而且这种相互作用促进 CD-206 和 TLR2 受体数量增多,宿主先天性免疫反应增强。TLR2 在双歧杆菌识别中也具有重要的作用,短双歧杆菌（*B.breve*）C50 的发酵产物可以通过 TLR2 途径诱导树突细胞的成熟、IL-10 水平的提高以及延长寿命。而 TLR2 缺陷型的树突细胞受到双歧杆菌刺激时,则会产生更少的 IL-10,表明双歧杆菌的免疫抑制效应

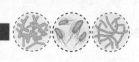
依赖于 TLR2。据报道,罗伊氏乳杆菌 DSM17938 和 ATCC PTA4659 对于抑制大鼠坏死性小肠结肠炎具有有益作用,受到益生菌刺激后,IL-6 的 mRNA 表达和 TNF-α、TLR4、NF-κB 的表达水平显著下降,IL-10 的 mRNA 水平显著提高;罗伊氏乳杆菌处理后,坏死性小肠结肠炎新生大鼠的肠道中 TLR4、IL-1β 和 TNF-α 的蛋白水平下降,成活率显著增加,症状减轻,促炎细胞因子的水平也下降。

除 TLR 外,NLRs 也是一类重要的膜结合受体,位于细胞质内,在一些 TLRs 表达量低的组织中发挥重要的作用。目前已经发现 20 多种 NLRs,研究最多的是 NOD1 和 NOD2。NOD1 在各种细胞中均有表达,而 NOD2 则限制在树突细胞、巨噬细胞、潘氏细胞、肠道细胞、肺细胞和口腔上皮细胞中表达,在 T 细胞中表达水平很低。NOD1 可以识别 G⁻ 细菌中含有间 - 二氨基庚二酸的肽聚糖,NOD2 识别大多数细菌中都存在的胞壁酰二肽。唾液乳杆菌 Ls33 对结肠炎小鼠具有保护作用,与其产 IL-10 有关,敲除 NOD2 基因后,Ls33 对小鼠不再有保护作用,表明 Ls33 发挥抗炎作用依赖于 NOD2。先用鼠李糖乳杆菌 LGG 和动物双歧杆菌乳亚种 DSM10140 处理 Caco-2 细胞,再用沙门氏菌进行感染,细胞产 IL-8 的水平受到抑制,而在沙门氏菌感染后再用益生菌进行处理,则会通过 NOD2 表达增强 IL-8 的反应。

第二节　益生菌的鉴别与筛选

目前,益生菌已经被广泛用来改善宿主的健康。在牛、猪和鸡的养殖中使用益生菌可以促进健康,加快生长速率,增加奶和蛋的产量等,应用的益生菌主要有乳杆菌、双歧杆菌、芽孢杆菌、链球菌、片球菌和肠球菌属,酵母、曲霉和球拟酵母属。在人体中应用的益生菌,主要是一些乳酸菌,例如乳杆菌、双歧杆菌和链球菌,应用最普遍。对人体健康发挥有益作用的益生菌,既可以作为食物的一种组成部分,也可以作为食品单独食用。Guarner 等人在 1998 年提出了人体益生菌所具备的基本特性,他们认为益生菌应满足以下几个条件:人体来源、无致病性、耐受一些加工过程、耐胃酸和胆盐、能吸附到肠道上皮组织、能在肠道中存留、产抗菌物质、能够调节免疫以及影响代谢活动等,并将这些作为益生菌的筛选标准。2008 年,Vasiljevic 等人将益生菌的筛选标准进行归类,分为安全标准、技术标准、功能标准及生理标准四部分,筛选的第一步就是要对菌株进行分类学鉴定,有助于了解其来源、生境以及生理学特性,而这些对于新型益生菌菌株的筛选、开发具有重要的指导意义。通常来讲,益生菌菌株的确定,需要经过体外、体内实验以及人体试验进行验证。

一、益生菌筛选的体外模型

(一) 耐酸特性

益生菌被人体摄入后,在进入肠道之前,要先经过胃,必须要在胃中存活。胃分泌的胃酸会杀死大部分的细菌,是人体的第一道防御屏障。因此,胃中定植的细菌很少,益生菌对胃液必须要有一定的抵抗力，才能保持存活，到达肠道发挥作用。胃液 pH 一直处于动态的变化过程中，最低时可以达到 1.5，通常是在 3 左右，因此，开展体外实验时 pH 一般选择在 2~3。Dunne 等人首先开展实验研究了益生菌的耐酸性，唾液乳杆菌 UCC118 和双歧杆菌（*Bifidobacterium* sp. 35658）分离自人的回肠，并与来自其他研究团队的 6 株乳杆菌进行比较，按照乳杆菌 1×10^{18} cfu/ml、双歧杆菌 1×10^{6} cfu/ml 的浓度添加到 MRS 培养基（用盐酸调整 pH=2~3.4）中测定存活率。为了更准确判断菌株在人胃液中的存活情况，采用鼻胃管从健康志愿者的胃中抽吸胃液，添加到 MRS 培养基中，在 pH 为 1.2 和 2.5，各处理 5 分钟、30 分钟和 60 分钟测定菌株在不同 pH、不同处理时间下的存活率。结果表明，分离自人体回肠样品的乳杆菌具有更高的存活率，乳杆菌的耐酸能力高于双歧杆菌。另外，在酸环境中存在葡萄糖等益生菌可利用的糖类，益生菌的耐酸能力得到加强。

（二）耐胆盐特性

为了评估乳酸菌是否具有益生菌的潜力，通常需要测定乳酸菌对胆酸的耐受能力。胆酸在肝脏内由胆固醇合成而来，然后以共轭的形式由胆囊分泌到十二指肠，到达结肠后经过微生物的作用进行解共轭、脱羟基、脱氢等化学修饰。共轭和非共轭的胆酸对大肠埃希菌、克雷伯菌和肠球菌等均表现出一定的抗菌活性，非共轭胆酸的抗菌能力更强，相比较而言，G^+ 细菌对胆酸更加敏感。人体小肠中胆酸的含量在 0.03%~0.3% 波动，只有耐胆酸能力强的菌株才能顺利通过小肠进入大肠。在进行菌株的耐胆盐能力测定时，通常有两种方法，一种是将胆盐按一定的比例添加到相应的培养基中，接种菌株，在适宜的条件下培养 24~48 小时，观察菌株是否生长，另外一种是向生理盐水中添加适量胆盐配制成不同浓度，接种菌株进去处理 1~2 小时，然后平板计数，测定胆盐处理后菌株的存活率，从而判断菌株对胆盐的耐受能力。胆盐来源不同，菌株所耐受的浓度也不相同。目前，应用最多的是牛胆盐，浓度通常用 0.1%、0.2% 和 0.3%。此外还有猪胆盐、人胆盐，人胆盐主要来自于一些胆囊切除手术的病人。

从肠道中分离的益生菌，一般具有一定的胆盐水解酶活性。一方面，胆盐水解酶活性有助于增强菌株对胆盐的耐受能力，提高肠道中的存活能力；另一方面，具有胆盐水解酶活性，对于一些益生菌发挥降胆固醇的作用具有重要的意义。因此，筛选益生菌菌株时，胆盐水解酶活力也可以作为一项重要的参考指标。

（三）细胞黏附

益生菌进入人体后，经过胃、小肠到达大肠，主要在大肠内发挥作用。而益生菌对人体发挥有益作用，需要保证一定的数量。因此，益生菌需要具有较好的耐酸、耐胆盐以及在大肠内进行增殖的能力。在大肠内，存在超过 1000 种的细菌，益生菌进入肠道后与共生菌间相互作用，在肠道内定植将有利于益生菌在与共生菌的竞争中处于优势地位。通常认为，黏附到肠道黏膜是益生菌在肠道内定植的前提。在肠道内，上皮细胞不与共生菌直接接触，在上皮细胞外部有黏膜层，可以将共生菌阻挡在上皮细胞外面，避免细菌直接刺激上皮细胞引起免疫反应。HT-29 和 Caco-2 细胞是人肠道细胞系，具有正常人体肠道细胞的形态和生理学特征，已经被广泛用来研究对病原菌黏附的干预机制。根据不同乳酸菌对 HT-29 和 Caco-2 细胞的黏附特性，可以对乳酸菌进行评价。据报道，鼠李糖乳杆

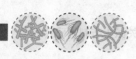

菌 LGG 具有较好的黏附特性,是一种黏附菌,许多乳杆菌对 HT-29 和 Caco-2 细胞均具有与 LGG 菌株类似的黏附特性,而双歧杆菌则较弱。动物实验结果表明,LGG 可以在肠道内存留下来,定植时间较长,而大多数的益生菌不能在肠道内定植,这可能与 LGG 具有较好的肠道细胞黏附特性有关。因此,细胞黏附特性也可以作为益生菌体外筛选的重要参考指标。

除耐酸、耐胆盐和细胞黏附模型外,针对益生菌所具有的潜在功能,也需要开展相应的体外实验研究,例如拮抗致病菌(如沙门氏菌、单增李斯特菌、肠侵袭性大肠埃希菌、幽门螺杆菌)的体外抑菌圈模型、体外清除自由基(如 DPPH、ROS)模型、胆固醇体外去除模型以及重金属体外吸附(如 Pb、Cd、Cu)模型等,为进一步开展相应的体内试验与临床试验研究奠定基础。

二、益生菌筛选的体内模型

通过体外模型测定相关特性,只是益生菌筛选的第一步,还需要开展体内动物实验,挖掘菌株是否具有改善宿主健康的潜在功能。根据不同的研究目的、疾病的类型,选取合适的动物模型。

考虑到模型的经济、可操作性,一般会优先选择小动物模型。评估乳酸菌的抗感染、抗氧化、延长寿命以及抗肿瘤活性,可以选择秀丽隐杆线虫(*Caenorhabditis elegans*)模型;建立斑马鱼的人类疾病模型,用于一些新药、新疗法的高通量筛选,斑马鱼幼鱼喂食三硝基苯磺酸(TNBS),也可以部分模拟炎症性疾病的症状。

线虫、斑马鱼模型比较经济,也能说明一些问题,但是与完整的哺乳动物生理学相差甚远,还需要更相关的动物模型来评估益生菌的功能性。啮齿类动物属于哺乳动物,是实验中最常用的小动物模型,包括小鼠和大鼠,分别有各自不同的品系。根据实验目的的需要,可以对实验动物进行基因改造,基因敲入或者基因敲除特定的基因,或者繁育无菌动物。

(一)肠道炎症和感染模型

为了评价益生菌的抗炎活性,目前有几个常用的结肠炎模型。一种是化学诱导的结肠炎模型,常用三硝基苯磺酸(TNBS)或者葡聚糖硫酸钠(DSS),这类大多都是急性模型,只能模拟 IBD 的症状,并不能真正的引起疾病。因此,每个模型都有各自的特殊性,在不同模型中也可能会出现相反的结果。TNBS 会引起炎症,而急性 DSS 模型可能会引起上皮屏障紊乱。IL-10 基因敲除(KO)小鼠,是一种自发性结肠炎模型,比较难以及时控制,主要依赖于动物的饲养条件。有时采用螺杆菌感染或者低剂量的 DSS 辅助处理,有利于确定炎症的发生。结肠炎模型的选择,取决于益生菌假定的作用机制。如果益生菌的抗炎作用是 IL-10 依赖型,采用 IL-10 基因敲除小鼠模型就会把益生菌给排除掉。通常,基因敲除小鼠模型,尤其是敲除了关键受体或者调控因子,适合于抗炎机制的验证,而不适用于广泛的初筛。

艰难梭状芽孢杆菌(*Clostridiumdifficile*)是住院病人患抗生素相关腹泻和结肠炎的主要病原菌,模拟这种类型的感染,需要服用广谱的抗生素,然而这种抗生素通常也会抑制益生菌。因此，可以优先考虑使用布拉氏酵母（*Saccharomycesboulardii*）。凝结芽孢杆菌（*Bacilluscoagulans* GBI-30）可以用来治疗艰难梭状芽孢杆菌引起的结肠炎，尽管不能完全治愈，但炎症和大便指数都有一定的改善。艰难梭状芽孢杆菌模型仍需要进一步地优化，以适合用来研究潜在的益生菌菌株。与艰难梭状芽孢杆菌类似，鼠伤寒沙门菌（*Salmonellatyphimurium*）感染的小鼠模型也需要先用抗生素处理，限制了模型的应用。肠道沙门菌（*S. enterica*）感染小鼠是很好的研究致死率和异位的模型，主要聚焦在间接的抗炎作用和益生菌对肠道屏障的保护作用。

（二）癌症模型

尽管乳腺癌、前列腺癌、食管癌、结肠癌、胰腺癌和头颈癌的化学预防和化学治疗药物都有动物模型，涉及益生菌的研究主要还是集中在结直肠癌，代表着最常见的肠道恶性肿瘤。许多研究已经指出了菌群在增加结直肠癌发生风险中的重要性，并且提出了降低几种降低结直肠癌风险的机制，都有体外和体内模型支撑。

益生菌干预可以改变肠道内菌群的代谢，减少肠道中与致癌物质产生相关的酶的量与活性，包括β-葡萄糖醛酸酶（产糖苷配基）、硝基还原酶（产游离胺）和偶氮还原酶（产偶氮化合物）。

益生菌可以直接让潜在的致癌物失去致癌活性，例如杂环芳香胺的诱变衍生物。在杂环胺暴露模型中，益生菌可以结合或者代谢杂环胺，导致其诱变性降低；嗜酸乳杆菌和长双歧杆菌能结合食物中的诱变剂，并降低其在小鼠肠道中的可利用度；IL-10基因敲除小鼠可以自发地导致结肠炎和结肠癌，也是研究益生菌降低结直肠癌风险的良好模型。

益生菌还可以通过激活自然杀伤细胞、T细胞和B细胞来改善宿主免疫反应，从而提高小鼠的抗癌活性。向小鼠注射癌细胞，测定小鼠的存活率，可以用来比较不同的益生菌增强细胞免疫的能力。

（三）代谢紊乱模型

代谢综合征是一种复杂的多因素紊乱的结果，患心血管疾病、2型糖尿病、非酒精性脂肪肝、高血压等疾病的风险随之增加。肥胖是代谢综合征最重要的一个前兆，与肠道菌群组成的改变有关，但两者的因果关系并不清晰。采用益生菌，改变肠道的菌群组成，控制动物体重，可能会对代谢综合征产生影响。然而，代谢综合征模型通常是高糖、高脂饮食，对菌群组成会产生影响，因此无法判断益生菌的干预效果。结合无菌鼠模型，就可以研究特定益生菌对代谢综合征的直接影响。

三、益生菌筛选的人体试验

通过体外和体内试验，只是进行益生菌的预筛选，但最终判断菌株是否具有益生功能，需要在目标宿主中进行试验。筛选适合人体的益生菌，在人体中有效、对健康发挥有益作用才是最重要的，为此需要开展人体试验研究。开展人体试验之前，菌株的安全性需要有所保证。益生菌可以独立地或者作为一种食品组分添加到食物中，作为预防或者治疗的手段，研究其对人体健康或者疾病的影响。

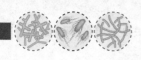

(一) 急性感染性腹泻

婴幼儿在成长过程中,容易感染轮状病毒从而导致腹泻或者肠炎。许多随机对照试验表明,服用鼠李糖乳杆菌 LGG、嗜热链球菌、短双歧杆菌等益生菌可以预防儿童和婴幼儿的急性胃肠道感染。在一项双盲、安慰剂对照的试验中,共纳入 201 名婴幼儿,年龄在 4~10 个月,分别食用含乳双歧杆菌或者罗伊氏乳杆菌或者两者都不添加的配方食品,试验周期为12 周。研究发现,食用含益生菌的配方食品的婴幼儿,发生腹泻的次数比空白对照组少而且持续时间短。食用添加了干酪乳杆菌的酸奶的儿童比未添加的空白对照组的儿童发生腹泻的频率明显降低。

儿童一旦感染了轮状病毒,易引起腹泻,食用益生菌可以起到一定的治疗作用。在一项随机、双盲、安慰剂对照的试验中,服用鼠李糖乳杆菌 LGG 可以显著减少急性轮状病毒腹泻的持续时间,平均减少 40 小时,静脉补液的时间平均减少 18 小时。采用荟萃分析也发现服用益生菌对于儿童急性腹泻具有较好的治疗作用,可以减少腹泻粪便的数量,同时腹泻时间也缩短。这种有益作用具有菌株特异性,LGG 对急性腹泻的治疗效果较好,而且具有剂量依赖性。

(二) 抗生素引起的腹泻

目前,有许多利用益生菌来预防抗生素引起的腹泻的随机对照试验的报道,荟萃分析发现益生菌可以预防抗生素引起的腹泻。在服用抗生素治疗呼吸道感染之前,先用益生菌进行干预,儿童发生腹泻的概率由 28.5% 降低到 11.9%。鼠李糖乳杆菌 LGG、乳双歧杆菌和嗜热链球菌是最常用并且有效的益生菌,服用益生菌可以降低儿童发生抗生素引起的腹泻的概率。对于儿童服用抗生素后引发腹泻的情况,目前很少有用益生菌来治疗的相关报道,尤其是艰难梭状芽孢杆菌造成的腹泻。

(三) 过敏性疾病

新生儿肠道早期定植的细菌,对其免疫系统的发育具有重要的作用。怀孕期间,胎儿细胞因子炎症反应的类型由细胞介导的免疫应答(Th1)向体液免疫(Th2)转变,因此,婴儿早期的免疫反应属于 Th2 类型。过敏性疾病的发生,可能是由 Th2 占主导,Th1 与 Th2 失衡造成的。理论上,在肠道内源的乳酸菌发育期补充益生菌,可以促进 Th1 和 Th2 免疫反应间的平衡。菌群组成分析发现,过敏性儿童与非过敏儿童差异很大,过敏性儿童的肠道中含有较多的梭状芽孢杆菌,而双歧杆菌则较少,因此,可以给过敏性儿童服用益生菌来降低过敏的风险。在一项双盲、随机对照试验中,在怀孕最后 4 周给孕妇服用 LGG 或者安慰剂,在哺乳期内,继续给产妇和婴儿服用 LGG 或者安慰剂,持续 6 个月;2 岁时在 132 名儿童中共有46 名诊断出患过敏性湿疹,其中 LGG 组的诊出率为 23%(15/64),安慰剂组的诊出率为 46%(31/68);4 岁时,LGG 组湿疹的诊出率为 26%,安慰剂组为 46%。以上结果表明,在怀孕后期和哺乳期前 6 个月,服用益生菌对过敏性湿疹具有较好的预防作用。然而,也有一些随机对照试验发现益生菌对过敏性湿疹并没有很好的预防作用,推测可能是宿主(基因型)、环境因素(地理位置、饮食)以及益生菌(菌株、剂量)也对结果产生了影响。婴儿患过敏性皮炎后,服用发酵乳杆菌可以减轻症状,但是尚未有足够的临床试验证据,益生菌用于过敏性疾病的治疗还需要进一步的研究。

(四) 炎症性肠病

炎症性肠病(IBD)包括溃疡性结肠炎(UC)和克罗恩病(CD),通常40%~70%的IBD患者会选择服用益生菌进行治疗。IBD的易感人群,通常存在遗传缺陷导致先天免疫系统发育不良,导致对一些肠道细菌产生异常的免疫反应,引发肠道炎症。理论上,益生菌对于IBD治疗是有效的,因为补充益生菌可以调节肠道的菌群组成,从而减少IBD患者的炎症反应。

溃疡性结肠炎的成人患者服用益生菌后,患病症状减轻,可达到与药物类似的效果。大多数选择的益生菌是VSL#3,是由嗜热链球菌、双歧杆菌属(3个种)和乳杆菌属(4个种)组成的混合物,大肠埃希菌Nissle 1917也可以用来治疗溃疡性结肠炎成人患者。在一项溃疡性结肠炎儿童的随机对照试验中,服用VSL#3或者安慰剂治疗1年,发现VSL#3组中13人的症状得到有效缓解(92.8%),安慰剂组中4人的症状得到有效缓解(36.4%)。1年后VSL#3组的复发率为23%,而安慰剂组的复发率则高达73.3%。表明益生菌对于儿童溃疡性结肠炎具有较好的治疗效果,但仍需进一步扩大样本进行研究。对克罗恩病儿童进行LGG治疗,并没有显著效果,对克罗恩病成人用布拉迪酵母、LGG、大肠埃希菌Nissle 1917进行治疗,均未有显著疗效。

(五) 肠易激综合征和便秘

肠易激综合征(IBS)是一种在儿童中很常见的功能性肠病,以腹部疼痛或不适为主要症状,排便后改善。在一项儿童IBS治疗的随机对照试验中,50名儿童服用LGG治疗6周后,腹胀和不适症状得到显著改善。益生菌VSL#3和动物双歧杆菌对儿童IBS也具有较好的治疗效果。在一项双盲、随机对照试验中,共有150名IBS-便秘的患者参与,在60天的治疗过程中,益生菌治疗组患者的症状得到显著改善,停止治疗90天内也能保持较好的状态。

(六) 婴儿腹绞痛

腹绞痛(colic)是一种常见的疾病,主要影响出生4个月之内的婴儿。目前,疝气发生的机制还不清楚,食物蛋白超敏反应可能是其中的一个重要原因。在一项随机对照试验中,采用罗伊氏乳杆菌和二甲基硅油对90名专一地母乳喂养婴儿腹绞痛的治疗效果,罗伊氏乳杆菌治疗1周后,婴儿腹绞痛症状得到改善。罗伊氏乳杆菌对腹绞痛的有益作用,可能与其调节肠道免疫有关。益生菌对非母乳喂养的婴儿腹绞痛是否有效,能否用于婴儿腹绞痛的治疗,还需要更多的临床试验进行佐证。

四、益生菌的菌株特异性

益生菌是一类活的,当摄入足够量会对宿主产生有益作用的微生物,可以是细菌,也可以是真菌。到目前为止,只有少量的菌株经过了系统地体外、体内研究,证明对人体的健康有益,更少的菌株继续进行并通过相关的人体试验。因此,通常所说的很多"益生菌",并不是严格意义上的益生菌,只有经过系统地试验、验证,才能成为真正的益生菌。同一

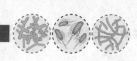

种内的细菌,具有一些共性特征,但在菌株水平,不同菌株之间又存在差异。目前,益生菌的益生特性并不能完全对应到特定的表型或者基因上,因此,能否成为益生菌,不能从分类学上进行预测。同一种内的不同菌株,也不能将益生功能进行类推,益生菌具有菌株特异性。

益生菌在肠道内发挥作用,需要具有一些特性,包括耐受胃酸、胆盐,能黏附到肠道黏膜,产生抗菌物质等,不同菌株之间差异较大。Tallon 等人测定了 31 株植物乳杆菌对肠黏膜的黏附特性,发现菌株之间差异很大。在基因水平,益生菌与非益生菌之间也存在差异。Coudeyras 等人比较了益生菌菌株鼠李糖乳杆菌 35(LR35)和鼠李糖乳杆菌 LGG 的基因组,以 LGG 基因组为对照试样,采用减差杂交技术检测到了 5 条 LR35 的特异性序列,利用这 5 条序列的引物进行 PCR 扩增可以快速、特异性检测样品中是否存在菌株 LR35。Denou 等人采用基因组和转录组学的方法研究了约氏乳杆菌 NCC533 和 ATCC33200 在肠道内定植差异的基因基础,NCC533 在小鼠肠道内能定植 12 天而 ATCC33200 只有 5 天。通过与 ATCC33200 进行 DNA 杂交,发现 NCC533 含有 233 个特异性基因,转录分析发现 NCC533 在肠道内定植时有 174 个基因转录,两者结合分析发现 NCC533 特有的 3 个基因座与其在肠道内定植相关,包括编码糖基转移酶和糖磷酸转移酶系统。

许多研究也发现,同种内不同的益生菌菌株,表现出不同的免疫调节特性。Lopez 等人研究了 12 株不同双歧杆菌(4 个种)对人单核细胞来源的树突细胞的成熟类型以及细胞因子分泌的影响,发现 12 株菌都能诱导树突细胞成熟,但是细胞因子的产生水平存在差异,尤其是 IL-12、IL-10、TNF-α 和 IL-1β。不同的长双歧杆菌菌株诱导外周血单核细胞产细胞因子(IL-10、TFN-α、TNF-α)的能力差异很大,在临床应用时可根据需要选择特定的菌株。不同罗伊氏乳杆菌菌株对人单核细胞和巨噬细胞产 TNF 的影响,发现不同菌株的免疫调节能力差异很大,只有罗伊氏乳杆菌 ATCC PTA 6475 可以有效抑制 TNF 和 MCP-1 的转录,具有菌株特异性。

不同菌株对预防病原菌感染也具有不同的效果。Yoshimura 等人采用无菌小鼠模型研究了 9 株双歧杆菌(6 个种)对大肠埃希菌 O157∶H7 感染的预防效果,先用双歧杆菌灌胃 7 天,再用大肠埃希菌 O157∶H7 进行感染。结果发现长双歧杆菌婴儿亚种 157F-4-1 和长双歧杆菌长亚种 NCC2705 可以保护小鼠免于死亡,而其他双歧杆菌组小鼠均出现死亡;各组小鼠粪便中大肠埃希菌 O157∶H7 的数量无显著差异,但是 157F-4-1 和 NCC2705 组小鼠盲肠和血清中志贺毒素的浓度显著较低。表明这两株双歧杆菌可以抑制大肠埃希菌 O157∶H7 产志贺毒素并抑制其从肠腔向血管中转移。

临床试验中,大部分都是比较不同种的益生菌对疾病的预防或者治疗效果,甚至会是不同的属,几乎没有研究同种内不同菌株的干预效果。在一项随机对照试验中,Mahony 等人研究了婴儿双歧杆菌 35624 和唾液乳杆菌 UCC4331 对 77 名肠易激综合征(IBS)患者的治疗作用,发现婴儿双歧杆菌 35624 能减轻 IBS 的症状,调节抗炎细胞因子(IL-10)和促炎细胞因子(IL-12)之间比例的平衡,而唾液乳杆菌 UCC4331 对 IBS 没有疗效。Kekkonen 等人研究了 3 株具有潜在抗炎能力的益生菌鼠李糖乳杆菌 LGG、动物双歧杆菌乳亚种 Bb12 和费氏丙酸杆菌 JS(PJS)对健康志愿者的免疫调节作用,通过测定血清中超敏 C 反应蛋白(hsCRP)的表达和外周血单核细胞产 TNF-α、IL-2,表明益生菌抗炎具有菌株特异性。其他一些随机对照试验的结果也表明,不同种的益生菌菌株具有不同的免疫调节、抑制病原菌感染和腹泻等作用。

因为益生菌功能的菌株特异性,所以很有必要对益生菌菌株进行识别,尤其是与同种内的其他菌株区分开来。传统上,主要是通过表型进行区分,包括细胞形态、糖代谢类型、脂肪酸组成分析等,但通常只能将菌分成大类,不能准确区分;分子技术发展起来后,DNA-DNA杂交、扩增 rDNA 限制性酶切片段分析(ARDRA)、16S 和 23S rDNA 测序等技术,可以将菌株鉴定到种水平;脉冲场凝胶电泳(PFGE)、随机扩增多态性 DNA 分析(RAPD)、扩增片段长度多态性(AFLP)、核糖分型、变性梯度凝胶电泳(DGGE)等技术,可以将菌株鉴定到株水平,对于区分不同的益生菌菌株具有重要的指导意义。

因此,当宣称产品中含有益生菌时,一定要明确特定的菌株;含有益生菌的产品,宣称功效时也要注明菌株编号;对于益生菌的功能特性,不能在同种内类推、夸大;尚未经过系统、周密研究验证其益生功效的菌株,不能称为益生菌。

第三节　现代工艺对益生菌的活性保持

随着人们生活水平的不断提高,消费者的保健意识逐渐增强,益生菌也逐渐被人们接受,益生菌产品也越来越受到大众的青睐,全球的益生菌市场已经达到 400 亿美元。目前,市场上益生菌产品越来越多,主要分为乳制品、药品制剂、保健品和动物用益生菌四大类,其中乳制品是益生菌发酵产品,其他三类产品中益生菌主要是以粉剂的形式存在。在添加到乳中发酵之前,益生菌一般也是以菌粉的形式存在。益生菌制品的加工主要包括三个阶段:第一阶段是益生菌的高密度发酵,获得高数量、高活性的益生菌;第二阶段是将益生菌做成粉,目前主要是采用真空冷冻干燥技术;第三阶段是根据产品需要,将益生菌粉直接包装,或者添加辅料包装、压片、制成胶囊等。为了保证益生菌能发挥对宿主健康的有益作用,在加工过程中要注意保持益生菌的数量与活性。

一、益生菌高密度发酵

益生菌在培养过程中,受到各种因素的制约,生长速度逐渐减缓,甚至停止生长。主要的限制因素包括底物抑制、代谢产物抑制和氧浓度等,只有解除抑制菌体生长的限制因素,才能实现益生菌的高效培养。

Cui 等人系统地比较了 8 株同型发酵乳杆菌分批培养和控 pH(7.0)培养至最高生物量时的底物消耗和产物积累,发现两种培养方式下均不存在底物抑制,pH 降低和乳酸积累是主要的抑制因素。类似地,低 pH 和有机酸积累是分批培养抑制双歧杆菌生长的主要因素。根据酸根积累和菌体产量的关系,Cui 等总结了同型发酵乳杆菌和双歧杆菌的最高生物量的规律,可以对最高生物量进行预测。乳酸菌在生长过程中,胞外酸根积累不断积累,导致渗透压升高,最终抑制菌体生长。为了解除乳酸菌培养过程中的酸根抑制,提出了阴离子交换树脂去除酸根耦合培养植物乳杆菌的方法,酸根解除后,植物乳杆菌能继续生长,培养 12 小时后收集菌体。细胞干重达 34.5g/L,是分批培养的 13.3 倍,是控 pH 补料分批培养的 3.3 倍。

双歧杆菌的高密度培养较乳杆菌更为复杂,除了要解除酸根抑制外,还要减少氧气对双

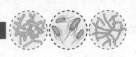

歧杆菌的抑制作用。

二、益生菌菌粉的制备

益生菌经高密度发酵后得到菌体,需经过干燥后才能制备成菌粉。目前,益生菌菌粉最常用、最有效的干燥技术是真空冷冻干燥,可以很好地保持菌体的生物活性。

真空冷冻干燥一般包括三个阶段:第一步是预冻,湿菌体冻成固体,在这个过程中会有冰晶形成,会对菌体造成机械损伤;第二步是一次干燥,菌体中的自由水完成升华,此过程中温度控制非常关键,不能超过样品的崩塌温度,否则易造成菌体活性损失,残留水增加;第三步是二次干燥,升高温度进一步去除菌体中的结合水。在一次干燥和二次干燥过程中,菌体细胞内、外不断脱水,造成电解质浓缩,称为溶质效应。冷冻干燥过程对益生菌菌体产生的损伤,主要包括细胞膜损伤、活性蛋白失活和 DNA 损伤,其中细胞膜损伤被认为是细胞活性失活的主要原因,冷冻时形成冰晶,破坏细胞膜,细胞膜的通透性增加,活性下降。

影响益生菌冻干活性的因素有很多,包括菌株培养条件、冻干温度变化曲线、冻干保护剂等:

(一)培养条件

不同培养条件下菌株形态、细胞膜的组成有差异,影响菌株抗冻能力。罗伊氏乳杆菌在pH 5.0 下比在 pH 6.0 下生长的菌株菌体更长,冻干存活率更高;德氏乳杆菌保加利亚亚种在pH 4.5 时收集的菌体比恒 pH 6.5 时收集的菌体的抗干燥能力更强,表明较低 pH 培养的菌株的抗冻干能力更强。此外,对数末期或者稳定期收集的菌体的抗冻干能力更强。

(二)冻干温度变化曲线

益生菌在冻干过程中的死亡大部分发生在预冻阶段,降温速度快,形成冰晶小,细胞损伤小;降温速度慢,形成冰晶大,细胞损伤严重,溶质效应严重。在冻干短乳杆菌和酒球菌(Oenococcusoeni)时,采用 −65℃快速降温比 −20℃慢速降温,菌体的冻干存活率更高,−80℃预冻比 −30℃预冻唾液乳杆菌的冻干存活率更高。

(三)冻干保护剂

冻干过程中添加脱脂乳粉、海藻糖、半胱氨酸等以不同的机制影响益生菌的冻干存活率。脱脂乳是最常用的冻干保护剂,可以稳定细胞膜成分,保护细胞免于损伤,乳蛋白为菌体细胞提供保护涂层,冻干产品形成多孔结构利于产品复水。在脱脂乳中还可以添加其他组分,提高保护效果。糖类物质常被用来提高保护剂的冻干保护能力,目前认为保护效果最好的糖是海藻糖,其流动性低,黏度高,在冻干过程中形成玻璃态保护蛋白功能,但也有报道称海藻糖对植物乳杆菌没有显著的保护效果。氨基酸类物质对菌体冻干也有较好的保护效果,谷氨酸钠已被证实能保护多种乳酸菌,原因可能是谷氨酸钠的氨基与菌体蛋白的羧基相互作用使蛋白更稳定。

为了保持益生菌在冻干过程中的活性,首先,在菌株培养时要选择合适的培养条件,其次,要选择合适的冻干温度曲线,第三,还要选择合适的保护剂,确定保护剂的种类和配比。没有一种冻干工艺、保护剂组合能对所有益生菌都具有很好的保护作用,因此,要针对待益生菌菌株的特点,设计相应的冻干方案。

三、益生菌的微胶囊包埋

益生菌进入人体后,经过胃酸、胆汁时,活菌数量下降,从而限制其对人体健康发挥作用。采用微胶囊包埋技术,将益生菌包埋在合适的壁材中,使其具有良好的耐胃酸和肠溶性能,可以保证益生菌活菌到达肠道发挥有益作用。同时,通过包埋,益生菌产品在贮存过程中稳定性增加,从而可延长产品的保质期。

微胶囊技术是一种将分散均匀的固体颗粒、液体或气体,用天然或合成的高分子成膜材料包覆,形成微小固体颗粒的技术,微胶囊外部的包覆膜为壁材,微胶囊内部的物质为芯材。益生菌微胶囊的制备过程一般包括菌体收集、与包埋壁材混匀和微胶囊化三个过程。

对益生菌进行微胶囊包埋,壁材的选择很重要,Riaz 等人综述了益生菌包埋常用的壁材,包括海藻酸钠、淀粉、卡拉胶、明胶、壳聚糖和益生元等,可以根据包埋效果(耐酸、耐胆盐、贮存稳定性等)对壁材的种类和比例进行组合。益生菌与壁材混合均匀后,采用挤压法、乳化法、喷雾干燥法或者流化床包膜法成形。由于益生菌一般不耐热,采用喷雾干燥法成形时,一定要控制出口的温度,壁材也要有一定的耐热性。Dianawati 等人综述了益生菌在微胶囊加工和贮存过程中的存活率,发现保护剂的种类、比例及干燥的方式(喷雾干燥、冻干)对益生菌的存活率影响很大,喷雾干燥出口温度越低,益生菌的存活率越高。然而,出口温度低,喷雾干燥产品的水分含量则较高,在贮存过程中的稳定性则会较差。对于双歧杆菌这类对温度和氧气都很敏感的益生菌,可以采用流化床包膜法,热空气温度控制在 40~50℃,可以提高产品的活菌水平。

国内外学者针对益生菌的微胶囊化开展了大量的研究,也取得了一定的成效,但目前主要停留在实验室阶段,真正应用到工业化水平的产品技术则很少,益生菌粉的制备主要还是依靠冷冻干燥。益生菌粉制备好后,作为基础配料,制作成各种产品形式:可以直接包装,抽真空或者充氮气,作为独立产品,可直接食用或者用作乳品发酵剂;添加辅料糊精、淀粉等,做成胶囊或者药片;作为保健因子添加到其他食品中,制作保健食品。

产品中含有活性益生菌时,要选择合适的贮存条件,以保证产品中益生菌的数量与活性,从而延长货架期。

第四节　益生菌对肠道微生态的作用

一、益生菌与肠道菌群

人体和动物肠道内存在着大量的微生物菌群,超过 1000 个种。宿主的微生态平衡受许多因素的影响,如宿主的年龄、饮食结构、应激反应、感染、疾病、抗生素、辐射等外界因素等。

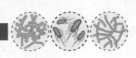

在某些因素的影响下,肠道微生态系统被破坏,菌群组成发生改变,肠道正常菌群的种类、数量和比例发生异常变化,偏离正常的生理组合,转变为病理性组合状态,称为菌群失调。虽然目前还不清楚究竟是肠道微生物菌群的变化引起了代谢类疾病的发生,还是代谢类疾病的发生导致了肠道微生物菌群的变化,但是有一点可以肯定:通过改变肠道微生物菌群的构成,会对人体的健康产生影响,同时也可能对某些疾病的治疗提供帮助。

益生菌(probaotic),源于希腊语"对生命有益",益生菌一词最早是在 1965 年提出的,其定义是随着人们逐渐对其认识而不断补充加深的。目前,国际上普遍认同的是 Fuller 博士的定义,他认为益生菌是一类活性微生物,它的存在可以促进宿主体内的肠道菌群生态平衡,对宿主的健康起有益作用。目前用于实际应用的益生菌主要包括乳杆菌和双歧杆菌,它们通过直接或者间接的调整宿主肠道微生物的组成,激活宿主内源性微生物群或者免疫系统的活性来实现其益生作用。口服益生菌能够治愈或缓解多种胃肠道或与胃肠道相关的疾病。研究证实口服益生菌有助于缓解乳糖不耐症,预防或者治愈胃肠炎、抗生素相关性腹泻、便秘及肠道感染,同时对肠易激综合征、炎症性肠炎及结肠癌等肠道相关性疾病具有良好的预防和治疗作用。

二、动物实验

许多研究报道,摄入外源的益生菌发酵乳和制剂对正常小鼠的微生态平衡具有改善作用,并且对已失调的肠道微生态菌群具有修复作用。国外对于益生菌益生作用的研究比较早,诸多报道表明菌株鼠李糖乳杆菌 LGG、乳杆菌 F19 和双歧杆菌 Bb12 等均具有调节肠道微生态的功能。双歧杆菌 Bb12 对 SPF 哺乳期小鼠肠道菌群具有调节作用,与对照组相比,双歧杆菌数量(log cfu/g)由小于 3 增加到 9.67,肠杆菌数量有微量的增加。

Alander 等研究了益生菌(植物乳杆菌、鼠李糖乳杆菌、双歧杆菌等 5 株菌)对人体肠道微生态模拟系统的调节作用,研究指出益生菌株平均作用结果是:模拟肠道中的双歧杆菌和乳杆菌数量显著增加,肠杆菌数量显著降低,肠球菌数量在实验期间有轻微降低趋势,实验结束之后又有增加趋势甚至高于实验前水平。

陆文伟等研究了益生菌副干酪乳杆菌 LC01 对小鼠肠道菌群的调节作用,结果表明灌胃 LC01 活菌可以显著提高小鼠肠道内乳杆菌属、瘤胃菌科 -UCG014 属的相对含量,具有潜在的益生作用和应用价值。李艺等采用 16S rDNA PCR-DGGE 基因指纹分析技术,针对抗生素处理和植物乳杆菌治疗过程中肠道菌群组成变化进行初步分析,探讨植物乳杆菌对抗生素诱导的小鼠肠道菌群失调的影响。实验结果表明:大剂量头孢地尼处理会导致小鼠肠道菌群发生紊乱,对头孢地尼敏感的可培养厌氧总菌、乳杆菌、双歧杆菌、肠球菌及肠杆菌数量下降 99% 以上,随着植物乳杆菌饲喂时间的延长,肠道菌群多样性与正常小鼠基本一致。

三、人体实验

益生菌对肠道菌群的影响可以分为直接影响和间接影响。直接影响是指某些益生菌的摄入可以直接改变肠道内固有菌群的结构;间接影响是指益生菌的摄入可能影响某些肠道菌群的代谢,进而改变肠道中短链脂肪酸和总胆汁酸的含量以及细菌酶活性和矿物质离子的吸收等。

多数研究认为益生菌的摄入可以降低初级胆汁酸转化为次级胆汁酸的比率,进而减少次级胆汁酸的含量。Zampa 等研究证实,当在志愿者饮食中补充双歧杆菌和乳杆菌时,志愿者粪便中的总胆汁酸含量显著下降。当机体产生恶性肿瘤时,体内的 β- 葡萄糖醛酸酶会升高。

婴儿期是小儿生长发育最快的时期,也是肠道菌群初始化定植的关键阶段,分娩方式、喂养方式和环境等因素可通过影响微生物群结构参与人类疾病的发生、发展。不同细菌群的系列演替对婴儿肠道菌群发育成熟至关重要,其中双歧杆菌属和乳杆菌属是目前研究已证实的重要益生菌种。研究已证实分娩方式可显著影响婴儿肠道菌群组成,特别是对双歧杆菌数量的影响。喂养方式是影响婴儿肠道微生物群发育的另一重要因素,最新研究发现,母乳中常可检测到双歧杆菌和乳杆菌,这表明母乳在益生菌传递过程中发挥着重要的作用。母乳中富含碳水化合物、核苷酸、脂肪酸、免疫球蛋白、细胞因子、免疫细胞和免疫调节因子等营养物质和保护成分,为维护肠道微生态平衡起到了积极促进作用。

母亲分娩期间和母乳喂养期间摄入益生菌可促进其新生儿肠道中双歧杆菌的定植和发育,尤其是增加了双歧杆菌的菌种多样性。孕妇分娩前、后 2 个月内口服益生菌合剂(鼠李糖乳杆菌 + 长双歧杆菌或副干酪乳杆菌 + 长双歧杆菌),增加了母婴微生物群的相似性,但不影响婴儿肠道细菌定植率或双歧杆菌多样性。足月婴儿摄入含益生元(低聚半乳糖和长链低聚果糖)的婴儿配方奶粉耐受性良好,不仅可促进婴儿的身体发育,还可影响肠道菌群结构,表现为梭状芽孢杆菌、大肠埃希菌数量减少,双歧杆菌数量轻度增加。Koenig 等追踪观察了婴儿从出生到 2.5 岁期间肠道微生物菌群组成的变化情况,发现饮食对微生物群结构有显著影响。母乳富含的低聚糖可对新生儿发育中的微生物群产生较强的益生元效应,可促进双歧杆菌、乳杆菌等肠道最初定植菌的生长。

给婴儿服用含有益生菌的配方奶粉,监测其肠道内乳杆菌的种类和数量的变化情况,发现婴儿服用含有益生菌的奶粉后,其肠道内嗜酸乳杆菌数量明显增加,而其他几种乳杆菌的丰度变化不明显,乳杆菌的总量有所提高。临床上,一些胃肠疾病、肠道菌群失调诱发的疾病中,已经在应用益生菌进行治疗,目前也有很多报道表明益生菌在预防和治疗儿童腹泻方面具有较好的效果。给婴儿服用双歧杆菌和嗜热链球菌,婴儿腹泻发生率和轮状病毒脱落发生率都显著降低。多项研究表明,鼠李糖乳杆菌 LGG 在预防儿童抗生素相关腹泻发生具有显著的疗效,LGG 服用组儿童与对照组儿童相比,大便频率明显减少、连贯性显著增加,显著降低了腹泻率。

第五节　益生元与合生元的概述与研究进展

一、益生元的定义

低聚糖是一类低分子量的碳水化合物,通常由 2~10 个单糖通过糖苷键连接而成,单糖

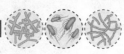

单元不同,低聚糖的结构和作用也不相同,乳酮糖(乳果糖)、低聚半乳糖和低聚果糖是三种重要的功能性低聚糖,被称为"益生元"。益生元是一种可以被肠道细菌选择性利用的组分,可改变肠道的菌群组成与活动,对宿主健康发挥有益作用。

二、益生元的种类

乳酮糖是由半乳糖和果糖组成的二糖,由乳糖异构化制备。乳酮糖在胃、小肠内不被消化、吸收,可以到达大肠被肠道细菌利用,最早是作为泻药用来治疗便秘。早在20世纪50年代,Petuely等人便发现乳酮糖具有增殖双歧杆菌的效果。

低聚半乳糖(GOS)由葡萄糖和半乳糖组成,以乳糖作为底物通过β-半乳糖苷酶的转半乳糖基作用制备得到。在人工模拟的肠道模型中,低聚半乳糖能显著促进双歧杆菌的增殖,在婴儿配方奶粉中添加少量低聚半乳糖也能刺激肠道内双歧杆菌和乳杆菌的生长。

低聚果糖(FOS)由葡萄糖和果糖组成,可以通过菊粉水解或者蔗糖合成得到,在洋葱、芦笋、洋蓟、大蒜、小麦、香蕉、西红柿和蜂蜜中都存在一定浓度的低聚果糖。低聚果糖是研究最广泛的益生元,可以显著地促进肠道内双歧杆菌、乳杆菌等的增殖,改变肠道菌群的组成,从而对宿主健康发挥有益作用。

除以上三种益生元外,多项研究表明,人乳低聚糖(human milk oligosaccharides,HMO)也可以作为益生元。HMO在人乳中含量较高,达5~15g/L,包括D-葡萄糖、D-半乳糖、N-乙酰氨基葡萄糖、L-岩藻糖和唾液酸五种单糖单元,通常是以乳糖为基本单位,再通过转糖基作用形成多种低聚糖,至少有12种不同的糖苷键类型。因此,母乳中低聚糖组成非常复杂,共超过200种,目前已经明确了80余种的结构。研究表明,HMO能促进婴儿肠道中双歧杆菌的增殖,而且双歧杆菌对利用HMO具有偏好性,如长双歧杆菌婴儿亚种更偏好某些短链的母乳低聚糖,对长链的复杂的低聚糖利用较差。HMO中含有一些岩藻糖基化、唾液酸化的低聚糖,与婴儿肠道上皮细胞表面的糖苷元具有类似的结构模体,而这些糖苷元结构通常是一些病原菌的受体,因此,HMO能阻止病原菌黏附到肠道的上皮细胞,对婴儿健康发挥有益作用。

此外,目前研究较多的低聚糖还有低聚木糖、低聚异麦芽糖、棉籽糖及低聚阿拉伯糖,这些低聚糖都能被双歧杆菌利用,但是否可以作为益生元来对人体起到保健作用,仍需要深入地研究。

三、益生元的作用

益生元进入人体后,在胃和小肠内不被消化、吸收,可以顺利到达大肠,被肠道里的微生物利用,从而发挥作用。因此,益生元对人体的调节作用主要是通过肠道细菌实现的,肠道内双歧杆菌等细菌利用益生元进行增殖,同时产生乙酸、乳酸等代谢产物,改变了肠道的菌群组成,还会与宿主细胞、免疫系统相互作用,从而对宿主健康发挥调节作用。

乳酮糖是最早被认定为"双歧因子"的益生元,在配方奶粉中添加乳酮糖,婴儿的肠道菌群组成与母乳喂养婴儿的肠道菌群组成非常接近,在日本乳酮糖被允许添加到婴儿食品中。目前,乳酮糖可以作为一种食品添加剂,在酸奶、饼干、巧克力等的加工中具有增强风味、提高口感等特性。乳酮糖还可以作为药物使用，对儿童便秘具有很好的疗效，在肝性脑病的预防与治疗上，乳酮糖是公认的标准治疗方法。此外，也有实验证实，乳酮糖还具有抑制病原菌感染、抗内毒素、肿瘤预防等功效。

低聚半乳糖（GOS）通常是一种混合物，包含多个不同的聚合度，根据 β- 半乳糖苷酶的来源不同，制备的低聚半乳糖的糖苷键连接也有差异。Van Loo 等人通过实验，证实 90% 以上的 GOS 可以到达大肠，可以选择性促进双歧杆菌和乳杆菌的增殖，而且对比研究发现含有 β1→3、β1→4、β1→6 糖苷键的 GOS 比含有 β1→4 和 β1→6 糖苷键的 GOS 具有更好的增殖双歧杆菌的效果。GOS 在肠道内发挥作用主要是与其对肠道菌群组成的改变有关，已经有大量的研究证实，GOS 具有抑制病原菌感染、促进矿物质吸收、调节免疫、预防过敏与肠道炎症、抑制毒素产生等生理功能。

低聚果糖（FOS）是一种研究最为广泛的益生元，可以对宿主健康发挥促进作用。研究发现，饲喂 FOS 后，小鼠肠道内双歧杆菌的丰度增加；食用 FOS 后，人的粪便中双歧杆菌的数量也显著增加；除双歧杆菌外，肠道内还有许多其他种的细菌也能利用 FOS，但显著促进体内双歧杆菌增殖的机制尚未研究清楚。FOS 在肠道内被细菌利用后，产生乙酸、丙酸、丁酸、乳酸等，乙酸可以抑制病原菌的生长，丙酸被吸收后可以抑制肝脏内尿素的合成，丁酸是肠道黏膜重要的能量来源，还可以调节黏膜肠道细胞的生长和分化。对于便秘患者，服用 FOS 后，粪便重量增加、变软，服用 FOS 剂量不宜过大，大量的 FOS 可能会引起腹胀、肠道不适，甚至造成腹泻。动物实验发现，FOS 有利于促进肠道内钙、镁、铁和锌的吸收。此外，有研究发现，FOS 还具有调节机体脂质代谢、降低结肠癌的发病率、调节免疫系统等作用。

人乳低聚糖（HMO）是人乳的重要组成部分，含量达到 5~15g/L，含有 200 多种结构，主要以岩藻糖基化和唾液酸化的形式存在，而牛乳中低聚糖含量很低，只有 0.05g/L，主要是以唾液酸化的形式存在。HMO 可以到达小肠末端、结肠，在一些婴儿粪便中也能检测到 HMO。HMO 是一种双歧因子，可以促进肠道内双歧杆菌等有益菌的增殖，通过竞争排阻抑制病原菌黏附到肠道黏膜，也可以直接作为抗菌剂减少微生物感染。空肠弯曲杆菌（*Campylobacter jejuni*）是引起细菌性腹泻和婴儿死亡的最常见的病原菌，可以通过 2 型 H- 抗原（α-1-2- 岩藻糖基化的糖苷）结合到上皮细胞上，α-1-2- 岩藻糖基化的 HMO 可以阻止空肠弯曲杆菌结合到上皮细胞和肠黏膜上，从而减少其在小鼠肠道内的定植。母乳中存在的低聚糖 HMO，对婴儿早期肠道菌群的建立、肠道免疫系统的发育具有重要的意义。一方面，HMO 可以改变婴儿的肠道菌群组成，引起肠道上皮细胞反应，间接地影响婴儿的免疫系统；另一方面，HMO 也可以直接参与调节婴儿的免疫系统反应。HMO 在黏膜相关的淋巴组织处，或者进入体液循环发挥作用。选择蛋白可以结合唾液酸化的 Le 血型表位的糖苷元，该糖苷元是唾液酸化和岩藻糖基化的乳 -N- 糖（Galβ1-3GlcNAc）或 N- 乙酰基乳胺（Galβ1-4GlcNAc），与 HMO 的结构非常类似。HMOs 也含有 Le 血型抗原，能够减少选择蛋白介导的细胞 - 细胞相互作用。此外，HMO 对早产儿患坏死性小肠结肠炎（NEC）具有天然的保护作用，还可以为婴幼儿的大脑发育提供营养，母乳喂养的早产儿具有较高的发育得分（18 个月）和更高的智商（7 岁）。

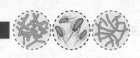

四、合生元

(一) 合生元的定义

对肠道菌群组成管理,除了采用益生菌和益生元外,还可以将两者组合一起使用,称为合生元(synbiotics)。合生元的概念是由 Gibson GR 等人于 1995 年提出,英文 synbiotics 来源于希腊语 "συν" 和 "β΄ιος",翻译为 "一起" 和 "生活",这两个单词连在一起也有 "协同作用" 的意思。在合生元的组合中,要求益生元可以作为底物被益生菌分解利用,最好是具有高度的选择性,能专一地促进益生菌的生长。益生元有助于改善益生菌在肠道内的存活,从而共同发挥对宿主健康的有益作用。

(二) 合生元的选择

一种合生元产品,可以含有一株或者多株益生菌,只包含一种益生元。益生元为益生菌生长提供底物,使益生菌在与肠道共生菌的竞争中处于有利地位,同时益生元的作用效果也可以得到加强,两者结合起到协同作用。根据益生菌和益生元的关系,可以将合生元分为两类:①互补性:益生菌在进行选择时,需要其对宿主健康能发挥有益作用,益生元要能促进益生菌的增殖,改善其益生效果,但益生元可能也会被其他肠道菌利用;②协同性:益生菌能改善宿主健康,益生元可以专一地、选择性促进益生菌的增殖,益生元可以提高益生菌在肠道内的存活率,同时该益生元也可能会被其他肠道有益菌利用,但最初设计是针对特定益生菌的选择性增殖。合生元是益生菌和益生元的混合物,益生菌、益生元筛选以及最终确定合生元组合的流程,见图 3-1。

(三) 合生元对肠道菌群的作用

1. 合生元对健康人的菌群调节作用　1983 年 Tanaka 等人开始研究低聚糖和益生菌对健康成年人肠道菌群的调节作用,发现单独 GOS(3g/d)或者与短双歧杆菌 4006(3 × 10⁹cfu/d)一起食用,粪便中双歧杆菌的水平显著增加,而单独食用短双歧杆菌 4006(3 × 10⁹cfu/d)并不能达到相同的效果。尽管该研究开展较早,研究手段主要是以传统的平板计数法,但也从侧面说明了益生元与益生菌结合,可以改善人体的肠道菌群组成。将乳酮糖和长双歧杆菌添加到酸奶中给健康成年人食用,干预 3~6 周后采集粪便,与单独食用酸奶组相比,发现添加乳酮糖、长双歧杆菌或者两者一起添加,三组志愿者粪便中双歧杆菌的数量显著增加,但三组间差异不大。20 世纪 90 年代末,有关合生元的研究重新火热起来,所用合生元产品大部分都是商业化益生菌和益生元组合,无需进行益生菌对益生元利用的初筛。给健康成年人志愿者服用 5 × 10⁹cfu 副干酪乳杆菌 B21060 和 B21070、0.5 × 10⁹cfu 格氏乳杆菌 B21090 和菊粉 / 低聚糖,每天 3 次共干预 15 天,采用 PCR-ARDRA 和传统的微生物培养技术研究了粪便中乳杆菌、双歧杆菌的数量,发现干预后乳杆菌和双歧杆菌的数量都显著增加,整个实验过程以及结束后 3 天,一直都能检测到益生菌。但实验仅关注了双歧杆菌和乳杆菌,对肠道中的其他菌群并没有检测。

在一项随机、安慰剂对照、双臂平行的研究中,共有 26 名健康成年志愿者参与,发现摄

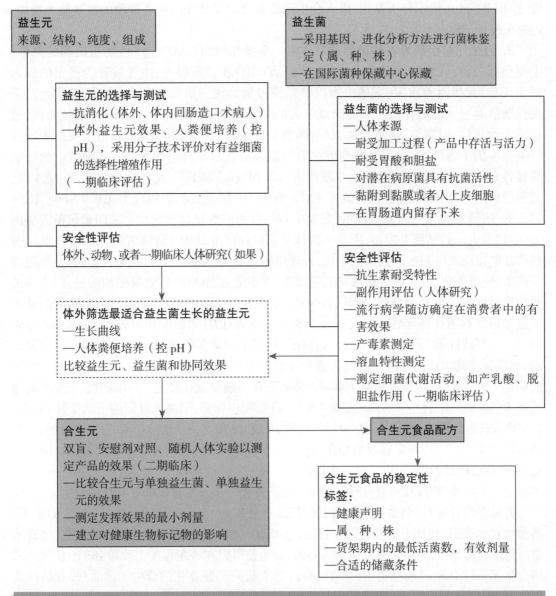

图 3-1 合生元配方的建立流程

入嗜酸乳杆菌 74-2、乳双歧杆菌 420 和菊粉的志愿者粪便中双歧杆菌和乳杆菌的数量显著增加。志愿者摄入 FOS(20g/d)后,粪便中双歧杆菌的数量显著增加,尿液中 p-甲酚和铵的含量显著减少,配合益生菌干酪乳杆菌 Shirota 或者短双歧杆菌一起食用,对肠道内蛋白质降解并不产生额外的显著效果。在一项双盲、随机、对照试验中,研究对象为 18 名健康的老年人,合生元组合为两歧双歧杆菌 BB-02、乳双歧杆菌 BL-01 和 FOS,以胶囊的形式给志愿者服用,发现老人大便次数增加,同时粪便中双歧杆菌和乳杆菌的数量也显著增加,试验结束后的 3 周,至少能在粪便中检测到一种益生菌。在一项 51 名健康老年志愿者参与的双盲、安慰剂对照的试验中,研究了嗜酸乳杆菌 NCFM(2×10^9cfu/g)和乳糖醇(5g)对菌群组成的研

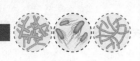

究,采用 RT-PCR 技术分析发现,摄入合生元后粪便中双歧杆菌和乳杆菌的数量显著增加,但对免疫标记物 IgA 和 PGE_2 无显著影响。

2. 合生元对疾病患者的菌群调节作用　炎症性肠病(IBD)是一些肠道疾病的总称,主要包括三种,溃疡性结肠炎(UC)、克罗恩病(CD)和结肠袋炎,主要特征为严重的肠道黏膜炎症,常伴随着腹泻、直肠出血以及黏膜过量分泌。研究发现,益生菌、益生元对于炎性肠病具有一定的疗效。从健康成年人的结肠黏膜、粪便里分离到 19 株双歧杆菌,通过测定耐氧性、耐酸性、耐胆盐性、黏附肠道上皮细胞、代谢 FOS、刺激肠道上皮细胞减少促炎细胞因子等特性,确定分离自健康直肠黏膜的长双歧杆菌用于进一步研究。给 8 名溃疡性结肠炎(UC)患者服用长双歧杆菌(2×10^{11}cfu)和 FOS(6g),每天两次,连续 4 周,干预前后进行乙状结肠镜检查、测定 TNFα 和 IL1α,结果表明服用合生元后 TNFα、IL1α和人 β- 防御素的水平均显著降低,黏膜中双歧杆菌的数量显著增加。采用葡聚糖硫酸钠(DSS)建立大鼠的结肠炎模型,用益生菌株婴儿双歧杆菌 DSM 15158 和婴儿双歧杆菌 DSM 15159,单独或者与 FOS 一起共同干预,发现结肠炎的指标如细菌移位、短链脂肪酸、细胞因子产生、髓过氧化物酶、丙二醛等均有所改善,尤其是添加 FOS 后效果更加明显,因为琥珀酸盐产量增加。与 DSM15158 相比,DSM15159 降低丙二醛水平的能力更强,也从侧面证明了益生菌具有菌株特异性。用合生元干预克罗恩病(CD)的研究相对较少。Fujimori 等人测定了短双歧杆菌、干酪乳杆菌、长双歧杆菌和益生元洋车前草对 10 名 CD 病人的病况影响,前后共持续 10 个月,有 7 名病人表示症状得分有所改善。然而,尚未有证据表明洋车前草是一种益生元,也没有对益生菌是否能利用洋车前草进行测定。一项随机、安慰剂对照的临床试验研究了合生元 2000(戊糖片球菌、肠膜明串珠菌、干酪乳杆菌副干酪亚种 F1977:1、植物乳杆菌 2362、β- 葡聚糖、抗性淀粉、菊粉、果胶)对 30 名回肠切除手术的 CD 患者的影响,观察周期为 24 个月,与安慰剂组相比,合生元并未对病人疾病得分有显著的差别。由此可见,在一些临床试验中,合生元对炎症性肠病具有一定的改善作用,但也不全有效,一些动物实验也表明疗效具有菌株的特异性。因此,还需要进一步开发有效针对 IBD 的合生元组合。

肠易激综合征(IBS)是一种最常见的肠道紊乱疾病,在全世界约有 3.5%~25% 的患者,典型症状是腹痛、腹部不适和胀气。目前,已经有一些用益生菌来治疗 IBS 的研究,尽管不是所有试验都有效,但结果还是鼓舞人心的,益生菌可以在一定程度上改善 IBS 的症状。采用合生元治疗 IBS,目前报道很少。Dughera 等人研究了商业化的合生元产品(长双歧杆菌 W11 和 FOS)对 129 名 IBS 患者的症状的影响,3 个月后发现患者大便频率增加,腹痛、胀气的症状减轻,但疗效仍需要进一步随机、对照试验进行验证。

结肠癌是发达国家最常见的一种癌症形式,具有较高的死亡率。肠道癌症的发病率,通常与高红肉、高脂肪饮食有关,高纤维饮食的发病率较低。合生元对结肠癌影响的研究,主要是通过动物模型或者体外细胞模型进行的。用氧化偶氮甲烷处理 SD 大鼠诱发畸形腺窝灶(ACF),在饮食中添加长双歧杆菌 25 和果聚糖进行干预,处理两周,测定盲肠铵浓度、β- 葡萄糖苷酸酶和 β- 葡萄糖苷酶的活力。与空白组相比,单独长双歧杆菌 25 或者果聚糖处理,都能降低小的 ACF 形成、盲肠铵的浓度和 β- 葡萄糖苷酸酶的活力。两者一起处理,能显著抑制小的和大的 ACF 的形成,能显著增加 β- 葡萄糖苷酶的活力。采用同样的模型研究了嗜酸乳杆菌、乳双歧杆菌和抗性淀粉对大鼠癌变的影响,主要指标有盲肠细菌计数、粪便、盲肠 SCFAs 水平、细胞分化和对遗传毒性致癌物的急性凋亡反应,结果发现乳双歧杆菌和抗性淀粉共同作用可以增加急性凋亡反应,而嗜酸乳杆菌与抗性淀粉组合不能产生相同的效果,表明协同作用具有菌株特异性。乳双歧杆菌与抗性淀粉组合,粪便中 SCFA 的浓度增加,双歧杆菌和乳杆菌的数量也显著增加。采用 Comet 试验来评估益生菌预防遗传毒性粪水对人 HT29 腺癌细胞的 DNA 损伤的潜力,植物乳杆菌和乳双歧杆菌 Bb12 最有效,具有菌株特异性,与益生元配合使用,效果更佳。在一项随机、双盲、安慰剂对照的临床试验中,研究了合生元(鼠李糖乳杆菌 GG、乳双歧杆菌 Bb12 和 FOS)对结肠癌的保护作用,试验周期为 12 周。服用合生元后,粪便中双歧杆菌和乳杆菌的数量显著增加,产气荚膜梭状芽胞杆菌的数量显著下降。结肠癌病人中,γ- 干扰素的产量增加。

手术后病人伴有细菌感染的风险较大,也有证据表明肠道屏障的完整性被破坏,会增加 ICU 病人的死亡率。因此,在手术后病人的饮食中补充合生元,可以调节肠道的菌群组成,同时改善肠道黏膜屏障并且抑制细菌的移位。在一项双盲、安慰剂对照的临床试验中,研究了合生元对 137 名病人进行剖腹手术后并发症的影响,合生元组成为嗜酸乳杆菌 La5、保加利亚乳杆菌、乳双歧杆菌 Bb12、嗜热链球菌和 FOS,发现在细菌移位、系统炎症和感染性并发症方面,合生元组与安慰剂组并无显著差异。在肝脏移植手术的 66 名病人中,服用合生元 2000 的病人手术后感染的概率显著下降。胰十二指肠切除手术的病人服用合生元 2000 后,发生细菌感染的概率大大降低。此外,在肝硬化病人中,服用合生元 2000 可以降低内毒素血症、血铵水平,增加粪便中乳杆菌的数量。

(四) 合生元对婴幼儿健康的作用

2010 年之前合生元在儿科保健和疾病预防的临床应用研究有限,近 5 年临床研究文献数量逐渐增多,内容涉及改善母乳免疫营养素和微量元素,促进新生儿生长发育,预防早产儿 NEC,预防婴幼儿特应性皮炎,治疗婴幼儿急性感染性腹泻、婴儿腹绞痛、肠易激综合征、溃疡性结肠炎等。

母乳是婴幼儿最佳食物,除可提供婴幼儿生长发育所需碳水化合物、蛋白、脂肪等宏观营养素外,还富含生长因子、细胞因子、代谢激素等生物活性物质、免疫细胞和免疫活性成分、母乳寡聚糖(HMO)和矿物质微量元素等。最新研究证明,哺乳期母亲体内的营养素、代谢产物和免疫成分可通过肠道 - 乳汁路径进入乳腺,影响乳汁成分,哺乳期母亲服用益生菌和(或)益生元可通过母亲肠道菌群调节作用,改变母亲的整体代谢水平,并影响乳汁代谢、免疫和营养素成分。2013 年学者 Ostadrahimi 首次观察发现,哺乳期母亲连续 30 天服用合生元 Protexin®(干酪乳酸杆菌、鼠李糖乳杆菌、嗜热链球菌、短双歧杆菌、嗜酸乳杆菌、长双歧杆菌保加利亚乳杆菌和寡聚半乳糖 FOS)后,相比空白对照可阻止母亲体重丢失,显著提高子代体重;同年 Nikniaz 等研究发现,哺乳期母亲服用合生元后 30 天,母乳中 IgA 和转化生长因子(TGF-β2)浓度较空白对照组显著提高,婴儿腹泻发生率明显降低,表明合生元显著提高母乳免疫成分,降低子代腹泻风险。2013~2015 年陆续发表三项英国生产的合生元对母乳营养素结构影响的临床研究(Protexin®,含 7 种益生菌的混合冻干粉,包括干酪乳酸杆菌 PXN-37、鼠李糖乳杆菌 PXN-54、嗜热链球菌 PSN-66、短双歧杆菌 PXN-25、嗜酸乳杆菌 PXN 35、长双歧杆菌 PXN 30、保加利亚乳杆菌 PXN-39 和寡聚半乳糖 FOS);2013 年 Ostadrahimi 等研究显示,合生元可阻止哺乳期母亲体重过度丢失,显著促进婴幼儿体重生长(P=0.044);2014 年 Harvey 等初步观察发现,合生元奶粉促进婴幼儿生长发育,诱导 IgE 介导

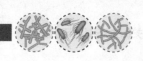

牛奶过敏症婴儿免疫耐受;2015年学者Mahdavi等观察发现,随着哺乳期延长,母乳中微量元素(锌、铜、镁、铁、钙)的含量显著降低,服用30天合生元可有效阻止微量元素水平降低。合生元改善母乳免疫营养素结构,促进子代生长发育的作用机制包括:①益生元可选择性促进肠道有益菌群繁殖,提高肠腔SCFA水平(尤其酪酸),促进结肠上皮细胞增殖,扩大表面吸收面积;②益生元被肠道细菌发酵后降低肠腔pH,提高矿物质溶解率,益生菌上调转运蛋白调控基因表达;③母乳中产乳酸菌群将无机矿物质结合成有机物,提高吸收率;④益生菌提高母亲免疫水平和外周血免疫球蛋白浓度,益生菌肠道进入乳汁后提高母乳IgA水平;⑤益生菌刺激肠上皮分泌食欲相关激素(ghrenlin)和提高食欲刺激激素受体表达,提高母亲食欲;⑥调整肠道上皮细胞300种代谢相关基因表达,提高相关代谢酶活性,促进小肠绒毛膜隐窝深度,扩大吸收面积,提高营养素吸收率。

婴幼儿直接服用合生元制剂或合生元奶粉可促进婴幼儿生长发育,提高免疫水平,预防消化道和呼吸道感染性疾病,降低学龄前儿童缺勤率。2014年Harvey等研究发现氨基酸强化奶粉加合生元可促进牛奶过敏症婴幼儿生长发育作用,诱导免疫耐受。2015年Kulka等观察发现,12~48个月龄婴幼儿连续服用16周合生元后(嗜热链球菌、保加利亚乳杆菌、动物双歧杆菌BB12、菊粉)可显著降低发热天数(1.85对比1.95,$P<0.05$)和减少水样便持续3天的腹泻患儿数,显著提高婴幼儿社交功能和幼儿园适应性。

过敏性疾病,如特应性皮炎、食物过敏症、哮喘和过敏性鼻炎等拥有共同的病理特征,即免疫应答的调控失调所致异常的慢性炎症。免疫耐受是个体随着发育不断适应环境的结果,胃肠黏膜下淋巴组织(GALT)聚集了人体80%的淋巴细胞,构成了人体最大的外周免疫器官,生命早期肠道菌群初始化建立不断刺激着个体GALT的发育成熟和免疫应答稳态,例如调节性T细胞(regulatory T cells,Treg)可产生细胞因子,实现Th1/Th2应答平衡,维持自身耐受;Treg细胞由肠道特异性菌属(双歧杆菌属、拟杆菌属、梭菌属)刺激产生,婴幼儿期肠道菌群初始化建立异常(如抗生素暴露、剖宫产、奶粉喂养)使肠道Treg细胞数量下降,引发Th1/Th2免疫应答失衡,倾向于Th2免疫应答,增加了过敏疾病的发病风险。肠道菌群初始化建立为个体免疫系统发育成熟和免疫应答稳态建立提供了最初的后天培训和教育,大量前瞻性队列研究证实生命早期微生物暴露减少促进了过敏性疾病的发生,婴幼儿期肠道菌群异常的初始化建立与儿童期或成年后罹患过敏性疾病存在因果关系,作为一种预防性措施,婴幼儿期给予益生元通过调节肠道菌群,重塑免疫应答,恢复免疫平衡,对过敏性疾病起到初级预防作用,这为微生态制剂预防和治疗儿童过敏性疾病提供了理论依据。多项荟萃分析证实了益生菌制剂预防和治疗婴幼儿特应性皮炎(AD)有效,2015年世界过敏症学会(WAO)颁布指南推荐孕妇、哺乳期母亲和婴幼儿服用益生菌制剂用于AD的初级预防。最近Cochrane的一项荟萃分析也证实益生元可让AD患儿获益;有关合生元初级预防婴幼儿AD的临床研究近3年逐渐增多;早期的(2013年)一项合生元预防子代AD的随机双盲对照试验结果显示,合生元可有效降低子代罹患AD的风险;Chang等系统回顾了2015年之前发表的合生元预防和治疗AD的前瞻性随机对照研究(RCTs),共纳入6项治疗性RCTs($n=369$,年龄0~14岁)和2项预防性RCTs($n=1320$,年龄0~6岁),结果显示:合生元治疗8周后显著降低湿疹发生率和严重程度的SCORAD评分,各试验异质性显著,混合菌种的合生元和1岁以上婴幼儿治疗效果最明显;然而合生元预防婴幼儿AD的效果未及统计学显著性,支持合生元治疗婴幼儿湿疹,推荐选用混合菌种合生元和治疗1岁以上婴幼儿。特应性皮炎婴(AD)幼儿到儿童期罹患哮喘的风险增高,van der Aa 等完成的一项多中心前瞻性随机双盲对照试验结果显示,AD 婴儿连续 12 周服用深度水解蛋白奶粉联合合生元(短双歧杆菌 M-16V、FOS/GOS),1 年内组患儿频繁喘息发生率较对照组降低 20.3%,喘息发生率较对照组降低 28.0%,抗哮喘药物处方次数较对照组减少 20.1%,合生元可保护 AD 患儿发生哮喘样症状。另外,Harvey 等观察发现,合生元联合深度水解蛋白奶粉可诱导牛奶过敏症婴儿的免疫耐受,促进生长发育。现有合生元预防和治疗儿童过敏症的临床资料尚不充分,还需要更多临床研究数据,包括验证特定成分合生元预防和治疗婴幼儿特应性皮炎疗效的可重复性,定义最佳合生元成分、剂量、疗程、最佳受益人群。此外,母体的环境因素对胎儿免疫耐受的建立具有显著影响。虽然胎儿生长在无菌的子宫环境,在整个孕期,微生物暴露和细菌定植模式也对胎儿的免疫系统和其他发育中的系统产生重要影响,动物实验研究表明,母体在妊娠期使用合生元可以预防子代发生过敏性疾病,合生元产前预防的前瞻性出生队列研究值得期待。

小儿急性胃肠炎是全球儿童最常见的疾病,绝大多数由轮状病毒感染所致;益生菌预防和治疗小儿急性胃肠炎已获得大量高质量临床试验和多项荟萃分析证实,已纳入欧美和我国临床专业学会的小儿急性胃肠炎诊治指南。合生元治疗小儿急性胃肠炎的已发表的临床研究多见于近 10 年。2011 年 Vandenplas 等采用 5 种益生菌(嗜热链球菌、鼠李糖乳杆菌、嗜酸乳杆菌、干酪双歧杆菌、婴儿双歧杆菌)加益生元(FOS)配方的合生元对 111 例急性胃肠炎患儿连续治疗 5 天,研究发现:合生元可使患儿腹泻缩短 1 天,第二天和第三天粪便性状恢复正常的患儿比例显著高于对照组,患儿极少处方辅助药物如止吐药和抗生素。2012 年 Passariello 等采用合生元(副干酪乳酸菌 B21060、阿拉伯糖、木聚糖)治疗婴幼儿急性腹泻,研究显示合生元显著缩短腹泻病程,显著提高 72 小时内治愈率,治疗后 48~73 小时平均大便次数显著降低,粪便性状评分显著提高。2013 年在土耳其完成了两项 RCT 研究,发现合生元可缩短急性腹泻病程 24~36 小时,缩短住院时间 0.83 天,服药 48 小时和 72 小时后无腹泻患儿比例显著高于对照组;2015 年 Dewi 等观察发现合生元(乳酸杆菌、嗜热链球菌、双歧杆菌、FOS)可缩短儿童急性轮状病毒性腹泻病程 13 小时。2016 年伊朗国家传染病学会完成一项多中心前瞻性双盲对照试验,结果显示合生元(凝结芽孢杆菌、FOS)较益生菌(凝结芽孢杆菌)显著缩短细菌性痢疾患儿发热时间,体重丢失低于对照组,合生元辅助治疗细菌性痢疾可缩短腹泻病程,减少体重丢失,疗效优于益生菌。同年 Yazar 等研究发现合生元(干酪乳杆菌、植物乳杆菌、鼠李糖乳杆菌、干酪双歧杆菌、GOS)和锌制剂可分别缩短急性胃肠炎患儿腹泻病程 23 小时和 48 小时。多项高质量临床试验证明,合生元可显著缩短小儿急性胃肠炎腹泻病程和住院时间,降低腹泻超过 3 天的患儿比例和体重丢失,鉴于各项 RCT 研究所采用合生元产品的益生菌菌种和益生元种类不同、单位包装活菌量、日服药剂量和疗程存在差异,未来还需要针对具体合生元产品的进一步临床研究和荟萃分析。

坏死性小肠结肠炎(NEC)是病死率很高的新生儿疾病,早产儿占全部新生儿 NEC 的 90%。研究发现,早产儿肠道菌群建立延迟,黏膜保护性菌群(拟杆菌门和厚壁菌门)迟迟无法定植,致炎性变形菌门持久占据优势,并诱导肠黏膜上皮细胞内炎症因子瀑布,肠黏膜下淋巴细胞过度免疫应答导致肠黏膜上皮坏死。新生儿肠道菌群建立延迟或结构异常与新生儿期各种消化道疾病/症状高度相关,大量前瞻性对照研究和多项荟萃分析证明了益生菌可显著降低早产儿 NEC 发病率和病死率,耐受性良好。近年合生元在新生儿的临床应用研究也逐年增多,2013 年 Dilli 等首次观察合生元(干酪双歧杆菌、菊粉)对发绀型先天性心脏

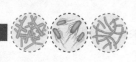

病患儿的预后作用,结果显示合生元组无一例发生 NEC,显著优于对照组、患儿发生医源性感染风险显著低于对照组,NICU 滞留时间较对照组有缩短趋势,总死亡率低于对照组,合生元显著降低发绀型先心病新生儿全身感染、NEC 发病率和总死亡率。2015 年 Nandhini 等研究发现合生元(嗜酸乳杆菌、长双歧杆菌、鼠李糖乳杆菌、植物乳杆菌、干酪乳杆菌、保加利亚乳杆菌、婴儿双歧杆菌、短双歧杆菌、FOS)可使早产儿 NEC 发生风险降低 50%;Dilli 等比较发现合生元(干酪双歧杆菌、菊粉)预防极低出生体重早产儿发生 NEC 的疗效与益生菌(干酪双歧杆菌)相同,优于益生元(菊粉)和空白对照,益生菌和合生元较对照组显著缩短全胃肠喂养时间、降低继发性败血症风险和总死亡率。此外,初步临床研究显示,服用 7 天合生元(干酪乳杆菌、鼠李糖乳杆菌、嗜热链球菌、短双歧杆菌、嗜酸乳杆菌、婴儿双歧杆菌、保加利亚乳杆菌、FOS)可有效改善新生儿疝气症状,显著减少日间啼哭次数。大量动物实验和临床研究证实,益生菌和合生元预防新生儿 NEC 和全身感染的作用机制包括:①促进肠道有益菌定植,提高肠屏障功能;②促进肠上皮分泌黏液,竞争性排除致病菌黏附;③修饰肠上皮对细菌代谢产物的免疫应答;④增强肠上皮分泌 sIgA 抑制致病菌繁殖;⑤上调肠黏膜局部免疫应答。

合生元也被用于辅助治疗儿童肠易激综合征(IBS)和炎症性肠病(IBD)。2015 年伊朗学者 Saneian 等对 115 例符合罗马Ⅲ标准的确诊功能性腹泻标准的患儿研究发现,合生元(凝结芽孢杆菌 IS-2、FOS)连续服用 4 周可显著改善医生评价的整体评分;2016 年土耳其学者 Baştürk 等比较发现合生元(干酪双歧杆菌 B94、菊粉)改善 IBS 患儿的临床症状评分疗效同于益生菌,显著优于益生元;较早期的小样本初步临床研究显示合生元(干酪双歧杆菌 BB-12、膳食纤维)连续服用 3 个月可改善腹泻型和便秘型 IBS 患儿的症状,改善生活质量。

近十年合生元应用于儿科临床实践的医学循证日益丰富,现有的证据证明联合使用益生菌和益生元在儿科保健和多种疾病的临床防治方面体现了相当好的作用,我们期待未来更多的大样本、高质量设计的临床试验重复验证合生元对婴幼儿疾病的防治效果,为临床医生提供丰富的医学循证依据。

(陈卫　毛丙永　杨波　翟齐啸　陆文伟)

参考文献

1. Dobrogosz WJ,PeacockTJ,HassanHM.Evolution of the probiotic concept from conception to validation and acceptance in medical science. Advances inapplied microbiology,2010,72:1-41.

2. Qiao J,LiH,Wang Z,et al. Effects of Lactobacillus acidophilus dietary supplementation on the performance, intestinal barrier function,rectal microflora and serum immune function in weaned piglets challenged with Escherichia coli lipopolysaccharide. Antonie van Leeuwenhoek,2015,107,883-891.

3. Stetinova V,Smetanova L,Kvetina J,et al. Caco-2 cell monolayer integrity and effect of probiotic Escherichia coli Nissle 1917 components. Neuroendocrinology letters,2010,31(Suppl 2):51-56.

4. Sanchez B,Gonzalez-Tejedo C,Ruas-Madiedo P,et al.Lactobacillus plantarum extracellular chitin-binding protein and its role in the interaction between chitin,Caco-2 cells,and mucin. Appl Environ Microbiol,2011,77, 1123-1126.

5. Chenoll E,Casinos B,Bataller E,et al.Novel probiotic Bifidobacterium bifidum CECT 7366 strain active against the pathogenic bacterium Helicobacter pylori. Appl Environ Microbiol,2011,77,1335-1343.

6. De Keersmaecker SC,Verhoeven TL,Desair J,et al. Strong antimicrobial activity of Lactobacillus rhamnosus GG against Salmonella typhimurium is due to accumulation of lactic acid. Fems Microbiol Lett,2006,259,89-96.

7. Liu Y,Fatheree NY,Mangalat N,et al. Lactobacillus reuteri strains reduce incidence and severity of experimental necrotizing enterocolitis via modulation of TLR4 and NF-kappaB signaling in the intestine. American journal of *physiology*. Gastrointestinal and liver physiology,2012,302,G608-617.

8. Macho Fernandez E,Valenti V,Rockel C,et al.Anti-inflammatory capacity of selected lactobacilli in experimental colitis is driven by NOD2-mediated recognition of a specific peptidoglycan-derived muropeptide. Gut,2011,60,1050-1059.

9. Wang C,Wang J,Gong J,et al.Use of Caenorhabditis elegans for preselecting Lactobacillus isolates to control Salmonella Typhimurium. Journal of food protection,2011,74,86-93.

10. Foligne B,Deutsch S M,Breton J,et al. Promising immunomodulatory effects of selected strains of dairy propionibacteria as evidenced in vitro and in vivo. Appl Environ Microbiol,2010,76,8259-8264.

11. Chen X,Katchar K,Goldsmith JD,et al. A mouse model of Clostridium difficile-associated disease. Gastroenterology,2008,135,1984-1992.

12. Fitzpatrick LR,Small J S,Greene WH,et al. Bacillus Coagulans GBI-30(BC30)improves indices of Clostridium difficile-Induced colitis in mice. Gut Pathog,2011,3,16.

13. Kumar M,Kumar A,Nagpal R,et al. Cancer-preventing attributes of probiotics:an update. Int J Food Sci Nutr,2010,61,473-496.

14. Weizman Z,Asli G,Alsheikh A.Effect of a probiotic infant formula on infections in child care centers:comparison of two probiotic agents. Pediatrics,2005,115,5-9.

15. Thomas DW,Greer FR. American Academy of Pediatrics Committee on,N.;American Academy of Pediatrics Section on Gastroenterology,H.;Nutrition,Probiotics and prebiotics in pediatrics. Pediatrics,2010,126,1217-1231.

16. Miele E,Pascarella F,Giannetti E,et al. Effect of a probiotic preparation(VSL#3)on induction and maintenance of remission in children with ulcerative colitis. The American journal of gastroenterology,2009,104,437-443.

17. Coudeyras S,Marchandin H,Fajon C,et al. Taxonomic and strain-specific identification of the probiotic strain Lactobacillus rhamnosus 35 within the Lactobacillus casei group. Appl Environ Microbiol,2008,74,2679-2689.

18. Cui S,Zhao J,Liu X,et al. Maximum-biomass prediction of homofermentative Lactobacillus. Journal of bioscience and bioengineering,2016,122,52-57.

19. Cui S,Zhao J,Chen YQ,et al. High-density culture of Lactobacillus plantarum coupled with a lactic acid removal system with anion-exchange. Biochemical Engineering Journal,2016,115,80-84.

20. Dianawati D,Mishra V,Shah NP.Survival of Microencapsulated Probiotic Bacteria after Processing and during Storage:A Review. Crit Rev Food Sci Nutr,2016,56,1685-1716.

21. Alander M,De Smet I,Nollet L,et al. The effect of probiotic strains on the microbiota of the Simulator of the Human Intestinal Microbial Ecosystem(SHIME). Int J Food Microbiol,1999,46,71-79.

22. Koenig JE,Spor A,Scalfone N,et al. Succession of microbial consortia in the developing infant gut microbiome. Proceedings of the National Academy of Sciences of the United States of America,2011,108(1):4578-4585.

23. Barile D,Rastall RA.Human milk and related oligosaccharides as prebiotics. Current opinion in biotechnology,2013,24,214-219.

24. LoCascio RG,Ninonuevo MR,Freeman SL,et al. Glycoprofiling of bifidobacterial consumption of human milk oligosaccharides demonstrates strain specific,preferential consumption of small chain glycans secreted in early human lactation. J Agric Food Chem,2007,55,8914-8919.

25. Mao B,Li D,Zhao J,et al. Metagenomic insights into the effects of fructo-oligosaccharides(FOS)on the composition of fecal microbiota in mice. Journal of agricultural and food chemistry,2015,63,856-863.

26. Mao B,Li D,Zhao J,et al. In vitro fermentation of fructooligosaccharides with human gut bacteria. Food & function,2015,6,947-954.

27. Sabater-Molina M,Larque E,Torrella F,et al. Dietary fructooligosaccharides and potential benefits on health. *Journal of physiology and biochemistry*,2009,65,315-328.

28. Tao N,DePeters E J,Freeman S,et al. Bovine milk glycome. Journal of dairy science,2008,91,3768-3778.

29. Sisk PM,Lovelady CA,Dillard RG,et al. Early human milk feeding is associated with a lower risk of necrotizing enterocolitis in very low birth weight infants. Journal of perinatology:official journal of the California Perinatal

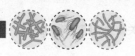

Association,2007,27,428-433.

30. Kolida S,Gibson GR.Synbiotics in health and disease. Annual review of food science and technology,2011,2, 373-393.

31. Casiraghi MC,Canzi E,Zanchi R,et al. Effects of a synbiotic milk product on human intestinal ecosystem. Journal of applied microbiology,2007,103,499-506.

32. De Preter V,Vanhoutte T,Huys G,et al. Effects of Lactobacillus caseiShirota,Bifidobacterium breve,and oligofructose-enriched inulin on colonic nitrogen-protein metabolism in healthy humans. American journal of physiology. Gastrointestinal and liver physiology,2007,292,G358-368.

33. Anderson AD,McNaught CE,Jain P K,et al. Randomised clinical trial of synbiotic therapy in elective surgical patients. Gut,2004,53,241-245.

34. Liu Q,Duan ZP,Ha D K,et al. Synbiotic modulation of gut flora:effect on minimal hepatic encephalopathy in patients with cirrhosis. Hepatology,2004,39,1441-1449.

35. Dang D, Zhou W, Lun ZJ,et al. Meta-analysis of probiotics and/or prebiotics for the prevention of eczema. J Int Med Res,2013,41(5):1426-1436.

36. Dilli D,Aydin B,Fettah ND,et al. The ProPre-Save Study:Effects of Probiotics and Prebiotics Alone or Combined on Necrotizing Enterocolitis in Very Low Birth Weight Infants. J Pediatr,2015,166(3):545-551.

37. Baştürk A,Artan R,Yılmaz A. Efficacy of synbiotic,probiotic,and prebiotic treatments for irritable bowel syndrome in children:A randomized controlled trial. Turk J Gastroenterol, 2016,27(5):439-443.

38. Nikniaz L,Ostadrahimi A,Mahdavi R,et al. Effects of Synbiotic Supplementation on Breast Milk Levels of IgA, TGF-β1,and TGF-β2. J Hum Lact,2013,29(4):591-596.

39. Ostadrahimi A,Nikniaz L,Mahdavi R,et al. Effects of synbiotic supplementation on lactating mothers' energy intake and BMI,and infants' growth. Int J Food Sci Nutr,2013,64(6):711-714.

40. Harvey BM,Langford JE,Harthoorn LF,et al. Effects on growth and tolerance and hypoallergenicity of an amino acid-based formula with synbiotics.Pediatr Res, 2014,75(2):343-351.

41. Kulka TR,Kotch JB,Jensen ET,et al. Randomized,Double-Blind,Placebo-Controlled Study of Synbiotic Yogurt Effect on the Health of Children. J Pediatr,2015,166(6):1475-1481.

42. Tang ML,Lodge CJ. Examining the Evidence for Using Synbiotics to Treat or Prevent Atopic Dermatitis. JAMA Pediatr,2016,170(3):201-203.

43. Chang YS,Trivedi MK,Jha A,et al. Synbiotics for Prevention and Treatment of Atopic Dermatitis:A Meta-analysis of Randomized Clinical Trials. JAMA Pediatr,2016,170(3):236-242.

44. Gundogdu Z. Effect of a synbiotic on infantile acute gastroenteritis. Beneficial Microbes,2013,4(3):231-235.

45. Dinleyici EC,Dalgic N,Guven S,et al. The effect of a multispeciessynbiotic mixture on the duration of diarrhea and length of hospital stay in children with acute diarrhea in Turkey:Single blinded randomized study. Eur J Pediatr,2013,172(4):459-464.

46. Dewi MR,Soenarto Y,Karyana IPG. Efficacy of synbiotic treatment in children with acute rotavirus diarrhea. PaediatrIndones,2015,55(2):74-78

47. Kahbazi M,Ebrahimi M,Zarinfar N,et al. Efficacy of Synbiotics for Treatment of Bacillary Dysentery in Children:A Double-Blind,Randomized,Placebo-Controlled Study.Hindawi Publishing Corporation-Advances in Medicine,2016,Article ID 3194010(http://dx.doi.org/10.1155/2016/3194010)

48. Yazar AS,Güven S,Dinleyici EC. Effects of zinc or synbiotic on the duration of diarrhea in children with acute infectious diarrhea. Turk J Gastroenterol,2016,27(6):537-540.

49. Dilli D,Aydin B,Zenciroğlu A,et al. Treatment outcomes of infants with cyanotic congenital heart disease treated with synbiotics. Pediatrics,2013,132(4):932-938.

50. Nandhini LP,Biswal N,Adhisivam B,et al. Synbiotics for decreasing incidence of necrotizing enterocolitis among preterm neonates-a randomized controlled trial. J Matern Fetal Neonatal Med, 2016,29(5):821-825.

51. Min YW,Park SU,Jang YS,et al. Effect of composite yogurt enriched with acacia fiber and Bifidobacterium lactis. World J Gastroenterol,2012,18(33):4563-4569.

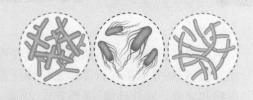

第四章 益生菌对婴幼儿胃肠道疾病防治作用的研究进展

第一节 婴幼儿胃肠道健康

人体的胃肠道由消化道和消化腺两部分组成。胃肠道包括一条起自口腔延续为咽、食管、胃、小肠、大肠、止于肛门的一段很长的肌性管道,小肠曲回于腹部中央,周围由结肠将其围住。消化腺包括唾液腺、胰腺、肝脏、胃腺、肠腺,主要功能是分泌消化液。婴幼儿胃肠道的成熟度在出生后已经基本完善,表现在足月新生儿吸吮和吞咽相互协调的动作、食管括约肌的张力、胃排空能力以及小肠的动力系统已较成熟,为生后的进食和喂养做好了准备。

胃肠道是与食物直接接触的第一个人体系统,是连接机体内环境和外部环境的桥梁。胃肠道的主要功能是食物的摄入、机械运动、机械消化、化学消化、分泌和吸收以及排泄等,满足机体生长发育和生理活动所需营养素,同时还具有重要的神经-内分泌、屏障功能和免疫功能。肠道健康与营养直接关系着儿童健康成长。

婴幼儿胃肠道发育不健全,表现在胃酸分泌低、消化酶量分泌少,酶活性低;婴儿饮食质和量变化较快;肠道菌群脆弱不稳定;免疫功能不成熟;神经、内分泌、循环、肝、肾功能发育不成熟等因素,容易发生功能性胃肠紊乱和腹泻病。

(一) 婴幼儿胃肠道生理特点

足月新生儿的肠道在妊娠末期,胃肠道已经具备:①消化以初乳为主的食物;②屏障抵御抗病原;③调控肠道电解质以及渗透压;④分泌激素和其他信使分子调控肠道和宿主其他系统;⑤解毒和排泄由代谢产生和外部环境获得的毒素。足月新生儿的肠道结构和功能基本成熟,对摄入的乳汁能进行消化吸收,细菌在肠道可迅速定植,可较早耐受宫外环境。早产儿的肠道功能未完全成熟,适应食物和宫外环境面临着巨大挑战。

新生儿从娩出的那一刻,由少菌的宫内环境到有大量细菌的宫外环境,胃肠道发生剧烈变化,胃肠道从少菌到有菌定植直至到数量庞大的细

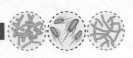

菌菌群存在,营养由胎盘摄取和获得转换为胃肠道,食物摄入与肠道结构和消化吸收功能相互作用,一方面摄取营养满足机体所需,另一方面食物成分促进肠道结构和功能进一步成熟和完善。宫外环境、喂养方式、感染、药物等直接影响婴儿的胃肠道健康。

(二) 肠道结构和功能与食物成分的相互作用

众所周知,母乳是婴儿最佳的天然食品。母乳所含蛋白质、脂肪、碳水化合物、矿物质、维生素等营养素,含量适中、比例适当,最易于婴儿消化吸收。近年来研究表明,母乳中富含功能性和保护性的营养成分,可增进肠道上皮、肠道黏膜免疫功能和肠神经系统的生长、发育和成熟。①多种免疫细胞、抗体和抗感染因子或抗微生物特性的蛋白质直接补偿婴儿肠道黏膜免疫发育的滞后,有利于婴儿肠道抵御各种病原微生物对肠道的侵袭和破坏。②多种生长因子和细胞因子可在婴儿肠道内持久存在并发挥活性,可促进免疫功能的成熟,进而可能影响口服免疫耐受的形成。③肠激素、生长因子和神经多肽等活性物质可改善或增进肠道的生理功能,如增强肠上皮的紧密连接,降低肠道通透性,减少大分子蛋白质的透过。④某些特异性细菌菌落,如双歧杆菌、乳酸杆菌、葡萄球菌、肠球菌、梭菌属、链球菌,它们在婴儿肠道早期菌群的定植中起着益生菌样的作用。⑤150~200 种母乳低聚糖,不被消化酶分解,为肠道菌群的定植和繁殖提供底物,产生小分子有机酸(SCFA),营养肠上皮细胞,维持肠黏膜屏障和抵御病原微生物的侵袭,同时降低结肠 pH,促进钙、镁、铁等矿物质吸收。⑥为了满足婴儿稳定变化的营养需要,母乳的成分也随之不断地变化。最能反映这个特征的是母乳中蛋白质含量的变化。很多长期研究的结果显示,母乳喂养的婴儿在成年期罹患肥胖、糖尿病和心血管疾病的风险要低于配方奶喂养儿。因此,母乳对婴儿肠道的健康有着至关重要的作用。

婴儿面临适应配方奶粉肠道营养的挑战。婴儿胃肠道对食物成分改变的适应能力较弱,这与婴儿胃肠道结构和消化功能未成熟有关。断奶后,其适应能力可达成人水平。这是由于配方奶粉中缺乏母乳所含功能性和保护性的营养成分,胃肠道缺乏保护物质,黏膜免疫功能较弱,肠上皮通透性增加,定植的肠道细菌种群结构与母乳喂养差异巨大,大分子蛋白可透过肠上皮以及抵御致病菌入侵的能力弱,致使食物过敏和肠道感染机会增加。早产儿发生 NEC 的概率增多。因此,研究食物成分对肠道结构和功能的影响意义重大。食物中添加谷氨酰胺的作用有:①缓解肠道中乳糖酶的下降,显著增加回肠中亮氨酰氨基肽酶,降低十二指肠中碱性磷酸酶,提高肠道对木糖的吸收功能。②通过活化磷酸肌醇 -3 激酶(PI3K),增加肠上皮细胞屏障功能。精氨酸在维持和保护肠道黏膜、促进肠道损伤修复等方面发挥重要作用。低聚糖在肠道菌群的作用下代谢产物——丁酸对肠道具有免疫调节作用:显著抑制 NF-κB 的活化和 IκBα 的降解,抑制 TNF-α,IL-6、IL-1β 促炎基因表达以及 TNF-α 的分泌。适当比例的多不饱和脂肪酸(n-3/n-6 比例)可提高 TGF-β 的水平,对于黏膜免疫系统的发育和预防儿童过敏性疾病的发生也有重要意义。

随着对母乳成分及功效的研究,不断推动婴儿配方粉的改良和进步。目前可供选择的配方粉种类有:①根据早产儿和婴儿不同生理需要的配方粉;②对一种或多种营养成分不耐受的婴幼儿配方粉,如:无脂或无碳水化合物配方粉、深度水解蛋白或氨基酸配方粉;③适于患有慢性疾病或有特殊营养需求的婴幼儿配方粉,如:针对胃食管反流,肠、胰腺、肾脏或肝功能不全的特殊配方粉;④有些特定疾病需要全肠内营养作为有效治疗的一部分,例如克罗恩病的营养支持;⑤免疫营养即富含某一特定成分的配方粉,如谷氨酸、精氨酸、低聚糖、必需脂肪酸(尤其是 n-3 类)或核苷酸,有些则含有一些关键底物,这些底物在败血症、炎症反应、组织修复或生长过程中参与代谢并起重要的作用。

(三) 食物成分与肠道菌群的相互作用

人体肠道内定殖的细菌种群数量多达 1000 多种,其数量约为人体细胞的 10 倍,所编码的基因数至少是人体自身基因的 150 倍。肠道菌群是微生物与其宿主在共同的历史进化过程中形成的一个复杂的微生态系统。菌群与菌群之间和微生物与宿主之间以共生拮抗关系构建成一个相对稳定的微生态平衡系统,直接参与人体的消化、物质代谢以及免疫调节。同时食物成分对微生物菌群具有调节作用。某种条件下,如饮食改变、抗菌药物、感染、环境变化等,这种动态平衡遭到破坏就会引起菌群紊乱,致使机体疾病发生。

食物成分是肠道细菌发酵的主要底物,膳食结构和食物的成分和含量在很大程度上能影响肠道菌群的组成及其代谢。比较遗传背景相同而饮食习惯不同(东方或西方饮食)的亚洲人,两者的肠道菌群构成存在显著差异,东方饮食下除肠杆菌以外的兼性厌氧菌和需氧菌的数量较西方组显著增多。高脂饮食下革兰阴性菌的数目增加,双歧杆菌减少。果寡糖可明显提高肠道双歧杆菌。壳聚糖干预糖尿病大鼠能显著降低大肠肝菌和肠球菌的数量,对双歧杆菌和乳酸杆菌具有显著增殖作用。

肠道菌群可通过自身的酶直接参与宿主的代谢过程。由肠道菌群催化的酶反应有上千种,因此它们成为所谓"器官中的器官"。研究表明肠道菌群至少能产生 156 种碳水化合物活化酶,其中糖苷水解酶 77 种、糖基转移酶 35 种、多糖裂解酶 12 种、糖酯酶 11 种。它们降解机体自身不能降解的多糖,比如木聚糖、果胶、阿拉伯糖等,其代谢终产物为短链脂肪酸。同时肠道细菌对食物营养成分的转化作用将影响到其生物功能的发挥,既能发挥有益作用又能产生有害影响。

合成维生素也是肠道菌群对物质代谢的影响之一。研究表明肠道菌群可以合成多种人体所需的维生素,包括维生素 B_1、维生素 B_2、维生素 B_{12}、VK、尼克酸和叶酸等。

(四) 肠道菌群与胃肠道的相互作用

肠道菌群与胃肠道的相互作用是通过细菌和宿主的基因修饰表达涉及双向交流实现的。肠道细菌通过调整和改变肠道的环境来修饰宿主的基因表达,反过来又改变了与肠道细菌的相互作用和平衡。胃肠道微生态系统的这种复杂的相互作用具有物种、个体、持续终身和健康状态等独特性,这种相互作用在个体生命期间具有影响宿主和细菌构成(密度、种群、匀度、区域分布和功能分布)的特征,是驱动出生后黏膜免疫系统发育成熟的"塑造者"。表观遗传学机制表明,新生儿胃肠道与细菌定植的早期反应会影响终身健康结果。这包括某些细菌改变宿主基因表达的模式,如细胞外膜糖基化的模式就是共生菌和宿主受益的例子。另一个相关例证是早期抗原暴露与后期过敏和哮喘风险的关系。

肠上皮是肠道菌群与宿主相互作用的最前线,肠上皮能通过抗原提呈和分泌细胞因子等,参与肠道黏膜免疫系统释放 sIgA 和调节免疫反应的作用。肠道细菌可以通过多种方式影响肠上皮,如调节肠上皮间的紧密联接和促进产生黏液蛋白而增强肠道屏障功能;促进肠上皮分泌 β 防御素、促进浆细胞产生 sIgA 和直接阻断病原体"劫持"的信号途径而抑制或

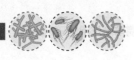

杀灭病原体;调节痛觉受体的表达和分泌神经递质分子,导致肠道运动性改变和痛觉感受变化;调节肠上皮分泌细胞因子,从而影响 T 细胞分化为 Th1、Th2 或 Treg 等。

综上所述,食物成分、肠道以及肠道菌群三者间相互影响,共同维持着肠道健康。食物成分可直接影响肠道结构和功能,也可影响肠道菌群及其代谢产物,肠道菌群也可调控肠道结构和功能。

第二节　全球与中国婴幼儿胃肠道疾病的现状和发展趋势

进入 21 世纪,国际和国内儿童消化系统疾病的临床研究在儿童腹泻病的管理规范和诊治指南或临床实践文件的推出,功能性胃肠病的病理生理机制研究、罗马Ⅲ以及在此基础上罗马Ⅳ标准的发布,食物过敏的诊治,炎症性肠病的管理,先天性代谢性肝病,胆汁淤积症以及消化性疾病临床营养管理等方面有了进展。本文就近些年全球与中国婴幼儿胃肠道疾病,如腹泻病、功能性胃肠病和炎症性肠病等现状和发展趋势做一简述。

一、腹泻病

(一) 概述

腹泻病(diarrhea disease)是多病原、多因素引起的以大便次数增多和大便性状改变为特点的一组疾病,是儿童时期发病率最高的疾病之一,腹泻病的发病年龄以 6 个月至 2 岁婴幼儿发病率高,1 岁以内约占半数,是造成儿童营养不良、生长发育障碍甚至死亡的主要原因之一,已经成为世界性的公共卫生问题。

腹泻为第三世界国家小儿第一位常见多发病与死因。急性腹泻(acute diarrhea)是儿童主要的死亡原因。为此,世界卫生组织(WHO)于 1978 年提出了全球性腹泻病控制规划,已在第三世界国家取得了显著成效,每年可减少 100 多万小儿死亡。据有关资料,1990 年前世界发展中国家儿童腹泻年发病率为 3.4 次 / 人,约有 19 亿儿童患腹泻。2010 年儿童腹泻年发病率下降为 2.9 次 / 人,约 17 亿儿童患腹泻,约 76 万儿童死亡。我国每年有 8.36 亿人次患腹泻,其中 5 岁以下小儿占 3 亿人次,腹泻病年发病率约为 0.7 次 / 人,5 岁以下小儿的年发病率平均为 1.9 次 / 人。1996~2006 年一项对中国 5 岁以下儿童腹泻死亡情况的调查显示,10 年间全国腹泻病死率下降 69.7%,但各类地区间的差距在加大,农村尤其是偏远地区腹泻病的死亡率较高。因此,加强对儿童腹泻病的防治十分重要。

腹泻病严重地危害世界儿童的健康,WHO 于 1980 年制定了腹泻病控制纲要,各国临床微生物学工作者和儿科医生共同致力于小儿腹泻的病原学研究,取得了重要进展。据 WHO 1992 年日内瓦公告,在发展中国家小儿急性腹泻肠道病原菌分布状况:轮状病毒占 15%~25%,ETEC 占 10%~20%,EPEC 占 1%~5%,志贺菌属占 5%~15%,空肠弯曲菌占 10%~15%,非伤寒沙门菌占 1%~5%,隐孢子虫占 5%~10%。2010 年儿童健康流病研究组织(CHERG)总结大量文献排列出不同人群的常见病原体。社区水平:ETEC(14%)、EPEC(9%)、贾第鞭毛虫(10%);门诊水平:轮状病毒(18%)、空肠弯曲菌(12.6%)、EPEC(9%);住院:轮状病毒(25%)、EPEC(16%)、ETEC(9%)。儿童健康流病研究组织比较了发病率与死亡率的关系发现,轮状病毒、沙门氏菌、霍乱弧菌01及0139是腹泻致死亡的主要病原体。

在我国7省妇幼卫生示范县和北京市监测5岁以下小儿腹泻10 287人,其中2108例小儿腹泻患者,采集粪便标本作了细菌、病毒和寄生原虫等腹泻病原系统检测。7省示范县小儿腹泻主要细菌病原是致泻大肠埃希菌(21.7%)、志贺菌属(5.4%)、空肠弯曲菌(2.4%)、沙门菌属(0.7%)、小肠结肠炎耶尔森菌(0.05%)。病毒病原主要是轮状病毒(16.3%),寄生原虫主要是蓝氏贾第鞭毛虫(0.15%)。北京市小儿腹泻主要细菌病原亦是致泻大肠埃希菌(18.9%),轮状病毒在小儿腹泻病原中占首位,为27.7%。在经济发达的上海地区,检测8371例小儿腹泻细菌病原学,总阳性率为33.0%,其中志贺菌属占15.4%,空肠弯曲菌占13.9%,沙门菌属占2.0%,致泻大肠埃希菌占1.8%;对1230例婴幼儿腹泻进行检测后发现,A组轮状病毒阳性率高达40.1%,是上海地区小儿腹泻的主要致病原。我国农村地区小儿腹泻主要细菌病原是致泻大肠埃希菌,其次是志贺菌属、沙门菌属、空肠弯曲菌、嗜水气单胞菌和类志贺毗邻单胞菌,弧菌类在沿海地区检出较多。此外,尚有小肠结肠炎耶尔森菌和其他一些条件致病菌,在抗生素性腹泻中有难辨梭状芽孢杆菌、金黄色葡萄球菌和白色念珠菌。在大城市和经济发达地区,轮状病毒是小儿腹泻的重要病原体。

世界各地小儿腹泻病原学分布和我国基本相类似,在发达国家病毒感染病例比较高,主要是轮状病毒,其他尚有诸如病毒、腺病毒、星状病毒等。在发展中国家细菌感染比例较高,致泻大肠埃希菌是小儿腹泻病的主要病原菌。

(二) 抗生素相关性腹泻

儿童是滥用抗生素的重灾区和最大受害者,抗生素相关性腹泻(antibiotic-associated diarrhea,AAD)是抗生素扰乱和破坏肠道菌群稳态的后果,是临床上最为常见的副作用。ADD的定义是指在抗生素治疗2小时~2个月的过程中发生的无法解释的腹泻,这种腹泻时间超过2天,每天2次以上,不成形稀便或水样便。AAD的发生率为5%~39%,门诊儿童AAD的发生率为6.2%,儿科肺炎使用抗生素后腹泻的发生率为50%。门诊和住院儿童ADD中艰难梭菌相关性腹泻(clostridium difficile-associated diarrhea,CDAD)发生率为6.6%~11.7%。儿童AAD发生率的风险存在很大差异,主要的风险因素是宿主因素(年龄和饮食结构)、抗菌药物因素(药物的类型、剂量和疗程)、住院以及并发症。小于2岁婴儿、人工喂养、剖宫产、早产及添加辅食等,AAD发生风险增加。几乎所有的抗菌药物均可以引起儿童AAD,以林可霉素、头孢菌素类、阿奇霉素、青霉素类(包括氨苄西林、阿莫西林等)为常见,尤其是第三代头孢菌素类抗菌药物。绝大多数ADD的病原菌尚未明了。艰难梭菌是已被确定的AAD病原体,大约25%~33%的AAD由艰难梭菌引起。其他的病原体如金黄色葡萄球菌、产肠毒素产气荚膜梭菌、产酸克雷伯菌和念珠菌属等病原体也可能导致AAD。CDAD是ADD中的严重结肠炎类型。大多数CDAD病例是医院内获得感染,但通过社区获得性CD感染在逐年增加。研究表明,1个月健康婴儿的CD定植率为70%,2岁的定植率为33%,人工喂养儿的定植率高于母乳喂养儿,这种高定植率可能与新生儿未成熟肠道缺乏肠道菌群的保护和肠上皮毒素A受体位点不成熟或数量少有关。益生菌在抗生素使用期间或之后,可能是通过恢复肠道微生态平衡,修复肠黏膜上皮细胞以及恢复肠黏膜免疫和全身免疫活性的方式发挥作用。有关益生菌用于防治AAD证据的研究报道正在逐

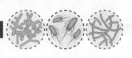

渐增加。

（三）管理和防治措施

自从 1978 年 WHO 和 UNICEF 采用口服补液盐作为治疗脱水的首选方法后,5 岁以下儿童急性腹泻的死亡人数每年从 450 万下降到 76 万。尽管取得了如此巨大的成就,但在发展中国家急性腹泻仍然是儿童死亡的主要原因之一。2005 年,WHO 和 UNICEF 公布了新修订的腹泻管理推荐,旨在大幅降低腹泻儿童的死亡数。这些推荐考虑了两项重要的最新成果:低渗 ORS 新配方疗效增加;对腹泻患儿除补液外,还进行补锌取得明显效果。2009 年我国制定儿童腹泻病诊治原则的建议方案,强调尽早口服补液、继续喂养、识别脱水征、补锌治疗,提倡母乳喂养,并推荐应用 WHO 推荐的新的"低渗"口服补液盐(ORS)。这些都是关键的治疗方法,有助于大幅降低急性腹泻导致的儿童死亡率。2016 年发布的"中国儿童急性感染性腹泻病临床实践指南",旨在进一步规范我国儿童感染性腹泻病诊断和治疗。欧洲儿科胃肠病学、肝病学和营养协会及欧洲儿科感染病协会对 2008 年儿童急性胃肠炎循证指南进行更新,即"2014 年版"。指南中腹泻病原、低渗口服补液盐溶液使用、营养管理和常规对症治疗与我国现行共识基本一致。

（四）对儿童生长发育的影响

因为人类大脑和神经突触的发育成熟是在生后的 2 年内完成,所以,在此期间主要营养素的吸收对于大脑和神经突触的生长和发育起着非常重要的作用,而神经突触的发生发育与人类的认知能力高度相关。

在发展中国家,提供给儿童的食物和饮用水常被目前所认识的一系列的肠道病原体污染。据统计,全球范围内 1/6 的人口(约 11 亿)喝不到安全的饮用水,4/10 的人口(约 26 亿)没有厕所使用。这两组数字仍在增加,到 2025 年,分别会达到 29 亿人和 42 亿人。由此造成巨大人群数量的肠源性感染,可能会导致腹泻的发病率持续高发。

WHO 于 1993 年提出关于全球疾病负担(global burden of disease,GBD)问题的研究中,应用伤残调整生命年(disability adjusted of life years,DALY)作为衡量疾病负担的单位。DALY 综合考虑了伤残和死亡两种健康损失,并赋以社会价值取向的信息,使之合理表达疾病对人群健康的影响。DALY 是由疾病死亡伤残而损失的健康生命的综合测量。由于腹泻的高发病率,潜在的 DALY 影响远大于由腹泻引起较高死亡率的影响,这主要是腹泻的高发病率所导致的伤残可持续数年甚至是终生。多次反复的感染性腹泻直接损伤肠道的吸收功能,影响营养素的吸收,导致营养不良。尤其是婴幼儿时期的营养不良可引起生长发育迟缓,有资料表明,7 岁时的身高比同龄儿矮 8.2cm,9 岁时的智商(IQ)降低 10 分。中度生长迟缓的儿童成年后劳动能力可损失 2%~6%,重度生长迟缓的儿童成年后劳动能力可损失 2%~9%,这会降低整个社会的劳动生产率。蛋白质缺乏可使 IQ 降低 10~15 分,缺铁性贫血可使 IQ 降低 5~8 分,碘缺乏可使 IQ 降低 10~12 分,成人碘缺乏也可使 IQ 降低 10.5 分。研究发现,一些特殊的肠道病原体感染,如肠集聚型大肠埃希菌以及隐孢子虫感染,即使不出现腹泻症状,仍然会影响小儿的生长发育。反复的肠道感染可导致营养不良,营养不良又容易导致腹泻,两者互为恶性循环,严重影响儿童的生长发育,给社会经济发展带来潜在的损失,而且是巨大的,须引起重视。

二、炎症性肠病

炎症性肠病(inflammatory bowel disease,IBD)是一组病因尚不十分明确的慢性非特异性肠道炎症性疾病,包括溃疡性结肠炎(ulcerative colitis,UC)、未定型结肠炎(indeterminate colitis,IC)、克罗恩病(Crohn's disease,CD)和未分型IBD(IBD-unclassified,IBDU)。UC是一种慢性非特异性的炎性病变,病变多从直肠开始,逆行向结肠连续性进展,主要累及黏膜及黏膜下层,临床表现为腹泻、腹痛、黏液血便。CD为一种慢性非特异性透壁性炎症,病变呈节段性,可累及一处或多处消化道,以末段回肠及邻近结肠为主,临床主要表现为腹痛、腹泻、瘘管和肛周病变等。IC是指既不能确定为CD,又不能归入UC的结肠炎病变,病变主要位于近段结肠。除肠内病变外,IBD,尤其是CD可伴有多种肠外表现。

IBD在欧美国家多见,儿童炎症性肠病的发病率每年在逐渐升高,据报道,儿童CD的发病率从30年前的0.1/10万上升至2003年的4.6/10万,UC从0.5/10万上升至3.2/10万。一项为期11年的研究显示,1996年至2006年在美国加利佛尼亚,CD的发病率从2.2/10万上升至4.3/10万,UC的发病率从1.8/10万上升至4.9/10万。加拿大的调查研究显示,1995年至2005年10岁以下儿童IBD发病率每年以5%~7%的速度增加。来自芬兰的资料显示21世纪早期18岁以下IBD每年的发病率以6%~8%的速度增加。亚、非洲国家IBD少见,文献报道亚太地区UC的发病率为(1.0~2.0)/10万,CD的发病率为(0.5~1.0)/10万。亚洲炎症性肠病患儿的数据大部分来自单中心的回顾性研究,且病例数量较少。一项来自日本全国范围内的调查显示,2003~2006年16岁以下发病的IBD患儿中,CD311例、UC880例,分别占此期间发病总人群数的10.6%和5.9%。过去IBD在中国被认为是少见病,但事实证明,近年来越来越多的IBD患者被明确诊断,且IBD越来越被消化科医师所重视。通过对上海近10年IBD患儿的统计,同样发现儿童IBD的发病率显著增高,从2001年的0.5/100万上升至2010年的6.0/100万,表明儿童炎症性肠病已不再是一种罕见疾病,并且发病年龄越小病情越重,值得儿科胃肠医师高度关注。

IBD的确切诊断需综合病史、体检、实验室检查、内镜以及影像学的检查,并严格排除肠道感染、过敏性疾病或原发性免疫缺陷病(PID)。2010年中华医学会儿科分会消化学组发表了"儿童炎症性肠病诊断规范共识意见"。共识意见力求更能反映新进展,内容全面、深入,更具临床实践的指导价值,对规范我国儿童IBD的诊断发挥了巨大作用。2014年ESPGHAN发布"儿童和青少年炎症性肠病诊断的波尔图标准",新标准对2005年波尔图标准进行改良,利用循证方法,整合最新证据,包括诊断方法、以巴黎分型中儿童IBD的分型为标准;描述了儿童IBD的不典型表现;提出了诊断方法的进展、胶囊内镜以及血清学和粪便的生物学指标;提出了未分型IBDU的新概念。为新一代的IBD提供优质的个体化管理以及可靠的诊断、评估和预后。

IBD的治疗目标包括诱导缓解、维持缓解、防止病变进展(如穿孔、肠腔狭窄等)、预防受累肠段癌变等。与成人相比,儿童IBD在治疗中面临着一些特殊挑战,如治疗目标除降低疾病活动度以外,还要促进儿童正常的生长发育;IBD儿童可能面临终身治疗的问题,要考虑治疗的长期性及药物的副作用;生长发育迟缓和青春期延迟,及由此带来的心理问题。

营养支持治疗不仅能纠正IBD患儿的营养缺乏,其本身也是IBD治疗的措施之一。研

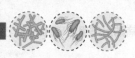

究证实,CD 儿童在活动期住院患儿中约 60%~75% 存在营养不良,静止期约 25% 的患儿有营养不良。肠内营养(enteral nutrition,EN)不仅可以增强患儿的营养状态,直接减少炎症反应,还对肠黏膜的生长和增殖及肠屏障功能的维护也有特殊作用。EN 包括全肠内营养(exclusive enteral nutrition,EEN)和部分肠内营养(partial enteral nutrition,PEN)。EEN 是指要素或多聚配方完全替代普通饮食,经口或鼻饲管将营养物质直接送到胃或小肠,目前多主张儿童 CD 诱导缓解阶段采用 EEN。EN 的效果与病变的部位相关,EN 对单独结肠型的 CD 治疗效果比回结肠部位及回肠部位的治疗效果差,对 CD 效果优于溃疡性结肠炎(UC),EN 对 CD 的治疗与糖皮质激素效果相当,EEN 可作为儿童活动期的一线疗法。

三、胃肠道功能性疾病

新生儿出生后,营养的摄取和获得由胎盘转换为胃肠道,因此,胃肠道面临着巨大的挑战。由于食物摄入与胃肠道结构特点、脑-肠轴协调功能和消化吸收功能相互作用,在临床上,儿童常出现烦躁哭闹、恶心、呕吐、腹胀、腹泻、便秘等,这些症状影响儿童生活质量以及家长担心和焦虑而就医。但是,通过一系列的检查和随诊,在许多儿童并不能发现结构或器质性改变的疾病。近 20 年来,引入了功能性胃肠病(functional gastrointestinal disorder,FGID)的概念和相应的诊治体系,对以上病症有了合理的解释,并在认识上出现了重要的转变,胃肠功能紊乱症状是生物-心理-社会综合因素的结果,不能以单一疾病为基础的简单生物医学模式来解释,FGID 的发病机制十分复杂,目前主要认为与胃肠动力障碍、内脏高敏感性、神经功能紊乱、炎症和肠道菌群的改变、精神心理和应激、胃肠激素分泌异常等多种因素有关。FGID 表现出的动力和感觉功能的障碍,是基于异常的神经胃肠病学基础,即胃肠动力与感知的神经网络调节系统的异常,包括神经递质、消化道感染和炎症与 FGID 发病的密切关系构成了脑-肠轴调节中的周围环节,同时各种原因引起的心理生理异常是脑-轴调节重要的中枢环节。而且,在不同个体及同一个体的不同阶段,这些因素对疾病的影响又是相对可变的。

2006 年推出 FGID 罗马Ⅲ标准,FGID 罗马诊断标准的制定有以下特点:①以症状为基础的诊断标准,根据 FGID 的定义,由于其缺乏器质性疾病所具有的客观性诊断指标,医生能掌握的临床资料主要是患者诉说的症状,所以采用以症状为基础的分类是合理的,这种标准将有利于指导诊断和治疗,减少不必要的检查,并有助于使临床研究的患者选择标准化。②按部位进行分类,按部位将 FGID 划分为不同类别的临床价值就在于使诊断更可靠,治疗更具针对性。罗马Ⅲ将 FGID 按部位分成试管(A)、胃十二指肠(B)、肠道(C)、功能性腹痛综合征(D)、胆道(E)、肛门直肠疾病(F)。在每一部位区域内部包括数种疾病,每种都有特异性的临床临床特征。③对诊断 FGID 的时间予以规定。④注意共病和重叠病现象,前者指功能性疾病和器质性疾病的共存现象,根据器质性疾病优先考虑原则,应首先排除或处理器质性疾病;后者指不同的功能性疾病有重叠现象,处理时以关键症状为主。

儿童 FGID 的诊断分类所选择的分类系统不同于成人,因为儿童正处于发育阶段,一些疾病如功能性腹泻与一定的生理发育阶段有关,一些疾病可能是对括约肌功能不成熟状态的行为反应,如粪便潴留,还有一些疾病只能等到儿童认知能力发育成熟到一定程度才能认识到,如消化不良症状。因此儿童 FGID 的诊断主要依儿童和家长的主诉,不根据消化系统器官进行分类。儿童 FGID 的诊断分类为:0~4 岁新生儿和婴幼儿功能性胃肠病(G);4~18 岁青少年儿童功能性胃肠病(H)。本章节主要讨论新生儿和婴幼儿功能性胃肠病。

2016 年发布 FGID 罗马Ⅳ标准,主要的更新内容是:①根据 2006 年至 2016 年之间的临床研究证据进行更新;②最新研究:肠道微环境、脑-肠相互作用、药物基因组学、生物-心理-社会学、性别和多文化背景下对 FGIDs 的理解;③减少了不准确学术名词的使用;④采用最新的诊断标准;⑤合并病人的病史信息、生理亚组或生物标志物,提供更具针对性的治疗。

第三节 益生菌对婴幼儿腹泻的作用

益生菌的主要生物功能是:有效改善肠道微环境,减低肠腔 pH,产生细菌素或杀菌素发挥抗菌作用;直接或间接产生阻止致病菌黏附的蛋白,与致病菌竞争上皮结合黏附位点,发挥竞争拮抗作用;阻断促炎症分子,增加 IgA 产生,增强黏膜免疫等调节免疫模式;阻断致病菌群体感应信号,干扰致病菌群体之间的联系等。由此,益生菌可作为功能性营养素,类似于药品(国内已作为药品)广泛应用于儿科临床,用于治疗急性感染性腹泻、肠易激综合征、抗生素相关性腹泻(AAD)、炎症性肠病、过敏性疾病等。

一、婴幼儿腹泻与肠道菌群失调

急性腹泻存在严重的菌群失调,肠杆菌增加,而肠球菌、双歧杆菌、乳杆菌及类杆菌均显著减少,且这些急性腹泻的菌群失调比慢性腹泻更严重。急性腹泻可能是由于病毒感染或肠道运动紊乱引起,菌群失调可能也是其主要病因之一。其发生的主要原因可能与婴儿胃内酸度低,大肠蠕动弱及肠微绒毛的成熟度较差而影响肠内菌群繁殖有关,且婴儿血清免疫球蛋白和胃肠道分泌型 IgA 均较低,消化道的免疫屏障防御功能发育未完善,在原有腹泻病基础上,肠道微生态的生物屏障又易遭到破坏,从而肠道中正常菌群的数量和(或)定位发生改变,易引起菌群失调。在秋冬季腹泻流行季节中,轮状病毒肠炎在婴幼儿腹泻病中高居第一位。研究发现,轮状病毒(RV)阳性组更易发生肠道菌群失调,肠道双歧杆菌属数量明显减少,失去生态平衡作用。RV 感染时小肠绒毛变短、脱落,肠道渗出和吸收能力失常而引起腹泻,加之腹泻时肠内容物快速通过,导致肠道内环境变化,使正常微生物菌群赖以生存的环境遭到破坏,造成正常菌群数量减少,有利于条件致病菌引起机会感染,加重腹泻发生;腹泻后进一步加重肠道菌群的紊乱,从而形成恶性循环。而随着腹泻症状的好转,被损伤的肠黏膜修复而肠道双歧杆菌也逐渐恢复正常,肠道菌群失调也逐渐得到纠正。

慢性腹泻和肠道菌群失调密切相关。研究资料显示,慢性腹泻患者肠杆菌增加,而乳杆菌显著减少,肠球菌、双歧杆菌和类杆菌有减少的趋势。正常菌群定植于肠道黏膜表面,可减少病原体与肠黏膜的接触,具有重要的防御感染的能力。正常菌群可刺激宿主产生免疫及清除机制,如加强抗体产生、刺激吞噬细胞功能和增加干扰素产生等。因此,肠道菌群数量的改变、比例的失调可使致病菌大量繁殖产生毒性作用而导致腹泻。慢性腹泻又可导致并加重菌群失调,慢性腹泻和肠道菌群失调可互为因果,所以对慢性腹泻患者不应盲目运用抗生素。因为抗生素可消灭敏感的具有屏障、拮抗外袭菌作用的有益细菌,加重菌群失调,

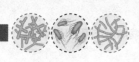

并且抗生素可引起真菌感染,加重腹泻。

肠道菌群失调是指在严重创伤、感染、重症全身性疾病及长期大量使用抗生素等的情况下,机体与正常菌群之间及各正常菌群之间的平衡遭到破坏,而引起的病理过程,是肠黏膜生物屏障受损的直接原因,造成肠道抵御病原体的能力下降,引起腹泻、消化不良、肠炎等一系列肠道疾病。

创伤、感染、重症全身性疾病等因素作用下,胃肠蠕动受抑制或肠道上皮摄氧受损,胆汁分泌减少或肠肝循环紊乱,使肠道代谢功能下降,肠内菌群失调,革兰阴性菌过度繁殖,产生大量代谢产物和毒素,肠黏膜通透性增加,直接破坏肠黏膜结构,为致病菌入侵创造条件。当肠腔内细菌相关代谢产物(短链脂肪酸和丁酸盐等)的含量明显减少时,抑菌能力下降,致病菌大量繁殖,产生毒性物质,导致上皮细胞与肠道黏膜生物屏障受损,诱发肠道炎症。肠道有益菌可刺激肠道免疫系统,使其处于"警戒"状态。IgA抗体是阻止病原体入侵肠道的第一道防线,可以遏制病原体黏附及定植,并在肠腔内和黏膜下参与行使效应功能。细菌感染或肠道黏膜受损后,激活肠黏膜免疫系统,主要表现为SIgA的浆细胞数量减少,肠道定植抗力下降,促进肠内细菌移位,引起菌群失调,导致肠源性感染、肠源性内毒素血症和各种消化道炎症。

二、益生菌防治腹泻的作用机制

益生菌能够参与维持肠道稳态,防止腹泻发生。益生菌能抑制病原菌如霍乱弧菌、福氏志贺菌、空肠弯曲菌、鼠伤寒沙门菌、金黄色葡萄球菌的生长,促进双歧杆菌、嗜酸乳杆菌、粪链球菌的生长。

(1)益生菌具有生物拮抗和生物屏障作用。如乳杆菌和双歧杆菌可以通过定植抗力,阻止致病菌如难辨梭状芽胞杆菌、致病性大肠埃希菌在肠黏膜表面的定植。致病性大肠埃希菌可以黏附并侵袭回肠黏膜造成机体损害,将干酪乳杆菌和大肠埃希菌分别与肠上皮细胞系共同孵育,前者对后者的黏附抑制率可达75%~84%,证明干酪乳杆菌可通过抑制致病菌大肠埃希菌黏附来达到防治目的。

(2)益生菌能够通过分泌抗菌物质来抑制病原菌的生长和繁殖。如双歧杆菌、乳杆菌在体内能发酵糖类产生醋酸和乳酸,使肠内处于酸性环境,抑制非正常细菌生长如痢疾杆菌、伤寒杆菌、变形杆菌、铜绿假单胞菌和真菌等。

(3)益生菌可产生细菌素、过氧化氢、亲脂分子、二氧化碳和乙醛等具有广谱抗菌作用的物质。益生菌还可减少肠道内氨及胺等有害物质的产生,降低内毒素,纠正菌群失调,改善肠功能。益生菌通过刺激肠道淋巴组织,促进分泌型IgA(sIgA)的分泌,抑制病原菌损伤,增强黏膜免疫功能。

(4)益生菌作用于肠道紧密连接复合物,调节肠道的通透性,维持肠道机械屏障功能。益生元能够抵御肠道消化酶的消化,进入结肠后被肠内菌群酵解,产生短链脂肪酸(SCFA),如乳酸、丁酸、丙酸和乙酸,降低了肠腔pH,从而促进双歧杆菌和乳杆菌生长繁殖,抑制潜在致病菌的生长。

益生菌能够介导信号传导,抑制肠道炎症反应。Toll样受体家族是模式识别受体PRR的一种。肠道黏膜上皮细胞的肠腔面表达TLR2和TLR4。TLR2、TLR4可以介导NF2JB激活,可导致 Th 1 细胞活性增强,产生大量促炎性细胞因子,如 IL-6 和 TNF-α,导致炎性反应过度和肠道黏膜损伤。研究发现,益生菌能够降低 TLR2 和 TLR4 的表达;增加 TLR2 和 TLR4 信号传导的抑制物,如 SIGIRR、PPARC 的生成;干扰 TLR2 和 TLR4 信号传导,促进抑制炎症细胞因子生成,从而发挥抗炎作用。有研究发现,双歧三联活菌可能通过降低结肠 TLR2 和 TLR4 的表达,减少肠道菌群异常抗原与 TLR 的接触和摄取,从而减轻肠道炎性反应。益生菌还能刺激机体产生 IL-1、IL-10 等抗炎细胞因子,减轻肠道炎性反应。益生菌能够调节和预防上皮细胞凋亡,诱导细胞核内保护基因表达增强,减少促炎症反应基因表达,发挥免疫调节作用。益生菌还可以通过阻断 IκB 的泛素化途径,抑制 NF-κB 活性,从而阻断促炎性基因的激活。益生元也能够通过调节先天免疫和获得免疫,保护肠上皮细胞并且拮抗病原菌。

研究发现,益生菌对维持胃肠激素间的平衡有调理作用,有利于腹泻的治愈和恢复。腹泻时某些炎性介质可直接刺激血清胃泌素(gastrin,GAS)等胃肠激素的分泌,血清胃泌素和血浆胃动素(motilin,MOT)水平升高与胃肠道的炎症反应、消化吸收功能紊乱和胃黏膜损伤有关。GAS 和 MOT 分泌亢进将增加肠黏膜水和电解质的分泌,加快胃排空和肠蠕动,导致腹泻加重或持续不愈。双歧杆菌治疗后可以观察到病例组的血清 GAS 和血浆 MOT 水平下降较对照组快,腹泻也更快减轻或消失。这与双歧杆菌等益生菌的生理功能有关,可以调整胃肠道的微生态环境,建立胃肠道正常菌群优势,抵御致病菌和条件致病菌在肠壁的定植,营养胃肠黏膜细胞,因而可以减轻胃肠道的炎性反应和肠黏膜损伤,改善消化吸收功能,使 GAS 和 MOT 的分泌逐渐接近正常。

三、益生菌在儿童腹泻病的临床应用

(一) 病毒性腹泻

病毒性腹泻是一组由多种病毒引起的急性肠道传染病。临床特点为起病急、恶心、呕吐、腹痛、腹泻,多为黄色水样或蛋花样便,含有少量黏液,也可有发热及全身不适等症状,病程短,病死率低。各种病毒所致腹泻的临床表现基本类似。与急性腹泻有关的病毒种类较多,其中轮状病毒和诺如病毒对儿童造成的腹泻研究较多。益生菌制剂具体应用时应根据临床特点和每一种益生菌制剂的生物特性来选择药物,目的在于为患儿重建正常的肠道菌群。

大量临床研究证实,益生菌能减轻症状和缩短病程,大概 1~1.5 天。应用益生菌治疗感染性腹泻,尤其是病毒性腹泻可明显缩短疗程,许多研究报道表明单用活菌制剂(如地衣芽孢杆菌、酪酸菌)对于轻、中型急慢性腹泻有良好的治疗效果。近年来,又有研究表明:双歧四联活菌、双歧三联活菌和乳酸菌治疗小儿感染性腹泻病均安全有效,且多联益生菌比单一益生菌疗效更高。双歧杆菌能抑制痢疾杆菌、致病性大肠埃希菌、金黄色葡萄球菌、伤寒杆菌等,对各种肠炎及腹泻疗效均在 90% 以上。另外,益生菌制剂对发生了菌群失调的慢性迁延性腹泻患者有着较好的疗效。一项研究证实,研究组采用枯草杆菌 + 屎肠球菌二联活菌或者长双歧杆菌 + 保加利亚乳杆菌 + 嗜热链球菌三联活菌等益生菌制剂治疗慢性腹泻的治愈率高达 89.23%,总有效率达 96.92%,明显高于未加用益生菌的对照组。有研究表明,益生菌除能有效缩短轮状病毒腹泻病程外,还能减少轮状病毒引发的肠黏膜上皮细胞的脱落,或促进局部或全身免疫反应以及增加轮状病毒特异性抗体的作用。

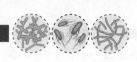

益生菌治疗腹泻的疗效具有菌株相关性和剂量相关性,推荐剂量为$(10\sim100)\times10^9$CFU/d,小剂量为0.6×10^9CFU/d。鼠李糖乳杆菌被人们反复证实能够减少腹泻持续时间约50%。其机制有可能涉及黏膜的完整性被增强或者激发了免疫应答反应,比如通过增加免疫球蛋白IgA的数量。通过喂养研究显示,鼠李糖乳杆菌既能减少腹泻的发病率又不影响安慰剂的水平,鼠李糖乳杆菌对急性腹泻无效,但是对迁延性腹泻有效。2014年由ESPGHAN制定欧洲儿童急性胃肠炎处理循证指南指出,能够有效缩短病程和减轻胃肠道症状的严重程度的益生菌制剂是鼠李糖乳杆菌(LGG)、布拉酵母菌(I,A)(强推荐,低质量证据)、罗伊乳杆菌DSM 17938(弱推荐,极低质量证据)。其他单菌益生菌制剂或复合益生菌制剂,由于缺乏有效的循证研究,证据质量不足,推荐级别为不推荐。需引起国内临床医生关注,加强国内益生菌制剂循证研究,提供高质量的证据。

(二) 细菌性腹泻

细菌性腹泻时,由于进食大量细菌污染的食物或经常使用抗生素,肠道正常菌群被杀死,导致肠道菌群失调,从而使原籍菌数量减少和菌群比例失调,耐药菌代替了宿主菌,导致腹泻症状。急慢性菌痢时,痢疾杆菌在大便中的含量明显增高,80%~90%的常驻菌数量减少甚至消失。慢性腹泻患者双歧杆菌明显减少,而大肠埃希菌、葡萄球菌成为优势种群,外籍菌如产气杆菌、变形杆菌增多,铜绿假单胞菌和梭形杆菌数量也有不同程度的增加。

纠正菌群失调是治疗肠道感染的基本条件,益生菌制剂治疗细菌性腹泻的目的就是要优化各种有利细菌的分布比例,选择人体需要的细菌,形成一个致病菌无法生长、有利于肠道功能正常发挥的良性条件。只要纠正了肠道菌群失调,细菌性腹泻就有可能得到治愈。益生菌能抑制病原菌如霍乱弧菌、福氏志贺菌、空肠弯曲菌、鼠伤寒沙门菌、金黄色葡萄球菌的生长,促进双歧杆菌、嗜酸乳杆菌、粪链球菌的生长。益生菌能调节肠道上皮细胞功能。益生菌制剂的应用给肠道细菌感染治疗带来了希望。

(三) 抗生素相关性腹泻

抗生素相关性腹泻(AAD)的发病机制复杂,目前尚未完全清楚。正常人体肠道生理菌群中90%以上是厌氧菌,少量是兼性厌氧菌和需氧菌,也有极少量过路菌(如肺炎克雷伯菌、金黄色葡萄球菌、铜绿假单胞菌、变形杆菌等),肠道正常菌群在机体发挥着重要的生理功能,包括:生物、化学、免疫屏障作用;促进机体代谢和营养作用;生物拮抗作用;免疫赋活作用;维持内环境稳定作用等。抗生素使用后,短期和长期的影响使肠道菌群的结构改变,多样性减少,菌群组成结构重新分布。肠道菌群结构的改变导致肠道可用资源和细菌种群之间相互作用的改变,开放病原菌侵入结合位点以及导致定植抗力的丧失。抗生素引起肠道菌群的多样性减少,延缓有益菌群如双歧杆菌或乳酸杆菌的定植,诱导耐抗生素机会菌株的定植。导致以下改变:①肠道菌群失衡紊乱,肠屏障保护性菌群被消灭,条件致病菌数量异常增多,肠道黏膜屏障损伤,消化、吸收、代谢受到影响,从而导致AAD发生,尤其是小于2岁的儿童,肠道菌群处在发育和构建阶段,是AAD高发人群。②宿主肠黏膜免疫应答模式变化,感染易感性增高,肠腔内微生物相关分子模式(MAMPs)发生改变,这种变化被宿主肠上皮细胞(IEC)表面的模式识别受体(PRRs)所感知,肠上皮细胞(IEC)与肠道优势菌之间的相互作用关系发生变化,导致肠壁的杯状细胞分泌的紧密联接蛋白量降低,增加了肠壁通透性、细菌移位和肠源性感染。③干扰糖和胆汁酸代谢：肠道生理性细菌明显减少，使多糖发酵成短链脂肪酸（SCFA）减少，未经发酵的多糖不易被吸收，滞留于肠道而引起渗透性腹泻；抗菌药物应用后使具有去羟基作用的细菌数量减少，特别是具有 7α- 去羟基功能的细菌数量很低时，致使鹅脱氧胆酸的浓度增加，强烈刺激大肠分泌，常继发分泌性腹泻。

艰难梭菌相关性腹泻（CDAD）是 ADD 中的严重类型。大多数 CDAD 病例是医院内获得感染，但通过社区获得性 CD 感染在逐年增加。研究表明，1 个月健康婴儿的 CD 定植率为 70%，2 岁的定植率为 33%，人工喂养儿的定植率高于母乳喂养儿，这种高定植、无症状可能是新生儿未成熟肠道缺乏肠道菌群的保护和肠上皮毒素 A 受体位点不成熟或数量少有关。CDAD 的发病机制主要与抗生素破坏肠道微生物菌群结构、减少碳水化合物酵解、损害胆汁酸代谢、选择出耐药的 CD 菌株异常生长繁殖、利于病原菌繁殖的结合位点暴露以及肠道黏膜免疫应答紊乱等机制有关，毒素 A、毒素 B 和二元毒素在 CD 感染发病中有至关重要的作用。

由于抗生素改变肠道菌群的结构、多样性减少和菌群组成结构重新分布，导致肠道可用资源和细菌种群之间相互作用的改变，健康的肠道菌群稳态被破坏。恢复或重建健康肠道菌群的措施有：补充益生菌、特异性改变肠道菌群组成和（或）活性的益生元和粪菌移植。策略是：停止使用抗生素或使用窄谱抗生素；在肠道菌群紊乱后、致病菌繁殖前及时进行干预。

益生菌应用于预防 AAD 的治疗日趋广泛。国内一项 Meta 分析研究结果表明，鼠李糖乳杆菌（LGG）、布拉氏酵母菌和双歧杆菌 + 乳杆菌 + 嗜热链球菌复合制剂预防 AAD 的发生率明显低于对照组，RR 值分别为 0.38、0.19 和 0.24。嗜酸乳杆菌 + 婴儿双歧杆菌、乳酸双歧杆菌 + 嗜热链球菌和长双歧杆菌 + 鼠李糖乳杆菌（KL53A）+ 植物乳杆菌（PL02）等复合制剂预防 AAD 的发生率与对照组差异不显著，RR 值分别为 0.47、0.52 和 0.47。汇总分析结果显示益生菌预防 AAD 的发生率明显低于对照组，差异有统计学意义，RR=0.36。2015 年 Cochrane 发布益生菌预防儿童 AAD 研究报告，共纳入 23 项 RCT 研究，入选儿童有 3938 例，年龄 2 周 ~18 岁，实验所用益生菌为乳杆菌属、双歧杆菌属、芽孢杆菌属、丁酸梭菌、链球菌属、乳球菌属或布拉氏酵母菌等，单菌或复合制剂，剂量在 500 万 ~100 亿 CFU/d 不等。抗生素与益生菌同时应用，益生菌使用时间范围 1~12 周。分析结果显示，益生菌组 AAD 发生率为 8%，安慰剂组为 19%（RR=0.46，95% 置信区间：0.35-0.61；I2=55%），具有显著差异（GRADE 分析为中等质量）。所有益生菌制剂中，仅有鼠李糖乳杆菌（LGG）或布拉氏酵母菌剂量在 $(50\sim400)\times10^9$CFU/d 具有预防 AAD 发生作用（NNT=10），早产儿应用上述其他益生菌制剂预防 AAD 结论是有效及安全的。益生菌耐受性较好，偶有轻微副作用，如皮疹、恶心、腹胀、腹鸣或便秘等。ESPGHAN 益生菌预防 AAD 工作组的结论与 Cochrane 一致，其他益生菌菌株或复合菌株制剂缺乏有效的证据。

2013 年美国胃肠病联合会指南指出：益生菌能够有效降低抗生素相关性腹泻，但并没有足够的证据证明益生菌能有效减少艰难梭菌感染的发生。在临床不能避免抗生素使用的情况下，益生菌可以作为一种预防措施。Cochrane 一项 Meta 分析研究报告指出，纳入 23 项完整 RCT 研究，共 4123 受试者，结果显示益生菌组 CDAD 的发生率为 2%，安慰剂组为 5.5%（RR=0.36；95% CI：0.26-0.51），益生菌显著减少发生 CDAD 风险。最新一项 Meta 分析结果显示，鼠李糖乳杆菌和布拉氏酵母菌减少发生 CDAD 风险，减少率分别为 63.7% 和 58.2%。粪便移植是 CDI 复发患者的一种治疗选择，通过供者粪便移植重建患者肠道菌群平衡。

综上所述，抗生素导致肠道菌群紊乱，益生菌干预的最佳时机是致病菌繁殖或定植前，因

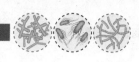

此,益生菌早期干预可以有效减低 AAD 和 CDAD 的发生率,临床上在使用抗生素同时应用益生菌是合理有效的。益生菌用于预防的效果与抗生素的种类、抗生素的疗程、年龄、住院时间以及并发症等危险因素有关,益生菌的数量和菌株对疗效也有一定影响,推荐剂量为≥50×10⁹CFU/d。

第四节　益生菌对婴幼儿炎症性肠病的作用

目前炎症性肠病(IBD)发病的确切机制仍不明确,尽管当前水杨酸制剂、糖皮质激素、营养疗法、免疫抑制剂及生物靶向治疗手段(如英夫利昔单抗等)对于控制本病有一定疗效,但潜在风险较大。随着对肠道菌群的深入研究,开发和应用益生菌或粪菌移植(fecal microbiota transplantation,FMT)治疗或辅助治疗 IBD 已成为一个新的研究热点。

一、肠道菌群在炎症性肠病发病中的作用

栖息在人体胃肠道的微生物被认为是出生后获得的。新生儿在刚出生时肠道是少菌的,出生后 1~2 小时通过吞咽及从肛门上行的方式建立菌群,出生后 3 天开始迅速增加,1 周左右达顶峰。正常生理状态下,人类胃肠道系统内寄存着 100 万亿个微生物,包括细菌、真菌、病毒、原虫等,其含量自胃、十二指肠($10 \sim 10^2$CFU/g 肠内容物)至结肠($10^{11} \sim 10^{14}$CFU/g 肠内容物)呈 10 的指数倍递增,共约 1000 余个种类,包括需氧菌、兼性厌氧菌和厌氧菌。这些微生物在宿主体内构成一个极其复杂的微生态系统,具有营养代谢、免疫调节、参与宿主肠道防御等功能,直接影响人类的健康。如结肠中的细菌可以对不能被消化吸收的食物残渣和上皮细胞分泌的内源性黏液进行发酵,这种复杂的代谢活动给宿主提供代谢能量和可吸收的基质,并给细菌本身生长和繁殖提供能量和营养物质。

菌群失调是机体某部位正常菌群中各菌种间的比例发生变化而超出正常范围的状态,由此产生的病症称为菌群失调症或菌群交替症。肠道菌群各菌之间相互依存、相互制约,在质和量上形成了一种动态平衡,一旦机体内外环境发生变化,敏感肠道菌就会被抑制,而未被抑制的肠道菌就会快速繁殖,从而引起菌群失调。肠道菌群主要受以下几个因素影响:药物,尤其是抗生素类药物;人内、外环境的改变;放射治疗;膳食结构以及食物中毒等。

炎症性肠病其病因和发病机制尚未完全明确,被认为是宿主免疫功能紊乱和肠道菌群共同作用的结果。随着微生态学的发展,肠道菌群与 IBD 发病的关系日益受到关注。研究表明,肠道菌群在 IBD 的发生、发展中起重要作用。截止到目前,尚未发现特异的细菌与 IBD 发病相关,也未发现 IBD 特征性的肠道菌群变化,但大量研究已证实 IBD 患者肠道菌群与健康者有很大区别,不仅表现为细菌组成的改变(如肠道细菌数量增加、与黏膜相关的乳酸杆菌和双歧杆菌比例减少),还表现为空间分布的变化(如黏附于黏膜层和上皮表面的细菌数量增多)。Seksik 等采用 rRNA 分子探针定量检测克罗恩病(CD)患者粪便标本发现细菌浓度明显高于正常对照组,且超过 30% 属未定型菌种,活动期和静止期结肠 CD 患者结肠黏膜黏附有大量大肠埃希菌,且侵入黏膜深层。Swidsinski 等应用 16S rRNA 基因序列分析技术分析了 305 例炎症性肠病患者和 40 名对照者的结肠镜活检标本,发现肠道炎症患者黏膜细菌含量显著高于对照者,以 CD 患者为著。故有研究认为肠道菌群是参与 IBD 发病的始动和持续

因素。IBD 发病机制研究结果显示:①IL-10 基因敲除鼠、TCR-α 基因敲除鼠、IL-2 基因敲除鼠、SAMP1/yit 鼠和 HLA2B27 转基因鼠在无菌环境下不会发生结肠炎,而在普通环境中饲养可发生致死性的小肠和结肠炎症;②粪便转流术能使 CD 患者肠道炎症减轻,但复原后加重;③IBD 的病变部位在肠道细菌浓度最高的回肠末端和结、直肠;④抗生素对 IBD 有一定疗效。

正常情况下,肠道免疫系统对肠道共生菌是耐受的。IBD 时,肠道菌群发生改变,肠道免疫系统对肠道内已发生变化的菌群不能耐受。肠道菌群失调介导 IBD 发病的可能机制为:

(一)肠道菌群失调导致肠道免疫系统失衡

免疫因素与 IBD 发病的相关性表现为:①肠道黏膜固有层有大量的炎性细胞浸润,伴随着局部细胞和体液免疫的激活;②IBD 患者可有免疫功能异常的肠外表现;③临床使用糖皮质激素和免疫抑制剂治疗有效。IBD 免疫反应异常表现为:肠黏膜免疫系统耐受性减弱,肠腔抗原容易使免疫细胞激活;T 细胞亚群比例失调,过量促炎症细胞因子引起和放大黏膜炎症。

肠道不仅是消化、吸收和营养物质交换的重要场所,也是人体最大的免疫器官。人肠黏膜的面积约为皮肤面积的 2 倍,且时刻与大量的抗原物质接触,担负着重要的免疫功能。虽然炎症性肠病的始动机制尚未完全阐明,但是肠道对于共生菌的免疫耐受缺失所导致的非特异性炎症反应可能是一个重要的致病因素。研究发现,将活动性 IBD 患者炎症肠段的黏膜固有层单个核细胞(LPMC)在体外与自身肠道内的细菌裂解液共同孵育后,LPMC 发生强烈的免疫反应,伴有大量的细胞因子如 IL-2、IFN-γ、IL-10 等分泌,而正常人 LPMC 对自身肠菌裂解液不发生增殖反应,这说明正常人对自身的肠道菌群是耐受的,而 IBD 患者对自身的肠道菌群存在耐受缺失,发生异常免疫反应。淋巴细胞异常活化参与了 IBD 的发生,而淋巴细胞活化需要抗原刺激,越来越多的资料表明,肠道微生物承担了启动黏膜免疫细胞活化的抗原角色。研究发现在 IBD 患者的血清中可以检测到一些针对细菌抗原成分的特异性抗体,如 ASCA(针对抗酿酒酵母菌的抗体)、Ompc(针对大肠埃希菌外膜蛋白 C 复合物的抗体)、I2(抗荧光假单胞菌 CD 相关蛋白抗体)、CBirl(抗 Cbirl 鞭毛蛋白抗体)及抗葡聚糖抗体。这些抗体不仅表明 IBD 存在针对正常肠腔成分的肠道黏膜免疫紊乱,同时提示 IBD 相关抗体与临床表型存在相关性。目前研究较多的为 ASCA。ASCA 是一种针对真菌菌属的抗体,为酿酒酵母菌细胞壁甘露聚糖的血清反应性抗体,ASCA 甘露糖不仅存在于酵母菌,在分枝杆菌和其他细菌中也发现其存在。研究表明 CD 患者 ASCA 阳性率为 50%~80%,UC 为 2%~14%。另外,已有研究表明,ASCA 阳性 /p-ANCA 阴性 CD 患者回肠受累多于单纯结肠受累(68%~76% vs. 34%~46%)。ASCA 阳性与狭窄(70%)和穿孔(51%)疾病行为相关,具有小肠切除的高风险,因此 ASCA 阳性预示疾病进展迅速且易形成并发症。另外,NOD2/CARD15 是 CD 的易感基因,该基因的突变可导致巨噬细胞不能识别和清除侵袭的细菌,及潘氏细胞抗菌能力的降低,两者之间的关联有力地支持了对肠道菌群的过度反应是 IBD 发病的重要因素。肠道菌群代谢产生的多肽、肽聚糖、脂多糖以及细菌的核酸产物(CpG DNA)均可激活树突状细胞,树突状细胞可以通过模式识别受体对肠道菌群做出识别,进一步激活 T 细胞引起免疫反应。

(二)肠道菌群失调导致肠道屏障功能降低

肠道屏障由肠黏膜上皮细胞、肠道免疫系统、肠道内正常菌群、肠道内分泌和蠕动等组

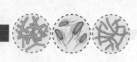
成,可有效阻挡肠道内细菌及其毒素向肠腔以外组织和器官移位,防止机体受内源性微生物及其毒素的侵害。肠黏膜屏障功能的完整是维持肠黏膜正常功能的基础,肠道屏障功能受损时肠道通透性增高,肠腔内的抗原、毒素等可进入黏膜固有层,诱发异常的黏膜免疫应答。

肠道菌群是肠黏膜屏障的重要组成部分,包括其参与构成机械屏障,与机体产生的酶、活性肽及代谢产物共同组成化学屏障,免疫作用产生的 IgA、IgM 与各种免疫活性细胞和细胞因子等形成的免疫屏障。Madsen 等研究发现,将 IL-10 基因缺陷的小鼠置于有菌环境中,2 周后虽未出现肠道损伤表现,但肠道通透性及肠黏膜 IFN-γ、TNF-α 水平已升高,且肠道通透性增高与 IFN-γ、TNF-α 的浓度相平行。而将 IL-10 基因缺陷的小鼠置于无菌环境中 2 周后,其肠道通透性及 IFN-γ、TNF-α 水平均正常。另外,有人在研究过敏性疾病时发现,严重食物过敏时,肠黏膜上皮结构破坏,肠道内大分子抗原经细胞旁途径和细胞内途径转运,使过敏原的抗原提呈增加,口服耐受诱导减弱,但应用益生菌治疗可以减低肠道通透性,增强特异性黏膜免疫反应,加强 IgA、IgM 的作用来修复肠道屏障功能。

目前,肠道菌群研究存在以下问题:第一,大多数研究虽然采用细菌生物学技术如聚合酶链反应(PCR)、原位杂交、流式细胞术、DNA 探针微序列测定以及基因芯片分析技术等,但不可能完成庞大的肠道细菌研究,仅能分离约 30% 的肠道菌群。第二,CD 患者肠道细菌种类繁多,多属于不正常菌属。即使是正常个体也有多达 70% 的肠道细菌未能分类。所以哪些菌种与 IBD 的关系密切尚不清楚。第三,应该区分肠黏膜菌丛和粪便菌丛,因为两者的菌种完全不同。它们之间的差异在 IBD 发病中可能具有重大意义。另外,16SrRNA 探针技术有望提高细菌检测率。在长期进化过程中 16SrRNA 基因受到的选择压力比较大,序列变化缓慢,每 1% 的碱基取代需 $5×10^7$ 年的漫长时间,因此 16SrRNA 基因具有分子计时器的特点。目前已有很多 16SrRNA 序列被描述出来,可以在基因数据库中查询,对于研究细菌的系统发生有很大帮助。肠杆菌基因间的重复共有(enterobacterialrepetitive intergenicconse-nsus,ERIC)序列是在肠道细菌基因组中发现的一种基因间重复序列。ERIC 序列约 126bp,高度保守,定位于基因组内可转录的非编码区域或与转录有关的区域。ERIC-PCR 技术已应用于分析人工培养的混合菌甚至是天然复杂微生物群落的组成特征。新的研究技术的出现将为肠道微生态的研究带来新的进展。

二、益生菌对炎症性肠病的治疗作用

研究显示 IBD 中存在菌群失调,益生菌制剂在 IBD 中的作用日益受到人们的重视。诱导缓解、预防复发和并发症是炎症性肠病治疗的目的,研究表明益生菌对炎症性肠病具有一定的治疗作用。进一步的研究表明益生菌治疗炎症性肠病的可能机制为:①通过阻止细菌黏附、易位或产生抗菌物质来抑制病原体;②阻断促炎细胞因子的分泌;③调节肠道菌群,并且产生对肠道功能有重要作用的营养物质。

(一) 益生菌在溃疡性结肠炎治疗中的应用

溃疡性结肠炎(UC)所致肠道菌群失调或宿主对肠道菌群应答的异常,可能是此病特征性免疫失调关键的始动因子和维持因子。益生菌可通过生物拮抗、加强肠道上皮屏障功能及调节肠道免疫系统功能等机制参与防治 UC。Resta-Lenert 等研究显示嗜热葡萄球菌和嗜酸乳杆菌能够抑制肠侵袭型大肠埃希菌对人肠细胞系的黏附和侵袭,这些益生菌促进上皮细胞紧密连接区肌动蛋白和咬合蛋白的磷酸化。Yan 等研究显示鼠李糖乳杆菌通过抑制肿瘤坏死因子(TNF)诱导促凋亡 P38 丝裂原活化蛋白激酶的活化而预防细胞因子诱导的肠上皮细胞凋亡。Madsen 等通过评价短路电流、经上皮电位差和离体组织的 D- 甘露醇流量,显示益生菌能使结肠生理功能和屏障完整性正常化。益生菌能够区分非致病菌和致病菌,传递特定的细胞因子对基础免疫细胞产生应答,通过刺激巨噬细胞和自然杀伤细胞,增加巨噬细胞和淋巴细胞的活性以及肠道黏膜白介素(IL)-10 的产生和减少 TNF-α 和干扰素 γ 的分泌,因而加强肠道黏膜免疫系统的活性。研究表明,益生菌有治疗 UC 的作用主要是通过阻止结肠病原菌的定植,降低炎症性细胞因子的表达,增强上皮细胞增殖,抑制细胞凋亡以及为肠细胞提供新陈代谢的能量。另外,很多研究显示,益生菌能够转变动物体内肠道微生物的组成,但在很多情况下,微生物的如此转变仅仅持续很短的时间,随后便随着益生菌的变化而停止。

UC 的益生菌干预研究大致分为诱导活动期 UC 缓解以及维持 UC 缓解。国内临床试验对象多为轻中度活动期成年患者,缺乏高质量益生菌在儿童 UC 中应用的临床研究。国外研究多用到的是混合型制剂 VSL#3 或单菌株制剂 Nissle 1917,这两种益生菌在 2015 年耶鲁 /哈佛共识中强推荐用于维持缓解(A 推荐),诱导缓解作为 B 推荐。但许多研究测量的结局指标不同,无对照或不同的对照组(安慰剂对照或 5-ASA 对照),纳入标准(UC 的病变范围及严重程度)不同,应用的菌株、剂量以及人群不同,有些研究病例脱落率较高,不利于研究间的统一比较与数据的整合分析,限制了益生菌在 UC 中的使用。但益生菌在 UC 中的应用仍很有前景,其他能够调整肠道菌群的治疗手段,比如粪菌移植、抗炎饮食,也值得进一步的研究。

评价益生菌制剂治疗 UC 疗效的大多数试验聚焦于维持缓解。Kruis 等进行了一项双盲随机对照研究,对比了大肠埃希菌(Nissle 1917)和美沙拉嗪在预防 UC 复发方面的作用,327 例非活动性 UC 患者随机接受美沙拉嗪(1.5g/d)或大肠埃希菌(Nissle 1917)(200mg/d)治疗,结果发现大肠埃希菌(Nissle 1917)与低剂量美沙拉嗪(1.5g/d)在维持 UC 缓解期 >1 年以上的疗效相同,且两组药物的安全性和耐受性均较好。Tursi 等进行了一项短期、无安慰剂对照的实验研究,将 90 例轻度至中度活动 UC 患者随机分组,分别应用小剂量巴柳氮与 VSL#3(VSL#3 为一种冻干细菌合剂,每袋含 9×10^{11} 个细菌,其中包括 8 株乳酸杆菌、3 株双歧杆菌和 1 株链球菌唾液嗜热亚种)、中等剂量的巴柳氮、美沙拉嗪治疗,结果显示小剂量巴柳氮联合 VSL#3 组在临床症状、内镜表现、组织学评估等方面显著优于单独使用巴柳氮或美沙拉嗪。Kato 等将含有双歧杆菌的酸奶或安慰剂加入柳氮磺胺吡啶或 5-ASA 中用于治疗轻、中度 UC,随访 12 周后发现,双歧杆菌酸奶组和安慰剂对照组的缓解率分别为 40% 和 33%,且双歧杆菌酸奶组的患者粪便中短链脂肪酸含量增加。Rembacken 等在 116 例活动性 UC 患者中采用随机对照实验比较了美沙拉嗪和大肠埃希菌(Nissle 1917)的疗效和维持缓解的效果。将患者随机分为 2 组,美沙拉嗪组 59 例,大肠埃希菌(Nissle 1917)组 57 例,所有患者均接受糖皮质激素和庆大霉素治疗,疗程 1 周,缓解后维持治疗 12 个月。研究结果显示美沙拉嗪组的缓解率为 75%,大肠埃希菌(Nissle 1917)组为 68%;达到缓解的时间为美沙拉嗪组 44 天,大肠埃希菌(Nissle 1917)组 42 天;复发率美沙拉嗪组为 73%,大肠埃希菌(Nissle 1917)组为 67%,平均缓解时间为美沙拉嗪组 206 天(中位数 175 天),大肠埃希菌(Nissle 1917)组 221 天(中位数 185 天),提示在维持缓解方面,大肠埃希菌(Nissle 1917)与美沙拉嗪同样有效。

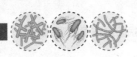

伍秋容等系统评价了益生菌对溃疡性结肠炎的治疗作用。共纳入 13 项随机对照研究，共 1146 例患者。分析结果显示：在缓解溃疡性结肠炎临床症状方面，益生菌不优于氨基类制剂，但益生菌加氨基类制剂联合治疗优于单用氨基类制剂；在预防复发方面，益生菌优于安慰剂，但不优于氨基类制剂；益生菌加氨基类制剂联合治疗也不优于单用氨基类制剂治疗。上海仁济医院消化系统疾病研究所进行了一项荟萃分析，系统评价益生菌对炎症性肠病诱导缓解、维持治疗和贮袋炎的作用，共纳入了 21 项随机对照试验 1515 例患者，分析结果显示益生菌与安慰剂比较，炎症性肠病的复发率 RR=0.51（95%CI：0.29-0.92）；益生菌与 5-氨基水杨酸比较，溃疡性结肠炎的复发率 RR=0.96（95%CI：0.76-1.19），荟萃分析结果认为溃疡性结肠炎患者使用益生菌作为缓解治疗具有和 5- 氨基水杨酸相同的效果并优于安慰剂，但合并使用益生菌和 5- 氨基水杨酸并未降低疾病的复发率，且益生菌在炎症性肠病的诱导缓解中无额外益处。

（二）益生菌在克罗恩病治疗中的应用

益生菌对 UC 的疗效较为明显，但是对 CD 的治疗效果并不理想。将益生菌作为干预手段治疗 CD 的研究数量少，其中以儿童为对象的研究更少。由于年龄是肠道菌群的决定因素之一，因此，借鉴成人 CD 患者应用益生菌的经验对 CD 患儿进行治疗时，应当谨慎。目前需要更多高质量的研究探索新的益生菌菌株的疗效、摄入方式及适宜剂量。进一步研究肠道微生物群在 CD 发病机制中的作用将有助于选择新的益生菌。

对于益生菌治疗克罗恩病（CD）的机制主要来源于对动物疾病模型的研究，可能的机制包括益生菌对黏膜内 T 淋巴细胞的调节以及控制对外源菌发挥效应的黏膜细胞因子的转运。Steed 等对 35 例临床诊断活动性 CD 的患者进行了一项随机、双盲以及空白对照的试验，给予治疗组合生元，并分别于试验开始时、试验第 3 个月、第 6 个月进行患者病情评估，包括临床表现、肠道活检、细胞因子等方面，结果提示：在克罗恩病活动指数方面，治疗组明显得到改善而对照组则无明显改变；在细胞因子方面，治疗组 3 个月时 TNF-α 已有明显下降，而对照组无明显改变。Campieri 等采用抗生素联合 VSL#3 与美沙拉嗪相比可有效预防 CD 患者术后的复发，40 例术后 CD 患者随机分为 2 组，一组采用利福昔明治疗 3 个月后，接着服用 VSL#3 9 个月，另一组服用美沙拉嗪 12 个月。1 年内，抗生素 /VSL#3 组的内镜下肠道缓解达 80%，而美沙拉嗪组仅达 60%；而 1 年后两组的缓解率并无显著差异。

Doherty 等对术后 CD 复发与益生菌的使用进行了 Meta 分析，但结果提示在 CD 复发的危险性方面，益生菌的使用与安慰剂的使用结果没有明显差异。同 Doherty 等相类似，Rahimi 等对益生菌与 CD 维持缓解的关系进行了 Meta 分析，但结果类似，仍没有证明益生菌在 CD 维持缓解、预防复发方面的有效性。与溃疡性结肠炎不同，目前，Meta 分析的结论无论在益生菌治疗 CD 的有效性亦或是安全性方面，均没有支持上述临床研究结论，故益生菌在 CD 治疗中的相关问题尚需进一步研究。

总之，益生菌通过扶植正常微生物种群、调整生理平衡，在免疫抑制剂和抗生素应用日益频繁的今天，益生菌在 IBD 的治疗中显示出了安全、有效、可靠的治疗效果。但益生菌应用尚存在一些问题：①益生菌品种繁多，所含菌量没有统一的标准，不同菌株、剂量及疗程的选择对于疾病的治疗至关重要，但由于益生菌药理作用及各种菌株作用机制研究的欠缺，无法为临床提供指导，从而造成了菌株、剂量及疗程的选择缺乏针对性。②在 IBD 的治疗中，特别是重症患者,抗生素的运用较为普遍,而益生菌与抗生素同时使用的方式缺乏指导,造成益生菌实际用量不足,导致治疗效果下降。故益生菌与抗生素同时运用时的用药方法、时间、剂量等相关问题有待进一步研究阐述。③益生菌的远期效果及其安全性尚需进一步评价,如益生菌在肠道内是否也会发生易位或传递耐药基因等。

三、粪菌移植在炎症性肠病治疗中的应用

粪菌移植(fecal microbiota transplantation,FMT)是以粪便悬液的方式将来自健康供体的胃肠道菌群通过鼻胃管或鼻十二指肠管、胃镜或结肠镜、直肠导管灌肠等方式移植到患者胃肠道内,重建具有正常功能的肠道菌群,实现对肠道及肠道外疾病的诊疗作用。粪菌移植最初用于治疗难辨梭状芽孢杆菌相关性疾病,并取得了良好的效果。2013年《新英格兰医学杂志》上的一篇论文报道了利用粪菌移植成功治疗人感染难辨梭状芽孢杆菌的病例,其效果显著优于万古霉素。2012年7月《美国胃肠病学杂志》重点推荐了Brandt等最新的多中心研究结果,该研究结果表明,粪菌移植治疗难辨梭状芽孢杆菌感染(CDI)总的成功率高达98%,其中91%的患者通过一次移植即可治愈。FMT作为一种治疗CDI的方法,在2013年被美国食品药品监督管理局(FDA)批准应用于儿童,并将其写入了临床指南。2016年中华预防医学会微生态分会儿科学组发布了"儿童粪菌移植技术规范的共识",指引和规范国内儿科开展FMT临床工作。

从20世纪50年代起,澳洲、欧洲和美洲的医生已将粪菌移植发展到前所未有的高度。目前,粪菌移植已被视为一种特殊的器官移植,用于治疗难辨梭状芽胞杆菌感染、炎症性肠病、肠易激综合征、代谢综合征、神经发育不良与神经退行性疾病、自身免疫性肠病、肠道食物过敏等。1989年Bennet和Brinkman报道了首例采用粪菌移植治疗UC的病例。Bennet自身患有UC,并亲自尝试了采用粪菌移植的方法治疗UC。Bennet在免疫抑制剂及激素治疗均无效后尝试粪菌移植治疗,治疗后3个月黏膜活检发现肠道仅存在慢性炎症,而急性炎症反应消失,6个月后临床症状消失。1989年Borody等又报道了采用粪菌移植成功治疗2例炎症性肠病患者,其中一例45岁的UC患者对免疫抑制剂治疗不能耐受,而粪菌移植治疗3个月后临床症状消失,结肠镜和组织学检查恢复正常,另外一例为激素和免疫抑制剂治疗无效的31岁CD患者,粪菌移植治疗4个月后临床症状消失。一项6例UC患者的回顾性研究,6例患者5-ASA及激素均治疗失败,其中4例患者硫唑嘌呤治疗亦无效,随访研究表明,采用粪菌移植治疗后,该6例患者的缓解时间为1~13年不等。2012年Zainah等报道了一例合并免疫缺陷和反复难辨梭状芽孢杆菌感染的UC患者,在采用粪菌移植治疗后难辨梭状芽孢杆菌被成功清除,并获得了长达8个月的临床症状缓解。Kunde等报道用FMT治疗中重度儿童UC患者,1周后的临床应答率和临床缓解率分别为78%和33%,但由于该研究样本量较小,只能在一定程度上提示FMT是治疗儿童UC的有效手段。目前,很多研究报道均表示FMT治疗IBD尤其是UC有一定效果,不仅能有效改善临床症状,而且在长期随访中发现其有缓慢的促进黏膜愈合的作用。目前有限的临床研究已表明,对于难治性炎症性肠病患者,粪菌移植是一种可以快速改变肠道菌群环境、快速纠正肠道过度免疫状态,能在短时间内缓解临床症状的一种特殊疗法,但目前的研究仅限于病例报道和小样本回顾性研究,尚无大规模的前瞻性随机对照研究。

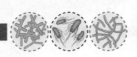

第五节　益生菌对功能性胃肠病的作用

近年来,功能性胃肠病(FGID)发病率高,病因尚不十分明确,发病机制多重而复杂,目前治疗上缺乏长期有效的治愈性药物和治疗方法,对患者的生活工作产生严重影响。FGID 已成为胃肠道疾病研究的热点。随着临床实践和科学技术的发展,人们对那些有消化系统症状,而生化、影像学和内镜检查等并未发现有器质性改变的疾病,共识为 FGID。近年对 FGIDs 的讨论和研究之所以经久不衰,不仅因为 FGID 和重叠症在人群中非常多见,严重影响患者的生存质量,还因为其诊治的费效比高。对 FGID 的病因、发病机制以及病理生理的深入研究,将使 FGID 的诊断和治疗水平迈向新的台阶。2006 年的罗马Ⅲ标准基于更多的循证医学基础,进一步对功能性胃肠病的诊断标准作出修订。2016 年由 23 个国家的 117 位专家,在罗马Ⅲ标准基础上制定了罗马Ⅳ标准,采用多维临床资料剖析(MDCP)的方法,即通过对患者症状体验的多方位(包括临床症状、社会心理、生理、生活质量及其影响层面)梳理和整合,涵盖了生理学、心理学、社会科学和临床胃肠病学等多学科,并跨越了六大洲的地理范围,跨文化的研究,为患者制定个体化的治疗方案。新的 FGID 约定定义是肠 - 脑互动障碍。它是一组疾病,新定义强调其症状产生与动力紊乱、内脏高敏感性、黏膜和免疫功能改变、肠道菌群改变和中枢神经系统(CNS)处理过程改变有关。涵盖流行病学、病理生理学、心理和临床特征以及诊断和评估。

一、功能性胃肠病的发病机制进展

虽然目前认为 FGID 是不存在结构或器质性改变的疾病,但需要注意的是,FGID 并不是单一的功能病。FGID 的发病机制十分复杂,目前主要认为与胃肠动力障碍、内脏高敏感性、神经功能紊乱、炎症和肠道菌群的改变、精神心理和应激、胃肠激素分泌异常等多种因素有关。FGID 表现出的动力和感觉功能的障碍,是基于异常的神经胃肠病学基础,即胃肠动力与感知的神经网络调节系统的异常,包括神经递质、消化道感染和炎症与 FGID 发病的密切关系构成了脑 - 肠轴调节中的周围环节,同时各种原因引起的心理生理异常是脑 - 轴调节重要的中枢环节。而且,在不同个体及同一个体的不同阶段,这些因素对疾病的影响又是相对可变的。

罗马Ⅳ标准是在对发病机制做了充分的了解后推出的,所涵盖的内容更全面,也更趋向复杂,新的发病机制认为早年生活,包括遗传因素和环境因素影响,此后社会心理因素,如生活应激、心理状态、竞争和社会支持等,与胃肠道生理功能,如胃肠动力、感知、炎症和肠道菌群等因素,通过 CNS 和肠神经系统(ENS)相互调控影响而产生 FGID 的症状和行为,进行干预的结果和生活质量是否改善又影响 FGID 的症状和行为,后者又对社会心理因素和胃肠生理功能通过 CNS 与 ENS 的相互作用,做出正面或负面的反应。

(一)胃肠动力障碍和内脏高敏感性

FGID 患者对各种刺激而表现出的消化道症状如腹胀、呕吐、腹痛的反应更加敏感。诸多研究表明,如功能性消化不良患者有近端胃容受性障碍、胃排空延迟和胃节律紊乱等。IBS 患者存在全胃肠道动力紊乱。胃肠道壁内的胃肠神经 -Cajal 间质细胞(ICC)- 平滑肌发挥着感受刺激、介导神经网络构成胃肠动力的基本功能位,经信号传递及引起胃肠道收缩运动的作用。在制定罗马Ⅳ标准时,充分考虑到胃肠动力障碍包括脑 - 肠轴在内的几种机制。首先,肠道各种炎症、免疫、浸润或变性过程可直接影响肌肉和(或)肠神经系统效应器系统。其次,对调节局部胃肠运动功能的运动神经元内脏传入(感觉)纤维过度刺激间接触发动力异常。第三,被激活的内脏传入纤维诱导脑干中的自主神经变化,例如心率的变化和结肠张力的改变(迷走神经介导的胃结肠运动反应)。最后,心理社会应激可诱导肥大细胞激活影响动力、黏膜通透性和内脏传入。

30%~50% 的 FGID 患者无胃肠运动异常的证据,主要表现为内脏高敏感性。患者对低于生理性刺激即可引起反应或不适;对正常的生理性刺激也出现不适;对伤害性刺激的感觉阈值明显降低或升高,引起腹痛、腹胀、腹泻、便秘等。由于胃肠道感觉功能定位方法的发展,使内脏高敏是 FGID 的重要特点的认识成为可能,也解释了部分患者的症状与动力并不相关的现象。这些异常感觉可能是由于肠腔因素、炎症、损伤、缺血等引起中性粒细胞、淋巴细胞、巨噬细胞、肥大细胞、血小板、成纤维细胞,血管,肌肉和神经元等释放的各种介质,形成所谓的"炎症汤"(inflammatory soup),直接或间接作用于感觉神经末梢,增加了对机械和化学刺激的敏感性。"炎症汤"包括胺类、嘌呤类、前列腺素类、蛋白酶和细胞因子等。肠道菌群变化亦可导致肠黏膜和肠神经丛的受体敏感性改变。感觉和动力之间也存在互动关系。伤害性刺激传入中枢,经过整合后传出神经冲动,并抵达靶器官,引起异常的动力活动。此外,内脏高敏感性可能还与神经中枢兴奋性增加、内脏传入信号下调机制的改变有关。胃肠道壁内蕴藏着丰富的接受来自于腔内各种刺激的感觉系统神经装置,胃肠道壁的内在性初级感觉神经元能调节肠神经系统(ENS)的感觉和运动,而外在性初级感觉神经元接受刺激上传,将信息上传至中枢神经系统,整合后又将信息发至靶器官。以上过程反映了脑 - 肠轴的互动关系。

(二)神经功能紊乱

脑 - 肠轴即中枢神经系统通过自主神经系统影响肠神经系统来调节胃肠运动。各种胃肠道病理生理功能的改变,如胃肠动力、感知、炎症和肠道菌群等变化,可引起胃肠到 ENS 固有反射弧的改变,这种变化即使在炎症消除后仍持续存在,并且影响神经可塑性对胃肠推进运动的影响。外在刺激与内在感觉可通过中枢神经的高级活动影响胃肠道感觉、动力和分泌功能、情绪和行为。这些过程多是通过血管活性肠肽、降钙素基因相关肽、胆囊收缩素和 5- 羟色胺等脑肠肽和调节因子来介导完成的,可以增加背根神经元的兴奋性,导致胃痛觉过敏。5- 羟色胺是重要的脑肠神经递质,不仅在中枢与情感障碍有关,还在外周参与胃肠动力和感觉的调节,其受体广泛分布于平滑肌、肠神经系统和中枢神经系统。肠上皮细胞释放 5-HT 激活肠神经反射弧,以及信号传递与消化相关的反射、饱腹感和疼痛等通过迷走神经和脊髓传入到 CNS 的信号。血清素信号传递通过肠上皮表面的血清素选择性再摄取运载体(SERT)摄取 5-HT 而终结。有研究表明,人体和实验动物肠道炎症,其黏膜 SERT 的表达降低,5-HT 信号传递作用增强。此结果在溃疡性结肠炎、憩室炎、IBS- 腹泻型以及 IBS- 便秘型中均得到了证实。近年来研究的热点是开发与 5- 羟色胺相关的药物,以用于治疗 FGID。

(三)炎症与肠道菌群改变

胃肠道依赖于肠道黏膜免疫将进入的细菌和毒素等有害物质有效地局限于胃肠道内。

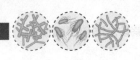

肠道菌群的微生态平衡是维持肠道功能的主要因素之一。抗生素的应用可干扰肠道菌群，进一步影响肠道黏膜的免疫活性。近年的临床研究发现，某些功能性胃肠道疾病如 IBS、消化不良患者可在急性胃肠道感染后出现典型症状，同样某些急性胃肠道感染患者可出现 IBS 样症状或消化不良症状。约一半的 IBS 患者有肠黏膜炎症细胞活化；约 1/3 的 IBS 患者或 FD 患者在急性肠道感染后出现症状。这些患者的黏膜可有炎症细胞和炎症因子表达增加。黏膜炎症可以部分解释内脏高敏化。

（四）精神 - 心理 - 社会因素

现代研究发现，精神 - 心理 - 社会因素可以影响健康人的胃肠道功能。流行病学资料表明，FGID 患者容易伴有焦虑和抑郁状态。精神 - 心理 - 社会因素在功能性胃肠疾病的发生和发展过程中可能有着重要的影响。这种现象与患者面临的竞争、压力、负性事件和应激事件有关，还与患者本身性格和人格等有关，并受幼年时期有无恶劣环境刺激以及遗传因素的影响，从而构建了引发 FGID 的脑 - 肠轴的途径。它可能通过引起或加重消化道运动或感觉异常导致消化道症状产生。各种精神因素如心理创伤、个性异常、神经质、焦虑、抑郁，可能通过改变自主神经功能、降低疼痛阈值而影响胃肠道运动和感觉功能、激素的水平，从而引起内脏感觉过敏和胃肠道功能的紊乱。心理应激还可以影响胃肠动力，其机制主要是通过影响中枢神经内分泌系统和异常的自主神经调节活动，进一步引发胃肠道肠神经系统的运动和感觉功能的变化。心理应激的研究进一步提示脑 - 肠轴调节影响胃肠道的功能状态。

心理因素对 FGID 的发病机制目前尚不十分明确。有研究认为其可能通过大脑皮质 - 边缘系统 - 蓝斑核 - 迷走背核 - 自主神经 - 肠肌间神经系统致使交感 - 迷走神经功能失调，从而导致胃肠动力紊乱及感觉过敏。也有研究证实心理社会应激可诱导肥大细胞激活影响动力、黏膜通透性和内脏传入。据报道，消化科门诊中近 1/2 的 FGID 患者伴有心理因素，其中多为抑郁及焦虑。临床常见主诉是长期腹部不适、腹痛（部分无固定部位）、腹胀、排便习惯改变、胸骨后及上腹部烧灼痛等一种或多种重叠症状，经多种治疗后症状仍顽固反复发作，病程迁延不愈而发展为难治性 FGID。因此，心理因素应该引起关注。

（五）FGID 重叠症

临床上 FGID 重叠症很常见，但发病机制尚不清楚。遗传因素、精神心理因素均有可能参与发病。内脏感觉通路与大脑边缘系统重叠的共同通路学说部分解释了这种重叠现象。胃肠道神经反射也是引起重叠症可能的因素之一。FGID 的脑 - 肠互动研究仍有待深入。近年来的脑成像技术如脑诱发电位（CEP）、正电子发射计算机断层扫描（PET）和功能性磁共振成像（fMRI），为研究 FCID 的脑 - 肠轴异常机制提供了先进的手段。

二、儿童功能性胃肠病的特点

在罗马Ⅲ标准里，儿科工作小组分别针对 0~4 岁的新生儿婴幼儿和 5~18 岁青少年儿童制定诊断分类标准。除腹型偏头痛和周期性呕吐综合征外，病程从罗马Ⅱ标准的 3 个月缩短至 2 个月，且每周至少有 1 次以上的症状发作。这样可以纳入更多的儿科患者，更符合儿科经验。在一些患儿 FGID 和器质性疾病可能共存，如肠易激综合征（IBS）和克罗恩病（CD），因此更要强调在诊断 FGID 前必须先排除器质性疾病。儿童 FGID 的诊断分类所选择的分类系统不同于成人,因为儿童正处于发育阶段,一些疾病如功能性腹泻与一定的生理发育阶段有关,一些疾病可能是对括约肌功能不成熟状态的行为反应,如粪便滞留;另外一些疾病只能等到儿童认知能力发育成熟到一定程度才能认识到,如消化不良症状。因此儿童 FGID 的诊断主要依据儿童和家长的主诉,不根据消化系统器官进行分类。专家委员会相信以症状为基础的诊断标准可以让医师更好地应用,尤其对于腹痛相关性 FGID。要注意的是,5 岁以内小儿的症状往往与解剖特点、胃肠生理特点、智力发育和感知功能有关。功能性胃肠病的临床表现取决于个体的自律性、情感和智力发育阶段以及相应的器官和心理发育不平衡。比如所谓婴儿反流是生后头几个月的问题。儿童,尤其年幼儿是否寻求医治与家长和看护者对其关心程度有关,而家长和看护者的关心程度又因其经验、期望值、心理类型、对疾病的认识不同而不同。

患儿就诊的原因不仅是因为患儿的症状,还包括家庭中存在的有意识或无意识的焦虑。所以,医师不仅应对患儿作出诊断,还须辨别患儿的症状对家庭的影响。在治疗时必须注意到患儿和家庭两方面。治疗成功与否和家长的配合密不可分。婴幼儿和学龄前期的儿童并不能准确描述疼痛、恶心等症状,有时也不能说清是情绪上痛苦还是生理上痛苦。临床医师既要依靠家长的描述和解释,因为家长最了解自己的孩子,也要从专业的角度观察辨别孩子健康还是不健康。

三、肠道菌群与肠易激综合征

(一) 概述

肠易激综合征(IBS)是以腹痛或者腹部不适伴排便习惯或大便性状改变为特征,症状持续或间歇发作,经相关检查无器质性病变证据的综合征。它是临床上最常见的功能性胃肠病之一。在西方国家 IBS 的发病率非常高,欧洲和北美发病率为 10%~15%(罗马标准),大洋洲为 11%~17%(Manning 标准和罗马标准),非洲国家为 10% 左右(改良的 Manning 标准),亚洲国家患病率大多在 5% 左右(Manning 标准和罗马标准)。儿童 IBS 的发病率也非常高,意大利的一项流行病学研究表明该国在出生至 12 岁的儿童中 IBS 的发病率为 13.9%。我国对黑龙江和上海地区的中小学生进行流行病学调查表明,我国儿童 IBS 的患病率为 13.25%。我国李亚娟等对某地区 507 例中学生进行问卷调查结果发现,受试学生中 75% 有腹痛史,而符合 IBS 诊断的高中学生占 17%,初中生占 8%。因此 IBS 也是青少年腹痛最常见原因之一。

2006 年发表了最新的罗马Ⅲ诊断标准,其中包括对青少年儿童肠易激综合征的诊断标准。IBS 必须具有以下各项:

(1) 腹部不适或腹痛同时有 2 种或 2 种以上情况,且发生时间占 25%:①排便后改善;②伴大便次数改变;③伴大便形状改变。

(2) 不能以炎症、解剖、代谢或肿瘤解释患儿症状。症状每周至少 1 次,2 个月以上才能做出诊断。

IBS 的发病机制复杂,主要涉及胃肠道运动异常、内脏高敏感、免疫异常、肠道微生态失衡、感染、脑 - 肠轴失调、肠黏膜屏障功能紊乱等多种因素。近年来,许多研究表明肠道菌群

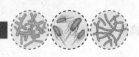

失调对于 IBS 起了重要作用。

肠道菌群失调是指肠道菌群数量的增减和比例失调以及菌种性质的变化。多种因素可以造成肠道微生态失调,如抗生素的使用、心理和生理应激、食物等。流行病学研究发现 IBS 患者多存在肠道菌群失调,主要表现为双歧杆菌和乳酸杆菌数量减少,而肠杆菌科、大肠埃希菌群、类杆菌等数量的增加。临床实验发现,通过粪便微生物观察,相对于正常人,IBS 患者粪便中大肠埃希菌、乳酸菌和双歧杆菌明显减少,说明这种改变可能对 IBS 症状的维持和加重起作用。研究者通过结肠黏膜活检也发现类似结果,IBS 患者厌氧菌、大肠埃希杆菌及类杆菌增加。

（二）肠道菌群失调的致病机制

1. 小肠细菌过度生长　小肠细菌过度生长（small intest-inal bacterial overgrowth,SIBO）是指远端肠道内菌群因各种原因移位进入小肠,而引起小肠内厌氧菌过度孳生,可视为肠道菌群失调的菌群横向转移。SIBO、结肠菌群失调和优势细菌减少等原因与 IBS 的发病有关。IBS 的主要症状如腹痛或腹部不适、腹泻、便秘等大便习惯改变与 SIBO 的症状很相似,小肠动力紊乱所致的 SIBO 可能是 IBS 的发病因素之一。正常人由于胃酸的作用和上段小肠运动较强使细菌难以立足,胃肠动力失调使进入小肠的细菌过多,当每毫升小肠内容物中细菌数 $>10^5$ 时,即认为小肠细菌过度生长。多项研究均报道 IBS 患者结肠存在菌群数量的增减和比例失调,如结肠双歧杆菌、乳酸杆菌数量减少,肠杆菌和韦荣球菌数量增加等。

SIBO 致 IBS 的可能机制为:

（1）不同菌群可导致肠道动力异常:结肠内的膳食纤维被细菌酵解可产生短链脂肪酸（SCFAs）,如乙酸、丙酸、丁酸等。在生理浓度范围内（<100mmol/L）,随着 SCFAs 浓度的增加,结肠头段的收缩和结肠尾段的舒张幅度增加,提示结肠菌群失调可能通过改变肠腔 SCFAs 的含量来影响肠动力。肠球菌、乳杆菌和双歧杆菌可以明显缩短移行性运动复合波（migrating moter complex,MMC）的周期,加快小肠运转,大肠埃希菌则有延长 MMC 周期的趋势,对小肠动力有抑制效应。

（2）对肠上皮屏障的影响:通过建立动物模型,向无菌肠道内植入不同菌群,发现大肠埃希菌、肺炎克雷伯杆菌、草绿色链球菌可明显提高结肠黏膜的通透性,而植入短乳杆菌则作用相反。另外通过体外培养肠上皮细胞株 T84,发现 EPEC 可抑制肠上皮细胞紧密连接蛋白20-2 的表达,破坏肠上皮屏障,而 EcN 可促进 20-2 的表达,并加强上皮细胞紧密连接复合体的屏障功能。

（3）对肠道消化功能的影响:细菌通过发酵肠道底物产生氢气、甲烷、二氧化碳等气体,IBS 患者肠道转运功能障碍,导致气体清除速度慢,出现腹胀的症状。同时,SIBO 使肠腔内的结合胆酸分解为游离胆酸,肠腔内缺乏胆盐,影响脂肪吸收,发生腹泻症状。细菌过度生长还可引起小肠黏膜刷状缘的寡糖酶和肽酶的缺乏,影响糖吸收并增加小肠内渗透压,减少氨基酸的吸收,造成低蛋白血症,加重腹泻。

（4）对内脏感觉的影响:McKeman 等发现婴儿双歧杆菌和短双歧杆菌能够提高模型组大鼠直肠扩张刺激的感觉阈值,降低内脏敏感性。相关研究也发现嗜酸乳杆菌可通过与吗啡相似的作用途径调节肠道的感觉。

2. 介导免疫反应　研究表明,单纯的肠道细菌产气增加并不能导致 IBS 症状的产生。其他因素,如外周及中枢神经感觉异常,其他发酵产物如短链脂肪酸,舒血管物质等以及免疫反应也可能发挥一定的作用。由于肠黏膜屏障的损伤,使肠黏膜通透性增高,使得致病菌及其抗原易于通过肠黏膜而发生过度免疫,引起多种炎症及免疫细胞的增多、活化,同时还可以干扰胃肠反射,活化内脏感觉系统,增加内脏感觉敏感性,而出现腹痛症状炎性介质是免疫反应的标志物,对胃肠分泌和运动均具有影响。

有资料表明,IBS 患者在受到炎症刺激后,肠黏膜的 T 淋巴细胞和肠道内分泌细胞增多,并可通过神经免疫机制释放多种炎性介质以抵抗入侵的病原体。介质的过度作用可致黏膜的敏感性增高,导致肠管的易激状态。推测这些改变可能被脑-肠轴上的神经内分泌受体所识别,在中枢神经引起异常反应,进一步产生持续的肠功能紊乱。肥大细胞与胃肠道含神经肽(SP、CGRP)的感觉神经纤维接触紧密,推测其可能是神经免疫轴和脑-肠轴之间联系的桥梁。炎症和心理等刺激使肥大细胞活化,释放的介质可能致敏受体和神经末梢,使外周信号放大。肥大细胞同时也是产生各种潜在生物活性介质的主要部位。

肥大细胞可被细菌、寄生虫或食物抗原等诱导脱颗粒,分泌组胺、前列腺素、肝素、5-HT、白三烯等活性物质。这些活性物质可使平滑肌收缩增强,使肠道蠕动加快,从而出现腹泻症状。这些物质大多具有致痛作用,可能与 IBS 患者痛觉敏感增高有关。亦通过 5-HT、组胺等作用于胃肠道平滑肌相应受体,影响胃肠平滑肌细胞的离子转运和平滑肌的运动,使平滑肌收缩增强及肠道蠕动加快,引起腹泻或排便习惯的改变。机体在发生免疫过度的情况下,同时释放多种炎性因子,使肠黏膜处于一个低度炎症状态。研究发现,IBS 患者细胞因子表达失衡,促炎因子如 IL-1β、TNF-α、IL-6 增加,而抑炎因子减少或无明显改变。TNF-α等亦为重要的免疫调节剂,进一步活化淋巴细胞,诱导和促进其他炎性介质的生成和释放,并抑制水和钠盐的重吸收而引起腹泻症状。

3. 破坏肠黏膜屏障　肠道正常菌群具有肠道黏膜生物屏障的作用。若致病菌欲发挥侵袭作用,首先需突破黏膜的第一道生理屏障防线。当 IBS 患者的肠道菌群失调,有益菌数量减少且致病菌数量增多时,致病菌和内毒素可直接侵袭肠黏膜,导致肠黏膜的通透性增高。研究发现,肠致病型大肠埃希菌可抑制肠上皮细胞紧密连接蛋白 ZO-2 的表达,破坏肠黏膜屏障。当肠黏膜屏障受损,肠黏膜合成单体或合成分泌的功能发生障碍,使得肠道分泌液中缺乏分泌型 IgA,进而使得致病菌过度繁殖,加重菌群失调,造成恶性循环。

(三) 益生菌对 IBS 的治疗作用

多项临床对照试验发现益生菌能够改善 IBS 患者的症状,包括腹痛、腹胀、腹鸣。研究发现乳杆菌能够有效缓解 IBS 的腹痛、腹胀,并且使便秘型患者的排便频率趋于正常化。采用双歧杆菌治疗 IBS 患者 4 周后,总体症状和腹泻较安慰剂组明显改善,并且随疗程延长疗效呈增加趋势。益生菌治疗 IBS 的机制尚不明确,可能的机制主要包括调节肠道菌群、增强黏膜屏障、调节免疫而发挥抗炎作用。这几种机制之间也相互联系,相互影响,互为因果。

1. 纠正肠道菌群失调　益生菌对肠道菌群的调节作用主要是通过补充肠道益生菌、抑制或杀伤有害菌实现的。益生菌可以通过形成生物屏障并且竞争性抑制有害菌的定植、生长,减少有害菌侵入。益生菌通过代谢产物如有机酸、过氧化氢和一些杀菌物质直接或间接抑制、杀伤有害菌;激活免疫系统,加强免疫防御机制清除有害菌,纠正菌群失调。研究发现,益生菌可能通过纠正小肠细菌过度生长达到改善 IBS 症状的效果。

2. 增强肠道黏膜屏障　近期研究发现,IBS 患者无论有无肠道感染史都存在着肠道通

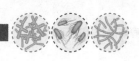

透性增加,腹泻型 IBS 患者中小肠通透性增高较常见,肠黏膜机械屏障不足。肠道益生菌可以通过定植于肠黏膜,增加肠上皮细胞和肠道微生物的种类和数量而增强肠道的生物屏障;与上皮紧密黏附,增强上皮紧密连接,加强了肠黏膜的机械屏障;通过自身或代谢物抑制、杀伤致病菌和外籍菌;促进黏液分泌、减少上皮细胞凋亡,从多个方面增强肠道的黏膜屏障。

3. 调节肠道免疫　益生菌的免疫调节作用是治疗 IBS 的主要机制之一。增强肠道黏膜分泌 IgA 是机体黏膜防御感染的重要因素,可以提高黏膜免疫屏障,提高机体抵抗力。研究发现 IBS 患者存在肠道低度炎症,益生菌能够通过炎性细胞因子的下调和抗炎因子的上调来抑制肠道炎症;IBS 患者存在着 IL-10/IL-12 的比值异常,双歧杆菌相对于对照组能够减轻 IBS 患者的症状,能够上调树突状细胞产生 IL-10,减少 T 细胞产生 IFN-γ,使 IL-10/IL-12 比值恢复正常,抑制炎症发生发展。益生菌还能够通过促进肠黏膜淋巴细胞增殖分化等作用,加强肠黏膜的免疫防御功能。

4. 降低内脏敏感性　动物实验发现,乳杆菌可以通过抑制钙依赖钾离子通道,减少结直肠扩张刺激诱发的脊髓背根神经放电,在中枢水平降低内脏敏感性,对内脏痛具有潜在的治疗作用。目前认为内脏敏感性增高是 IBS 最重要的病理生理特征之一。

四、肠道菌群与儿童功能性便秘

功能性便秘(functional constipation,FC)是指一组由非器质性原因引起的包括粪便干结、排便困难、排便次数减少等的临床症候群。通常指慢性、不合并解剖结构或形态学异常的便秘。功能性便秘是儿童排便障碍的常见原因。便秘是不同年龄阶段儿童的常见疾病之一。约 25% 患儿在 1 岁以内发病,多数病例为 2~4 岁。有资料报道功能性便秘占综合性儿科门诊总数的 5%~10%,占小儿胃肠病门诊的 25%,占小儿便秘的 90% 以上。

目前,儿童功能性便秘仍以 2006 年美国修订的功能性胃肠疾病(FGIDs)罗马Ⅲ诊断标准作为诊断的依据。小儿 FGIDs 是按照患儿或父母报告的主要症状进行分类,而不是以病变器官为基础,且强调诊断 FGIDs 前必须先排除器质性疾病。

新生儿/幼儿 FC 罗马Ⅲ诊断标准(G7)中新生儿至 3 岁幼儿,至少出现以下 2 条症状,达 1 个月方可进行诊断。主要症状包括以下几条:①每周排便 2 次或小于 2 次;②在自己能控制排便后每周至少有 1 次失禁发作;③有大便潴留病史;④有排便疼痛和费力史;⑤直肠内存在大量粪便团块;⑥粪便的最大直径曾堵塞过厕所,伴发症状包括易激惹、食欲下降和(或)早饱。随着大量粪便排出,伴随症状可很快消失。

儿童/青少年 FC 罗马Ⅲ诊断标准(H3a)年龄至少为 4 岁儿童,必须满足以下 2 条或更多,且不符合肠易激综合征(IBS)的诊断标准:①每周排便≤2 次;②每周至少有 1 次大便失禁;③有大量粪便潴留或有与粪便潴留有关姿势;④有排便疼痛或困难病史;⑤直肠内存在大粪块;⑥大块粪便曾堵塞厕所管道病史。确诊前至少 2 个月满足上述标准,并且每周发作至少 1 次。

最新颁布的功能性胃肠病诊断新标准——罗马Ⅳ中,新增章节专门阐述食物、肠道微生态对功能性胃肠病的影响及其机制,强调肠道菌群与宿主正常的相互作用对于维持脑-肠轴的功能稳定至关重要。目前,关于益生菌应用于 FC 虽有了一些研究,但研究对象主要还是集中在成年人以及老年人,而儿童的肠道菌群特征明显不同于以上两个群体。

功能性便秘的主要发病机制包括:

（1）肠道运动功能失常：临床研究发现，一部分患者伴有结肠动力障碍已得到证实，功能性便秘与肛门直肠动力学相关，结肠无力和出口梗阻是功能性便秘的重要原因。

（2）胃肠激素异常：胃肠动力疾病与肠神经系统和胃肠激素的异常病理变化有关。已经确认的肠神经递质或调质多达数十种，其中兴奋递质主要包括乙酰胆碱（Ach）、P物质等，抑制性递质以非肾上腺素非胆碱能神经（NANC）为主。一氧化氮（nitric oxide，NO）、血管活性肠肽（vasoactive intestinal peptide，VIP）和三磷酸腺苷（ATP）可能是3种主要的抑制性神经递质。

（3）肠道菌群失调：功能性便秘时厌氧菌主要是双歧杆菌减少，革兰阴性杆菌和梭状芽孢杆菌或其他腐败菌大量增加，产生大量肠毒素和有害气体。

（4）其他：婴幼儿和儿童盆底肌肉协调障碍、膳食纤维摄入不足、不良的精神因素及排便习惯也会造成便秘的发生。

研究发现，无菌状态下出生的小鼠由于缺乏肠道微生物会导致其肠道形态学和功能出现异常，例如：肠道内容物传输时间延长、肠肌层神经细胞改变、肠道肌肉功能不协调和肠道质量减轻。Khalif等用培养的方法研究57例成人FC患者，双歧杆菌属和乳杆菌属细菌含量均有显著降低，而潜在致病性细菌或真菌升高。王林等通过变性梯度凝胶电泳法（DGGE）研究10例顽固性便秘患者和6名健康人的结肠黏膜菌群，指出顽固性便秘患者菌群有明显改变，与对照组比，顽固性便秘患者结肠黏膜菌群物种丰富度和香农多样性指数显著降低。Zoppi等利用培养的方法研究了28例患慢性FC的婴儿和14名健康婴儿的肠道菌群，发现便秘儿童粪便中梭菌属和双歧杆菌属细菌比健康儿童显著升高。大量实验发现，肠道菌群紊乱与便秘有密切关系，提示补充益生菌有潜在辅助治疗FC的作用。

近年来儿童便秘越来越受到临床医生的重视，微生态制剂已成为药物治疗的首选之一。益生菌可以通过重建宿主肠道菌群间的微生态平衡，在肠道内繁殖产生大量乳酸和醋酸等有机酸，降低肠道pH，并通过渗透作用增加肠内容物量，软化粪便，刺激结肠蠕动，恢复结肠生理节律。有限研究显示，益生菌可以改善大便性状、增加排便次数以及减少FC相关腹痛症状。目前这些有限的证据尚不能认为益生菌对儿童FC有确切疗效。

五、肠道菌群与儿童功能性腹痛

儿童功能性腹痛（functional abdominal pain，FAP）是以腹痛为主要表现的功能性胃肠病，影响儿童的生活质量。流行病学研究报道该病在4~18岁儿童的发病率为0.5%~7.5%，女童多见。

2006年罗马委员会新制定的罗马Ⅲ诊断标准，进一步将功能性病因引起的RAP归类为儿童和青少年功能胃肠病H2（腹痛相关性功能性胃肠病）。由于与腹痛相关的功能性胃肠病的严重性和主要的临床表现各不相同，把功能性腹痛分为2大类，即儿童功能性腹痛（FAP）和儿童功能性腹痛综合征（FAPS）。FAP诊断标准必须包括以下各条：①发作性或持续性腹痛；②未达到其他功能性胃肠病（FGID）的标准；③无可以解释患者症状的炎性、解剖、代谢异常或肿瘤方面的证据。可以至少每周1次，至少持续2个月才能诊断。FAPS诊断标准：必须有至少25%的时间存在儿童功能性腹痛，并符合以下一点或一点以上：①日常活动能力部分丧失；②伴躯体症状，如头痛、肢痛或入睡困难。症状至少持续2个月，每周至少发作一次才能诊断。

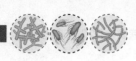

目前认为 FAP 是独立的临床疾病。与其他 FGID 一样,在发病机制上存在着生物 - 社会 - 心理模式,其症状与许多因素相关,如动力改变、内脏神经敏感性增加、黏膜免疫和炎性反应功能改变及中枢神经系统(CNS)和肠神经系统(ENS)调节功能改变。

内脏敏感性增高是 FAP 的标志,涉及肠道局部和脑 - 肠轴多个方面。反复腹痛患儿痛阈值较正常儿低,对疼痛刺激敏感性增加。很多关于痛源的理论都认为这些患儿的痛觉是源于内脏超敏或痛觉增敏。也就是说传输到大脑的胃肠系统信号增强,引发这些儿童的胃肠道中痛觉敏感性提高。植物神经功能失调、胃肠动力功能失调及心理因素也可能引发 FAP。特殊的性格表现,如紧张、压抑、焦虑、敏感、渴望爱护及过于追求完美等均与 FAP 发病相关。

对腹痛相关的功能性胃肠病的患儿要进行生物 - 社会 - 心理治疗,尤其是对 FAP/ FAPS 患儿。要对患儿及家长解释脑 - 肠轴的调节机制,及社会心理因素包括突发事件所导致的影响。认知 - 行为治疗可以降低腹痛程度,甚至完全缓解腹痛。胃肠道 5-HT 受体激动剂和(或)拮抗剂可用于调节胃肠道功能,改善症状。近来有行为治疗结合三环类抗抑郁药,及西酞普兰治疗儿童腹痛相关性功能性胃肠病的报道。

临床研究发现,益生菌联合心理行为干预对于治疗儿童功能性腹痛有着一定疗效。其主要作用机制在于,通过对腹痛患儿补充益生菌,可以迅速提高肠道内益生菌的数量,发挥生物拮抗、维持和调整肠道微生态平衡、促进肠绒毛上皮细胞增生、促进肠黏膜相关的免疫功能的发育、成熟和调节等作用达到减轻 / 缓解功能性腹痛的目的。

(武庆斌　宋晓翔)

参 考 文 献

1. 黄志华,郑跃杰,武庆斌. 实用儿童微生态学. 北京:人民卫生出版社,2014.
2. 武庆斌. 肠道营养与儿童健康. 中国儿童保健杂志,2014,22(7):673-674.
3. Neish AS. Microbes in gastrointestinal health and disease. Gastroenterology,2009,136:65-80.
4. Buddington RK,Sangild PT. Companion Animals Symposium:Development of the mammalian gastrointestinal tract,the resident microbiota,and the role of diet in early life. Journal of Animal Science,2011,89(5):1506-1519.
5. Ballard O,Morrow AL. Human Milk Composition:Nutrients and Bioactive Factors. Pediatric Clinics of North America,2013,60(1):49-74.
6. Rautava S. Early microbial contact,the breast milk microbiome and child health [J]. Journal of Developmental Origins of Health and Disease,2016,7(01):5-14.
7. Latuga MS,Stuebe A,Seed PC,et al. A Review of the Source and Function of Microbiota in Breast Milk. Seminars in Reproductive Medicine,2014,32(1):68.
8. 中华医学会儿科学分会消化学组. 中国儿童急性感染性腹泻病临床实践指南. 中华儿科杂志,2016,54(7):483-488.
9. 中华预防医学会微生态学分会儿科微生态学组. 益生菌儿科临床应用循证指南. 中国实用儿科杂志,2017(2):81-90.
10. 武庆斌. 益生菌在儿童抗生素相关性腹泻病的应用. 中国实用儿科杂志,2017,32(2):98-101.
11. Wang XQ,Zhang Y,Xu CD,et al. Inflammatory bowel disease in Chinese children:a multicenter analysis over a decade from Shanghai. Inflamm Bowel Dis,2013,19:423-428.
12. 中华医学会消化病学分会炎症性肠病学组. 炎症性肠病诊断与治疗的共识意见. 中华内科杂志,2012,10:818-830.

13. 薛爱娟,黄瑛.益生菌在儿童炎症性肠病的应用.中国实用儿科杂志,2017,32(2):101-103.

14. Khor B,Gardet A,Xavier RJ. Genetics and pathogenesis of inflammatory bowel disease. Nature,2011,474:307-317.

15. Seksik P,Rigottier-Gois L,Gramet G,et al. Alterations of the dominant faecal bacterial groups in patients with Crohn's disease of the colon. Gut,2003,52:237-242.

16. Mazmanian SK,Round JL,Kasper DL. A microbial symbiosis factor prevents intestinal inflammatory disease. Nature,2008,453:620-625.

17. 中华预防医学会微生态学分会儿科微生态学组.关于儿童粪菌移植技术规范的共识.中国微生态学杂志,2016,28(4):479-481.

18. 严丽军,汤琪云.肠道菌群与粪菌移植在炎症性肠病中的作用.世界华人消化杂志,2016(9):1386-1392.

19. 何嘉怡,黄志华.儿童粪菌移植.中国实用儿科杂志,2017,32(2):129-132.

20. Rahimi R,Nikfar S,Rahimi F,et al. A meta-analysis on the efficacy of probiotics for maintenance of remission and prevention of clinical and endoscopic relapse in Crohn's disease. Dig Dis Sci,2008,53:2524-2531.

21. 罗马委员会.功能性胃肠病罗马Ⅲ诊断标准.胃肠病学,2006,11:761-765.

22. Drossman D A,Hasler W L. Rome Ⅳ-Functional GI Disorders:Disorders of Gut-Brain Interaction. Gastroenterology,2016,150(6):1257.

23. 于岩波,李延青.肠易激综合征与肠道菌群.临床消化病杂志,2011,23:120-122.

24. Vanner SJ,Greenwood-Van Meerveld B,MaweGM,et al.Fundamentals of neurogastro-enterology-basic science. Gastroenterology,2016,150:1280-1291.

25. 徐三荣.功能性胃肠道疾病罗马诊断标准的历史变迁及标准Ⅳ.中华诊断学电子杂志,2016,4(3):184-190.

26. Boeckxstaens G,Camilleri M,Sifrim D,et al. Fundamentals of Neurogastroenterology:Physiology/Motility-Sensation. Gastroenterology,2016,150:1292-1304.

27. 陈洁.儿童功能性胃肠疾病的罗马Ⅲ诊断标准.中国实用儿科杂志,2007,22:1-3.

28. Koletzko S,Jones NL,Goodman KJ,et al. Evidence-based guidelines from ESPGHAN and NASPGHAN for Helicobacter pylori infection in children. J Pediatr Gastroenterol Nutr,2011,53:230-243.

29. Wang ZH,Gao QY,Fang JY,et al. Meta-analysis of the efficacy and safety of Lactobacillus-containing and Bifidobacterium-containing probiotic compound preparation in helicobacter pylori eradication therapy. J Clin Gastroenterol,2013,47:25-32.

30. Barbara G,Feinle-Bisset C,Ghoshal UC,et al. The intestinal microenvironment and functional gastrointestinal disorders. Gastroenterology,2016,150:1305-1318.

31. Song MJ,Park DI,Park JH,et al. The effect of probiotics and mucoprotective agents on PPI-based triple therapy for eradication of Helicobacter pylori. Helicobacter,2010,15:206-213.

32. 楼金玕,黄晓磊,陈洁.抗幽门螺杆菌感染治疗后患儿肠道菌群的变化.中国实用儿科杂志,2007,22:43-46.

33. Simrén M,Barbara G,Flint HJ,et al. Intestinal microbiota in functional bowel disorders:a Rome foundation report.Gut,2013,62:159-176.

34. 郑霞,戴宁.小肠细菌过度生长的发病机制和诊断进展.胃肠病学,2012,8:499-502.

35. Pyleris E,Giamarellos-Bourboulis EJ,et al. The prevalence of overgrowth by aerobic bacteria in the small intestine by small bowel culture:relationship with irritable bowel syndrome. Dig Dis Sci,2012,57:1321-1329.

36. Gasbarrini A,Lauritano EC,Gabrielli M,et al. Small intestinal bacterial overgrowth:diagnosis and treatment. Dig Dis,2007,25:237-240.

37. Rosania R,Giorgio F,Principi M,et al. Effect of probiotic or prebiotic supplementation on antibiotic therapy in the small intestinal bacterial overgrowth:a comparative evaluation. Curr Clin Pharmacol,2013,8:169-172.

38. Tilburg MALV,Hyman PE,Walker L,et al. Prevalence of Functional Gastrointestinal Disorders in Infants and Toddlers. Journal of Pediatrics,2015,166(3):684-689.

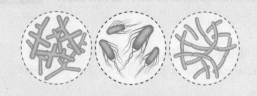

第五章　益生菌对婴幼儿过敏疾病防治的研究进展

第一节　过敏性疾病概述

过敏性疾病(allergic disease)又称变态反应性疾病,包括过敏性鼻炎、过敏性结膜炎、过敏性哮喘、特应性皮炎、荨麻疹、食物过敏等,在世界各地均很常见,发病有逐年升高趋势,已成为 21 世纪主要的流行病之一,被世界卫生组织认为是当今世界性的重大卫生学问题。过敏是由免疫机制介导的高敏反应,可以是体液(抗体)或者是细胞免疫机制介导的免疫反应。导致过敏性疾病的因素众多,如种族、遗传因素、性别、年龄、环境、社会经济状况等。过敏性疾病是一种动态发展的疾病。不同的年龄,引起过敏性疾病的主要过敏原和临床表现形式不同,在 1 岁以内婴儿以食物过敏引起的特应性皮炎 / 湿疹及胃肠道等表现为主,2~3 岁后,食物过敏和特应性皮炎 / 湿疹可以缓解,但吸入性过敏增多,过敏性鼻炎、过敏性结膜炎、支气管哮喘和皮肤过敏等占主要地位,这一过程称为过敏进程(allergic march),估计约有 1/5 的儿童会经历这一进程。因此在儿童期防治过敏性疾病,对阻断过敏进程,进一步减少或控制成人过敏性疾病有非常重要的意义。

一、过敏的定义

过敏(即变态反应)的定义有多种版本,为了阐述这个重要问题和确保医学工作者在一个统一的概念中交流,欧洲过敏和临床免疫学会(European Academy of Allergology and Clinical Immunology,EAACI)2001 年曾经出版了"一个修改的免疫定义法",2004 年再次进行了修改和补充并推荐使用这套术语。世界过敏组织(World Allergy Organization,WAO)推荐使用这套最新版本国际统一的定义和术语。

(一) 一般述语

1. 超敏反应(hypersensitivity) 是指在暴露正常人耐受阈以内的确

定的刺激物后所发生的客观的可以重复的症状或体征,可以认为是一种对刺激物产生不正常的、过激的应答。

2. 过敏(allergy) 是指由免疫机制诱导的超敏反应,可以是体液(抗体)或者是细胞免疫机制介导的。当超敏反应由确定的非免疫机制引起时,称为非过敏性超敏反应(nonallergic hypersensitivity)。在大多数情况下,可产生过敏反应的抗体属于IgE类,这些个体可以归类于患有IgE-介导的过敏反应。然而,并非所有的"特应性"(atopy)个体都会发生与IgE相关的"过敏反应"。在非-IgE-介导的过敏反应中,抗体也可以属于IgG类,例如:包含右旋糖苷的免疫复合物导致的过敏性休克和和现在罕见的血清病,它们以前被归于Ⅲ型过敏反应。在患有过敏性支气管肺曲霉菌病(ABPA)的病人中,IgE和IgG抗体都可以被检出。接触性过敏性皮炎是以淋巴细胞为介导的过敏性疾病的代表。

3. 特应性(atopy) 是指一个个体和(或)家族,通常在儿童或青春期,对日常暴露的过敏原(一般为蛋白质)容易敏感并且产生IgE抗体的倾向性。这些反应可引发一些特殊的临床症状,如哮喘、鼻-眼结膜炎或皮疹等。"特应性"定义仅限于那些具有遗传倾向,并且对环境中常见过敏原(对于多数人不产生反应)可发生致敏反应并可长期产生相应的特异性IgE抗体的个体。特应性在临床上是指对IgE抗体高反应性个体,它只能用于那些经过临床血清学或皮试检查后证实的个体。过敏症状发生在具有"特应性"个体时可以说是特应性的,如特应性哮喘(atopic asthma)。

4. 过敏原(allergen) 是引起过敏性疾病的抗原。大多数能与IgE和IgG抗体发生反应的过敏原是蛋白质,它们通常带有碳氢侧链,但是在某些情况下单纯碳水化合物也可以作为过敏原。在少数情况下一些低分子的化学物质,如:异氰酸盐和酐可以作为半抗原,而且仍被归为属于IgE抗体的过敏原。在接触性过敏性皮炎的病例中典型的过敏原是小分子的化学物质,如络、镍和甲醛,它们可以与T细胞发生反应。

(二)过敏性疾病

1. 哮喘(asthma) 由免疫机制介导的哮喘称为过敏(变应)性哮喘(allergic asthma),大多数病人由IgE抗体介导,如果想突出这一机制,可使用"IgE介导的哮喘"。大约80%的儿童哮喘和50%以上的成人哮喘为过敏性哮喘。非过敏(变应)性哮喘(nonallergic asthma)的发病机制尚未确定,尽管两类哮喘的炎症变化相似。旧术语"外在的"和"内在的"、"外源性的"和"内源性的"已经不再用来区分过敏性与非过敏性哮喘。

2. 鼻炎(rhinitis) 鼻部的超敏反应症状如鼻痒、喷嚏、流涕和鼻塞,如果是由免疫机制介导的,应称之为过敏性鼻炎(allergic rhinitis)。由于大多数情况是由IgE抗体介导,故称"IgE介导的过敏性鼻炎"更为恰当。如果症状为季节性,即花粉过敏性鼻炎,称为"季节性过敏性鼻炎"。WHO关于"过敏性鼻炎及其对哮喘的影响(ARIA)"的文章提出旧术语"季节性"和"常年性"不适用于气候终年不变的地区,应当用"间歇性"和"持续性"过敏性鼻炎分别取代之。非过敏性鼻炎(nonallergic rhinitis)包括其他形式的所有鼻炎。

3. 结膜炎(conjunctivitis) IgE介导的过敏性结膜炎通常伴发过敏性鼻炎,这种情况称为过敏性鼻-眼结膜炎(allergic rhinoconjunctivitis)更为确切。除了IgE介导的结膜炎,接触性过敏性结膜炎还涉及TH1机制。非过敏性结膜炎(nonallergic conjunctivitis)常与非过敏性鼻炎伴发。

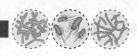

4. 皮炎（dermatitis） 皮炎是皮肤局部炎症的统称。

5. 湿疹（eczema） 已被建议用于替代特应性湿疹/皮炎综合征（atopic eczema/dermatitis syndrome，AEDS）。

6. 接触性皮炎（contact dermatitis） 是密切接触低分子量化学物质或某些刺激物质后，引起的皮肤局部炎症反应。当反应是由免疫机制介导，主要由 Th1 细胞参与，则应命名为过敏性接触性皮炎（allergic contact dermatitis）。当不涉及免疫机制时，更适合使用非过敏性接触性皮炎（nonallergic contact dermatitis），如刺激性/中毒性接触性皮炎（irritant/toxic contact dermatitis）。

7. 荨麻疹（urticaria） 如果反应是由免疫机制介导，应称过敏性荨麻疹（allergic urticaria），通常由 IgE 介导，但也可与免疫复合物相关。

8. 食物超敏反应（food hypersensitivity） 如果证实反应是由免疫机制介导，应称食物过敏（food allergy）。血清中食物特异性 IgG 抗体无临床重要性，仅能表明以前食物的暴露情况。如果反应由 IgE 引起，则称 IgE 介导的食物过敏。所有其他的反应应归入非过敏性食物超敏反应（nonallergic food hypersensitivity）。

9. 药物超敏反应（drug hypersensitivity） 如果证实有免疫机制参与，无论是抗体还是细胞介导，则均应归于药物过敏反应（drug allergy）。通过附加"速发"或"延迟的"，既能描述症状的起病情况，又可指出可能的介导机制——IgE 介导或淋巴细胞介导。与非过敏性药物超敏反应（nonallergic drug hypersensitivity）相比，IgE 介导的药物过敏反应仅占很少一部分。由于过敏原可能是一种低分子量分解产物作为半抗原，免疫机制通常难以确定。

10. 昆虫叮咬超敏反应（insect sting or bite hypersensitivity） 由免疫机制介导的昆虫毒液或唾液超敏反应均称之为毒液或唾液过敏反应（venom or saliva allergy），如蜂毒过敏反应。为强调 IgE 抗体的作用，也可以使用"IgE 介导的蜂毒过敏反应"。

11. 急性严重超敏反应（anaphylaxis） 这一术语在全世界被各专业医师应用于不同的临床情况。建议严重超敏反应（anaphylaxis）的定义为：一种严重的、危及生命的、全身性超敏反应。如果反应由 IgE、IgG、免疫复合物补体相关的免疫机制引起，则称为过敏性严重超敏反应（allergic anaphylaxis）。任何由非免疫机制引起的严重超敏反应，应归入非过敏性严重超敏反应（non allergic anaphylaxis）。

二、过敏原及其分类

引起过敏反应的抗原物质称为过敏原（变应原），过敏原通常为糖蛋白，也可以是某些低分子化合物如药物。目前已知的过敏原有几百种，根据其进入人体的方式，可分为以下几类（表 5-1）：

1. 吸入过敏原 室内吸入过敏原，如屋尘、尘螨、动物皮屑、霉菌、蟑螂、油烟、油漆；室外吸入过敏原，如花粉、烟雾，特殊气味等。花粉致敏往往有季节性和地域性。

2. 食入过敏原 包括鱼虾等海鲜、鸡蛋、牛奶、花生等坚果等食物以及某些药物（表 5-1）。

3. 接触过敏原 包括化妆品、洗发水、染发剂、塑料、金属饰品等。

表 5-1　过敏原的分类

吸入过敏原	食物过敏原
最常见(吸入 1 类)： 尘螨,蒿属花粉,律草花粉	最重要(食物 1 类)： 牛奶、鸡蛋等
常见(吸入 2 类)： 2A 类：猫、狗皮屑、链格孢霉等 2B 类：桦树花粉、法国梧桐树花粉	重要(食物 2 类)： 海鲜,特别是贝壳类和坚果(核桃、杏仁、开心果、 腰果、花生等)
少见(吸入 3 类)： 牧草花粉等	次要(食物 3 类)： 如荞麦、西瓜
罕见的(吸入 4 类) 松树花粉、蓖麻籽尘等	极少出现的(食物 4 类)： 如大米、白菜等

4. 其他过敏原　包括病毒、细菌、支原体、寄生虫等。

过敏原是过敏性疾病诊断和治疗的核心,过敏原特异性诊断和脱敏治疗也是变态反应学的特色。对于吸入过敏原,根据其出现的频度,可以分为最常见、常见、少见和罕见四大类;食物过敏原,根据其重要性和引起过敏反应的严重度可分为最重要、重要、次重要和极少出现四类。吸入过敏原通常引起呼吸道过敏性疾病如过敏性鼻炎、哮喘等,食物过敏原和药物过敏原通常引起皮肤、胃肠道和全身过敏反应,也可引起呼吸道过敏性疾病。

三、儿童常见过敏性疾病患病率

过敏性疾病疾病在世界各地均很常见,西方发达国家的发病率高于发展中国家,几乎达到流行的程度(40%),且发病率逐年增高,已受到全球的关注。过敏性疾病被世界卫生组织(WHO)认为是当今世界性的重大卫生学问题。

儿童过敏性疾病研究表明全球患病情况存在明显的差异。不同国家之间,同一国家不同的地区之间均存在差异,西方工业化的国家中患病率最高。全球不同国家特应性皮炎患病率为 20%~30%,过敏鼻炎患病率为 1%~40%,哮喘患病率为 1%~18%。全球儿童食物过敏患病率为 6%~8%,以 2~3 岁儿童较为普遍,明显高于成人的食物过敏患病率(1%~2%)。过敏性疾病在儿童时期逐渐成为常见多发病,因其对儿童健康的危害日益增加而受到广泛关注。以哮喘为例,患病率在全球范围内呈上升趋势,以每十年 10%~50% 的速度增加。2000 年调查显示我国城市儿童哮喘平均患病率为 1.97%,2010 年增加至 3.02%。我国儿童过敏性鼻炎患病率约为 10%,区域性调查显示我国儿童特应性皮炎患病率为 7%~20%,造成过敏性疾病患病率差异的因素包括种族、遗传因素、性别、年龄、环境、社会经济状况等。

四、病史及表现

(一) 过敏原暴露史

过敏性疾病的发病往往能够询问到明确的过敏原暴露史,如食物、药物、花粉等。

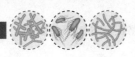

（二）发病的场所和时间

过敏性疾病症状的出现往往有明显的区域或场所和时间或季节性，通过仔细地询问症状发生和场所及时间之间的关系，可以初步判断过敏原存在于室内或室外，家中或工作场所，花粉是春季或秋冬季等。这一方面有助于过敏性疾病的诊断，另一方面对选择适当的过敏原检测项目和解释其结果有重要价值。

（三）家族史

特应性有一定的遗传倾向，据估计在无过敏家族史的人群，患过敏的概率为 5%~15%；而同胞中有过敏者，患过敏的概率为 5%~35%；父母中一方有过敏史者，子女的患病概率为 20%~40%；父母双亲均有过敏史者，则子女患病概率为 40%~60%。

（四）表现特点

机体的每个器官都可能产生过敏反应，但皮肤和黏膜作为将机体与环境隔离的屏障是最为常见的过敏反应受累器官，如皮肤、呼吸道、胃肠道、鼻眼等，并且常同时涉及多个器官。过敏性疾病的表现具有发作性、反复性和间歇性的特点。

五、实验室检查

（一）非特异性检查

非特异性检查包括：
1. 血和分泌物的嗜酸细胞。
2. 血和分泌物中总 IgE（TIgE）。
3. 嗜酸细胞阳离子蛋白（ECP）。
以上检测指标缺乏特异性，其增高仅提示可能存在过敏性疾病。

（二）特异性检查

适用于 I 型变态反应疾病的病因诊断，也是指导该类疾病进行特异性免疫治疗（脱敏治疗）及预防的前提。目前主要依据检测血液游离或与肥大细胞表面结合的特异性 IgE（SIgE）确定，分为体内（in vivo）特异性及体外（in vitro）特异性诊断。

1. 体内特异性诊断　包括皮肤试验（皮内试验、点刺试验）和激发试验（结膜、鼻黏膜、支气管、食物激发试验），临床最常用的为过敏原皮肤点刺试验（SPT）。

（1）皮肤点刺试验的原理：I 型变态反应的皮肤试验是使微量无害的可疑变应原进入皮肤，如皮下肥大细胞表面结合有相应的抗体，该变应原则与之结合，引起肥大细胞脱颗粒，释放组胺等化学介质，从而使局部血管扩张、通透性增加，出现风团和红晕反应。根据该反应的出现，确定特异致敏抗体的存在，进而确定致敏原。阳性皮试反应的发生必须具备 3 个条件：有效的变应原刺激、局部致敏肥大细胞的存在、足够的可以发生反应的血管床。

（2）皮肤点刺试验的适应证：①速发型外源性过敏病人；②试验时病人应不在强烈的过敏

发作期；③近期内未使用过肾上腺糖皮质激素、抗组胺药；④病人受试部位的皮肤不在非特异性强烈激惹状态下（皮肤划痕征阳性）；⑤受试部位的皮肤没有湿疹、荨麻疹或其他皮肤损伤。

（3）皮肤试验的禁忌证：①明显损害全身状态的疾病；②试验部位皮肤病变；③有肾上腺素禁忌证者。

（4）皮肤点刺试验可能出现假阴性结果的情况：①皮肤反应性过低（可以通过组胺阳性对照试验鉴别）。②较重的过敏反应发生后，由于体内IgE耗竭，皮试反应可暂时转为阴性（这类患者，至少在反应发生后半个月或1个月进行）。③用药引起的假阴性，吸入糖皮质激素无影响，全身糖皮质激素要求停药3~4周，抗组胺药西替利嗪、氯雷他定、扑尔敏、非那根、酮替芬等停药3~5天。注意常用感冒冲剂或某些止咳药物等含有扑尔敏或非那根成分。④未观察迟发相反应。

皮肤点刺试验尚无年龄限制，但婴儿期由于皮肤较薄嫩，点刺技术要求较高，对皮肤点刺试验结果应谨慎判断。

2. 体外特异性诊断　检测血清中游离的特异性IgE（SIgE），适用于所有病人的检测，特别是下列不适合进行体内试验的情况：①估计体内试验可能引起严重反应；②广泛皮肤病变，不能进行皮肤试验；③病情较重，不能停用抗过敏反应药物；④因为种种原因，患者不能亲自接受试验；⑤老年患者皮肤反应性下降，儿童无法耐受皮试；⑥既往有过敏性休克或严重过敏反应历史；⑦某些有毒或刺激性强的变应原；⑧皮肤划痕征阳性。SIgE检测方法有放免法（RAST）、酶免法（ELISA）、荧光免疫法（UniCap）、胶体金及芯片法等，检测的水平依据各个方法不同，又可分为定性、半定量和全定量。其中UniCAP系统是一种完全定量的检测方法，被认为是体外检测SIgE的金标准。过敏原SIgE的浓度高低有利于帮助判断过敏原种类与临床表现之间的关系，当过敏原SIgE浓度较高时发生临床症状和体征的可能性增高，UniCAP定量检测结果分级标准及临床意义，见表5-2。

表5-2　UniCAP定量检测结果分级标准及临床意义

分级	浓度（KU/L）	意义
0级	<0.35	无过敏
1级	0.35~0.7	可疑，轻度过敏
2级	0.7~3.5	轻度过敏
3级	3.5~17.5	中度过敏
4级	17.5~50	中度过敏
5级	50~100	重度过敏
6级	>100	特别严重过敏

3. 斑贴试验　对考虑存在迟发型过敏反应的婴儿，皮肤试验及血清sIgE检测不能确定过敏原者可采用。

4. 过敏原检测结果的分析与解释

（1）总IgE（TIgE）和特异性SIgE（SIgE）：理论上讲，血TIgE是各种SIgE的总和，许多研究证实，血TIgE和SIgE浓度越高，预测过敏原的把握性越大。TIgE和SIgE之间有相关性，

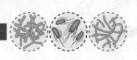

但也存在不一致的情况,如 TIgE 增高而 SIgE 阴性,可能由于病人存在某种特异性 SIgE,而这些 SIgE 未能包含在检测项目中;另一方面可能出现 SIgE 增高而 TIgE 正常。总 IgE 不仅仅是各种过敏原特异性 IgE 之和,还与许多因素有关。正常人血 IgE 含量极低,受年龄、性别和种族影响。TIgE 升高最常见于过敏性疾病,但也见于其他疾病,如寄生虫、霉菌感染,免疫缺陷病(高 IgE 综合征、Wiskott-Aldrich 综合征、选择性 IgA 缺乏症),肿瘤(骨髓瘤、霍奇金病),川崎病,肾病综合征,肝脏疾病等。因此 TIgE 升高提示过敏体质,但"正常"不能排除过敏,总 IgE 只有参考价值而无诊断意义。

(2) 特异性 SIgE 和临床症状的相关性:SIgE 检测具有高度的抗原特异性,如呈现阳性反应,表示对该物质过敏,因此只有 SIgE 增高才有诊断价值,SIgE 的多少与过敏的严重程度有关。要确定过敏性疾病是由某一种特定过敏原所致,从严格意义上讲,只有正确的激发试验才可作为金标准,但事实上很难做到。临床上的金标准应根据临床资料,体内和体外试验结合,缺一不可。因此,针对每项变过敏原检测结果,需要对其与临床相关性进行认真的分析与解释。点刺试验或血 SIgE 检测阳性仅表明机体对该种过敏原致敏,表明有过敏反应的潜在危险(过敏体质),但是否发病还取决于环境等诸多因素,即过敏原致敏作用不等于过敏性疾病,也就是说检测阳性在临床上不一定有表现。即便临床上有过敏性疾病表现,也检测出某种过敏原,但两者的关联性仍需要认真的分析,如根据过敏表现的时间场所等,要确切地回答这一问题,依赖于激发试验。

(3) 食物特异性 SIgE:SIgE 检测食物过敏原的诊断意义远不及吸入过敏原,这是因为食物过敏原品种比较复杂,摄入体内前往往经过烹饪等加工,进入体内以后又可能经消化酶的作用等,导致其检测阳性与临床相关性不一致。其次食物过敏的机制比较复杂,既可由 IgE 介导,又可由非 IgE 介导或混合介导,在非 IgE 介导的病人体内无特异性 IgE,因此皮肤过敏原测试或血液中总 IgE 和特异性 IgE 抗体检测为阴性。

此外还要注意,食物过敏随着年龄增长,可能出现耐受而不引起发病,特别是鸡蛋和牛奶过敏。一些蔬菜、水果与某些花粉存在变应原的交叉反应,如苹果、樱桃、芹菜、胡萝卜与白桦,芹菜、芥菜、樱桃与篙草等。

六、治疗

全面的过敏性疾病的治疗应该包括避免暴露过敏原,药物治疗,过敏原免疫治疗和对病人的管理教育四个方面。

(一) 避免暴露过敏原

对食物如牛奶、鸡蛋等过敏者,应该避免摄入或接触;对于吸入过敏原过敏、难以避免者,应该进行积极的环境控制措施,尽量减少暴露。

1. 减少室内尘螨过敏原暴露

(1) 保证居室通风干燥,使室内相对湿度降至 50% 以下,避免室内环境潮湿。

(2) 勤洗勤晒被褥等床上用品,每 1~2 周用 55~60℃ 的热水清洗床上用品,杀死尘螨(用凉水清洗可以清除 90% 的尘螨过敏原;用 55~60℃ 的热水清洗可以杀死尘螨,但不能使尘螨过敏原变性)。

(3) 采用经研究证实的防螨枕套和被套。

(4) 打扫卫生时使用湿的抹布或笤帚。

(5) 地面和墙面都不要使用地毯,可以采用容易擦洗的油地毡或木地板。

(6) 座椅上不要包绒质软垫,而要用皮革或塑料制品。

(7) 卧室内不要放置绒毛玩具。

(8) 不要让宠物进入卧室。

(9) 直接将床垫、毯子以及地毯等在阳光下暴晒(至少 3 小时以上)杀死尘螨。

2. 回避花粉

(1) 在出现花粉的高峰期关闭窗户,如在傍晚,气传花粉从高空沉降到地面附近。

(2) 外出时戴眼镜或太阳镜,防止花粉进入眼睛。

(3) 在出现花粉的高峰期,可以戴口罩,防止吸入。

(4) 如有可能,安装汽车花粉过滤器。

(5) 如有可能,使用空调。

(6) 避免亲自去剪草。

3. 避免霉菌过敏原

(1) 保证居室通风干燥,使室内相对湿度降至 50% 以下,避免室内环境潮湿。

(2) 浴室及其他受霉菌污染的墙面、地面等可以用 5% 的氨水进行清洗。

(3) 地面不要用地毯,可使用硬质表面,用墙面漆代替墙纸。

(4) 避免到草地活动。

4. 避免蟑螂过敏原

(1) 用适当的杀虫剂消灭蟑螂。

(2) 修补地面和屋顶的缝隙。

(3) 及时移除蟑螂的食物来源。

(4) 保持厨房和卫生间干燥。

5. 回避宠物过敏原

(1) 不饲养狗、猫等宠物。

(2) 如果无法避免,不让宠物进入卧室,将宠物养在其他房间或室外。

(3) 使用吸尘器规律的清洗地毯、床垫和室内装饰品。

(4) 如果接触过马 / 猫 / 狗,在上学 / 上班之前应该更换衣服。

(二) 药物治疗

1. 抗组胺药物　组胺是 IgE 介导的过敏反应中重要的炎性介质,以预合成方式存在于肥大细胞和嗜碱性粒细胞中,其作用通过不同受体(H1,H2)介导,主要为扩张小血管、增加血管通透性、收缩平滑肌和外分泌活动亢进等,抗组胺药物指 H1 受体拮抗剂。第一代抗组胺药物有镇静作用,包括扑尔敏、非那根、苯海拉明、酮替芬。第二代药物无或少有镇静作用,儿童常用氯雷他定、西替利嗪和酮替芬。鼻部局部使用的抗组胺药物(氮䓬斯汀、左卡巴斯汀)用于治疗过敏性鼻炎。

2. 白三烯受体拮抗剂　半胱胺酰白三烯既往为慢反应物质(SRS-A),是 IgE 介导的过敏反应中强有力的炎症介质,产生于肥大细胞、嗜碱性细胞、嗜酸性细胞、单核巨噬细胞,作

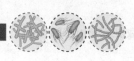

用主要为收缩平滑肌、增加黏液分泌、扩张小血管、增加血管通透性,其作用比组胺强几十倍甚至几百倍。目前应用于临床的白三烯受体拮抗剂有孟鲁司特和扎鲁司特。

3. 肾上腺糖皮质激素　通过抑制各种免疫细胞合成和释放多种炎症介质,减轻皮肤、胃肠道、呼吸道等炎症反应,发挥抗过敏作用,是目前治疗过敏性疾病最强的药物之一。肾上腺糖皮质激素分为全身型和局部型,全身型有强的松、地塞米松、氢化可的松和甲基强的松龙,这类药物全身副作用较大,临床上应谨慎使用,如果需要,应该短期使用。局部型肾上腺糖皮质激素包括吸入型糖皮质激素(丙酸倍氯米松、布地奈德和丙酸氟替卡松等)和鼻部用糖皮质激素(丙酸倍氯米松、布地奈德、丙酸氟替卡松、莫米松等),分别是治疗支气管哮喘和过敏性鼻炎的主要药物,几乎没有全身副作用,可以长期使用。

4. 肾上腺素　通过作用于 α 和 β1 两类受体,增强心肌收缩、加快心脏传导、增快心率、提高心肌兴奋性、增加心脏输出量,收缩皮肤黏膜血管,升高血压;激动支气管平滑肌的 β2 受体而使之舒张,还能抑制肥大细胞释放过敏性物质如组胺等。肾上腺素是治疗急性严重全身过敏反应的首选药物。

5. 抗 IgE 抗体　对 IgE 介导的过敏性哮喘具有较好的效果,推荐用于 12 岁以上其他治疗效果不佳的病人。对急性严重全身过敏反应和食物过敏也有较好的效果。

6. 中药　中草药对部分过敏性疾病有较好的效果。

7. 其他对症治疗药物　如支气管舒张剂氨茶碱等。

8. 抗细胞因子抗体　抗 IL-5 抗体,抗 IL-13 抗体目前正在进行临床实验。

(三) 过敏原免疫治疗

过敏原免疫治疗(allergy immunotherapy,AIT),曾经称为特异性免疫治疗(specific immunotherapy,SIT),又称脱敏治疗(desensitization)、减敏治疗(hyposensitization),是用患者对之过敏的抗原,从患者能耐受的剂量开始,按渐增的方法进行皮下注射或舌下含服,诱导临床和免疫耐受,分为剂量递增(初始治疗)和剂量维持两个阶段。一般持续 3~5 年。临床上有皮下注射免疫治疗(subcutaneous immunotherapy,SCIT)和舌下免疫疗法(sublingual immunotherapy,SLIT),SCIT 应用已有 100 年历史,疗效确切,但出现过敏反应的风险稍高。SLIT 的最大优点为方便、安全,通常可以在院外用药,所用剂量较注射疗法高 5~20 倍。

目前认为,过敏原免疫治疗和过敏原回避是唯一改变过敏性疾病自然病程的治疗措施,药物治疗只是对症治疗。与药物治疗相比,过敏原免疫治疗为对因治疗,可以避免过敏层次恶化(如从鼻炎恶化到哮喘),改善生活质量,副作用少。治疗期间,尽可能避免接触致敏物和引起交叉反应的过敏原。目前主张有条件时,尽量早期采用过敏原免疫治疗。

1. 适应证　前提是过敏原明确,一般为 5 岁以上儿童。皮下注射免疫治疗应用于鼻结膜炎和哮喘的适应证包括:①主要是由于变应原暴露引起症状的患者;②因一种或少数几种过敏原出现临床症状的患者;③发病季节延长或在传授花粉季节发病的患者;④因暴露于过敏原高峰期而出现鼻炎或下呼吸道症状的患者;⑤抗组胺药或中等量局部用糖皮质激素及白三烯受体拮抗剂不能控制症状的患者;⑥儿童 / 家长不愿意持续或长期使用药物治疗的患者;⑦药物治疗导致不能耐受的副作用的患者。舌下含服免疫治疗的适应证:①由花粉或尘螨引起的过敏性鼻结膜炎和哮喘的患者;②经药物治疗不能完全控制病情的患者;③进行皮下免疫治疗后出现全身严重反应的患者;④不愿意进行注射免疫治疗的患者。

2. 禁忌证　绝对禁忌证包括：①严重免疫性疾病、重症心血管疾病、肿瘤、慢性感染；②严重哮喘伴肺功能持续下降，虽经药物治疗 FEV1 低于预计值的 70%；③接受 β 受体阻滞剂治疗(包括局部使用)；④依从性不良和严重心理性疾病。相对禁忌证为严重湿疹。

3. 皮下注射免疫治疗技术和方案

(1) 注射技术：建议在上臂的外侧深部皮下注射，注射必须缓慢(注射 1ml 大约需要 60秒，并应间断进行回抽动作，如每注射 0.2ml 回抽一次)，可用两个手指固定针头，以防针头移位。如果回抽到血液，应该停止注射，弃去血液污染的产品，观察患者 30 分钟。如果没有明显全身反应，可重新抽取剩余剂量的变应原产品注射。

(2) 起始和维持剂量：起始剂量和注射间隔时间通常根据厂商药物说明书实施。一般采用常规的"每周注射一次"的方法，达到维持剂量，以后延长间隔时间维持。维持剂量通常是由厂商预先确定的，但一些患者不可能达到推荐的最高剂量(纯化的主要致敏蛋白在 5~20μg 之间)。最佳维持剂量是指获得最佳临床效果同时无任何严重不良反应时的个体化剂量。对于儿童，与药物治疗不同，免疫治疗的变应原剂量并不取决于儿童的年龄或体重。同时使用抗过敏药物(包括糖皮质激素)治疗，病人的耐受极限会受到影响；停用这些药物后，要减少剂量，以避免过敏性副反应发生。

(3) 剂量的调整：应明确规定推迟(停止)一次注射、重复前次注射剂量或减少剂量的具体原则，包括：患者注射前 3 天的临床状况、上次注射至今的时间间隔和上次注射时的全身和局部反应。剂量的调整应该按照药物说明书。

4. 不良反应及处理　引起不良反应的危险因素有剂量错误、高度过敏状态、β 受体阻滞剂的应用和新批号制剂的注射。绝大多数不良反应发生在注射后 30 分钟内，因此注射后一定要观察 30 分钟。不良反应分为局部反应和全身反应。①局部反应：注射局部出现小范围红肿，无其他不适，无需特殊治疗，仍可继续加量治疗。如注射局部出现的红肿区直经超过 5 cm，持续达 24 小时以上，为明显局部反应，应局部冷敷和口服抗组织胺药物，下次注射剂量应减少到不发生反应的剂量。明显局部反应可能为全身反应的前兆，应严密观察。发生明显局部反应，剂量应调整。②全身反应：全身反应是指远离注射部位的器官出现的症状。全身反应几乎均发生于注射后 30 分钟内，可轻可重，轻者只有少数皮疹，重者可发生严重过敏反应，包括喉水肿、支气管痉挛和过敏性休克、全身性荨麻疹和血管性水肿。一旦发生严重全身反应，应分秒必争，立即抢救，具体治疗见急性严重全身过敏反应的处理。

(四) 病人的教育和管理

过敏性疾病往往由特定过敏原引起，可以预防；多数疾病具有反复发作的特点，需要持续、规律的治疗；严重的过敏性疾病需要及时识别和抢救，因此教会病人及其家庭成员如何避免过敏原暴露、如何保护病人具有重要的意义。

第二节　食　物　过　敏

任何因摄入、接触或吸入食物、食物衍生物或食品添加剂而产生的异常临床反应称为食物不良反应((adverse reactions to food)，分为毒性和非毒性反应。食物毒性反应是任何人

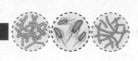

只要食入了足够剂量的被毒素污染或含有毒素的食物后均会发生的反应,包括中毒性、感染性、致癌性等。食物非毒性反应进一步分为由免疫机制或非免疫机制介导,由免疫机制介导的食物不良反应称为食物过敏(food allergy,FA),而由非免疫机制介导的则属于食物不耐受(food intolerence,FI),包括消化酶缺乏所致如乳糖不耐受等。食物非毒性反应涉及个体的遗传易感性,即存在"个体差异"。

儿童的食物过敏发病率高于成年人,根据统计,美国4岁以下的婴幼儿,食物过敏发病率为6%~8%,成人约为3%~4%;欧洲9岁以下儿童食物过敏发病率为7%~8%,学龄前儿童,特别是婴幼儿更容易发生食物过敏,1岁以内婴儿牛奶过敏发病率为2.0%~7.5%;澳大利亚儿童食物过敏总体发病率为3.2%,牛奶过敏为2%,鸡蛋过敏为3.2%,花生过敏为1.9%;日本0~12个月婴儿食物过敏的发病率为5.6%~13.1%。国内尚无确切的统计数据,重庆地区一项调查结果显示,2岁以内的幼儿食物过敏发病率为5.25%。近年来过敏性疾病,包括食物过敏的发病率逐年增高,已受到全世界的高度关注。儿童食物过敏与哮喘的关系也是近几十年关注的话题,研究表明,婴儿期食物过敏者其学龄期支气管哮喘、湿疹、过敏鼻炎、结膜炎的发生率高;另有研究报道,长期食物过敏的儿童(持续>1年)以后出现过敏性鼻炎和哮喘的危险性比短期患食物过敏的儿童分别高2.4和4.5倍;哮喘儿童中,食物过敏可以增加气道炎症的水平,增加哮喘的发病和发生急性严重全身过敏反应。

一、病因和发病机制

(一) 病因

1. 遗传　过敏反应一般仅发生在特定的人群,这些人群即为过敏性体质,或称为特应性体质(atopy),特应性有一定的遗传倾向。食物过敏往往有过敏家族史。

2. 年龄　食物过敏多发生在儿童,特别是婴幼儿,一方面是因为婴幼儿消化道黏膜发育不够成熟,胃肠道的通透性比较高,消化道屏障功能差,食物过敏原容易吸收引起免疫反应;另一方面是因为婴幼儿的免疫系统处于发育成熟过程中,胃肠道局部免疫水平如分泌型免疫球蛋白A(SIgA)比较低,对食物中的大分子过敏原中和能力差。最近的研究还表明,由于出生时(如剖宫产)及出生后过度无菌的环境,以及比较广泛地使用抗生素等延迟了婴儿肠道菌群的正常定植,造成肠道菌群平衡发生改变,进而影响婴儿的免疫应答,使其对食物过敏原的免疫反应出现偏移。

3. 食物过敏原　食物过敏的发生一定有食物过敏原的摄入或暴露。尽管引起过敏的食物种类很多,但据国外统计,约90%的食物过敏是由少数食物引起,如牛奶、鸡蛋、花生/坚果、大豆和小麦。在婴儿最常见的过敏食物是牛奶、鸡蛋和大豆,随着年龄的增长,花生、坚果、贝壳类食物过敏的发生率逐渐增加。另外应该注意一些食物之间可能存在着交叉过敏反应如牛奶和羊奶、马奶之间,鸡蛋和各种禽蛋之间,大豆和绿豆之间,花生和各种坚果之间,苹果、樱桃、芹菜、胡萝卜与白桦之间,芹菜、芥菜、樱桃与蒿草之间等。

引起过敏的食物种类繁多,并且受食物加工处理以及添加剂等影响,因此食物过敏原相当复杂。国内根据是否为日常生活中经常和普遍食用的食物,在食物过敏的构成中所占的比例和严重过敏反应是否常见,把食物过敏原分为四类:即最重要、重要、次重要和极少出现。

(1) 最重要过敏原:应同时符合上述三个因素,如牛奶、鸡蛋等。在世界范围内牛奶和鸡蛋都是最重要的食物过敏原,对这两种食物过敏者不但常见,而且可造成严重过敏反应,甚至危及生命,因误食牛奶致死者屡见不鲜,因食用鸡蛋引起的严重过敏反应也屡见报道。

(2) 重要过敏原:应符合上述三个因素中的两项。如海鲜中的贝壳类食物和坚果等。在我国,特别是在沿海地区对海鲜如鱼、虾、蟹和贝类等过敏的颇为常见,其中以贝壳类食物最为重要;坚果过敏在我国也颇为常见,包括核桃、杏仁、开心果、腰果等。

(3) 次要过敏原:出现食物过敏的概率较小的食物,其表现可轻可重,如荞麦、西瓜、草莓、苹果、李子、柑橘、芒果等。

(4) 极少出现的过敏原:如大米、白菜等。在制定基础食谱时通常可采用这些食物。

4. 环境因素　剖宫产、过早或过晚引入固体食物、过多摄生维生素制剂、烟草烟雾暴露等可能会增加食物过敏的发病风险。

5. 肠道菌群　肠道菌群在塑造人体免疫系统、调节免疫应答平衡及维持肠道黏膜屏障完整性方面有不可或缺的作用,肠道菌群紊乱对食物过敏的发生和发展具有重要的影响,环境因素的改变如生活方式和饮食习惯导致肠道菌群的改变可能在食物过敏的发病机制中扮演重要角色。另外感染、使用抗生素以及参与调节 Th1/Th2 平衡的细胞因子破坏肠黏膜屏障,引起肠通透性增高,导致肠道内一些无害的抗原穿过肠黏膜而致敏也可能是其机制之一。

(二) 发病机制

根据食物过敏机制不同可分为 IgE 介导、非 IgE 介导、IgE/ 非 IgE 介导混合型。IgE 介导的反应以速发型过敏多见,非 IgE 介导的以迟发型多见,混合型则既有 IgE 又有非 IgE 的机制参与。

1. IgE 介导的食物过敏　IgE 介导的过敏反应属 I 型过敏反应,过敏原初次进入机体后,经过抗原提呈细胞(树突状细胞和巨噬细胞)的处理,传递给 CD4$^+$ Th 细胞(T 辅助细胞),Th 细胞分为 Th1 和 Th2 两个细胞亚群,Th1 细胞分泌 IL-2、IFN-γ 和淋巴毒素,主要作用为增强细胞毒活性和介导迟发型超敏反应;而 Th2 细胞分泌 IL-4、IL-5、IL-6、IL-10 和 IL-13,主要介导抗体形成和过敏反应;Th1 和 Th2 细胞之间通过细胞因子互相调节。在敏感的机体,由于 Th1/Th2 失衡,表现为机体对过敏原的免疫应答向 Th2 型偏移,产生较多的过敏原特异性 IgE 及活化的嗜酸性粒细胞。这些 IgE 可与分布于皮肤、呼吸道和血液中的肥大细胞、嗜碱性粒细胞、朗格汉斯细胞表面的 IgE Fc 受体结合,使机体处于致敏状态。当相应的过敏原再次进入体内时,即可与特异性 IgE 结合,导致上述效应细胞激活,引发一系列生物活性介质释放,如组胺、前列腺素、白三烯、缓激肽等,这些介质作用于效应组织,导致平滑肌收缩、腺体分泌增加、小血管扩张、毛细血管通透性增高、嗜酸性粒细胞浸润等,即刻出现喷嚏、荨麻疹、喘鸣、呕吐、腹痛甚至休克等临床症状。作为过敏反应的一部分,单核细胞和嗜酸性粒细胞可聚集至急性反应部位,引起迟发相反应,特别是激活的嗜酸性粒细胞能够释放毒性介质,导致过敏性疾病的很多症状。病变部位浸润的单核细胞、嗜中性粒细胞、嗜碱性粒细胞以及固有的上皮细胞和纤维细胞也参与了过敏反应炎症过程,即使在缺乏过敏原的情况下仍有可能使炎症持续。

2. 非 IgE 介导的食物过敏　非 IgE 介导的食物过敏目前机制还不完全清楚,可能属于

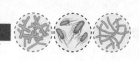

Ⅱ型、Ⅲ型或Ⅳ型超敏反应。Ⅱ型即细胞毒性超敏反应,Ⅲ型即免疫复合型超敏反应,Ⅳ型即 T 细胞介导的迟发性超敏反应。过敏原进入机体后,选择性地与浆细胞上 IgG、IgM、IgA 或 T 淋巴细胞结合,形成免疫复合物,免疫复合物激活补体参与,或 T 细胞 / 肥大细胞 / 神经元相互作用引起平滑肌活动和肠动力的功能性改变,引起局部和(或)全身性过敏。过敏原还可激活巨噬细胞,后者可以分泌细胞因子如 IL-1、IL-6、IL-8、TNF-α、粒细胞 - 巨噬细胞集落刺激因子(GM-CSF)和血管活性介质,如血小板活化因子(PAF)和白三烯,这些活性物质加重细胞的炎症。推测 T 细胞通过分泌 IL-3、IL-4、IL-5、IL-13 和 GM-CSF,激活嗜酸性细胞、浆细胞、嗜碱性粒细胞和巨噬细胞。受到累及的肠上皮细胞释放细胞介质如 IL-1、IL-6、IL-8、IL-11、GM-CSF 等,趋化因子如单核细胞趋化蛋白 -3(MCP-3)、单核细胞趋化蛋白(MCP-4)和嗜酸性粒细胞活化趋化因子(eotaxin)以及其他介质如白三烯、前列腺素(PGs)、15- 羟化二十烷四烯酸(15-HETE)和内皮素 -1(endothelin-1)。这类病人体内无特异性 IgE,因此皮肤过敏原测试或血液中总 IgE 和特异性 IgE 抗体检测为阴性。

二、临床表现

食物过敏的症状会因为每个人的体质以及食物的种类不同而有差异。根据进食与出现症状间隔时间的长短,将食物过敏分为速发型食物过敏和迟发型食物过敏。速发型(IgE 介导)通常发生在进食含有过敏原的食物之后数分钟至 2 小时内,症状一般较重,容易识别,在婴幼儿以荨麻疹、血管神经性水肿、胃肠道和呼吸道表现为主。迟发型(非 IgE 介导)一般发生在进食后数小时或者数天后,症状隐蔽复杂,不容易识别,以特应性皮炎 / 湿疹和胃肠道为主。过敏反应性疾病的临床表现往往有发作性、反复性的特点;进食过敏食物后诱发或加重。食物过敏的临床表现,见表 5-3。

表 5-3 食物过敏的临床表现

	反应	机制
皮肤反应	荨麻疹,急性或慢性(少见) 血管性水肿 接触皮疹 特应性皮炎	IgE 和(或)非 IgE 介导
胃肠道反应	口腔过敏综合征 恶心 / 呕吐 腹疼 腹泻、便秘	IgE 和(或)非 IgE 介导
	过敏性嗜酸性粒细胞性胃炎、肠炎、结肠炎 蛋白丢失性肠炎	非 IgE 介导
呼吸道反应	鼻结膜炎 哮喘 喉水肿	IgE 和(或)非 IgE 介导
其他反应	全身性过敏反应 食物依赖性诱导的全身性过敏反应	IgE 和(或)非 IgE 介导

（一）速发型食物过敏反应

1. 皮肤　主要表现为荨麻疹和血管神经性水肿，进食过敏食物后很快出现风团疹、潮红斑，大小不等，形状各异，伴有瘙痒，多发生在面部、口周及躯干部。常突然发生，成批出现，数小时后又迅速消退，消退后一般不留痕迹，但可反复发作。常伴有胃肠道表现，如腹部不适、腹痛、恶心、呕吐和腹泻。血管神经性水肿又称巨大荨麻疹，表现为突然发作的自限性水肿，消退可快可慢，多发于皮下组织较疏松的部位或黏膜，如面部、舌、外生殖器、手和足，尤以上唇多见，不伴有疼痛和瘙痒，常和荨麻疹一起发生。

2. 胃肠道　进食过敏食物后很快出现腹部不适、腹痛、恶心、呕吐和腹泻等，婴儿可有肠绞痛表现，如阵发性哭闹、腿蜷缩、腹胀、排气多等。

3. 口腔（黏膜）过敏综合征　口腔（黏膜）过敏综合征（oral allergy syndrome，OAS）多见于年龄较大的儿童和青少年，在进食某种或几种水果或蔬菜后，几分钟内出现口咽部如唇、舌、上腭和喉发痒及肿胀，声音嘶哑等症状，少数患儿出现全身过敏症状。多发生于花粉症患者或提示以后可能发生花粉症，这是由于花粉和水果或蔬菜之间存在交叉过敏反应性之故。

4. 呼吸道　可以引起婴幼儿反复发作性喘息、咳嗽和哮喘，表现为进食过敏食物后出现喉部有异常声音、气喘等。少数的食物过敏可以引起过敏性鼻炎表现如流清涕、喷嚏、鼻痒、鼻塞等症状。有的病儿合并眼睛痒、流眼泪、结膜充血等过敏性结膜炎表现，称过敏性鼻-结膜炎。注意以上症状不是由呼吸道感染引起的。

5. 急性严重全身过敏反应　指急性（可以数分钟内发生）严重的危及生命的全身过敏反应（累及 2 个以上脏器，包括循环、呼吸、皮肤等多系统）。数分钟内迅速出现症状，一般在 5~30 分钟内达到高峰，偶尔可持续数天。常累及皮肤、呼吸、心血管或胃肠道多个系统，出现皮疹（全身性荨麻疹）、气促、喘息、咳嗽、心动过速、低血压、腹痛、呕吐等，严重者出现过敏性休克、呼吸窘迫、喉头水肿引起窒息，甚者导致死亡。部分患者的临床表现可以为双相性，即在首次出现过敏症状后数小时再次出现相关症状，极少数患者的迟发相反应可出现在 2 天以后。由于 20% 的患者并无皮肤表现，导致临床诊断困难，因此对于任何急性发生的呼吸窘迫、支气管收缩或心脏骤停，都应将急性严重全身过敏反应作为鉴别诊断的考虑。

（二）迟发型食物过敏反应

1. 特应性皮炎 / 湿疹　特应性皮炎 / 湿疹病因复杂，与食物过敏的关系非常密切，也是婴儿食物过敏最常见的表现之一，常由牛奶和鸡蛋过敏引起，初发于 2~6 个月婴儿，以面部、顶部、躯干及四肢伸侧多见，症状多种多样，反复发作，急性期皮损以在红斑基础上的剧痒性丘疹和水疱为特征，并经常伴有广泛抓痕和严重渗出及糜烂；亚急性期皮损以红斑、抓痕和鳞屑为特征；慢性期皮损以皮肤增厚性斑块、苔藓样变和纤维化丘疹为特征，上述表现往往在进食过敏食物后加重。由于该疾病既可由 IgE 介导又可由非 IgE 介导，临床表现往往为亚急性或慢性，资料显示，大约 40%~80% 的病人可以检测到食物特异性 IgE。

2. 胃肠道表现　非 IgE 介导或混合型食物过敏引起的胃肠道症状往往在进食后数小时或几天后出现，呈慢性或间歇性过程。该类疾病包括过敏性嗜酸细胞性食管炎（allergic eosinophilic esophagitis，AEE）、过敏性嗜酸细胞性胃肠炎（allergic eosinophilic gastroenteritis，AEG）、食物蛋白诱发的小肠结肠炎和直肠结肠炎、牛奶蛋白诱发的肠出血、食物诱发的吸收

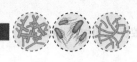

不良综合征等,病儿表现为间歇性或长期喂养困难、拒食、腹泻、便血、营养不良、生长发育落后等。目前认为,部分胃食管反流、便秘也可能与食物过敏有关。

3. 其他　牛奶蛋白诱发的血小板减少、疱疹样皮炎、麸质致敏肠病、过敏性肺炎、肺含铁血黄素沉着症、接触性皮炎、过敏性紫癜等也与食物过敏有关。

三、诊断和鉴别诊断

(一) 诊断

IgE 介导的食物过敏,发作快速,机制明确,检测试验有效,容易诊断。非 IgE 介导的食物过敏多为迟发型,涉及的机制复杂,缺乏有效的检测试验,诊断比较困难。现有的食物过敏原检测试验与临床符合度不是很高(特别是假阳性多见),体外试验也有很多不完善之处,所以对于食物过敏的诊断更要强调对病史、皮肤点刺试验、SIgE 检测及排除可疑食物以后症状是否改善等进行综合的分析,具有提示意义的病史及排除可疑食物以后症状改善,可以作为诊断食物过敏的依据。诊断不明确的需要进行双盲安慰剂对照的食物激发试验。

1. 病史及临床表现　详细地询问病史是诊断食物过敏的基础,通过询问临床表现,摄入食物到出现症状的时间,发作的频率以及最近一次发作的详细情况,可以初步断定是否可能存在食物过敏,过敏反应的类型以及与过敏可能相关的食物。对于临床表现不典型,一时难以断定的病人,记录饮食日记有助于判断某些食物和临床症状的关系。绝大多数食物过敏都是由相对少数的几种食物引起的,如果发现对三种以上不相关的食物过敏,则必须寻找这些食物的内在联系,是否存在交叉过敏的情况。绝大多数食物过敏是由于对某种食物成分过敏造成的,对食物中的染料和添加剂过敏是存在的,但很少见。

家族成员中,特别是父母、同胞一级亲缘关系中有哮喘、特应性皮炎、食物过敏、过敏性鼻炎等有助于对病人的诊断。

2. 皮肤点刺试验和血 SIgE 检测　皮肤点刺试验和血 SIgE 检测是诊断 IgE 介导的过敏反应包括食物过敏的有效手段。通常情况下,皮肤点刺试验用作初步筛选,婴儿进行皮肤点刺试验有一定的困难,则直接检测血 SIgE。据国内的资料统计,SIgE 检测结果在 2 级(包含 2 级)以上才有意义,SIgE 的浓度级别越高,其对过敏食物的诊断价值越大。

无论是使用何种方法,对检测到的食物特异性过敏原的解释均应该慎重。检测到某种食物过敏原仅表明机体对该种过敏原致敏,表明有过敏反应的潜在危险,但是否发病还取决于环境等诸多因素。即便在临床上有食物过敏的表现,也检测出某种过敏原,但两者的关联性仍需要认真的分析,如根据过敏表现与摄入食物的关系等综合考虑,不能仅根据检测结果就轻易判断某种食物过敏而采取回避食物的措施。

3. 食物激发试验　由 IgE 介导的过敏反应,皮肤点刺试验和血清 SIgE 检测试验通常为阳性,且与症状具有相关性,这个情况即可以诊断。但是当 IgE 检测结果阳性,症状模糊并且与检测阳性结果没有相关性时,就需要食物激发试验来确定。这种情况下食物激发试验是诊断食物过敏的最可靠的方法,包括开放性食物激发试验(open food challenge,OFC)、单盲食物激发试验(single-blind placebo-controlled food challenge,SBPCFC)和双盲安慰剂对照食物激发试验(double-blindplacebo-controlled food challenge,DBPCFC),其中 DBPCFC 为诊断的"金标准"。3 岁以下的儿童心理因素几乎不会对试验的结果造成影响,因此可用 OFC 确诊。食物激发试验过程可能诱发严重过敏反应,须在有抢救设备并有诊断食物过敏经验的医院进行,须有医务人员的严密监护,仔细记录试验过程儿童的生命体征变化。OFC 开始前,需停用一切可影响激发试验结果的药物(如组胺、激素等)1~2 周,并回避所有可疑致敏食物 2~4 周。将可疑致敏食物以不能引起症状的小量加入普通食物中,逐渐增量至常量。每次加量前仔细观察相应的临床症状,监测生命体征。一旦出现有关临床表现时即停止 OFC。院内观察 2 小时无特殊反应者,应指导家长离开医院后继续观察儿童表现,仔细记录症状。可疑食物诱发出症状即为阳性,可确诊为食物过敏。

4. 食物排除 食物过敏者无论是否检测到过敏原 SIgE 都可使用。主要是通过短期排除日常食用的可疑食物,观察临床症状和体征变化帮助明确过敏原的种类。一般每次严格排除一种食物 2 周,如果考虑是非 IgE 介导的过敏反应最少 4 周(包括复合成品食品中含有相关食物成分),观察临床症状和体征的改善情况。如临床表现明显改善,则再次引入该食物,如果引入食物以后症状再次出现,提示婴儿过敏可能与此种食物密切相关。如果排除食物后症状和体征无明显改善,提示患儿的表现与该食物无关,或可能存在其他原因。

5. 诊断性治疗 尽管食物激发试验是诊断食物过敏的金标准,但由于各种原因,不能在临床常规应用。一种简便可行的方法是诊断性治疗,例如对高度可疑牛奶过敏的婴儿,直接更换氨基酸配方奶粉(AAF)或深度水解配方奶粉(eHF)1~2 周,观察婴儿症状和体征改善情况,如果有明显改善,即提示存在牛奶过敏。

(二)鉴别诊断

食物过敏的临床表现非常复杂,有时不易与食物相关的其他不良反应相鉴别。食物毒性反应即食物中毒,是食物中固有的毒素和食物被各种毒素污染后引起的反应,任何人只要摄入足够的量,均可出现。而食物非毒性反应通常涉及个体的遗传易感性,即摄入某种食物后,仅有部分人出现,即存在个体差异。在食物非毒性反应中,要注意鉴别食物过敏和食物不耐受,食物不耐受是由于个体缺乏某种消化酶或对食物中某些药理活性物质不耐受。食物过敏在婴幼儿特别需要与以下疾病鉴别:

1. 急性胃肠炎 急性胃肠炎是婴幼儿最常见的疾病之一,往往由细菌(大肠埃希菌、空肠弯曲菌、痢疾杆菌、沙门氏菌等)和病毒感染(轮状病毒、诺如病毒等),或饮食不当(过多或不洁食物)、受凉等引起,表现为急性起病的恶心、呕吐、腹泻、腹痛等,可伴有发热,需要与急性食物过敏反应鉴别。急性食物过敏反应一般无发热,出现症状比较快,除胃肠道外,往往有皮肤荨麻疹和血管神经性水肿表现,严重者可伴有呼吸和心血管表现,容易与急性胃肠炎鉴别。

2. 急性食物中毒 急性食物中毒是由于摄入被细菌污染或含有细菌毒素的食物,如变质的肉食、剩奶、剩饭等引起,也可由食品加工不当如未烧熟的扁豆、腌制的小青菜等引起。食物中毒可轻可重,轻者常表现为胃肠炎的症状,包括恶心、呕吐、腹泻、腹痛、脱水等,重者可以引起全身的严重症状,甚至引起死亡。急性食物中毒的特点是集体突然发病,几乎没有个体差异,并和食用某种食物有明显关系,比较容易与急性食物过敏鉴别。

3. 迁延性和慢性腹泻病 婴幼儿迁延性和慢性腹泻病病因复杂,可由慢性肠道感染性疾病,如慢性细菌性痢疾、肠结核、原虫感染(蓝氏贾第鞭毛虫、阿米巴、隐孢子虫);炎症性肠

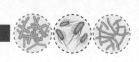

病(克罗恩病和溃疡性结肠炎);先天性吸收不良性腹泻病,包括先天性乳糖酶缺乏症、先天性蔗糖酶缺乏症、异麦芽糖酶缺乏症、先天性失氯性腹泻、先天性钠性腹泻引起的分泌性腹泻、先天性小肠淋巴管扩张症等;免疫功能缺陷引起的慢性腹泻病;肠道功能性疾病;肿瘤和内分泌病引起的慢性腹泻病和慢性食物过敏引起。食物过敏引起的迁延性和慢性腹泻病的最常见原因为对牛奶和鸡蛋过敏,经过限制饮食或更换奶粉可以缓解,不难与其他疾病鉴别。

4. 乳糖不耐受　乳糖不耐受(lactose intolerance,LI)是指由于小肠上皮细胞乳糖酶缺乏,哺乳类动物奶汁(牛奶、人奶等)中的乳糖不能被分解吸收,未被吸收的乳糖进入结肠后,被肠道细菌分解,产生大量乳酸、甲酸等短链脂肪酸和氢气,造成渗透压升高,使肠腔中的水分增多,引起腹胀、肠鸣、肠绞痛直至腹泻等现象。乳糖酶缺乏可以是先天性或继发性,先天性乳糖酶缺乏少见,出生后哺乳1~2小时即出现腹泻等症状,严重的伴有呕吐、失水、酸中毒等。继发性乳糖酶缺乏比较多见,可发生于所有累及小肠黏膜的疾病及某些全身性疾病,如感染性腹泻、乳糜泻、克罗恩病、Whipple病、兰氏贾第鞭毛虫感染、短肠综合征、免疫球蛋白缺乏症、免疫缺陷、重度营养不良等,且可同时存在麦芽糖酶和蔗糖酶缺乏。乳糖不耐受和牛奶过敏有相似的临床表现,如均为摄入牛奶后出现腹泻、腹痛、呕吐等,但两者是完全不同的疾病。乳糖不耐受的婴儿更换不含乳糖的配方奶粉(俗称腹泻奶粉)即可明显缓解,而牛奶过敏婴儿往往伴有皮肤表现,更换深度水解蛋白配方奶粉或氨基酸配方奶粉才有效,有条件可以检测乳糖酶活性帮助鉴别。注意目前市场上有不含乳糖的配方奶粉、深度水解蛋白配方奶粉、部分水解蛋白配方奶粉等,有的水解蛋白配方奶粉中也不含乳糖,在选择时应详细看清各种配方奶的组成。

四、治疗

食物过敏的治疗主要包括回避过敏食物、使用抗组胺药物为核心的对症治疗和以肾上腺素为核心的针对急性严重全身过敏反应的治疗,其他有微生态制剂和中草药治疗。

(一) 回避过敏食物

回避过敏食物是食物过敏唯一的根治方法,前提是知道引起过敏的食物。牛奶是婴儿最常见的过敏食物,但同时也是婴儿各种营养物资质的主要来源,在出生后6~9个月内,是不可能回避的。牛奶蛋白过敏(cows' milk protein allergy,CMPA)是由牛奶蛋白的抗原表位所触发的,母乳喂养和配方奶喂养的儿童都可能发生。针对牛奶过敏的婴儿,如果原来是母乳喂养,一般症状比较轻,建议继续母乳喂养,母亲宜限制牛奶蛋白、鸡蛋、鱼、花生和坚果的摄入,补充矿物质(钙)和维生素。断奶后使用以乳清蛋白、酪蛋白或其他蛋白为主的深度水解蛋白配方奶粉(eHF)或氨基酸配方奶粉(AAF)。对牛奶过敏、原来使用配方奶粉喂养的婴儿,则需要换用深度水解蛋白配方奶粉(eHF)或氨基酸配方奶粉(AAF),目前这两类配方奶粉在国内市场均有销售,选择哪一种取决于婴儿的接受程度及价格。如果在使用深度水解蛋白配方奶粉过程中,仍然存在症状,可能是由于婴儿对深度水解蛋白配方奶粉中的残留过敏原发生反应,这时应该更换为氨基酸配方奶粉。对牛奶过敏的婴儿,使用深度水解蛋白配方奶粉或氨基酸配方奶粉至少至出生6个月或9~12个月。其他哺乳类动物的配方奶粉,如山羊奶、绵羊奶、水牛奶和马奶等，由于很大可能存在与牛奶的交叉过敏，不推荐使用。大豆配方奶粉价格比深度水解蛋白配方奶粉或氨基酸配方奶粉低很多，但是据统计，10%~35% 牛奶过敏的婴儿同时对大豆蛋白有不良反应，并且大豆配方奶粉中含有高浓度的植酸、铝和植物雌激素(异黄酮)，也可能会引起不良反应，因此对牛奶过敏者，不推荐使用大豆配方奶粉。

鸡蛋也是婴儿常见的过敏食物，仅次于牛奶。对鸡蛋过敏的婴儿，无论是母乳喂养还是配方奶喂养，均建议婴儿避免含鸡蛋的食物。如果是母乳喂养，还建议母亲避免含鸡蛋的食物。

值得注意的是蛋糕、饼干、点心等加工食品中一般均添加有牛奶和鸡蛋，也应该回避。

(二) 对症治疗

包括抗组胺药物、白三烯受体拮抗剂、肾上腺糖皮质激素及其他对症治疗药物等。

(三) 急性严重全身过敏反应的治疗

迅速治疗非常关键，首选肾上腺素，其余均为辅助治疗。

1. 肾上腺素　有呼吸和(或)循环系统症状者应该立即肌注肾上腺素，剂量 0.01mg/kg，单次最大 0.5mg，需要时 5~15 分钟重复使用，并调整剂量至产生临床效应。如有开放的静脉通路，则可通过静脉给药。

2. 液体支持　使用肾上腺素后，低血压仍不能改善者，应快速进行液体复苏，可以用晶体或胶体液，10~20 分钟输注 20ml/kg 液体，严重的低血压患者，可能需要更大量的等张晶体液扩容。扩容后仍无改善者，使用血管活性药物如多巴胺或肾上腺素等升压药物。

3. 吸入 β2 受体激动剂　如有支气管痉挛应吸入 β2 受体激动剂，吸氧。但在严重支气管痉挛时吸入药物很难抵达气道，因此全身应用肾上腺素仍然为首选。对于经吸氧和上述治疗后喘息症状不能改善者，应考虑气管插管进行人工通气。

4. 吸氧　高流量吸氧，最好用面罩。

5. 抗组胺药物　及早应用，但其作用缓慢，对血压影响不显著，在疾病初期可能帮助不大。

6. 糖皮质激素　目前尚无资料表明对于急性全身过敏反应有效，但可预防症状的反复和迁延性全身过敏反应的发生。使用的剂量为甲泼尼龙每次 1~2mg，或相当剂量的其他激素，24 小时内每 6~8 小时 1 次。对于轻度患者，可以口服泼尼松 1mg/kg。

7. 其他处理　包括迅速评估、保持气道通畅及仰卧位(如有呕吐，置于左侧位)，抬高下肢，增加心排出量。

8. 后续处理　部分患者(占 1%~20%)的急性过敏反应可有双相反应，两次反应的间隔时间在 1~72 小时，目前无可靠的预测迟发相反应的指标。另外肾上腺素的作用消失后症状可能重现(肌肉注射后血清肾上腺素水平维持约 1 小时)，因此所有患者应至少严密观察 4~6 小时，对于有反应性呼吸道疾病者更应注意，因为大多数致死性过敏反应发生在这部分患者。

(四) 益生菌和益生元

在目前的多项随机双盲对照临床实验中，大部分结果显示使用益生菌药物能够明显减

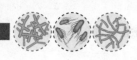

轻伴或不伴对牛奶过敏的特应性皮炎的临床症状,益生元也有一定的疗效,但也有显示无效的报道。尽管如此,由于长期使用这些制剂没有明显副作用,其治疗食物过敏的前景是可观的。国内常用益生菌药物有双歧杆菌、乳杆菌、粪链球菌、酪酸梭菌、芽孢杆菌和布拉氏酵母菌等制剂,在临床可以试用于食物过敏的治疗。益生菌药物对特应性皮炎疗效的差异可能与各临床实验中使用的菌株和剂量不同有关。

(五) 中草药

国内的临床观察证实,中草药对食物过敏引起的特应性皮炎 / 湿疹有较好的效果。

(六) 其他治疗

1. 过敏原免疫治疗（AIT）　又称脱敏治疗,有皮下注射或舌下含服两种方法,目前主要用于对吸入过敏原如尘螨和花粉过敏的治疗。针对食物过敏原如花生、牛奶和鸡蛋的口服免疫治疗或舌下含服免疫治疗目前尚处于临床研究阶段,有望在不久的将来成为行之有效的脱敏疗法。

2. 抗 IgE 抗体治疗　对 IgE 介导的过敏性哮喘具有较好的效果。最近有抗 IgE 抗体治疗严重的花生过敏的研究报道,认为抗 IgE 可能是治疗严重食物过敏最有效的措施,有广阔的前景。

3. 其他　如 T 细胞肽免疫法、组织致敏原蛋白突变免疫疗法等,目前尚处于研究阶段。

五、预防

由于婴幼儿是食物过敏的高发人群,同时食物过敏往往是过敏进程中的首要经历,因此早期干预、有效地预防食物过敏的发生对降低以后其他过敏性疾病的发生有重要的意义。

(一) 一级预防

食物过敏的一级预防即通过各种手段预防健康或高危的婴儿发生食物过敏,目前有以下措施:

1. 母乳喂养　目前研究一致认为,纯母乳喂养是预防婴儿食物过敏的最有效方法之一。这是因为首先在婴儿肠道不成熟期,母乳喂养可以减少接触异体蛋白质的机会;其次母乳喂养可以通过促进双歧杆菌、乳杆菌等有益菌的生长,通过促进免疫系统发育成熟而发挥抗过敏作用。另外母乳中含有大量的免疫调节因子,分泌型 IgA 不仅能够预防病原微生物的入侵,也能清除摄入的过敏原。因此,国内外的各种指南均建议婴儿 4~6 个月以内,尽量采取纯母乳喂养。母乳喂养可以满足 6 个月内婴儿的理想生长与发育,在此期间不需要补充糖水、果汁、配方奶和其他的液体,以减少污染和变应原的摄入。对有过敏家族史(父母、同胞一级亲缘关系中有哮喘、特应性皮炎、食物过敏、过敏性鼻炎等)的婴儿,更应该坚持母乳喂养到婴儿对食物过敏的自发消失期,即出生后 10~12 个月。

2. 妊娠期、哺乳期母亲饮食　以前认为母亲怀孕期间的饮食可能对婴儿食物等过敏性疾病的发生存在影响,曾经建议母亲在妊娠后期回避鸡蛋、牛奶、坚果等主要过敏食物。但最近几年的研究证实,母亲妊娠期回避鸡蛋、牛奶并不能降低婴幼儿食物过敏的发生风险,反而增加了母亲和胎儿营养不良的风险,因此,妊娠后期的母亲不需要接受特殊饮食限制。

哺乳期母亲摄入花生、牛奶蛋白和鸡蛋白等,这些食物过敏原可以通过母乳进入婴儿体内,有可能使婴儿致敏,引起过敏反应。但是,目前关于哺乳期母亲回避这些食物对婴儿过敏性疾病的预防作用的证据不充分,因此,对哺乳期母亲限制饮食的建议要谨慎,一般不推荐母亲哺乳期回避饮食作为婴儿食物过敏的预防措施。但是对已经发生过敏的婴儿,哺乳期母亲宜限制牛奶蛋白、鸡蛋、鱼、花生和坚果的摄入以减轻病情,特别是湿疹的严重程度。

3. 低敏配方奶粉 低敏配方奶粉是牛奶酪蛋白或清蛋白经酶解、加热、超滤等工艺处理后的低抗原配方奶粉,根据抗原性的不同可分为部分或适度水解蛋白配方奶粉(pHF)和深度水解蛋白配方奶粉(eHF)。对有过敏家族史的高危婴儿,如果母乳不足或无法采用母乳喂养,推荐使用低敏配方奶粉,用以预防或延迟过敏性疾病的发生。针对这些高危患儿使用低敏配方奶粉有可能诱发免疫耐受。由于大豆也是常见的食物过敏原,并且大豆配方奶粉中含有高浓度的植酸和植物雌激素(异黄酮),一般不推荐4~6个月以下婴儿食用大豆蛋白配方奶。

4. 添加辅食 由于消化道黏膜的通透性较大、肠道菌群尚未完全建立等因素,过早添加辅食易发生食物过敏。目前的研究发现,出生后4~6个月是生命早期建立口服耐受的关键时期,口服耐受是过敏原驱动的免疫过程,生命早期的关键窗口期常规的食物抗原的常规暴露是建立口服耐受的关键。过早添加辅食易发生食物过敏,延迟添加辅食又错过了建立口服耐受的关键时机,食物过敏和自身免疫性疾病的发病风险增高。因此,4~6个月是添加辅食、预防过敏的最佳时期,近年来欧洲的一些研究均证实出生4个月时规律摄入鸡蛋,1岁以内开始摄入花生,可以诱导免疫耐受并减少鸡蛋和花生过敏的发生率。

欧洲过敏和临床免疫学会(EAACI)2014年对食物过敏的初级预防建议为:①孕期或哺乳期的母亲无需特殊的饮食限制;②出生4~6个月内的婴儿纯母乳喂养,如果过敏高风险婴儿需要配方奶喂养,推荐低敏配方;③对所有的婴儿,4个月以后均按照正常程序添加辅食。

婴儿常见的致敏食物有牛奶、鸡蛋、花生、大豆、鱼虾类、贝类等。因此添加辅食应从易于消化而又不易引起过敏的食物开始,米粉可作为首选食物,其次是蔬菜、水果,然后再试食肉、鱼、蛋类。添加辅食时要掌握由一种到多种、由少到多、由细到粗、由稀到稠的原则。每次引入的新食物,应为单一食物,少量开始,以便观察婴儿的耐受情况和接受能力,比如是否出现拒食、哭闹、恶心、呕吐、腹泻、腹胀等。一般在引入的新食物时,婴儿会经过由不适应到适应,再到喜欢这一过程,这是婴儿的防御本能,但是如果以上表现反复出现,特别是有皮肤湿疹表现者,应怀疑婴儿对该食物有过敏。

5. 益生菌 越来越多的研究证明,肠道菌群的建立和完善是促进婴儿出生后免疫系统成熟和诱导免疫反应平衡的基本因素,其作用的主要部位在肠道黏膜免疫系统。流行病学和实验研究也表明,食物过敏和特应性湿疹的婴儿肠道菌群的数量和种类均与非过敏婴儿存在差异,益生菌能够降低肠道黏膜通透性,并且在诱导食物抗原的口服耐受中发挥重要作用。因此,在出生早期使用益生菌预防食物过敏是目前的一个研究热点。国际上最新的建议在以下情况使用益生菌预防:①对于发生过敏性疾病高风险的婴儿,母亲在妊娠后期使用;②对于发生过敏性疾病高风险的婴儿,母亲在哺乳期使用;③对于发生过敏性疾病高风险的婴儿,出生以后婴儿使用。

6. 其他营养物质 Omega-3不饱和脂肪酸主要包括α-亚麻酸、二十碳五烯酸(EPA)和

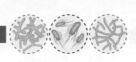

二十二碳六烯酸(DHA),具有一定的抗炎、抗过敏作用。已有研究证实,母亲怀孕后期和哺乳期补充 DHA Omega-3 不饱和脂肪酸,可以降低 1 岁时特应性湿疹的发生率。目前仍然需要作大量的临床研究进一步验证。

(二) 二级预防

食物过敏的二级预防即通过各种手段预防已经患有食物过敏的儿童再次发病,主要措施是回避引起过敏的食物过敏原,具体与治疗相同。

对有食物过敏的婴儿和儿童,在选择食物特别是市场上销售的成品或半成品时,应该详细了解该食品的组成成分,避免食用成品中的过敏组分。如果儿童入住托幼机构和学校,也应告诉教师等相关人员,避免摄入过敏食物。对于曾经发生过致死性食物过敏的患者,特别是花生、坚果类食物,应严格回避过敏食物,并随身备有包括肾上腺素在内的急救药盒。

(三) 食物过敏的转归

绝大多数的食物过敏患儿预后良好,且几乎所有儿童食物过敏的情况会随年龄的增长而消失。绝大部分对牛奶、鸡蛋、大豆和小麦过敏的婴儿至 3~4 岁时,可以对这类食物产生耐受,症状消失;但对花生、坚果、鱼和海鲜类食物的过敏可能持续至成年期。

第三节　湿　疹

湿疹是由多种内外因素引起的一种具有明显渗出倾向的炎症性皮肤病,伴有明显瘙痒,易复发,是婴幼儿期最常见的过敏性疾病之一,往往也是"过敏进程"的第一步。湿疹既影响婴幼儿的正常生长发育和健康,又增加了其他过敏性疾病的发病风险。

近年来湿疹发生率呈上升趋势。1986 年英国报告:19 世纪 60 年代之前出生的儿童湿疹患病率为 2%~3%;60 年代出生的儿童为 4%~8%;70 年代出生的儿童为 9%~12%;80 年代出生的儿童增至 15%~20%。90 年代在日本,4 个月大的婴儿湿疹发病率为 30%,3 岁孩子的发病率为 20%。我国 2002 年 11~12 月 10 个城市 1~7 岁儿童 49 241 人调查显示,湿疹患病率为 3.07%:男性为 3.86% 女性为 2.20%。成年人湿疹在西方国家患病率高达 10% 以上,美国为 10.7%,2008 年进行的一项流行病学研究表明,我国一般人群患病率约为 7.5%,已经接近西方国家,近 20 年来在工业化国家中的发病率还在升高。我国正在不断推进工业化进程,人民的生活水平明显提高,感染性皮肤病逐渐减少,而过敏性皮肤病却逐渐增加,近二十年来流行病学调查的结果也显示湿疹的发病率在上升。

一、病因和发病机制

(一) 病因

湿疹的病因较复杂,目前尚不明确。其发病与多种内外因素有关,有时很难明确具体的病因。机体内因包括免疫功能异常(如免疫失衡、免疫缺陷等)和系统性疾病(如内分泌疾病、营养障碍、慢性感染等)以及遗传性或获得性皮肤屏障功能障碍。消化道摄入食物性过敏原,如鱼、虾、牛羊肉、鸡蛋等致敏因素,此外,机械性摩擦,如唾液和溢奶经常刺激,也是本病的诱因。护理不当,如过多使用较强的碱性肥皂,过高营养,以及肠内异常消化等也可引起本病。某些外在因素,如阳光、紫外线、寒冷、湿热等物理因素,接触丝织品或人造纤维,外用药物,以及皮肤细菌感染等均可引起湿疹或加重其病情。

(二) 发病机制

本病的发病机制尚不明确。目前多认为是在机体内部因素如免疫功能异常、皮肤屏障功能障碍等基础上,由多种内外因素综合作用的结果。免疫性机制如过敏反应和非免疫性机制如皮肤刺激均参与发病过程。微生物可以通过直接侵袭、超抗原作用或诱导免疫反应引发或加重湿疹。可能与下述因素有关:

1. 遗传因素 患者常有先天性过敏体质,且具有特殊类型的遗传倾向和体质的易感性,约75%的患者其一级亲属中有遗传过敏性疾病病史。近来对HLA与异位性皮炎的调查中发现,HLA-A抗原与本病有显著的相关性。

2. 易发因素 婴儿湿疹的高发病率主要是由于婴儿皮肤角质层薄、毛细血管网丰富、内皮含水及氯化物较多,因而容易发生过敏反应。

3. 摄入食物性变应原 消化道摄入食物性过敏原,使体内发生 I 型变态反应。

4. 母体雌性激素影响 有些婴儿,尤其在新生儿时期,由于母体雌性激素通过胎盘传给胎儿,以致新生儿皮脂增多,易致脂溢性湿疹。

5. 菌群紊乱 肠道菌群紊乱在湿疹的发生和发展中发挥了重要的作用。近年来还发现湿疹患儿皮肤菌群也存在紊乱,主要为多样性和菌群数量的减少。

二、临床表现

起病大多在生后 1~3 个月,6 个月以后逐渐减轻,1 岁半以后大多数患儿逐渐自愈,一部分患儿延至幼儿或儿童期,病情轻重不一。皮疹多见于头面部,如额部、双颊、头顶部,以后逐渐蔓延至颏、颈、肩、背、臀、四肢,甚至可以泛发全身。

初起时为散发或群集小红丘疹或红斑,逐渐增多,并可见小水疱,黄白色鳞屑及痂皮,可有渗出、糜烂及继发感染。因瘙痒患儿烦躁不安,夜间哭闹,影响睡眠。由于湿疹的病变在表皮,愈后不留瘢痕。

(一) 分期

临床上可按发病过程分为 3 期:

1. 急性期 起病急,皮肤表现为多数群集的小红丘疹及红斑,基底水肿,很快变成丘疱疹及小水疱,疱破后糜烂,有明显的黄色渗液或覆以黄白色浆液性痂,厚薄不一,逐渐向四周蔓延,外围可见散在小丘疹。面部皮肤可有潮红及肿胀。间擦部位,如腋下、腹股沟部、肛门周围等处可以受累,常合并擦烂。如护理不当可继发感染,或导致湿疹泛发全身。此期病儿夜不能眠、烦躁不安,合并感染者可有低热。

2. 亚急性期 可因治疗不当或由急性期湿疹演变而来,此期渗出红肿、结痂逐渐减轻,

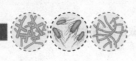

皮损以小丘疹为主,时有白色鳞屑,或残留少许丘疱疹及糜烂面。此时痒感稍见轻,可持续很长时间。

3. 慢性期　多由急性、亚急性期湿疹演变而来,也可一开始就是慢性期的表现。反复发作,多见于 1 岁以上的婴幼儿。皮损以皮肤粗糙、肥厚、丘疹、鳞屑及色素沉着为主要表现,极少数可发生苔藓样化。分布在四肢,尤其四窝处较多。若发生在掌跖或关节部位,可发生皲裂而出现疼痛。如治疗不当,或在一定诱因下,随时可以急性发作,自觉剧烈瘙痒。

(二) 分型

婴儿湿疹按皮肤损害分为 3 型:

1. 脂溢型　多见于 1~3 个月的小婴儿,前额、颊部、眉间皮肤潮红,被覆黄色油腻性鳞屑,头顶部可有较厚的黄浆液痂。严重时,颏下、后颈、腋及腹股沟可有擦烂、潮红及渗出。其母孕期常有脂溢性皮炎或较严重的痤疮。患儿一般在 6 个月后改善饮食时可以自愈。

2. 渗出型　多见于 3~6 个月肥胖的婴儿。先出现于头面部,除口鼻周围不易发生外,两面颊可见对称性小米粒大小红色小丘疹,间有小水疱及红斑,基底水肿,片状糜烂渗出,黄浆液性结痂较厚。因搔抓常见出血,有黄棕色软痂皮。剥去痂皮后露出鲜红湿烂面,呈颗粒状,表面易出血。如不及时治疗,可向躯干、四肢及全身蔓延,并可以继发感染。

3. 干燥型　多见于 6 个月 ~1 岁小儿,可一开始就是干燥型表现,或出现在亚急性期以后。皮损表现为丘疹、红肿、硬性糠皮样鳞屑及结痂,无渗出,常见于面部、躯干及四肢侧伸面。往往合并不同程度的营养不良。以上 3 种类型湿疹可以同时存在,3 期皮损也可发生于任何一型湿疹,3 期可以互相转化和重叠。

(三) 并发症

由于病因复杂难以确定而反复发作。剧烈地搔抓可继发感染,引起局部淋巴结肿大,极少数病例可发生全身感染,导致败血症或毒血症,临床上可出现精神不振、高热、乏力、腹泻等症状,可合并不同程度的营养不良。

三、实验室检查

主要用于鉴别诊断和筛查可能病因,血常规检查可有嗜酸性粒细胞增多,还可有血清嗜酸性阳离子蛋白增高,部分患者有血清 IgE 增高,变应原检查有助于寻找可能的致敏原,斑贴试验有助于诊断接触性皮炎,真菌检查可鉴别浅部真菌病,疥虫检查可协助排除疥疮,血清免疫球蛋白检查可帮助鉴别具有湿疹皮炎皮损的先天性疾病,皮损细菌培养可帮助诊断继发细菌感染等,必要时应行皮肤组织病理学检查。

根据临床需要,必要时选择 X 线胸片、B 超等检查。下述试验阳性:①磷酸组胺皮试阳性;②乙酰胆碱皮试阳性;③划痕试验阳性;④皮肤点刺试验阳性;⑤被动转移试验阳性。

四、诊断和鉴别诊断

湿疹的诊断主要根据临床表现,结合必要的实验室检查或组织病理学检查。特殊类型的湿疹根据临床特点进行诊断,如干燥性湿疹、自身敏感性皮炎、钱币状湿疹等;非特异者可根据临床部位进行诊断,如手湿疹、小腿湿疹、肛周湿疹、乳房湿疹、阴囊湿疹、耳湿疹、眼睑湿疹等;泛发性湿疹指多部位同时发生的湿疹。湿疹严重程度可根据其面积和皮疹的特点进行评分。

需与下列疾病鉴别:

1. 与擦烂相鉴别　发生在耳后、腹股沟、肛周、颈颊部的急性期湿疹应与擦烂鉴别。后者多发生在肥胖婴儿,好发于夏季,因湿热、流涎、腹泻及不注意局部皮肤清洁所致。

2. 与接触性皮炎相鉴别　有时需要与接触性皮炎鉴别,此病有接触史,皮肤损害发生于接触部位,边界清楚。怀疑有接触因素时可用斑贴试验鉴别。但在新生儿期及婴幼儿期,斑贴试验往往既不易表现亦不够准确。

3. 与类似湿疹表现的疾病相鉴别　在尿布区域或肛周、腋下等处发生湿疹时,须与尿布皮炎及念珠菌感染相鉴别。尿布皮炎位于尿布区域、会阴及股内侧,境界清楚的弥漫性红斑、丘疹、丘疱疹及鳞屑。勤换洗尿布,选择干爽型纸尿裤,保持尿区域的清洁干燥即可治愈。念珠菌感染则为淡红色斑片及扁平小丘疹,边缘隆起,境界清楚,边缘可有少量鳞屑,很容易查到真菌,同时常合并鹅口疮、口角炎等。其他如疥疮、多形性日光疹、嗜酸性粒细胞增多综合征、培拉格病和皮肤淋巴瘤等。

4. 与少见的具有湿疹样皮损的先天性疾病相鉴别　如 Wiskott-Aldrich 综合征、选择性 IgA 缺乏症、高 IgE 综合征等。

五、治疗

主要目的是控制症状、减少复发、提高患者生活质量。治疗应从整体考虑,兼顾近期疗效和远期疗效,特别要注意治疗中的医疗安全。

(一) 基础治疗

1. 饮食管理　首先,避免喂过量的食物以保持正常消化。如疑牛奶过敏的人工喂养婴儿,依据湿疹严重程度,可选用氨基酸配方粉、深度水解蛋白配方粉和(或)部分水解蛋白配方粉,经济条件有限、年龄在 6 个月以上婴儿可选用豆基配方粉或将牛奶较久煮沸,使其蛋白变性,以减轻其抗原性。如疑对鸡蛋过敏,可单给蛋黄,或从少量蛋白开始,逐渐加量。母乳喂养儿的母亲可酌情回避可疑过敏物,如牛奶以及牛奶制品、鸡蛋等。

2. 湿疹疾病教育　需要说明疾病的性质、可能转归、疾病对机体健康的影响、有无传染性、各种治疗方法的临床疗效及可能的不良反应等,指导家长寻找和避免环境中常见的变应原及刺激原,避免搔抓及过度清洗。

3. 避免诱发或加重因素　通过详细采集病史、细致体检、合理使用诊断试验,仔细查找各种可疑病因及诱发或加重因素,以达到去除病因、治疗的目的。

4. 保护皮肤屏障功能　湿疹患者皮肤屏障功能有破坏,易继发刺激性皮炎、感染及过敏而加重皮损,因此保护屏障功能非常重要。应选用对患者皮肤无刺激的治疗,预防并适时处理继发感染。

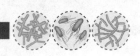

(二) 局部治疗

局部治疗是湿疹治疗的主要手段。应根据皮损分期选择合适的药物剂型。急性期无水疱、糜烂、渗出时,建议使用炉甘石洗剂、呋喃西林洗剂、雷夫诺尔氧化锌软膏、糖皮质激素乳膏或凝胶;大量渗出时应选择冷湿敷,如1%~3%硼酸溶液、0.1%盐酸小檗碱溶液、0.1%依沙吖啶溶液等,湿敷面积不超过体表面积的1/3,以防患儿着凉或药物吸收。一般湿敷2~3天即可见轻,湿敷后外用40%氧化锌油,有感染时外用1%氯霉素氧化锌油;有糜烂但渗出不多时可用氧化锌油剂。亚急性期皮损建议用1%~3%硼酸溶液或生理盐水外洗,无渗出时同急性湿疹外用药及外用维生素B₆软膏、氧化锌糊剂。常配合少量短期外用皮质类固醇霜剂,如0.5%~1%氢化可的松霜、0.1%丁酸氢化可的松霜、0.1%莫米松或丙酸倍氯美松等。慢性期皮损建议外用糖皮质激素软膏、硬膏、乳剂或酊剂等,可合用保湿剂及角质松解剂,如20%~40%尿素软膏、5%~10%水杨酸软膏等。

外用糖皮质激素制剂依然是治疗湿疹的主要药物。初始治疗应该根据皮损的性质选择合适强度的糖皮质激素:轻度湿疹建议选弱效糖皮质激素,如氢化可的松、地塞米松乳膏;重度肥厚性皮损建议选择强效糖皮质激素,如哈西奈德、卤米松乳膏;中度湿疹建议选择中效激素,如曲安奈德、糠酸莫米松等。儿童患者、面部及皮肤皱褶部位皮损一般弱效或中效糖皮质激素即有效。强效糖皮质激素连续应用一般不超过2周,以减少急性耐受及不良反应。钙调神经磷酸酶抑制剂如他克莫司软膏、吡美莫司乳膏对湿疹有治疗作用,且无糖皮质激素的副作用,尤其适合头面部及间擦部位湿疹的治疗。细菌定植和感染往往可诱发或加重湿疹,因此抗菌药物也是外用治疗的重要方面。可选用各种抗菌药物的外用制剂,也可选用糖皮质激素和抗菌药物的复方制剂。其他外用药如焦油类、止痒剂、非甾体抗炎药外用制剂等,可以根据情况选择应用。

(三) 系统治疗

1. 抗组胺药 根据患者情况选择适当抗组胺药止痒抗炎,2岁以内婴幼儿宜选用氯苯那敏(扑尔敏)、异丙嗪(非那根)、苯海拉明等单一或轮流内服,有较好的止痒和抗过敏效果,并有不同程度的镇静作用。2岁以上患儿宜选用第二代无明显镇静作用的抗组织胺药,如西替利嗪(仙特明)滴剂、特非那丁颗粒剂及氯雷他定等。

2. 抗生素 因继发局部或淋巴结等感染、白细胞增高和体温增高的病儿,一般采用青霉素肌注或红霉素、磺胺甲噁唑/甲氧苄啶(复方新诺明)口服。对于伴有广泛感染者建议系统应用抗生素7~10天。

3. 维生素C和葡萄糖酸钙等 有一定抗过敏作用,可以用于急性发作或瘙痒明显者。

4. 糖皮质激素 一般不主张常规使用。可用于病因明确、短期可以祛除病因的患者,如接触因素、药物因素引起者或自身敏感性皮炎等;对于严重水肿、泛发性皮疹、红皮病等为迅速控制症状也可以短期应用,但必须慎重,以免发生全身不良反应及病情反弹。

5. 免疫抑制剂 应当慎用,要严格掌握适应证。仅限于其他疗法无效、有糖皮质激素应用禁忌证的重症患者,或短期系统应用糖皮质激素病情得到明显缓解后、需减用或停用糖皮质激素时使用。

（四）益生菌

过敏婴儿与非过敏婴儿肠道微生物菌群组成存在差异,且其肠道微生物菌群的变化早于过敏性疾病的临床表现,提示改善婴儿期肠道微生态环境可能有助于婴儿期过敏性疾病的治疗和预防。益生菌是来源于肠道正常菌群的制剂,用于临床研究治疗湿疹的益生菌大多是乳杆菌单个菌株或联合其他益生菌和(或)益生元,目前已有很多的研究表明益生菌对特应性皮炎治疗有效,能够明显改善湿疹评分,提高疗效,降低复发率。

（五）中医中药疗法

中药可以内治也可以外治,应根据病情辨证施治。应注意中药也可导致严重不良反应,如过敏反应,肝、肾损害等。

六、复诊和随防

本病易复发,建议患者定期复诊。急性湿疹患者最好在治疗后1周、亚急性患者在治疗后1~2周、慢性患者在治疗后2~4周复诊一次。复诊时评价疗效、病情变化、是否需进一步检查以及评价依从性等。对于反复发作、持续不愈的病例,要注意分析其原因。常见的原因有:①刺激性因素:由于皮肤屏障功能的破坏,新的或弱刺激原、甚至正常情况下无刺激性的物质也成为刺激原,注意治疗用药也可产生刺激;②忽略接触过敏原:忽略了家庭中、职业及业余爱好中的某些接触过敏原;③交叉过敏:注意仔细检查过敏原的交叉过敏原;④继发过敏:注意避免对药物(尤其是肾上腺糖皮质激素)及化学物质(如手套中的橡胶乳)产生继发过敏;⑤继发感染:皮肤屏障功能破坏及肾上腺糖皮质激素等的应用,易引起继发细菌或真菌感染;⑥不利因素:日光、炎热的环境、持续出汗、寒冷干燥均可使病情加重;⑦全身因素:继发皮肤感染等。

第四节　过敏性疾病与肠道菌群变化

一、过敏性疾病增加的卫生学说到菌群学说解读

过敏性疾病只发生在特定的人群,这些人群即为过敏性体质,或称为特应性(atopy)。特应性是指个体和(或)家族,在暴露于各种过敏原,如尘螨、动物皮毛、花粉、海鲜、药物等以后,容易产生IgE抗体的倾向性,而这些过敏原在环境中普遍存在,对大多数人无不良影响。特应性有一定的遗传倾向,但特应性人群并不一定患有过敏性疾病,只有在特定的环境因素作用下才可能出现症状。过敏性体质可以通过皮肤过敏原测试或检测血液中总IgE和特异性IgE抗体来确定。

过敏性疾病的发病取决于遗传因素与环境因素,由于人类基因表型不可能在短时期内发生明显的变异,因此对近40年来过敏性疾病发病增加的原因研究主要在环境因素。在很

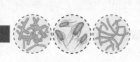

长的时间内,研究集中在哮喘和其他过敏性疾病形成的主要危险因素方面,如暴露于环境中鸡蛋牛奶制品、动物皮毛和尘螨等,并试图致力于通过避免接触这些物质来减少过敏反应的形成,降低过敏性疾病的发病。但可靠的研究并没有显示出预期结果,而且近十年期间暴露吸入过敏原机会的减少并没有阻止过敏性疾病发病的继续增加。一些前瞻性研究则表明,年幼期暴露过敏原虽然增加了暂时的致敏机会,但同时也诱导了免疫耐受的形成,可能是过敏性疾病的保护因素。

对过敏性疾病的流行病学研究发现,在感染高发地区(农村或与牲畜家禽接触较多)、多同胞家庭成长,或1岁以内早期入托的儿童,其过敏性疾病的发生率较低。据此提出了"卫生学说"(hygiene hypothesis),该学说认为,婴幼儿期接触一定的细菌、寄生虫、病毒等感染有利于抑制过敏性疾病的发生与发展,"同胞效应""早期入托效应"也是通过增加感染机会发挥作用。有关年幼儿童感染性疾病对过敏形成的影响比较复杂。已明确呼吸道感染是婴幼儿喘息和气道阻塞的主要诱发因素之一,但其以后对哮喘和其他过敏性疾病的作用仍有争议,较为肯定的是呼吸道合胞病毒感染能够增加哮喘和其他过敏的危险性。一项研究表明,哮喘、过敏性鼻炎和特应性与弓形体、甲肝和幽门螺杆菌经粪口传播的食源性感染呈明显负相关,而与经其他途径(呼吸道)的感染,如麻疹、腮腺炎、风疹、水痘、巨细胞病毒和单纯疱疹病毒感染无关。作者认为发达国家过敏性鼻炎和哮喘的流行主要与粪口感染的减少,共生菌和致病菌对肠道相关淋巴组织(GALT)刺激改变有关。

"卫生学说"是解释近几十年来哮喘和其他过敏性疾病在全球范围内逐年增加的最重要机制。在过敏状态下,Th2的免疫反应(合成IL-4、IL-5、IL-6、IL-13)占据主导,超过Th1的免疫反应(合成IL-1、IL-2、IL-12、IFN-γ和TNF-α)。为预防妊娠流产,妊娠早期细胞因子的平衡就会偏向Th2,在临产前细胞因子又会偏向Th1,这种变化在胎盘组织和脐血已得到证实。研究发现胎儿的这种生理性的Th1调整机制缺失就会导致过敏性疾病。在免疫系统发育成熟期间,原始Th0针对抗原反应能合成Th1和Th2的细胞因子,如果在出生后免疫系统所暴露的过敏原而不是微生物成分如内毒素,Th2占主导的免疫反应就发生了。相反的是,同时暴露过敏原和微生物成分便会触发过敏原(抗原)特异性Th1的发生。几年之后,再次暴露微生物,Th1/Th2细胞的比例仍然不会发生变化,这是由于为数不多的原始辅助T细胞与常见的过敏原发生免疫反应的缘故。在特应质的儿童,免疫系统的发育延缓,6岁才能达到成人样的细胞因子模式。近些年的研究发现,除调节性T细胞(regulatory T,Treg)调节Th1/Th2平衡外,还证明Th17参与了重要的作用。Treg包括:Th3细胞、Treg1细胞、CD4$^+$CD25$^+$抑制T细胞等。Th17细胞是CD4$^+$T细胞,主要分泌IL-17。

正常的肠道微生物群对诱导和维持口服免疫耐受通过Treg对Th1/Th2发挥调节作用。胎儿及初生时免疫反应表现为Th2优势,随着生后暴露环境微生物刺激,免疫反应逐渐向Th1转化,达到Th1/Th2平衡。由于社会经济发展,公共及个人卫生状况改善,"过度卫生"的环境使年幼儿童暴露环境微生物感染机会减少,造成机体对过敏原的免疫应答仍向Th2偏移。近年越来越多的研究发现,微生物感染可能是通过影响调节性T细胞,以实现对Th1和Th2功能的调控。

"卫生学说"存在着一些问题,如不能解释为何在Th2为主的过敏性疾病增加的同时,Th1为主的自身免疫病(糖尿病)、呼吸道感染与喘息等也增加等。另外较多的出生以后的队列研究发现,剖宫产儿、配方奶喂养及生命早期使用抗菌药物均是发生过敏性疾病的危险因素,而这些因素的共同作用是影响肠道菌群的建立和形成;随着人们对肠道菌群在免疫系统发育和成熟,特别是在黏膜免疫耐受中发挥作用的认识提高,"卫生学说"已经延伸为"菌群学说"(microflora hypothesis)。

二、肠道菌群紊乱可能是过敏性疾病增加的因素之一

近几十年来过敏性疾病发病的显著增加以及在不同国家的较大差异,和肠道菌群在婴幼儿免疫系统发育中的作用提示,与生活方式和(或)地域因素相关的肠道菌群差异可能是全球过敏性疾病发病增加不均一的主要原因。较多的横断面研究表明,肠道菌群定植模式与过敏性疾病相关,健康对照儿童则无相关。另外,剖宫分娩导致菌群定植延迟、生命早期的肠道菌群组成结构模式发生改变,过敏性疾病的风险增加。生后 6 个月龄的巴基斯坦儿童与瑞士儿童相比,肠道大肠埃希菌菌株巨大数量导致肠道免疫系统激活强度高。在过敏性疾病的高发和低发地区,或同一地区的过敏性疾病儿童和正常儿童之间,其肠道菌群存在着明显差异。Bjorksten B 等对爱沙尼亚(低发地区 29 例)和瑞典(高发地区 33 例)2 岁过敏性疾病及正常儿童大便菌群进行了研究,发现过敏性疾病儿童乳杆菌和双歧杆菌计数低,而需氧菌如大肠埃希菌和金黄色葡萄球菌比例及计数增高,爱沙尼亚儿童中产乳酸杆菌较瑞典儿童更常见。Bottcher MF 等通过检测 13 个月过敏性疾病(25 例)及正常(47 例)婴儿大便中菌群相关代谢产物特征(MACs),发现过敏性疾病婴儿粪便中丙酸、异丁酸、丁酸、异戊酸和戊酸水平降低,而与艰难梭菌相关的异己酸明显增高,提示过敏性疾病及正常婴儿肠道菌群及其代谢存在差异。Alm JS 研究了 69 例来自人智学(源于神秘信仰,anthroposophic)生活方式家庭(特征为食用自然发酵的蔬菜,在家中分娩,限制使用抗生素、退热药和疫苗)和59 例来自普通家庭 2 岁以下儿童的粪便菌群,发现从来未使用过抗生素的儿童粪便中的肠球菌和乳酸菌明显增高,母乳喂养和素食儿童肠球菌明显增高,在家庭中分娩出生的婴儿乳酸菌的多样性多于在医院出生者,作者认为生活方式是影响肠道菌群的一个重要因素,在人智学生活方式下成长的儿童,其肠道菌群的变化是这些家庭过敏性疾病发病率低的原因。进一步的研究显示不同型别的双歧杆菌及其功能在过敏患儿和正常儿童中也存在着差异。Ouwehand AC 等发现过敏患儿(50 例)粪便中双歧杆菌以成人型为特征(青春型双歧杆菌含量高),而正常婴儿以两歧双歧杆菌含量高为特征,自过敏患儿分离的双歧杆菌株对肠黏液的黏附力明显低于正常婴儿。Young SL 等观察了新西兰 Ghana(低发地区)和英国(高发地区)25~35 天婴儿大便中的双歧杆菌,研究表明 Ghana 地区婴儿大便中均含有婴儿型双歧杆菌,而其他婴儿则不完全如此,并发现两歧双歧杆菌、长双歧杆菌和假小链双歧杆菌能诱导脐血树突状细胞表达 CD83 和产生 IL-10,诱导 Th2 免疫反应,而婴儿型双歧杆菌不具有此作用。在过敏患儿与正常儿童中,肠道菌群组成的差异在不同的研究中可能不尽相同,但过敏患儿粪便中双歧杆菌数量减少或型别的差异这一结果在所有的研究中是一致的。

以上横断面研究无法证实肠道菌群与过敏性疾病之间的因果关系。

Kalliomaki M 等采用常规细菌培养,检测大便脂肪酸和定量荧光原位杂交三种技术,对76 名过敏高危婴儿在生后 3 周及 3 个月时进行分析,发现 1 岁时 29%(22/76)的婴儿出现皮肤过敏原检测阳性,过敏和非过敏婴儿在 3 周时大便脂肪酸组成已存在明显差异,原位杂交

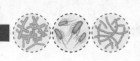

显示过敏婴儿大便中梭菌较高,而双歧杆菌减少。另一项前瞻性研究对24例爱沙尼亚(低发地区)和20例瑞典(高发地区)儿童进行了1年的菌群测定,分别于生后5~6天、1个月、3个月、6个月、12个月进行,发现在日后出现过敏的儿童中,其在新生儿期肠球菌减少,12个月内双歧杆菌减少,而在3个月时梭菌增高,6个月时金黄色葡萄球菌增高。这两项研究均表明,在过敏性疾病出现症状之前,肠道菌群紊乱已经存在,而非继发现象。进一步研究证实,肠道菌群的多样性减少可能是过敏性疾病发病的原因之一。一项研究采用454高通量测序技术研究了20例湿疹患儿和20例健康儿童在1周、1个月和12个月的肠道菌群多样性和组成,发现2岁时IgE相关的湿疹患儿在出生1个月时肠道菌群多样性减低,主要是拟杆菌门的多样性减少,在12个月时主要由革兰阴性杆菌组成的变形菌门的多样性减低。同一作者还发现7岁时发生哮喘的患儿与出生后1周和1个月时肠道菌群多样性降低密切相关,而过敏性鼻结膜炎、湿疹和过敏原皮肤点刺试验阳性与此无关,婴儿期发生IgE相关湿疹随后出现哮喘患儿肠道菌群多样性明显降低。总之,肠道菌群紊乱是近几十年来过敏性疾病增加和发病的重要因素之一,但具体由哪些菌群的减少或增多导致,仍然需要进一步的研究和探讨。

第五节　肠道菌群调控儿童免疫成熟和过敏疾病的发生

肠道菌群是个复杂的生态系统,受宿主、饮食、疾病、微生物、抗生素和环境等多种因素的影响。肠道相关淋巴组织(gut associate lymphoid tissues,GALTs)是人体最大的免疫器官,全身70%~80%的免疫细胞分布在其中。新生儿出生时胃肠道是少菌的,免疫系统的发育成熟度也比较低,但很快有种类繁多的细菌定植。随着细菌的定植,肠道微生物群的建立,此后在不断进行的构建和演替过程中,刺激机体产生大量的淋巴细胞和淋巴组织,促进全身免疫系统和黏膜免疫系统的正常发育并逐步成熟,这其中也包括GALTs的发育和成熟。GALTs在未成熟的初期,在对肠道微生物群产生耐受的同时,也有助于免疫系统诱导产生下述2种显著对立的作用:①适度、恰当的针对病毒和细菌病原体的炎症反应调控免疫防御机制的发育;②促进对食物抗原产生免疫耐受的极其复杂的免疫机制。

越来越多的研究证实,肠道菌群在出生后免疫系统发育成熟过程,特别是免疫耐受中起至关重要的作用。一项研究发现在无菌小鼠中,不能诱导Th2介导的免疫耐受,而在新生小鼠重建肠道菌群后则能形成口服免疫耐受,在年龄大的小鼠则无此作用。Von der Weid等则发现乳杆菌能抑制T细胞增殖,减少Th1、Th2细胞因子释放,同时能诱导调节性T细胞产生TGF-β和IL-10,预示着形成免疫耐受。进一步的研究表明,肠道菌群对免疫发育的作用是通过树突状细胞(DC)实现的。Drakes M等的研究显示,益生菌能上调人骨髓来源的DC表达CD80、CD86、CD40和MHC Ⅱ类分子,增加IL-10的释放,但在功能上益生菌没有促进同种T细胞增殖的能力。Braat H等的研究则证实,用鼠李糖乳杆菌刺激成熟的DC,在人体内体外均能降低T细胞的增殖反应,减少Th1、Th2细胞因子的分泌,这一作用不是通过上调调节性T细胞因子实现的,提示益生菌通过调节DC功能而降低T细胞反应另有机制。他们的另一项研究发现乳杆菌和肺炎克雷伯杆菌虽然均能诱导DC成熟,使其表达CD83和CD86,但激活Th1细胞的受体主要在肺炎克雷伯杆菌诱导的DC上表达,而乳杆菌诱导的

DC 产生 TNF-α、IL-6、IL-8 和 IL-12 降低，证实益生菌与致病菌对 DC 调节的差异导致不同的免疫反应。Hoarau C 等的研究进一步提示，益生菌对 DC 的作用是由 TLR2 途径介导的。这一结果与以前的一项研究相符，该研究证实 G⁺ 细菌（肠道菌群主要为 G⁺ 细菌）的肽聚糖（PGN）和脂磷壁酸（LTA），与 G- 细菌的 LPS 一样，可以诱导 DC 成熟，其作用是由 TLR2 介导的。另外的两项研究进一步显示，不同的乳酸菌菌株对 DC 的成熟及其分泌有不同的作用。此外越来越多的研究证实调节性 T 细胞在免疫耐受中发挥关键的调节作用。肠道菌群及其代谢产物可以通过诱导产生调节性 T 细胞和 IL-10、TGF-β 等，参与黏膜免疫耐受的形成；肠道菌群还能够刺激 sIgA 的分泌，增强黏膜屏障的防御机制。

　　菌群通过对固有免疫和适应性免疫的作用，保护宿主免于发生过敏反应。围产期暴露于微生物伴随着固有免疫受体 TLR2、TLR4 和 CD14 的增加，而在过敏的学龄期儿童 PBMC 这些受体表达降低。固有免疫信号可以通过调节性树突状细胞（DCreg）和促进 Th1 免疫反应，调节 B 细胞抗体的同种型转换，还可以通过调节性 T 细胞（Treg）发挥作用。人类在长期的进化过程中，肠道菌群甚至包括一些寄生虫被肠道先天性免疫系统识别为无害，当作"老朋友"对待，所表现出来的是免疫耐受或调节作用，而不是进行免疫反应。先天性免疫系统对微生物如病毒、细菌、霉菌和寄生虫的识别是通过各种 Toll 样受体来实现的，如 TLR2 识别寄生虫和 TLR9 识别乳酸杆菌等作为无害的"老朋友"，通过诱导成熟树突状细胞（DC）的一种非常模式，即 DC 保持调控 Treg 的能力，而起到免疫调节作用。如果环境因素造成这种重要的 Treg 活力下降，即发生免疫调节的失常。有趣的是细菌肽聚糖细胞内的受体——核苷酸结合寡聚化结构域蛋白 2（nucleotide-bindingoligomerization domain2，NOD2）的多形性与哮喘的易感性有关联。在"老朋友"的诱导下，DCreg 和 Treg 通过介导分泌 IL-10 和转化生长因子 β（transforming growth factorβ，TGF-β）使"老朋友"免受宿主免疫系统的杀灭，而长期生存下来。一旦"老朋友"发生改变，DCreg 不可避免攻击自己，肠内容物和过敏原等将与免疫系统发生反应导致过敏性疾病、炎症性肠病和自身免疫性疾病的发生。近几十年来由于工业化、城市化、公共及个人卫生状况改善、生活方式的变化、广泛使用抗菌药物及广泛进行预防接种等，这些均减少了年幼儿童暴露环境微生物感染的机会，造成肠道菌群"程序化建立"延迟或紊乱，导致机体免疫反应仍然维持以 Th2 优势或免疫耐受不能形成，引起过敏性疾病的发生和增加。

　　肠道菌群紊乱还会影响呼吸道黏膜免疫耐受的形成。Noverr MC 等使用头孢哌酮结合白色念珠菌灌胃，建立了小鼠肠道菌群紊乱模型，当首次吸入烟曲霉后，发现不需要以前的致敏，可以诱导小鼠出现肺部典型的过敏性反应，而不使用抗生素的小鼠则不出现此反应。此后他们又使用两种基因背景的小鼠（BALB/c，C57BL/6），用两种过敏原（烟曲霉和卵白蛋白 OVA）进行实验，结果显示肠道菌群紊乱的作用与基因背景和抗原无关，而需要 IL-13 的参与。这直接证实了肠道菌群紊乱能够导致肠道以外——呼吸道过敏反应的发生，提示气道耐受与口服耐受可能同时起作用。最近的研究表明，肠道菌群的代谢产物短链脂肪酸（short chain fatty acids，SCFA），特别是丁酸（酪酸）、乙酸和丙酸作为 T 细胞亚群分化增殖的关键因素，在对抗过敏中发挥了重要的作用。G 蛋白偶联受体（G protein-coupled receptors，GPCRs）43（GPR43）是游离脂肪酸 2 受体，SCFA 与 GPR43 结合以后，介导结肠中 Treg 增殖和 IL-10 产生的增加，GPR 缺陷小鼠 IL-10 表达显著减少，并出现气道过敏性炎症。食物中复杂的多糖是菌群产生 SCFA 的主要底物，有研究证实在鼻暴露尘螨提取物之前，喂食低纤维饲料小

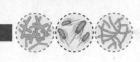

鼠的肺组织中 IL-4、IL-5、IL-13 和 IL-17A 明显增加,气道中黏液产生增加,杯状细胞增殖,循环 IgE 增高。而高纤维饲料喂食的小鼠这些细胞因子降低,黏液分泌正常。纤维的摄入改变了肠道菌群的组成,高纤维饲料喂食小鼠肠道丹毒丝菌科增加,而低纤维饲料组拟杆菌科和双歧杆菌科增加。进一步研究证实补充丙酸盐能够增加 Foxp3$^+$CD25$^+$CD4$^+$Treg 的数量和动员 DC 前体细胞的造血生成。以上研究说明肠道菌群产生的 SCFA 不仅在肠道局部发挥下调炎症作用,还可以进入血液循环,影响骨髓中抗原递呈细胞的前体细胞,调节宿主的免疫生态平衡,对其他部位黏膜免疫发挥调节作用。

关于肠道菌群在调控儿童免疫成熟和过敏疾病发生中的作用的研究,得到了流行病学及许多临床研究的证实,已经改变了既往对过敏性疾病的预防策略。流行病学研究建议在生命早期(1 岁以内)"高抗原暴露"可适当地"训练"免疫系统,并阻止儿童过敏性疾病的发生,而减少"抗原暴露"一方面可减少对免疫系统的刺激,另一方面可促使基因易感个体的致敏免疫反应失调。例如美国进行的一项在城市环境中针对 1 岁以内婴儿暴露过敏原和微生物对 3 岁时发生持续性喘息和过敏的影响队列研究,纳入了 560 名过敏高危婴儿(母亲或父亲患有过敏性疾病或哮喘),结果显示 3 岁以内累积暴露与过敏原致敏和反复喘息呈正相关,但是 1 岁以内暴露蟑螂、老鼠和猫与反复喘息呈负相关,屋尘中细菌特别是厚壁菌门和拟杆菌门的含量与过敏和过敏性喘息呈负相关,证实 1 岁以内高暴露过敏原和细菌有助于减少 3 岁时过敏和反复喘息。

第六节　益生菌对过敏性疾病动物模型的干预研究

基于以上肠道菌群紊乱在过敏性疾病发病中作用的认识,以及益生菌具有的免疫调节作用及增加黏膜屏障功能,近年来国内外进行了许多益生菌在过敏性疾病中的实验动物研究。

在食物过敏方面,牛奶蛋白过敏是婴幼儿最常见的食物过敏反应。2011 年的一项研究显示口服鼠李糖乳杆菌能够降低 Th2 免疫反应,如高反应性评分和血清中全牛奶蛋白(CMP)特异性 IgG1 抗体,而促进产生 Th1 免疫反应,包括增加 IFN-γ 和 CMP)特异性 IgG2a 抗体。另外的一项研究结果显示,口服由 8 种益生菌组成的制剂 VSL#3,可以调节机体免疫平衡,使 Th2 免疫反应向 Th1 免疫反应转变来减轻虾过敏原蛋白引起的严重食物过敏反应。国内张利利等研究发现,口服双歧杆菌可以降低卵清蛋白(OVA)致敏小鼠血清中 IgE 和 IL-4 水平,显著增加血清中 INF-γ 和脾脏中 Treg 细胞及 IL-10 阳性细胞水平,还能够调整肠道菌群,增强肠道屏障功能和减少细菌移位。

在气道过敏的实验研究方面,早在 2007 年就有研究报道口服路特氏乳杆菌(*Lactobacillus reuteri*)能够明显抑制卵清蛋白(OVA)致敏的气道过敏小鼠气道中嗜酸性细胞的浸润,并且降低肺泡灌洗液(BALF)中肿瘤坏死因子、单核巨噬细胞趋化蛋白 -1、IL-5 和 IL-13 的水平,认为口服益生菌可能在治疗过敏性气道疾病中具有潜在的作用。此后许多的动物实验研究证实使用益生菌包括干酪乳杆菌、鼠李糖乳杆菌、动物双歧杆菌、短双歧杆菌、婴儿双歧杆菌和植物乳杆菌等,均可以降低血清中总 IgE 以及 OVA 特异性 IgE、IgG1 水平,降低 IL-4、IL-5 等细胞因子的水平,减少肺泡灌洗液中嗜酸性粒细胞数量,减轻致敏气道炎症和降低气道高反应性。进一步的研究发现益生菌的作用机制是通过调节性 T 细胞发挥的。口服鼠李糖乳杆菌(LGG)和乳酸双歧杆菌(Bb-12)能够全面抑制哮喘表现,包括降低气道高反应性、抗原特异性 IgE 和肺嗜酸性细胞的浸润,益生菌还能抑制脾中的淋巴细胞增殖,降低肠系膜淋巴结 Th2 细胞因子分泌(IL-4、IL-5 和 IL-10),明显增加肠系膜淋巴结分泌 TGF-beta 的 CD4$^+$/CD3$^+$ T 细胞。另外一项研究发现鼠李糖乳杆菌能够抑制气道高反应性、总 IgE 产生、肺嗜酸性粒细胞炎症和脾脏中淋巴细胞增殖,血液中 IFN-γ、IL-4、IL-5 和 IL-13 降低,而脾脏中 CD4(+)CD25(+)Foxp3(+)Treg 明显增加,使用抗 CD25 单克隆抗体则能够阻断上述作用。

第七节 益生菌应用于过敏性疾病的临床研究

一、辅助治疗

目前已有很多的研究表明益生菌对特应性皮炎的治疗有效。早在 1997 年,有学者对特应质婴儿应用益生菌表明具有临床疗效。研究对象是特应质湿疹和可疑牛奶蛋白过敏的婴儿,采用随机双盲对照,二组均予以深度水解乳清蛋白奶粉喂养,益生菌组奶粉强化有鼠李糖乳杆菌。1 个月后使用评分进行评价,益生菌组的评分较对照组得到显著改善,粪便的 TNF-α 和抗胰蛋白酶 α-1 的含量亦平行下降。对母乳喂养伴有湿疹的特应质婴儿,益生菌组辅以强化有乳酸双歧杆菌或乳杆菌 GG 配方奶粉,对照组则为普通配方奶粉,2 个月后,血浆可溶性 CD4 和尿嗜酸性阳离子蛋白 -X 的水平同步下降,特应质湿疹的严重度评分也明显降低。益生菌对 IgE 相关疾病的病人治疗有效,已经证实血浆嗜酸性阳离子蛋白(ECP)水平在治疗期间下降。一项对疑为牛奶过敏(IgE 相关)的湿疹婴儿的研究,采用鼠李糖乳杆菌治疗,疗程为 4 周,安慰剂组采用相应饮食回避。治疗结束后,两组的评分指数无显著差异,但在疗程结束后 4 周,再次进行评估,益生菌组的评分指数较安慰剂组显著下降。有三项随机双盲对照(DBPC)临床实验证实服用益生菌制剂能够明显减轻伴或不伴对牛奶过敏的特应性皮炎的临床症状,并且显示活的益生菌有效,灭活制剂无效;对 IgE 致敏的特应性皮炎有效,而对非 IgE 致敏者无效。关于益生菌对湿疹治疗的机制,一项对过敏皮炎的婴儿口服 8 周发酵乳杆菌(*L. fermentum*)后的研究表明,就外周血单核细胞对过敏原如 OVA、β-乳球蛋白、屋尘螨和疫苗(破伤风类毒素、白喉类毒素),对肠道菌群(加热致死的乳酸杆菌)、加热致死的金黄色葡萄球菌、葡萄球菌肠毒素(SEB)以及植物凝集素(PHA)等反应产生的细胞因子 IL-5、IL-6、IL-10、IL-13、IFN-γ 和 TNF-α 进行比较,对 PHA 和 SEB 反应的细胞因子 Th1 型的 IFN-γ 显著增加,对 SEB 反应的 IFN-γ 增加使得过敏皮炎病人症状缓解得到明显改善,对 OVA 反应的 IL-13 显著减低,但其他过敏原、疫苗以及其他刺激物则未出现反应。另有报道证明,几种益生菌菌株可改善肠道屏障功能。在患特应性皮炎的儿童中,鼠李糖乳杆菌 19070-2 与罗伊乳杆菌 DSM 12246 联合应用可改善肠道通透性。添加嗜酸双歧杆菌 Bb-12 的婴儿配方奶,也可降低脆弱的早产儿的肠道通透性。补充乳杆菌 GG(LGG)可改善肠道屏障功能和克罗恩病、特应性皮炎和食物过敏患儿的临床状态,并在成人中可保护肠黏

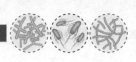

膜屏障完整性、抵御吲哚美辛引起的通透性改变。有特应性反应的成人,补充动物双歧杆菌亚种乳双歧杆菌(Bb-12),可通过恢复肠黏膜屏障功能改善患者的状态。益生菌还通过诱导Th1、Th3 和 Tr1 类型的细胞因子起到减缓过敏性炎症的作用。

益生菌对湿疹的治疗研究大多数显示有效,但也有无效的报道。国际上推荐,在湿疹伴有牛奶蛋白过敏者使用鼠李糖乳杆菌 GG(LGG)和乳双歧杆菌(B.lactis)。国内在这方面也进行了大量的临床观察,大多数菌株也显示对婴幼儿湿疹有比较确定的治疗效果。

对过敏性鼻炎和过敏性哮喘的辅助治疗研究也有报道,但例数比较少,结果存在差异,初步的结果提示乳杆菌和双歧杆菌制剂对缓解过敏性鼻炎症状有一定的作用,对过敏性哮喘作用不明显。

二、预防

过敏性疾病的预防仍然是人类面临的挑战之一,在这一方面益生菌已经显示出了潜在的、诱人的效果。至今已经有几十项随机对照研究评价了益生菌药物对过敏性疾病的预防作用,大多数使用乳杆菌和双歧杆菌制剂,主要针对有过敏性疾病家族史的高危人群。最近的一项系统综述纳入了 17 个 RCT 研究,共 4755 名儿童(益生菌组 2381 例,对照组 2374 例),观察益生菌对婴儿过敏性疾病(湿疹、过敏性鼻结膜炎、哮喘和喘息)的预防,使用益生菌包括在妊娠后期和(或)出生 1 个月内使用,结论是益生菌能够明显降低湿疹的风险,特别是使用混合菌株组,但对哮喘、喘息和过敏性鼻结膜炎作用不明显。为此 2015 年国际过敏组织(WAO)在益生菌对过敏性疾病预防指南中认为,尽管目前使用益生菌预防儿童过敏疾病的证据不足,但是推荐在以下情况使用可以获益:①对于发生过敏性疾病高风险的婴儿,母亲在妊娠后期使用;②对于发生过敏性疾病高风险的婴儿,母亲在哺乳期使用;③对于发生过敏性疾病高风险的婴儿,出生以后婴儿使用。推荐使用鼠李糖乳杆菌 GG(LGG)、乳双歧杆菌(B.lactis)和其他双歧杆菌或混合菌株。国内临床使用的益生菌药物还没有这方面的临床应用报道。

除了益生菌菌株作用的特异性以外,对过敏性疾病预防干预的开始和持续时间可能也是影响其效果的主要因素,最新的一项针对益生菌对过敏和食物过敏的预防的系统综述和Meta 分析则显示,母亲在妊娠后期(1 个月)开始使用和出生后新生儿使用益生菌可明显降低过敏和食物过敏的风险,特别是在妊娠期母亲和出生后新生儿继续使用效果更明显;而仅在妊娠期或仅出生以后使用作用不明显。

总之,过敏性疾病发病率逐年增高,被世界卫生组织(WHO)认为是当今世界性的重大卫生学问题。"菌群学说"是解释近几十年来哮喘和其他过敏性疾病在全球范围内逐年增加的最主要的机制。正常的肠道微生物群可以诱导和维持口服免疫耐受,通过 DC 和 Treg 对Th1/Th2 发挥调节作用。肠道菌群具有"教育"免疫系统的特征,生命早期的肠道菌群组成结构模式发生改变,过敏性疾病的风险增加。益生菌能够刺激免疫系统的成熟,研究表明益生菌对湿疹的辅助治疗和预防有一定的效果。但补充益生菌的临床试验,取得耐受、候选的益生菌还没有达到理想的、对宿主和其肠道菌群有利的个性化程度。未来的研究应该注意采用统一的过敏症状的临床诊断及评价标准,特定的菌株、剂量以及疗程的评价,病人的过敏性疾病表型,以及如何控制抗生素和母乳喂养等混杂因素的影响等。

(郑跃杰)

参 考 文 献

1. Johansson SGO，Bieber T，Dahl R，et al. Revised nomenclature for allergy for global use：Report of the Nomenclature Review Committee of the World Allergy Organization，October 2003. J Allergy Clin Immunol，2004，113：832-836.

2. 郑跃杰. 肠道菌群与过敏性疾病. 中国微生态学杂志，2007，19：314-316.

3. 武庆斌，郑跃杰，黄永坤. 儿童肠道菌群 - 基础与临床. 北京：科学出版社，2012.

4. Longo G，Berti I，Burks AW，et al. IgE-mediated food allergy in children. Lancet，2013，382（9905）：1656-1664.

5. Caffarelli C，Garrubba M，Greco C，et al. Asthma and Food Allergy in Children：Is There a Connection or Interaction？ Front Pediatr，2016，4：34.

6. Fiocchi A，Brozek J，Schunemann H，et al. World Allergy Organization（WAO）Diagnosis and Rationale for Action against Cow's Milk Allergy（DRACMA）Guidelines. Pediatr Allergy Immunol，2010，21：1-125.

7. 中华医学会皮肤性病学分会免疫学组. 中国湿疹诊疗指南. 中华皮肤科杂志，2011，4：5-6.

8. Abrahamson TR，Jakobsson HE，Andersson AF，et al.Low diversity of the gut microbiota in infants with atopic eczema. J Allergy Clin Immunol，2012，129（2）：434-440.

9. Abrahamsson TR，Jakobsson HE，Andersson AF，et al. Low gut microbiota diversity in early infancy precedes asthma at school age. Clin Exp Allergy ，2014，44（6）：842-850.

10. ThangCL，Baurhoo B，Boye JI，et al. Effects of Lactobacillus rhamnosus GG supplementation on cow's milk allergy in a mouse model. Allergy，Asthma & Clinical Immunology，2011，7（1）：20-29.

11. Schiavi E，Barletta B，Butteroni C，et al. Oral therapeutic administration of a probiotic mixture suppresses established Th2 responses and systemic anaphylaxis in a murine model of food allergy. Allergy，2011，66（4）：499-508.

12. Zhang LL，Chen X，Zheng PY，et al. Oral Bifidobacterium modulates intestinal immune inflammation in mice with food allergy. J Gastroenterol Hepatol，2010，25（5）：928-934.

13. Forsythe P，Inman MD，Bienenstock J. Oral treatment with live Lactobacillus reuteri inhibits the allergic airway response in mice. Am J Respir Crit Care Med，2007，175（6）：561-569.

14. Lynch SV，Wood RA，Boushey H，et al. Effects of early-life exposure to allergens and bacteria on recurrent wheeze and atopy in urban children. J Allergy Clin Immunol ，2014，134（3）：593-601.

15. Wu CT，Chen PJ，Lee YT，et al. Effects of immunomodulatory supplementation with Lactobacillus rhamnosus on airway inflammation in a mouse asthma model. J Microbiol Immunol Infect，2014.

16. Furusawa Y，Obata Y，Hase K. Commensal microbiota regulates T cell fate decision in the gut. Semin Immunopathol，2015，37：17-25.

17. Maslowski KM，Vieira AT，Ng A，et al. Regulation of inflammatory responses by gut microbiota and chemoattractant receptor GPR43.Nature，2009，461：1282-1286.

18. Trompette A，Gollwitzer ES，Yadava K，et al. Gut microbiota metabolism of dietary fiber influences allergic airway disease and hematopoiesis. Nat Med，2014，20：159-166.

19. Li CY，Lin HC，Hsueh KC，et al. Oral administration of Lactobacillus salivarius inhibits the allergic airway response in mice. Canadian Journal of Microbiology，2010，56（5）：373-379.

20. Sagar S，Morgan ME，Chen S，et al. Bifidobacterium breve and Lactobacillus rhamnosus treatment is as effective as budesonide at reducing inflammation in a murine model for chronic asthma. Respir Res，2014，15：46.

21. Yu J，Jang SO，Kim BJ，et al. The Effects of Lactobacillus rhamnosus on the Prevention of Asthma in a Murine Model. Allergy Asthma Immunol Res，2010，2（3）：199-205.

22. MacSharry J，O'Mahony C，Shalaby KH，et al. Immunomodulatory effects of feeding with Bifidobacterium longum on allergen-induced lung inflammation in the mouse. Pulmonary Pharmacology & Therapeutics，2012，25（4）：325-334.

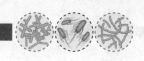

23. Hougee S, Vriesema AJ, Wijering SC, et al. Oral treatment with probiotics reduces allergic symptoms in ovalbumin-sensitized mice: a bacterial strain comparative study. Int Arch Allergy Immunol, 2010, 151 (2): 107-117.

24. 刘梦昀, 黄建琼, 张娟, 等. 婴儿型双歧杆菌对哮喘小鼠气道炎症的作用研究. 中国微生态学杂志, 2015, 27 (8): 881-885.

25. Feleszko W, Jaworska J, Rha RD, et al. Probiotic-induced suppression of allergic sensitization and airway inflammation is associated with an increase of T regulatory-dependent mechanisms in a murine model of asthma. Clinical and Experimental Allergy, 2007, 37 (4): 498-505.

26. Jang SO, Kim HJ, Kim YJ, et al. Asthma prevention by Lactobacillus Rhamnosus in a mouse model is associated With CD4 (+) CD25 (+) Foxp3 (+) T Cells. Allergy Asthma Immunol Res, 2012, 4 (3): 150-156.

27. Floch MH, Walker WA, Sanders ME, et al. Recommendations for Probiotic Use—2015 Update: Proceedings and Consensus Opinion. J Clin Gastroenterol, 2015, 49 (Suppl 1): 69-73.

28. Kalliomäki M, Antoine JM, Herz U, et al. Guidance for substantiating the evidence for beneficial effects of probiotics: prevention and management of allergic diseases by probiotics. J Nutr, 2010, 140 (3): 713-721.

29. Zuccotti G, Meneghin F, Aceti A, et al. Probiotics for prevention of atopic diseases in infants: systematic review and meta-analysis. Allergy, 2015, 70 (11): 1356-1371.

30. Fiocchi A, Pawankar R, Cuello-Garcia C, et al. World Allergy Organization-McMaster University Guidelines for Allergic Disease Prevention (GLAD-P): Probiotics. World Allergy Organ J, 2015, 8 (1): 4.

31. Zhang GQ, Hu HJ, Liu CY, et al. Probiotics for Prevention of Atopy and Food Hypersensitivity in Early Childhood: A PRISMA-Compliant Systematic Review and Meta-Analysis of Randomized Controlled Trials. Medicine (Baltimore), 2016, 95 (8): 2562.

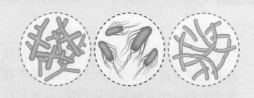

第六章 益生菌对婴幼儿其他健康作用的研究进展

第一节 益生菌对早产儿健康的作用

早产儿又称未成熟儿,指胎龄满 28 周但不足 37 周的活产婴儿。出生体重小于 2500g 的婴儿统称为低出生体重儿(low birth weight infant,LBW),出生体重在 1000~1499g 之间的早产儿称为极低出生体重儿(very low birth weight infant,VLBW),出生体重小于 1000g 者称为超低出生体重儿(extremely low birth weight infant,ELBW)。体重越低死亡率越高,尤以小于 1000g 者死亡率更高。导致早产儿死亡的主要原因为围产期窒息、颅内出血、畸形、肺透明膜病、肺出血、硬肿症、呼吸暂停、坏死性小肠炎以及各种感染。

早产儿组织器官的成熟度和功能较足月儿差,各系统的生理功能有其自身的特点。早产儿消化系统发育不成熟,易受外界环境影响,不利于肠壁结构的成熟和肠道蠕动复合波的形成。由于早产儿肠道蠕动缓慢,增加了肠道黏液层的厚度,影响了营养物质的转运和吸收,特别是脂溶性营养素的吸收。早产儿胰腺和胆功能不成熟,肠道内微环境偏酸,不利于大分子蛋白质的消化和吸收。早产儿肠壁通透性明显高于足月儿,肠壁高通透性不仅使肠道屏障功能下降,也不利于营养素的主动吸收。因而早产儿肠道功能表现为吞咽反射弱,容易呛乳而发生乳汁吸入;胃贲门括约肌松弛、容量小,易溢乳;早产儿易发生坏死性小肠炎,故喂养时乳汁的渗透压不宜过高。

一、早产儿的肠道菌群特点

正常分娩的新生儿肠道菌群几乎完全来自于母体,剖宫产的新生儿肠道内会定植一部分医院环境中的细菌。新生儿出生 2 小时后,肠道菌群迅速增殖,4~6 个月时达到成年人的水平。肠道菌群随着人年龄的增长、饮食结构的丰富,其多样性不断增加。1 岁以后肠道菌群的种类趋于稳定,健康人整个成年期都保持稳定,进入老年后,双歧杆菌的数量显著下降,梭杆菌、拟杆菌数量增多。

早产儿肠道菌群定植菌无论在时间、构成和数量上均不同于足月儿。

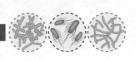

与足月儿相比,早产儿肠道乳杆菌数量减少,双歧杆菌优势定植时间延迟。早产儿喉部和胃菌群定植延迟到出生4天后,肠道菌群在生后4天才出现菌群的定植,以杆菌占优势如大肠埃希菌和其他需氧革兰阴性菌,部分早产儿生后4天期间仅出现梭状芽孢杆菌。研究显示:早产新生儿与母乳喂养儿肠道菌群定植模式不同,新生儿肠道菌群的定植模式与周围环境密切相关;早产新生儿肠道内菌群定植延迟,肠道内细菌种类缺乏,尤其是乳杆菌和双歧乳杆菌缺乏。造成早产新生儿肠道菌群定植延迟、定植种类减少的原因尚不清楚;无菌环境(如无菌新生儿培养箱)可延迟典型菌群如乳杆菌和双歧杆菌的定植,早产新生儿处于重症监护室相对无菌的环境中,环境中细菌不仅数量少,种类也少,而细菌的多样性是决定微生态系统是否平衡稳定的重要因素,无菌环境可能是导致早产新生儿肠内菌种缺乏多样性的主要影响因素;抗生素对机体肠道菌群有较大的影响,早产儿由于免疫功能不成熟,易并发感染而应用抗生素治疗,抗生素的应用也抑制正常肠道菌群的定植;母乳喂养是新生儿肠道细菌的重要来源之一,早产儿生后以配方乳喂养,甚至很多早产儿还需静脉营养,很少进行母乳喂养,这使其肠菌群定植明显晚于足月儿,且优势化时间也会延迟。

早产新生儿肠道菌群建立模式的异常是导致早产新生儿易患各种疾病的主要原因,由于早产儿肠道双歧杆菌定植及达优势化时间晚,肠道定植抗力也低,有利于需氧或兼性厌氧菌的过度生长及外袭菌的侵入,故早产儿感染发生率高、病死率高。益生菌具有促进肠黏膜相关的免疫功能的发育、成熟和调节,生成有机酸,降低肠道内pH,抑制致病菌的生长,生成过氧化氢,杀死致病菌,产生天然抗生素,与致病菌竞争黏附部位,促进肠黏膜上皮细胞分化成熟等作用,因而采用益生菌干预其肠道菌群的建立,促进肠道中有益菌的定植,理论上有利于早产新生儿疾病的防治。

二、益生菌与新生儿坏死性小肠炎

新生儿坏死性小肠炎(necrotizing enterocolitis,NEC)是一种复杂的多因素疾病,与小肠功能不成熟、全身和黏膜免疫反应不成熟、肠喂养和微生物的作用有关。大量的临床研究证实益生菌可以减少早产新生儿NEC的发生。Hoyos等较早把益生菌用于NEC的治疗,他们进行一项为期1年的研究,1237例新生儿在住院期间给予每天口服益生菌制剂(嗜酸性乳杆菌和婴儿型双歧杆菌活菌制剂),并与1282例未补充益生菌的病例进行比较;结果发现对照组共有85例新生儿发生NEC,35例NEC患儿死亡;补充益生菌制剂的试验组只有34例发生NEC,14例NEC死亡;NEC患病率从6.6%降至3.0%,作者认为每天口服嗜酸性乳酸杆菌和婴儿型双歧杆菌活菌制剂无副作用;在新生儿重症监护病房这个有限的范围内预防性口服嗜酸性乳杆菌和婴儿型双歧杆菌可降低NEC发病率及其相关死亡率。而Lin等通过前瞻性双盲随机对照研究来探讨益生菌在减少极低出生体重儿的NEC发病率及降低其严重程度中的有益作用,此项涉及367名极低出生体重儿(<1500g,平均体重为1100g,胎龄为28周)的研究通过每天两次喂服微生态制剂(嗜酸乳杆菌和婴儿型双歧杆菌)及母乳,大约在出生年龄1周开始,直至出院,对照组187例新生儿仅喂哺母乳,结果发现补充益生菌的早产儿发生死亡或NEC者显著减少,提示母乳喂养的同时补充益生菌可减少极低出生体重儿NEC发病率并降低其严重程度。

益生菌防治NEC的机制尚不明确,最近的文章指出益生菌的保护作用可能包括增加肠道菌群的多样性,给肠道脆弱的新生儿补充乳杆菌及双歧杆菌等有益菌以达到肠道菌群的平衡。基于大量的临床和实验研究,推测益生菌可能是通过以下两方面发挥作用:①防治致病菌感染:细菌感染是 NEC 发病的危险因素之一,体外研究胚芽乳杆菌只有在宿主肠黏膜中进行预培养后才能抑制由致病性大肠埃希菌引起的嗜中性粒细胞迁移,它是在细菌存在的情况下直接发挥作用而不是通过益生菌的分泌物来间接发挥作用。益生菌可通过产生有机酸降低肠道 pH 抑制致病菌的繁殖;生成过氧化氢和产生天然抗生素(即细菌素)杀死致病菌;与致病菌竞争粘连部位等预防病原菌的过度增殖,从而阻止潜在病原菌的侵袭。②调节机体免疫,下调炎症级联反应:益生菌定植首先能够发挥先天免疫功能,包括增强肠道黏膜上皮细胞间紧密连接,增加黏液分泌,促进肠蠕动及产生多种代谢产物(氨基酸,如精氨酸和谷氨酸,短链脂肪酸),而从发挥其保护性营养作用;同时益生菌通过激活巨噬细胞、提高细胞因子水平、增加自然杀伤细胞的活性和提高免疫球蛋白水平来发挥作用。

尽管大量研究业已证实,早产新生儿口服益生菌能够降低 NEC 风险,但是目前对于益生菌预防 NEC 的作用也还有一些异议,主要集中在外来菌群在免疫力低下早产儿是否会产生感染。一项长达 8 年的回顾性研究表明,在 VLBW 早产儿中使用益生菌(嗜热链球菌、婴儿双歧杆菌、分叉双歧杆菌)预防 NEC 是安全的,没有发生相关益生菌菌株引起的感染。Alfaleh 等采用 Meta 分析和 Cochrane 新生儿评价组方法评价肠道补充益生菌预防对早产儿发生严重 NEC 和其他疾病有效性和安全性,共有 9 项合格的随机试验研究纳入,包括 1425 名婴儿,评价菌株包括嗜酸乳杆菌、嗜热链球菌、婴儿双歧杆菌、布拉氏酵母菌、鼠李糖乳酸杆菌;通过益生菌制剂或强化奶粉供给上述益生菌。9 项研究所采用的纳入标准、对照组发生 NEC 的基础危险性、应用益生菌制剂时期、剂量、益生菌制剂组成及应用方法存在着明显的异质性,但 Meta 分析结果显示补充肠内益生菌使早产儿重度(Ⅱ~Ⅲ度)NEC 发生率下降68%,NEC 死亡率下降83%,总死亡率下降57%,住院时间缩短 20 小时;作者认为补充肠内益生菌可减少早产儿发生严重 NEC 和死亡率的危险性,但需要大规模随机对照试验探讨超低出生体重婴儿补充益生菌的效益和安全性。2015 年的一项包含 25 个项目、涉及 6104 名早产儿的荟萃分析显示肠道添加益生菌不仅是安全的,还可以显著减少败血症的风险,这些项目中有 19 个涉及体重 <1500g 的极低出生体重儿,3 个项目涉及体重 <1000g 的超低体重早产儿。

Chou 等对 367 例口服益生菌预防 NEC 的极低出生体重儿的体格生长及神经系统发育进行前瞻性随访。共有 301 例完成随访(益生菌组 153 例,对照组 148 例),两组间在生长发育及任何神经系统发育方面无显著差异;作者认为极低出生体重儿出生后 1 周内给予益生菌口服能够降低 NEC 发生率,但不会影响 3 岁时的体格生长及神经系统发育。Sari 等在随机对照研究基础上进行前瞻性随访队列研究,评价极低出生体重早产儿口服补充益生菌预防 NEC 对极低出生体重早产儿体格生长及精神发育的影响。共有 221 例纳入研究,其中208 例完成随访,174 例(益生菌组 86 例,对照组 88 例)完成评估;结果显示两组间在体格生长和神经系统发育结局上没有显著差异。作者认为对极低出生体重儿在首次喂养时即补充益生菌用以降低 NEC 发生率及 NEC 的严重程度并不会影响患儿的体格生长、运动神经、感觉神经发育及矫正年龄 18~22 个月时的认知发育水平。

上述研究都证实了益生菌可以有效预防早产儿 NEC,既不会产生益生菌感染也不影响日后的生长发育。还有学者尝试通过给极低出生体重儿的母亲直接补充益生菌来避免早产

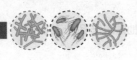
新生儿直接暴露于益生菌的风险,这项前瞻性、随机、双盲及安慰剂对照研究探讨母亲添加益生菌对母乳喂养的极低出生体重儿 NEC 发生率、死亡率、败血症发生率等的影响,该研究将母亲在产后第 1~3 天内随机分组,给予嗜酸乳杆菌及双歧杆菌 2×10^{10} cfu/d 或安慰剂;结果 NEC Ⅱ~Ⅲ级总发病率为 12%,益生菌组为 4%,安慰剂组为 18.2%;两组死亡率及败血症发生率相似。

三、益生菌与新生儿黄疸

新生儿黄疸是新生儿期常见症状之一,系指在新生儿期皮肤和巩膜黄染。黄疸有多种分类,既往依据临床转归分为生理性黄疸和病理性黄疸。生理性黄疸是指全身一般情况良好,足月儿生后 2~3 天出现黄疸,4~5 天达高峰,5~7 天消退,最迟不超过 2 周;早产儿黄疸多于生后 3~5 天出现,5~7 天达高峰,7~9 天消退,少数患儿可延迟至 3~4 周消退。目前常按血清胆红素类型分为高未结合胆红素血症、高结合胆红素血症和混合性高胆红素血症。

黄疸产生的原因主要是某些或多种病理因素导致体内胆红素产生过多超过肝脏的排出能力,或同时存在肝细胞处理胆红素功能障碍和胆红素排泄障碍,结果是体内胆红素超过正常的水平。新生儿高胆红素血症是新生儿期最常见的疾病,发病率高达 30%~50%,并呈逐年上升趋势,目前居新生儿住院首位。新生儿胆红素的产生相对比较多,而肝细胞摄取、结合、排泄胆红素的能力仅为成人的 1%~2%,参与胆红素代谢的细菌缺乏,因此易发生高胆红素血症。由于早产新生儿肠道喂养延迟,影响肠道血流和肠道菌群定植,导致胆红素肠肝循环增加,结合早产新生儿红细胞破坏增多、肝酶活性降低、出生后肝脏胆红素摄取和结合能力成熟延迟、胆汁排泄减少及肠肝循环增加造成早产新生儿高胆红素血症显著增加;早产新生儿高非结合胆红素血症更为常见,当游离胆红素增加过高、过快会造成急性胆红素脑病等损害。

多数足月新生儿黄疸无需干预,但应密切观察。2001 年"新生儿黄疸干预推荐方案"指出新生儿存在溶血、窒息、缺氧、酸中毒、脓毒血症、高热、低体温、低蛋白血症、低血糖等一个或多个的高危因素应尽早干预。多数足月新生儿黄疸,光照疗法为首选干预方法,也可以选择换血及药物保肝、利胆等辅助治疗措施。由于早产儿生理功能不成熟,对胆红素毒性更敏感,光疗及换血标准较足月儿低。

益生菌由于其对肠道代谢的作用,已被用于新生儿黄疸的临床治疗,临床研究证实在综合治疗基础辅助益生菌治疗可降低胆红素浓度,缩短黄疸持续时间。国内学者探讨酪酸梭菌活菌散促进迟发型母乳性黄疸消退的疗效,87 例迟发型母乳性黄疸患儿随机分为对照组和观察组,两组均在继续母乳喂养的情况下分别给予常规治疗及在常规治疗的基础上加服酪酸梭菌活菌散,观察指标是日均胆红素水平的变化及黄疸消退时间,结果发现观察组日均胆红素下降程度显著大于对照组,而黄疸消退时间明显短于对照组。作者认为在常规治疗的基础上加用酪酸梭菌活菌散治疗迟发型母乳性黄疸,不仅可加速胆红素降低水平,缩短黄疸持续时间,还能显著缓解茵栀黄颗粒引起的腹泻,是一种简单、安全、有效的治疗措施。国外学者等评估极低出生体重儿高胆红素血症及光照疗法期间口服布拉酵母菌制剂的疗效,选择胎龄≤32 周及出生体重≤1500g 的早产新生儿为研究对象,实验组早产新生儿给予布拉酵母菌 250mg/d,对照组早产新生儿则未给予布拉酵母菌;结果实验组光疗持续时间较短,喂养不耐受现象显著减少。Liu 等最近报道益生菌联合蓝光治疗新生儿黄疸,其中 34 病例采用蓝光治疗辅以口服双歧杆菌散剂,另有 34 例采用蓝光治疗作对照组,分别在治疗后 1天和第 4 天、第 7 天测胆红素浓度,结果发现益生菌组第四天和第 7 天的胆红素浓度明显低于对照组,治疗组黄疸消退时间为(2.6±0.6)天,治疗组平均消退时间是(5.3±2.1)天,总的治疗有效率也显著高于对照组;作者认为益生菌可以降低新生儿黄疸的胆红素浓度并能加速黄疸的消退。

益生菌制剂辅助治疗新生儿黄疸的作用机制可能有以下几个方面:

(1) 促进新生儿肠道正常菌群的定植过程,促进肠道结合胆红素被还原成尿胆素原和尿胆素而排出体外。

(2) 降低肠道 β-GD 活性:新生儿和婴儿的肠道 β-GD 活性较高,故补充双歧杆菌和乳杆菌制剂后使肠道菌群中的数量迅速增加,降低了 β-GD 活性。

(3) 降低肠道 pH,促进肠蠕动,能有效地促进肠内结合胆红素的排泄,减少胆红素的肠肝循环量。

(4) 促进肝酶活性:某些益生菌还可能提高肝细胞对胆红素的摄取能力,并将未结合胆红素转运至肝细胞的光面内质网,与葡萄糖醛酸结合成结合胆红素。

综上所述,应用益生菌治疗新生儿高胆红素,可促进胆红素分解和排泄,减少肠肝循环,减少肠道重吸收未结合胆红素,尽管目前临床疗效上还不能令人满意,且病例数少,缺少更可靠的循证资料,但是使用益生菌辅助治疗新生儿高胆红素血症仍不失为一种可靠、安全的途径。

四、益生菌与早产儿喂养不耐受

有关益生菌对早产儿健康的作用研究较多的还有早产儿喂养不耐受。早产儿喂养不耐受的定义尚未达成共识,通常认为胃潴留量 > 喂养量的 50%,伴腹胀和(或)呕吐,并影响肠内喂养方案实施时,考虑为喂养不耐受。影响胃肠动力的因素均可造成早产儿喂养不耐受,喂养不耐受不仅会影响胃肠喂养,还可能妨碍早产儿的生长发育。生长受限是早产儿面临的一个重大问题,生长受限会影响远期身高、器官发育,神经系统中神经元及树状突触数量减少,对以后的行为和认知产生影响,因而早期早产儿的营养、早产儿喂养不耐受的预防及治疗相当重要。早产儿消化系统发育未成熟,喂养不耐受主要发生在出生后早期开始建立肠道营养时。在孕 34 周前,与早产儿胃肠道动力有关的功能如吸吮 - 吞咽协调、胃食管扩约肌张力、胃排空、肠道动力等均未成熟,常表现为胃食管反流、胃潴留、胎粪延迟排除、腹胀等。此外,消化功能也未成熟,如胃酸和消化酶分泌不足,孕 34 周的早产儿乳糖酶活性仅为足月儿的 30%。病理性因素主要为感染和坏死性小肠结肠炎,主要发生于肠道喂养建立过程中或已建立肠道喂养后。牛奶蛋白不耐受、宫内胎儿生长受限(FGR)的早产儿也可发生喂养不耐受。

现有针对早产儿喂养不耐受的预防策略有如下几个方面:

(1) 改善喂养方法:非营养性吸吮可通过刺激口腔迷走神经,促进消化酶和激素分泌,促进胃肠道功能成熟。早期微量喂养有助于建立肠内营养,且不增加喂养不耐受和 NEC 发生。增加喂养速度需要对是否为 ELBW 早产儿、是否存在宫内生长受限、是否同时存在发生

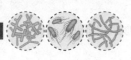

NEC 的其他危险因素等进行综合考虑。

（2）调整喂养物质：首选母乳喂养，最好使用早产儿母亲自己的母乳喂养，VLBW 和 ELBW 早产儿需合理使用母乳强化剂以满足早产儿营养需求。无法提供母乳时，可选择配方乳喂养。有研究显示，使用低乳糖早产儿配方可减少喂养不耐受的发生；水解蛋白配方可促进早产儿胃排空和排便，缩短达全肠道喂养时间。宫内发育迟缓的 VLBW 在严重喂养不耐受时，短期使用氨基酸奶粉是安全和有效的；使用氨基酸奶粉可以使胃潴留量明显减少。

（3）使用治疗药物：在喂养不耐受中研究比较多的是胃肠动力药，如红霉素类、多潘立酮、西沙比利等。目前仍没有足够的证据来表明红霉素类药物的剂量和确切的疗效，一项对早产儿使用多潘立酮的研究表明，多潘立酮可以明显缩短胃排空时间；西沙比利对幽门肌肉厚度、幽门管长度的影响较显著，致使胃潴留量增多，因而不建议在早产儿喂养不耐受中使用西沙比利。

微生物能调节肠黏膜防御屏障的基因表达、血管生长、促进肠道发育成熟，支持正常的消化功能，肠道细菌有免疫调节功能，影响机体对免疫、炎症、过敏的反应。发生 NEC 的患儿肠道微生物群中细菌多样化明显不足，出现致病菌，缺少保护性细菌。国内徐艳珍等采用 PCR 技术研究喂养不耐受的早产儿肠道菌群变化，发现大肠埃希菌、肺炎克雷伯杆菌数量显著增加，而双歧杆菌、乳杆菌和粪肠球菌等明显减少。荟萃分析发现，益生菌组 NEC 发生率及病死率减低，脓毒症发生率有减低趋势，比对照组恢复胃肠喂养的时间平均提前 3 天。益生菌已被尝试应用于早产儿喂养不耐受。Sari 等进行的一项前瞻性双盲随机对照试验，胎龄小于 33 周或体重小于 1500g 的早产儿每天一次给予益生菌，结果使用益生菌组发生死亡和 NEC 均明显减少，同时喂养不耐受也显著改善（44.5% 对比 63.1%），提示益生菌可以改善早产儿的喂养不耐受。国内有多篇报道认为益生菌可降低早产儿喂养不耐受的发生率，促进患儿体重增长，减少早产儿喂养过程中呕吐、胃潴留、腹胀的发生，缩短其达全胃肠道营养的时间，节省住院时间，减少静脉营养的不良反应；添加益生菌的早产儿大便性状更接近母乳喂养儿。

益生菌在早产儿的常规临床治疗中，特别是在早产儿喂养耐受性和预防 NEC 方面可能会被广泛应用。最理想的益生菌菌种、剂量，何时开始益生菌的治疗等仍需要进一步的研究。关于益生菌对新生儿特别是早产低体重儿（28~36 周，体重 1000~2400g）的安全性，国内文献几乎没有明确提及副作用，国外对此意见不一，欧洲儿童胃肠及营养协会认为没有足够证据支持在早产儿使用益生菌是安全的，西班牙肠道喂养实践指南则指出益生菌对极低出生体重早产儿（32 周，出生体重 1150g）不仅有疗效而且是安全的。需要有大规模的、设计良好的实验研究证实其临床疗效，同时对于早产儿，特别是 <1000g 早产儿，需要明确补充益生菌的有效性和安全性。

第二节　孕期及生命早期使用益生菌对远期健康作用

肠道菌群器官的形成和发育成熟是从出生后开始到 2~3 岁结束，此时期经历了肠道菌群从无到有、从简单到复杂、从不稳定到稳定的过程，至 2 岁左右与成人肠道菌群相似并保持稳定和动态的平衡；这段时间是婴幼儿生理、免疫和代谢等器官形成和发育的高峰期，代表该个体整个生命的"关键时间窗"。生命早期肠道菌群的初始化建立是促进婴儿期消化生理、免疫应答、营养代谢和神经系统发育的重要驱动器。

胎儿在母体处于少菌的环境,生后即暴露于产道和其他有菌环境,被其他细菌定植。肠道是细菌定植的主要场所。肠道菌群从无到有,直至建立稳定的菌群称为初级演替,这段过程主要发生于生后 2 年内,此阶段肠道菌群是依据肠黏膜的成熟程度和食物的多样化按一定顺序形成的。正常情况下出生时肠道没有细菌,但是空气、饮食和环境中的细菌可经口、鼻、肛门侵入肠道,生后数小时肠道首先出现肠球菌、链球菌和肠杆菌的厌氧菌,生后 7~10 天由于厌氧菌或兼性厌氧菌的定植生长,氧气消耗使肠腔更利于厌氧菌的生长,类杆菌、梭菌和双歧杆菌增多逐渐成为优势菌群。新生儿肠道定植是个复杂的动态过程,经典模式包含了大肠埃希菌和其他肠杆菌科等兼性厌氧菌的早期定植,其后是双歧杆菌属、拟杆菌属、梭菌属和瘤胃球菌属等厌氧菌定植,后者定植后增长迅速很快超过前者成为肠道"优势菌"。进入哺乳期后,健康婴儿肠道中双歧杆菌数量逐渐增加并占据优势地位,同时还出现大量类杆菌、乳杆菌、肠杆菌、肠球菌和葡萄球菌等。由于此时期不同喂养方式(包括母乳喂养和人工喂养)婴儿肠道菌群定植模式存在差异,人工喂养儿肠道双歧杆菌较母乳喂养儿少,呈多样性变化。婴儿早期肠道菌群定植受添加辅食和断奶等影响,逐步向成人型过渡,至 2~3 岁是形成以厌氧菌占绝对优势的稳定菌群,维持至青年和中年,进入老年期后双歧杆菌减少而大肠埃希菌、梭菌等增多。

目前研究认为早期定植的菌群决定了机体日后免疫应答和代谢等,而这期间肠道菌群比较脆弱且多样性差,孕期情况、出生途径、喂养方式、抗生素使用以及生活环境等多种因素都可影响肠道菌群的定植和演替。研究证据表明孕妇怀孕期间存在着母亲肠道特定功能菌群向子代的垂直传递;妊娠期胚胎子宫微生态和产后母乳是生命孕育期和出生后新生儿肠道微生物定植的重要来源。母 - 婴菌脉传承代表着影响子代代谢、免疫和生理发育的重要环境因素。多项流行病学研究证实:剖宫产、围产期抗生素暴露通过破坏和延迟新生儿 / 婴幼儿肠道微生态初始化建立,导致子代儿童期罹患多种免疫和代谢性疾病风险增加。现代社会早期的抗生素暴露对肠道菌群有直接的影响,抗生素治疗常导致肠球菌和肠杆菌类的过度生长。新生儿接受 4 天的抗生素治疗可在 1 个月后出现肠球菌的过度增殖。前瞻性队列研究显示出生后 12 个月早期应用抗生素提高了儿童哮喘的风险,并呈剂量依赖性。尽管抗生素治疗对粪便中肠道菌群没有长期的影响,但生命早期的抗生素暴露可引发日后哮喘及过敏等免疫紊乱疾病。

有关肠道菌群早期定植与远期健康的研究较早开展的是过敏性疾病。过敏性疾病也称变态反应性疾病,主要包括变应性鼻炎、特应性皮炎、支气管哮喘、过敏性结膜炎、荨麻疹和变应性胃肠炎等 I 型变态反应性疾病,是当今人类面临的一个重大的全球性卫生问题。过敏性疾病的免疫病理机制是 Th2 介导的炎症反应,是针对环境广泛存在的或饮食中的抗原产生的免疫应答。通常认为遗传因素和环境因素是过敏性疾病发生的两大要素,父母患有过敏性疾病会增加子女患过敏性疾病的风险,而生命早期接触环境中微生物对抑制过敏性疾病发生发展有促进作用。一项 71 个研究中心涉及 29 个国家总人数为 193 412 人的国际多中心回顾性横切面问卷调研,证实 0~1 岁应用抗生素与儿童期哮喘、过敏性鼻炎、结膜炎及湿疹等过敏症发生率增加高度相关;婴儿期应用广谱抗生素可改变肠道微生物群结构,导致大肠埃希菌和艰难梭状芽孢杆菌数量增多,而双歧杆菌和乳杆菌等有益菌数量减少,这种

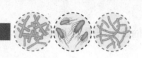

菌群结构紊乱使调节性 T 淋巴细胞减少,机体出现免疫失衡,从而增加了日后发生过敏性疾病的风险。研究证实过敏儿童的肠道菌群结构与健康儿童不同,主要表现在双歧杆菌数量下降和梭状芽孢杆菌数量增多;湿疹婴儿的粪便中大肠埃希菌、艰难梭状芽孢杆菌的数量和比例均高于健康儿童;国外随访观察发现,1 个月时肠道中定植艰难梭状芽孢杆菌与 6~7 岁前的喘息和湿疹以及 6~7 岁时发生哮喘存在关联。肠道菌群初始化建立是促进免疫成熟和诱导免疫平衡的重要因素,而且对日后的免疫反应结局起决定性作用,若生命早期肠道菌群建立延迟或紊乱,则会增加过敏性疾病及某些自身免疫疾病发生的风险。

肥胖已经成为威胁全球儿童青少年的公共健康问题。过去 30 年,儿童肥胖率急剧增加,发达国家儿童肥胖率高达 20%。肥胖是由环境、遗传、神经和内分泌等因素共同作用的结果。赵立平教授通过多项基础实验证明了肠道菌群与肥胖之间的因果关系,肠道菌群是参与肥胖等代谢性疾病发生的重要“环境因素”。肠道菌群结构的变化可通过影响宿主能量和脂类代谢、改变机体内分泌状态和增强机体炎症反应等途径致使宿主代谢紊乱,间接参与肥胖的发生发展。肠道菌群通过三种途径调控宿主能量平衡:①释放 SCFA,提高能量摄入;②调控肠上分泌 Fiaf(禁食诱导脂肪因子)因子抑制脂肪组织蓄积;③通过 AMPK 调节肝脏 / 骨骼肌脂肪蓄积。近期研究结论倾向于肠道菌群通过“LPS-TLR4 轴”诱发机体低炎症状态,参与胰岛素抵抗、肝脏和内脏脂肪蓄积。Angelakis E 研究认为肠道某些功能菌属参与人体代谢过程,厚壁菌门、双歧杆菌属和甲烷短杆菌属具有抗肥胖作用。

近年研究表明肥胖个体存在肠道微生态失衡,有学者提出肠道菌群作为“环境因素”参与了肥胖发病,婴儿肠道菌群初始定植可能与肥胖表型存在关联。对非洲儿童肠道微生态学研究发现,长期摄入高纤维食物者肠道中出现普氏菌属(Prevotella)和密螺旋体属(Treponema),这些细菌通过木聚糖酶和葡聚糖内切酶等碳水化合物活性酶发酵木聚糖和纤维素,因而较少发生肥胖。与健康人相比,肥胖者的肠道菌群表现为厚壁菌门比例增加、拟杆菌门比例降低、厚壁菌门 / 拟杆菌门比例增高。国外研究发现肥胖者肠道中拟杆菌数量较正常体重者少,但给予低热卡饮食 1 年后拟杆菌门比例较前显著增加,限脂肪饮食者和限糖类饮食者体重分别下降 6% 和 2%,表明肠道菌群对肥胖有潜在治疗作用。母亲肠道菌群的变化可转移至婴儿,通过婴儿肠道菌群结构的改变而增加日后肥胖的发生风险。还有研究发现,母亲怀孕期间体重增加可影响婴儿肠道早期微生物群的获取、构成和活性,认为孕母肠道菌群结构可通过改变婴儿生后肠道菌群定植模式影响日后肥胖发生风险。分娩方式、喂养方式和生命早期应用抗生素等早期暴露因素可通过干扰肠道微生物菌群结构而影响儿童期肥胖发生发展。

生命早期肠道菌群初始化定植与今后过敏性疾病和肥胖发生风险的关系还需大量基础和临床研究证实。《自然医学》(Nature Medicine)杂志上最新发表的一项研究表明,在新生儿体内四种关键肠道细菌的低水平将更容易使婴儿在 1 岁时表现出哮喘的预警迹象。新生儿健康的肠道菌群包含着许多可以减少炎症的分子,包括脂肪分子或脂质,这些分子滋养着调节性 T 细胞,而后者可以控制体内的免疫反应。在高危婴儿的肠道中,这些关键的抗炎脂类缺失,取而代之的是一种与哮喘相关的脂肪:12,13 DIHOME。肠道菌群在加工处理日常饮食成分(如脂肪)中扮演着重要角色,并最终强有力地影响着肠道内的抗炎因子和促炎因子。这项研究强调了开展早期干预措施,以提高新生儿微生物生态健康的重要性。

尽管目前仍不清楚婴儿肠道微生物群定植模式与儿童远期健康之间的确切关系,但可以确定的是婴儿肠道菌群初始化建立与儿童生长发育和日后多种疾病的发生存在较强关联。基于上述胚胎期到婴幼儿期肠道微生态参与个体远期疾病发生发展的研究结果,为生命早期益生菌食品和制剂干预纠正和修饰肠道微生态结构提供了理论依据。2016 年国际生命科学学会(ISAPP)提出生命早期 1500 天的益生菌干预策略,目的是降低 5 岁以下儿童和新生儿死亡率,促进儿童健康发育和初级预防过敏性疾病和代谢性疾病。

定居于人体消化道数千万亿个微生物细胞所构成的肠道微生态系统是与人类经过百万年协同进化而来的,生命早期肠道定植的两种重要菌群(拟杆菌门和双歧杆菌属)与超过 1500 万年前各种人科动物的肠道微生态显示出高度的相似性,表明这些菌群是与人类经过数百万年共同进化而来的古老菌种。乳杆菌属在孕妇全孕程的阴道占绝对优势,不仅发挥全孕程的阴道门户保卫作用,更是分娩时新生儿第一个接触的菌种,乳杆菌属也是与人类协同进化的古老菌种,双歧杆菌和乳杆菌成为生命早期外源性益生菌干预的最常用的候选菌种。一项针对婴儿的随机双盲安慰剂对照实验发现,与仅添加正常辅食的婴儿相比,生后第 4~13 个月期间在正常辅食基础上添加乳杆菌可使婴儿血清中 IFN-γ/IL-4 mRNA 比值升高,纠正了新生儿期存在的 Th1/Th2 失衡,因而湿疹发生率下降。应用 LGG 和罗伊乳杆菌联合制剂治疗特应性皮炎的儿童,6 周后发现过敏性皮炎的 Scord 评分下降。大量研究证实生后早期应用特定益生菌菌株可降低远期特应性皮炎的发生风险,但关于益生菌治疗过敏性哮喘和过敏性鼻炎的研究结论存在争议。

婴幼儿的天然食物是母乳,母乳喂养可降低婴幼儿感染性疾病、炎症性疾病、免疫介导的过敏性疾病以及代谢性疾病,母乳的诸多好处部分间接地通过母乳中富含的免疫性保护因子如免疫球蛋白、防御素、TLR 和母乳寡聚糖直接发挥被动性保护作用,此外,母乳还含有大量免疫活性分子如激素、细胞因子、生长因子,也有促进婴幼儿生长发育的作用,毫无疑问,母乳中的营养素和大量微生物细菌对促进婴幼儿生长发育起到关键作用。新生儿和婴幼儿还通过母乳获得大量有益菌,Abrahamsson 等研究发现口服罗伊氏乳杆菌后可从产妇肠道转移至乳汁,证明了外源性益生菌通过乳汁传递能促进新生儿 / 婴幼儿肠道微生态初始化建立。美国华盛顿大学圣路易斯分校医学院的 Jeffrey Gordon 博士领导的一个研究团队发现,母乳中的一类关键成分促进婴幼儿健康生长,以及肠道细菌之间如何相互作用促进这一过程。Gordon 团队与马拉维当地的研究人员合作开展研究,获得了来自健康婴儿或发育迟缓婴儿母亲的少量母乳样品。他们发现与大脑发育相关联的唾液酸化糖(sialylated sugars)在健康婴儿的母乳中要比发育迟缓婴儿的母乳中更加充裕。此外,新生儿也可直接摄入益生菌,Langhendries 等人曾对 1 个月龄母乳喂养儿、标准配方奶喂养儿及其添加了乳杆菌、链锁状球菌、嗜热链球菌和双歧杆菌配方奶喂养儿的粪便菌群进行了调查,发现添加益生菌的配方奶喂养儿粪便中双歧杆菌计数接近于母乳喂养儿,且其细菌定植明显高于标准配方奶喂养儿。益生菌配方奶粉可解决不能接受母乳喂养或母乳喂养不足婴儿的营养支持问题,双歧杆菌和乳杆菌成为婴儿配方奶粉最常用的益生菌菌种,两者都是婴儿肠道正常菌群的重要成员。

截至 2014 年全球糖尿病患者达 4.22 亿,呈上升趋势,据国际糖尿病联合会(IDF)估计,2035 年全球糖尿病患者将超过 5.92 亿,中国是全球糖尿病患者人数最多的国家(超过 1 亿人),20 岁以上人群患病率高达 9.7%,糖尿病已成为严重危害人群健康和耗竭我国国家卫生资源的慢性流行病。近年研究证明肠道菌群参与了 2 型糖尿病的病理和代谢紊乱,肠道菌

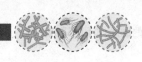
群通过"肠道微生态-肠-脑轴"发挥重要的能量平衡作用,肠道菌群结构变化导致宿主肠道与中枢神经系统的内分泌信号发生改变,肠源性激素如 GIP(葡萄糖依赖的胰岛素释放多肽)、GLP(胰高血糖素样多肽)、PYY(多肽 PYY)可促进胰岛 β-细胞分泌胰岛素,增加中枢饱腹感等调节能量平衡;高脂饮食改变肠道微生态结构,诱发全身低水平炎症,进而导致各种代谢性疾病,如肥胖、糖尿病。

Aggarwal 等研究发现,益生菌可降低血清胆固醇、调节胆汁酸合成、减少炎症因子释放,还能减少脂质过氧化并改善体内脂质代谢,因此具有逆转糖尿病诱发的全身性炎症和抗肥胖效应。Laitinen 等研究显示母亲怀孕期间膳食干预联合口服益生菌可控制孕期体重、降低血糖;Luoto 等首次对围产期应用益生菌的孕妇所产孩子跟踪随访 10 年,发现孕母在分娩前 4 周和新生儿生后 6 个月内服用鼠李糖乳杆菌 LGG 可控制子代 2 岁内的体重过度增加;Aaltonen 等观察发现母亲怀孕期间给予膳食指导和口服复合益生菌(鼠李糖乳杆菌 LGG、干酪双歧杆菌)显著降低子代 6 个月时肥胖指标(裂解胰岛素原,反映皮褶厚度、胸围和瘦素/脂联素比值);Luoto 等对围产期应用益生菌的孕妇及其所产孩子跟踪随访 10 年,发现孕妇在分娩前 4 周及婴儿生后 6 个月内应用鼠李糖乳酸杆菌 LGG 可抑制出生后 0~2 岁体重超重,但对之后的生长发育阶段未发挥上述效应。上述几项临床试验显示,生命早期外源性益生菌修饰肠道菌群初始化定植,矫正宿主营养素和能量代谢模式,发挥肥胖的初级预防作用。

肠道微生态可影响宿主的能量代谢和炎症应答,换言之,大量研究证实了肠道微生态与胰岛素抵抗、糖尿病、肥胖等代谢疾病之间的因果关系。这为以肠道微生态为作用靶点的益生菌制剂治疗糖尿病等代谢疾病提供了依据,越来越多的研究显示,益生菌通过调节肠道微生态结构,改善胆固醇酯和低密度脂蛋白水平,降低血糖和胰岛素抵抗。关于生命早期益生菌干预的证据资料尚不多,2015 年美国 TEDDY 研究组在美国和欧洲三国完成的一项大规模($n=7473$)前瞻性队列研究,研究发现出生早期益生菌干预可显著降低儿童期罹患 1 型糖尿病的风险,益生菌干预的启动时间越早,预防效果越好。我们相信未来定会有越来越多的研究生命早期益生菌干预的高质量临床研究呈现出来。

感染性疾病是影响儿童生长发育的重要威胁之一,流行病学资料显示,全球每年 5 岁以下儿童死于可预防的感染性疾病如肺炎、腹泻等,其中 21% 的患儿归因于营养,及与可预防的感染性疾病的相互作用,寻找健康有效的方法既能促进生长发育,又能预防感染性疾病的发生。目前大量临床试验和系统综述/荟萃分析结果证明:益生菌可降低早产儿坏死性小肠炎的发病风险。由 Luoto 等完成的临床观察结果显示,94 例早产儿自出生第 3 天~60 天分别服用益生菌 LGG 或复合益生元(GOS+寡聚甘露醇),LGG 或复合益生元比安慰剂组可显著降低鼻病毒所致呼吸道感染的发生率,证实了口服益生菌或益生元有益于降低消化道外器官感染的风险。

随着我国人民生活水平的提高,较多儿童存在不良饮食习惯与饮食结构,甚至偏食、厌食,从而影响儿童的生长发育,导致生长不良(FTT)儿童的出现,归结其原因,胃肠道菌群结构失调是 FTT 可能的原因之一。肠道细菌将不易消化的碳水化合物发酵成单链脂肪酸(SCFAs:醋酸、丙酸和丁酸),它们在胃肠道的不同进程中起重要调节作用,包括电解质(Ca、Mg、Fe)和水的吸收,细胞增殖和分化,激素分泌和免疫系统的激活,并且 SCFAs 是机体重要的能量来源。肠道菌群也有代谢功能,如维生素的产生(维生素 K、维生素 B_{12}、生物素、叶酸和泛酸)和来自氨和尿素的氨基酸合成。另外益生菌可增加胃动素胃及泌素分泌,减少腹胀、呕吐等消化道症状及胃肠不耐受的发生,从而加快生长发育。健康儿童与生长发育不良的患儿肠道微生态的结构存在显著不同,健康儿童间的肠道菌群结构有着共同的结构特征,而健康儿童与 FTT 儿童的肠道微生态结构差异很大,因此儿童发育状况与肠道微生态结构有一定的关系,儿童期是一个人生长发育的最佳时期,对这一方面的研究将有助于把握儿童肠道菌群变化规律,改变某些儿童膳食结构不合理的状况或在饮食中添加适当的益生菌改善生长发育不良儿童的生长状况。

新生儿 / 婴幼儿肠道菌群的定植存在个体差异,影响定植的因素也有很多,因此肠道菌群的定植是一个复杂的具有个体差异的动态变化过程。肠道菌群的定植影响今后过敏性疾病和代谢性疾病等的发生,而新生儿期是生命早期最关键的时间窗,新生儿肠道菌群的定植对今后疾病发生的影响显得尤为重要。随着对新生儿肠道菌群定植研究的深入,发现了其对人体新陈代谢、免疫系统及整体健康的重要作用,其与过敏性疾病和肥胖症、糖尿病等的关系研究也增加了人们对这些疾病机制的认识,并为预防和治疗提供了新的思路。

第三节　益生菌对婴幼儿呼吸系统疾病防治作用的研究进展

婴幼儿呼吸系统有许多不同于大孩子和成人的生理特点,主要是尚未发育完善。婴幼儿的鼻腔短小,后鼻道狭窄,无鼻毛,黏膜柔嫩,富含血管和淋巴管;气道管腔相对狭窄,缺乏弹力组织,腺体分泌不足,纤毛活动不良;肺弹力纤维发育差,血管丰富,间质发育旺盛;受到外界刺激后容易充血肿胀,黏液腺分泌不足,极易发生炎症并分泌物增多阻塞呼吸道,特别容易导致呼吸困难。婴幼儿由于机体免疫功能未完善,全身免疫功能和呼吸道局部免疫功能均不足,呼吸道分泌物中的溶菌酶、乳铁蛋白、补体、干扰素等可抵抗病原微生物的物质含量较低,而肺泡巨噬细胞、T 淋巴细胞数量少,且功能差,杀菌与吞噬能力低下;营养不良、佝偻病、反复腹泻等也可使机体抵抗力降低;故易患呼吸道感染。部分婴幼儿常合并呼吸系统结构异常,如先天性纤毛功能异常症、先天性肺发育不良、先天性肺囊肿等,易发感染且治疗效果差,影响婴幼儿正常发育和健康。婴儿期为控制呼吸道感染常使用抗生素,而早期应用抗生素会显著增加日后过敏性疾病和肥胖等的发生。

一、呼吸道微生态特点

呼吸系统通常以环状软骨下缘为界,分为上、下呼吸道。上呼吸道包括鼻、鼻窦、咽、咽鼓管、会厌及喉;下呼吸道包括气管、支气管、毛细支气管、呼吸性细支气管、肺泡管及肺泡。呼吸道可以理解为是一个与外界开放的盲管结构,内容物为空气,这就决定了呼吸道正常微生物群的密集度和多样性远低于胃肠道。由于呼吸运动菌群不断地经受吸入和呼出,经过进化和选择,使得具有比较强的对抗清除能力的菌群才能够在呼吸道定植。

胎儿的呼吸道是无菌的,新生儿出生以后,由于呼吸道与外界相通,上呼吸道很快定植有各种微生物。刚出生的新生儿口咽部微生物来源于母亲阴道,均为母体阴道的正常菌群。随着时间的推移,链球菌属已完全代替母亲产道来源的大肠埃希菌等细菌占据主导地位,出生 28 天(1 个月龄)时,咽部定植细菌形成以甲型溶血或 α 溶血性链球菌为主要优势菌群(约

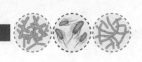

占 73%)、奈瑟菌为亚优势菌群(约占 30%),包括由棒状杆菌属、葡萄球菌属、白色念珠菌、厌氧链球菌群和梭杆菌属组成的鼻咽部菌群,此时菌群的组成已基本达到正常成人水平。鼻咽部的优势菌群对维持上呼吸道的菌群稳定起主要的作用,如甲型溶血性链球菌能够抑制肺炎链球菌和化脓性链球菌的过度生长,化脓性链球菌(A 族 β 溶血性)能够抑制金黄色葡萄球菌的过度生长,乳糖奈瑟球菌能够抑制脑膜炎奈瑟球菌的侵入和过度繁殖等。既往认为在声门以下的气管、支气管、肺泡是没有细菌定植的,但随着支气管镜检查获取下呼吸道标本如支气管肺泡灌洗液技术的普及和不依赖细菌培养的 16S rRNA 细菌基因测序技术的应用,发现在正常健康人的下呼吸道也有细菌定植,研究表明整个呼吸道菌群存在高度的同源性,下呼吸道菌群仅仅是上呼吸道菌群的一种延续,只是体现在生物量的不同,从上呼吸道到下呼吸道,菌群数量逐渐减少。

鼻咽部肺炎链球菌、流感嗜血杆菌、卡他莫拉菌和金黄色葡萄球菌既是共生菌群,又是条件致病菌,是目前引起儿童呼吸道和侵袭性感染如血流感染和脑膜炎的主要病原体。正常情况下这些细菌受制于优势菌群,与宿主处于和谐平衡状态,对宿主不致病。如果发生上呼吸道感染及由此使用抗菌药物治疗,则可以造成局部的菌群紊乱,某些细菌数量异常增加或移位,则引起感染,如肺炎链球菌、流感嗜血杆菌、卡他莫拉菌和金黄色葡萄球菌引起的鼻窦炎、中耳炎、化脓性扁桃体炎、肺炎、败血症、脑膜炎等。有学者对急性及反复呼吸道感染儿童的呼吸道菌群紊乱进行了横断面研究,发现急性呼吸道感染时患者口咽部菌群有定植异常,优势菌甲型链球菌及奈瑟菌减少,而肺炎链球菌、克雷伯杆菌及念珠菌增多;反复呼吸道感染患儿的口咽部细菌定植明显高于正常儿,需氧菌以奈瑟菌和肺炎链球菌为主,厌氧菌以韦荣菌和消化链球菌为主。一项前瞻性纵向研究观察了 1 年期间 6~36 个月儿童发生上呼吸道感染时肺炎链球菌、流感嗜血杆菌、卡他莫拉菌和金黄色葡萄球菌在咽部定植的相互作用,发现肺炎链球菌与金黄色葡萄球菌、流感嗜血杆菌与金黄色葡萄球菌之间存在着竞争性定植。另一项前瞻性纵向研究观察了儿童在健康和发生急性中耳炎时肺炎链球菌、流感嗜血杆菌和卡他莫拉菌在咽部定植的相互作用,结果显示 93% 的中耳炎患儿有前驱的急性上呼吸道感染,并且主要由病毒如流感、副流感、呼吸道合胞病毒和腺病毒引起;而对慢性咽炎研究发现其特征性指标是群落内部紊乱,主要表现为种群抑制、群落紊乱、种群骚动、生境裸露等,却大多没有明确的致病菌。上述研究表明上呼吸道感染以后鼻咽部菌群的相互作用相当复杂,而急性呼吸道感染时病毒与细菌之间、病毒和细菌与宿主之间均存在程度不同的竞争性或协同性定植。

国外资料显示,儿童及成人社区获得性肺炎(CAP)的主要细菌病原体为肺炎链球菌和流感嗜血杆菌,较早的国内临床流行病学研究显示我国儿童 CAP 的主要病原菌也是肺炎链球菌和流感嗜血杆菌;这与鼻咽部富含肺炎链球菌和流感嗜血杆菌相一致,提示儿童 CAP 的病原体是鼻咽部定植菌群移位引起的。而不同年龄的儿童 CAP 病原体的分布特点与相应年龄阶段的鼻咽部定植菌群的组成是相符的:新生儿早期鼻咽部的菌群主要来源于母亲的产道,定植菌群以革兰阴性细菌为主,病原体以大肠埃希菌、肺炎克雷伯菌、凝固酶阴性葡萄球菌(皮肤定植)多见;6 个月 ~2 岁婴儿肺炎链球菌、流感嗜血杆菌和卡他莫拉菌是 CAP 的病原体,这与婴儿接触外界环境的增多有关。

多项研究表明,儿童 CAP 的主要病原菌以革兰阴性杆菌占优势,特别是大肠埃希菌和肺炎克雷伯菌。有学者推测国内儿童 CAP 中革兰阴性杆菌特别是肠杆菌科细菌占优势,可能与患者在入院前已经广泛使用抗生素,特别是头孢菌素有关,广泛使用抗菌药物以后造成鼻咽部敏感细菌的减少或被消灭,而对抗菌药物不敏感的细菌则得以增殖,而病原体的变化是抗菌药物影响鼻咽部正常菌群定植的结果。下呼吸道病原菌来源于胃肠道细菌的反流误吸和外界及鼻咽部细菌的吸入,最新的研究发现将人鼻腔菌群明显有别于口咽部和胃肠道的菌群,肺部菌群和口咽部菌群、胃肠道菌群有较高的同源性,而与来自鼻腔的菌群关系不大,口咽部和胃肠菌群的移位可以更好地解释为什么 CAP 病原菌肠杆菌类占优势。

　　婴幼儿喘息性疾病是婴幼儿常见的呼吸道疾病,包括了毛细支气管炎、喘息性支气管炎和哮喘等,病因多是呼吸道病毒感染或与接触过敏原有关。有研究病毒性呼吸道感染都伴随着细菌感染,常见的流感最容易继发肺炎链球菌和金黄色葡萄球菌包括耐甲氧西林的金黄色葡萄球菌(MRSA)感染,这两种细菌是患者鼻咽部定植菌,其继发感染是由于病毒侵入以后,局部黏膜屏障破坏,细菌侵入下呼吸道造成的。不伴发热的哮喘患者也存在下呼吸道菌群紊乱,高通量测序发现呼吸道的主要菌群包括普雷沃菌、链球菌、葡萄球菌、奈瑟菌、棒状杆菌、韦荣球菌和嗜血杆菌7个属,与健康人比较,变形菌门,特别是嗜血杆菌属在哮喘(包括儿童和成年人)患者支气管定植明显;多元回归分析表明气道中菌群的组成和多样性与患者的支气管高反应性密切相关,特别是变形菌门中的丛毛单胞菌科、草酸杆菌与支气管高反应性呈明显的正相关,这一结果首先提示支气管菌群的异常可能增加气道反应性,参与哮喘的发病机制;而支气管树的细菌感染的存在,很可能是对吸入激素治疗反应不佳的以中性粒细胞为主的持续喘息或哮喘的原因。

　　Bisgaard 较早研究了新生儿气道细菌定植与日后发生哮喘的关系,通过对 321 名无症状新生儿在出生 1 个月和 12 个月时进行下咽部卡他莫拉菌、肺炎链球菌、流感嗜血杆菌和金黄色葡萄球菌检测,并且对这些婴儿随访至 5 岁,结果发现肺炎链球菌、流感嗜血杆菌和卡他莫拉菌的早期定植使 4 岁以前儿童持续喘息的风险增加 2.4 倍,喘息急性加重的风险增加 2.99 倍,喘息住院的风险增加 3.85 倍,而金黄色葡萄球菌定植与上述无关;新生儿期有肺炎链球菌、流感嗜血杆菌和卡他莫拉菌任一定植的儿童 4 岁时嗜酸性粒细胞和总 IgE 明显高于没有定植的儿童,而特异性 IgE 在两组之间没有差别;5 岁时细菌定植组哮喘的发生率明显高于没有定植组。作者认为条件致病细菌卡他莫拉菌、肺炎链球菌和流感嗜血杆菌在新生儿气道中的定植是以后儿童期发生反复喘息和哮喘的独立高危因素。很多横断面研究证实了过敏性疾病患儿存在肠道菌群紊乱,在过敏性疾病的高发和低发地区,或同一地区的过敏性疾病患儿和正常儿童之间,其肠道菌群的组成明显不同:过敏患儿粪便中双歧杆菌数量减少或型别存在差异,而大肠埃希菌、梭状芽孢杆菌的比例增高;队列研究发现粪便中大肠埃希菌增加是湿疹的危险因素,难辨梭状芽孢杆菌增加则是婴儿罹患包括湿疹在内的多种过敏性疾病的危险因素。在过敏性疾病出现症状之前,肠道菌群紊乱已经存在,菌群紊乱可能是过敏性疾病增加的原因,而非继发现象。

二、肠道菌群与呼吸道免疫

　　呼吸道感染的发生有赖于机体防御功能的降低和致病菌的存在。呼吸道黏膜屏障的完整、纤毛运动及黏液清除系统、喷嚏和咳嗽反射以及吞咽功能都是呼吸道对抗和排除呼吸道外来异物或细菌的重要方式,借此减少条件致病菌在呼吸道的定植,是非免疫因素参与的防

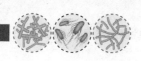

御机制。呼吸道的免疫功能分为非特异性免疫(固有免疫)和特异性免疫(适应性免疫)功能。呼吸道的适应性免疫反应由抗体和免疫淋巴细胞所介导。与全身免疫反应相比较,呼吸道免疫反应具有相对的独立性,属黏膜免疫反应的范畴,黏膜免疫系统是指广泛分布于胃肠道、呼吸道、泌尿生殖道黏膜下及一些外分泌腺体处的淋巴组织,是发挥局部免疫功能的主要场所,其中肠道是机体内最大的免疫器官。各个部位的黏膜免疫不是孤立的,而是相互紧密联系的,肠道黏膜免疫系统中激活的 T 细胞和 B 细胞能够到达多个黏膜相关淋巴组织(包括肠道、呼吸道、生殖道等),发挥针对同一抗原的免疫反应,称为共同黏膜免疫系统。

中医理论"肺与大肠相表里"较早揭示了肺脏和胃肠道的关联性。现代医学也发现哮喘和慢性阻塞性肺病等很多慢性肺疾病患者常同时患有炎症性肠病(IBD)或肠易激综合征等胃肠道疾病(IBS),将近 50% 的成人 IBD 患者或 1/3 的 IBS 患者即使没有明确的急慢性呼吸道疾病史,也常存在肺部炎症或者肺功能损伤;哮喘患者存在肠黏膜功能或结构的改变,COPD 患者的肠黏膜通透性显著增加。消化道菌群的构成和功能的改变通过黏膜免疫系统影响到呼吸道,而呼吸道菌群紊乱也通过免疫调节影响到消化道,这种肠道和肺部相互影响的作用称为肺 - 肠轴。

肠道菌群是驱动出生后免疫系统发育成熟和诱导免疫反应平衡的基本(原始)因素,肠道相关淋巴组织(GALTs)是抗原递呈细胞的抗原递呈部位,其结构能够影响淋巴细胞的功能,包括引起炎症和诱导免疫耐受等,全身 70%~80% 的免疫细胞分布在肠道相关淋巴组织中。研究发现 GALTs 的生成和成熟,CD4$^+$T 细胞、调节性 T 细胞、Th1 或 Th2 反应以及 Th17 T 细胞的扩增都需要肠道菌群的参与。肠道菌群通过调解下列通路而影响全身免疫系统:增加肠道外 T 细胞的数量、产生短链脂肪酸、增强口服耐受及控制炎症等。研究证实双歧杆菌能通过刺激免疫细胞分泌 IL-1 和 IL-6 来促进 B 淋巴细胞的分化成熟,增强 NK 细胞的杀伤功能和 T 淋巴细胞的增殖。肠道菌群的作用可以归纳为:①促进出生后肠道黏膜免疫系统和全身免疫系统的发育成熟;②刺激肠道分泌 sIgA;③参与口服免疫耐受的形成,包括对无害食物和肠道菌群的耐受;④均衡细胞因子合成和释放,调节肠道免疫炎症反应,通过抑制肠道黏膜过度生成炎症因子降低系统全身性免疫应答反应。

肠道菌群具有防御感染与增强肠道屏障功能,对外来致病菌及条件致病菌的入侵具有较强的生物拮抗作用;肠道细菌的代谢产物如短链脂肪酸(SCFA)可影响白细胞向炎症迁移和破坏病原微生物的能力,这种作用通过细胞因子、花生酸类和细胞趋化因子的生成来实现。肠道菌群也参与肠道外组织的抗感染过程,目前研究较多的是肠道菌群在肺部感染中的免疫作用。肺组织对外来感染的早期固有免疫是肠道菌群通过 NOD 样受体进行系统调节的,肠道菌群还通过调节肺树突状细胞控制 IgA 的生成。最新的研究,肠道菌群缺失的老鼠对于肺部肺炎克雷伯杆菌的清除能力有明显缺陷,同时伴有 IL-6 和 TNF-α 等炎症因子减少,提示肠道细菌对于肠道外其他器官黏膜的抗菌功能有影响。消化道 Th17 介导的免疫功能受肠道菌群构成成分的调节,尤其是分节丝状菌(SFB),有学者在小鼠耐甲氧西林金黄色葡萄球菌急性肺部感染模型中观察肠道分节丝状菌(SFB)含量对宿主肺部防御的作用,他们在耐甲氧西林金黄色葡萄球菌感染小鼠前分别给予不同剂量的 SFB 灌服,观察指标包括细菌载量、肺泡灌洗液细胞计数、细胞类型和细胞因子浓度等,发现缺少 SFB 的小鼠有较重的肺部炎症,肺部细菌载量、肺部炎症及死亡率都明显增高;肠道有 SFB 的小鼠肺部 Th17 介导的免疫因子感染后升高,肠道没有 SFB 的小鼠在给予 SFB 后肺部 Th17 介导的免疫因子也可以增加;结果表明肠道菌群尤其是 SFB 可以促进肺部 Th17 介导的免疫反应并对抗耐甲氧西林金黄色葡萄球菌的感染。Schuijt 等将 C57BL/6 小鼠肠道细菌清除后经鼻腔滴入肺炎球菌制造呼吸道感染,接着给予肠道菌群移植,观察炎症指标和肺泡吞噬细胞的功能变化;结果发现粪菌移植后鼠肺部细菌载量和肿瘤坏死因子 -α、白细胞介素 10 等炎症指标趋于好转,而缺乏正常菌群的小鼠肺泡灌洗液中巨噬细胞全基因图谱显示代谢途径上调,这点反映在对细菌脂多糖和脂磷壁酸的反应减弱;与对照组相比肺泡巨噬细胞对肺炎球菌的吞噬清除功能降低。研究结果表明正常的肠道菌群在呼吸道肺炎球菌感染过程中有保护作用,肠道菌群能提高肺泡巨噬细胞的吞噬功能。

肠道菌群对呼吸道的作用不仅是能调节肺部的抗菌免疫力,还能促进肺部的抗病毒防御功能:动物模型发现无菌小鼠或抗生素处理的小鼠其抗流感病毒的先天性和获得性免疫反应显著下降,肠道共生菌能够通过刺激炎性小体和诱导先天性免疫分子来提高机体的抗病毒免疫反应;流感病毒感染肠道菌群通过上调 Toll 样受体 7(TLR-7)信号通路激活炎症小体而发挥呼吸道黏膜抗病毒免疫。肠道菌群还参与调节肺部 TH17 介导的抗真菌免疫,肠道菌群在肺部真菌感染时可以通过调节 CD4 T 细胞的极化实现肺部适应性免疫反应。

三、益生菌对呼吸系统的免疫调节机制及其应用

益生菌和肠道菌群一样,不仅在胃肠道发挥免疫作用,还可以影响全身免疫系统,此作用是由益生菌的促进黏膜免疫系统发育成熟和对黏膜免疫系统的调节作用介导的。国外学者发现,给予无活性乳杆菌的肥胖鼠肺内的细胞因子和其他免疫分子 mRNA 表达显著增加,表明摄入乳杆菌可以促进肺部免疫从而抵抗肺部的感染。还有人利用败血症模型鼠研究证实鼠李糖乳杆菌和长双歧杆菌可以减轻全身败血症感染时肺部的炎性细胞浸润,并减少 IL-6、TNF-a 的表达。喂食乳杆菌可以减少小鼠鼻腔的病毒滴度,同时伴有自然杀伤细胞(NK 细胞)活性、干扰素(IFN-γ)及 TNF-α 浓度增加;给小鼠喂食加氏乳杆菌 SBT2055 可以诱导鼠体内抗病毒基因 Mx1、Oas1a 的表达,通过抑制病毒复制对抗呼吸道病流感病毒感染。摄入益生菌还可减少呼吸机相关肺炎的发生率,减少健康儿童和住院儿童的呼吸道感染,缩短感冒的病程。益生菌预防呼吸道感染的作用机制可归纳为:增强在正常情况下的吞噬细胞能力、抑制过敏时的吞噬功能,增加抗原特异性的 IgG 和 IgA 抗体,抑制炎症时单核细胞的增殖,减少肺部病原菌负荷并阻止组织病原菌扩散至血液,增加肺泡液中 INF-γ、IL-6、IL-4、TNF-α 和 IL-10 的浓度、增强 NK 细胞的活性。

Garaiova 等在一项随机、双盲、安慰剂对照临床实验中,给予 3~6 岁幼儿口服益生菌(包括嗜酸乳杆菌、双歧杆菌和乳酸菌)联合维生素 C 6 个月,结果发现干预组上呼吸道感染发病率和呼吸道症状持续天数均明显减少,因病缺席的概率下降;而因病使用抗生素、止痛剂和止咳药、喷鼻剂等也少于安慰剂组。另一项包括 1783 名小学生的研究观察了短乳杆菌 KB290 对冬季流感的预防作用,干预组每天口服含有益生菌的饮品,连续 8 周,与对照组比较流感发生率明显降低,这种结果在没有接种疫苗的孩子尤为明显。

一项乳杆菌、双歧杆菌用于健康儿童和成人急性呼吸道感染疗效的荟萃分析,选取 2012 年 6 月前发表的 20 篇随机对照研究,分析显示益生菌干预组可明显缩短急性呼吸道感染的病程、疾病发作时间,及日托、上学和工作缺席时间。最新的系统评价纳入了 23 个随

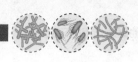

机对照实验,涉及从新生儿到 18 岁的儿童 6269 名,分析结果显示益生菌干预组呼吸道感染发作次数明显降低,呼吸道感染持续时间缩短,日托或缺课数量减少,但是感染发作的病程与对照组没有差异;作者认为使用益生菌减少呼吸道感染是切实可行的。国内季伟等进行了一项大样本、多中心、随机对照临床试验,评价酪酸梭菌 588 对 6 个月 ~3 岁的反复呼吸道感染患儿的预防效果,口服酪酸梭菌 588 或匹多莫德 2 个月,观察 4 个月,结果显示,与空白对照组比较,酪酸梭菌 588 或匹多莫德均能够有效减少呼吸道感染的发生次数,缩短发热、咳嗽和喘息的持续时间,降低抗生素的使用率和使用时间,并且酪酸梭菌 588 在一些方面优于匹多莫德,与国外研究结果相近。

1997 年即有学者开展了益生菌预防过敏性疾病的研究,随机双盲对照研究证实了鼠李糖乳杆菌能够显著改善特应性湿疹和可疑牛奶蛋白过敏婴儿的症状。到目前为止益生菌主要被用于有过敏性疾病家族史的高危人群对过敏性疾病的预防作用,常用的制剂是乳杆菌和双歧杆菌制剂;meta 分析表明益生菌早期干预可以显著降低儿童湿疹等过敏性疾病的发生率。国内也有益生菌防治婴幼儿喘息的研究,研究者给予频繁喘息(≥6 次 / 年)的婴幼儿使用双歧四联活菌 6 个月,随访 1 年,结果表明益生菌组发生喘息的次数明显减少,其机制可能是益生菌通过调节 DC 和 Treg 的活性而对机体的免疫发挥调节作用,以及通过诱导 Th1、Th3 和 Tr1 类型的细胞因子而起到减缓过敏性炎症的作用。最近一项有关孕期和婴幼儿早期给予益生菌预防过敏性疾病的荟萃分析纳入了 17 项研究,涉及 4755 名儿童(其中 2381 名接受益生菌,2374 名作为对照组),与对照组比较,接受益生菌治疗的婴儿有较低的湿疹发病率,尤其是使用混合多种益生菌的更为明显;但是在出现哮喘、喘息或者过敏性鼻炎这方面没有差别;提示孕期和婴幼儿早期应用益生菌能有效预防婴儿期的湿疹,此结果与此前益生菌主要用于湿疹预防的结论相一致。

临床上使用益生菌防治呼吸道感染和过敏性疾病已得到了很多临床研究的支持,采用益生菌药物对其进行预防和治疗具有非常重要的意义。合适的益生菌菌株、剂量和足够疗程都会对临床有较好的影响,值得进一步研究,益生菌对呼吸系统健康的作用前景可期。

第四节　益生菌对营养不良及儿童肥胖的作用

消化系统最重要的生理功能是对食物进行消化吸收。机体从外界所摄取的营养物质包括糖类、脂类、蛋白质、维生素、矿物质和水等。其中糖类、脂类和蛋白质主要是以大分子形式存在,不能被机体直接吸收利用,只有在消化道中被分解成为单糖、脂肪酸、氨基酸等,才能供机体吸收利用,为机体提供必需的营养素来源。人类通过食用动物性或植物性食物中的宏量营养素,即碳水化合物、脂肪和蛋白质来获取能量。由于儿童处在生长发育的快速阶段,因此能量需求相对成人大。机体能量摄入过多或消耗太少,可以导致肥胖发生,反之则会引起营养不良。

肠道是体内细菌定植的主要场所,胃肠道栖息的细菌大约重 1000g,大约 30 个属,400~500 种,总体数量在 10^{14} 以上,比人体细胞的 10 倍还多,肠道定植的细菌具有数量巨大、多样化、复杂性和动态性的特点。肠道微生态承载着人类后天获得基因,参与人类正常生理和疾病病理过程的作用,与人体健康密不可分。研究表明肠道菌群有防御感染及增强肠道屏障的功能,对外来致病菌及条件致病菌的入侵具有较强的生物拮抗作用;肠道菌群可合成维生素并促进营养素吸收,刺激宿主免疫器官及其功能的发育;肠道菌群所生成的氨、硫化氢、胺、毒素等代谢产物是有害的,可促使机体完善免疫机制以清除之。

肠道菌群在食物的消化吸收方面发挥着重要作用。大量证据表明肠道菌群能竞争性消耗致病菌的营养素,促进钙、镁和铁等无机盐的吸收,参与了机体多种维生素的合成;更重要的是参与蛋白质、肽和氨基酸的代谢并具有改善脂质代谢的作用。机体所需的能量来源于食物中的糖、脂肪和蛋白质,这三大营养素在细胞中,通过分解代谢将营养物质蕴藏的化学能释放出来,这些化学能经过转化,便成了机体各种生命活动的能源。肠道菌群通过提高食物的能量产出、调节饮食或调节可改变宿主新陈代谢途径的宿主来源的化合物来影响能量代谢。

食物蛋白质是分子结构复杂的有机物,不能直接被人体所利用,必须先经过消化分解,变成小分子的氨基酸和简单的肽才能吸收入血,供人体组织利用。肠道菌群对蛋白质的分解主要通过其产生的蛋白酶水解蛋白质分子内部的肽键,形成各种短肽。大肠腔中的细菌酶分解上述黏液素、肠道的消化酶、脱落的上皮及少量逃过小肠消化酶的食物蛋白为寡肽、小肽和自由氨基酸,并全部被细菌利用。变形杆菌、梭菌、芽孢杆菌、假单胞菌、脆弱类拟杆菌等是可以水解蛋白质的细菌;短链脂肪酸(SCFA),主要包括甲酸、乙酸、丙酸、丁酸、乳酸和延胡索酸等,是肠道细菌对肠道蛋白质分解代谢和碳水化合物发酵的主要产物,其中乙酸、丙酸、丁酸在肠道中含量最高,是肠道中主要的短链脂肪酸,短链脂肪酸不仅可以给宿主提供能量,给肠道上皮细胞提供营养,还能促进细胞代谢和生长,为细胞生长提供能量,促进肠细胞增殖分化;短链脂肪酸还可增加组蛋白乙酰化,影响基因的表达。肠内优势菌中的类杆菌、真杆菌、梭状芽孢杆菌、肠杆菌、链球菌等均能利用氨合成菌体蛋白质。肠道菌群还参加脂类代谢,结肠内多数细菌能产生胆汁酸代谢酶,以类杆菌属、双歧杆菌属和梭状芽孢杆菌属的酶活性最强,在微生物酶的作用下,结合型胆汁酸才能分解;胆红素代谢过程中涉及特异性的酶和特异功能的蛋白质,如β-葡萄糖醛酸酶等都由肠道微生物产生;肠道蛋白质代谢产生的短链脂肪酸通过对 G 蛋白耦合受体基因表达发挥作用进而调控外周代谢器官脂肪合成。食物中碳水化合物的消化过程从口腔开始,小肠是碳水化合物消化吸收的主要场所,由肠道菌群参与的消化吸收主要发生在结肠;进入结肠的碳水化合物可以被微生物水解发酵,然后被机体利用。膳食纤维是不能在上消化道消化吸收的,但可以在大肠内被结肠的细菌发酵。哺乳动物体内没有分解纤维素的纤维素酶,某些能利用纤维素生长的细菌均具有纤维素酶,芽孢杆菌、梭状芽孢杆菌、栖瘤胃拟杆菌以及溶纤维拟杆菌等分解果胶,最后产物为半乳糖醛酸,半乳糖醛酸最后进入糖代谢途径被分解成挥发性脂肪酸并释放能量。可以看出,肠道菌群在能量代谢、宏量营养素的消化吸收上有重要作用,因而与营养性疾病密切相关。一旦肠道菌群平衡发生紊乱,能量和宏量营养素的消化吸收将被影响,出现营养失调。

常见的营养性疾病是营养不良,营养不良是一个全球性健康问题,全世界大约有 1.8 亿儿童在出生后的头 1000 天就出现发育不良,在 5 岁以下儿童的全部死亡病例中占 20%。营养不良通常指由于缺乏能量和(或)蛋白质引起的一种营养缺乏症,因为摄入不当,如母乳不足、配方奶冲调过稀、过早添加辅食或未及时添加辅食、长期以淀粉类食物喂养等原因所致,常见于 3 岁以下婴幼儿。疾病状态所致的消化吸收不良、需要量增加,也是常见营养不良的

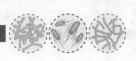

原因。年长儿的营养不良可以由于长期较严重的挑食、偏食、疾病等原因引起。严重营养不良的儿童存活下来也会长期留有后遗症,包括生长迟缓和神经发育缺陷,同时存在免疫功能低下易反复感染。儿童营养素的缺乏及特定微量元素缺乏,尤其是锌、硒、铁和维生素的缺乏,在临床上可以导致严重的免疫缺陷和感染。生命早期的营养缺乏更会破坏正常免疫系统的发育和分化,长期营养不良和缺乏微量元素将危害细胞的免疫应答,而且会影响免疫细胞的抗原提呈,儿童感染会逐渐变得频繁,甚至变为慢性病程。

来自欧洲分子生物学实验室的科学家发现肠道菌群有三种不同的优势族群类型,其中Bacteroides(拟杆菌属)擅长分解碳水化合物,Prevotella(普雷沃菌属)则倾向于分解肠道黏液,Ruminococcus(瘤胃球菌属)会帮助细胞吸收糖类,都有助于食物的消化吸收。在孟加拉有研究者进行的人群观察发现,健康儿童和营养不良儿童肠道菌群不同,营养不良儿童肠道菌群多样性减低,变形杆菌的比例增高,营养不良儿童肠道变形菌门中的致病菌属克雷伯杆菌和埃氏大肠埃希菌分别是健康儿童的174倍和9倍。肠道菌群作为一个抵挡肠道病原菌入侵的屏障,可以因营养不良而受到破坏,也可能受到免疫反应的干扰;缺乏健康成熟厌氧肠道微生物群导致缺乏能量收获和维生素的生物合成以及免疫的保护,并伴有腹泻、吸收不良和系统性微生物病原体的入侵。营养物质及其代谢产物可以反映微生物群落的功能活动,肠道微生物群可能通过营养素代谢和对免疫的作用在营养不良的发病中发挥作用。

研究显示,营养不良儿童的肠道菌群组成不符合其真实年龄,而是显得更为年幼,这样的差异在严重营养不良的儿童中最为明显。研究人员通过饮食治疗,改善了这些儿童的体重和营养水平,然而其肠道菌群只出现了暂时性的"成熟",很快又会回到原来的状态。在儿童营养水平和体重得到改善的同时,IQ低和免疫功能紊乱的问题依然存在,而不够成熟的微生物组可能就是这种现象背后的原因。研究人员分别从健康婴儿或营养不良婴儿的粪便中分离微生物样本,并将它们"移植"到无菌小鼠肠道内。5周后他们发现,相比于移植健康婴儿肠道菌群的小鼠,移植入营养不良婴儿菌群的小鼠体重增幅显著降低,这意味着它们出现了部分营养不良症的症状;进一步分析发现活泼瘤胃球菌(Ruminococcus gnavus)和共生梭菌(Clostridium symbiosum)可能是解决营养不良的关键。简单的给予食物并不能纠正营养不良,恢复肠道菌群才是更重要的,提示调整肠道菌群可能会帮助到这些孩子抗击营养不良。

一项Meta分析显示,抗生素与人类的体重增加有关,特别是患纤维囊性变的成人用大环内酯类抗生素后、幽门螺杆菌感染者用克拉霉素治疗后体重明显增加,甚至有肥胖的可能。营养不良伴感染抗生素治疗后体重增加的机制曾被认为与其治疗营养不良并发的感染有关;而较多证据显示与改变肠道菌群有关。调节肠道微生态改变肠道菌群对能量代谢有控制和调节的作用,人们将益生菌用于营养不良的治疗中。短双歧杆菌和鼠李糖乳杆菌(LGG)已经显示可增加儿童身长和体重,有学者还发现LGG对体格生长有影响:它可以增强或者减少人小肠黏膜超过300基因表达,包括细胞生长凋亡的基因,促进绒毛细胞的增生,增强营养的吸收,从而刺激生长。法国的一项研究也发现婴儿用长双歧杆菌和鼠李糖乳杆菌后体重增加,嗜热链球菌、乳酸双歧杆菌和酸性乳杆菌合用也有此作用。这不仅证实益生菌对营养不良的防治作用,也提示进一步发掘能从食物中摄取能量的特异性益生菌,将可能成为治疗营养不良的途径。

肥胖(obesity)是指机体能量摄入超过消耗,多余的能量以脂肪形式贮存于组织,造成脂肪在体内堆积过多,体重超出正常范围。近年来的流行病学资料显示,全球大约有 1.5 亿学龄儿童超重,其中 3000 万~4000 万肥胖,5 岁以下儿童中,约有 2200 万肥胖儿。超重已经成为公共健康问题,威胁全球儿童青少年的健康。儿童时期肥胖会大大增加成年肥胖的风险,特别是出生体重超重、婴儿期明显肥胖、青春期时肥胖致成年期因心血管疾病导致的死亡率是正常人群的两倍。儿童青少年时期的肥胖可以导致胰岛素抵抗、2 型糖尿病、代谢综合征、畸形、肌肉骨骼问题、哮喘、多囊卵巢综合征、睡眠呼吸暂停综合征和心理问题,严重影响人们的生活质量。

除了遗传因素,环境因素是肥胖发生和肥胖发生率不断增加的不可忽视的原因,特别是生活方式的改变,摄入大量高能量、高脂肪和高糖的食物和饮料,少了消耗能量的体力活动和运动。前瞻性人群研究发现,1 岁以前的饮食对肠道菌群结构起决定性作用,2~3 岁期间肠道菌群基本形成,并在一生中保持相对稳定。母乳喂养的婴儿日后发生超重和肥胖的概率减少 13%~22%,母乳喂养的时间与超重的发生率成负相关。Kalliomak 在研究 25 名超重 / 肥胖儿童和 24 名正常体重儿童在婴儿时期的各种粪便细菌的数量时发现,与正常体重儿童相比,超重 / 肥胖儿童在婴儿时期的肠道中致病菌金黄色葡萄球菌数量较高,而有益菌双歧杆菌数量较低。因此有学者认为,人婴儿时期的肠道菌群结构异常与儿童肥胖的发生有密切关系。

在更多研究肥胖及其相关代谢性疾病的过程中发现肥胖、糖尿病或者非酒精性脂肪肝的动物或成人身上都伴随着肠道菌群数量或组成的变化。动物模型实验表明肠道拟杆菌属增加会增加肥胖的风险,婴儿期肠道较高的脆弱拟杆菌和葡萄球菌的减少与学龄期较高体重指数有关。Furet 等分析了肥胖者行减肥手术前后粪便菌群的变化,结果发现普拉梭菌术前含量较低,且与炎症物质呈负相关,术后该细菌保持增长趋势,与宿主摄入食物无关。近期有几组关于肠道菌群与肥胖的 meta 分析有如下结论:肥胖者与正常体重人群相比,拟杆菌门(*Bacteroidetes*)没有显著区别,而厚壁菌门(*Firmicutes*)、双歧杆菌属(*Bifidobacteria*)和杆菌属(*Methanobrevibacter*)减少。

肠道菌群可能通过影响能量吸收、脂肪代谢及细菌内毒素等途径引发肥胖和代谢紊乱。随着生活条件的改变,人类生活习惯和饮食结构也随之改变,长期高脂饮食导致能量过剩引起肥胖;高脂饮食可能与肠道菌群相互作用导致炎症:高脂饮食改变了肠道菌群的结构,肠内双歧杆菌减少,肠道黏膜通透性增加,肠上皮细胞合成乳糜颗粒增多,促进脂多糖吸收和运转到靶组织,引起游离脂肪酸水平升高及炎症因子表达增多,导致糖尿病等代谢紊乱性疾病增多。Cani 等发现肠道双歧杆菌数量明显增多的大鼠,其内脏、附睾和皮下脂肪含量都有明显减少,与肥胖和糖尿病发病呈正相关的血浆促胰岛素多肽的水平也显著降低;双歧杆菌还能促使肠道前体细胞向分泌细胞分化,使得血浆中的胰高血糖素样肽 1 和胰高血糖素样肽 2 水平明显升高。肥胖患者肠道菌群结构和发酵产物改变,引起一系列代谢过程变化,导致胰岛素抵抗;结肠细菌发酵膳食纤维释放 SCFA,进一步提高机体能量摄取,调控外周代谢器官的脂肪合成;肠道菌群结构改变通过固有免疫机制导致肠黏膜屏障损伤和非酒精性脂肪肝等。Larsen 等通过荧光定量 PCR 检测 2 型糖尿病患者肠道菌群发现厚壁菌属、梭菌属明显减少,有更丰富的变形菌,且该菌属与血糖水平成正相关,表明肠道菌群可能参与糖尿病的形成。

很早以前,研究人员就发现了肠道微生物与肥胖之间存在一定的联系,但是一直缺少证

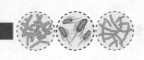

明两者之间存在因果关系的直接证据。最新发表于《自然》的一项研究中,来自耶鲁大学的研究人员阐述了肠道菌群导致肥胖的机制。Gerald I Shulman 教授在前人的基础上,对短链脂肪酸展开了研究,最终发现醋酸盐(acetate)是导致肥胖的关键所在。高热量食物经过牙齿的咀嚼和胃的初步降解之后进入肠道,寄居在肠道里的微生物负责完成剩下的消化工作;在微生物的发酵过程中会有大量的醋酸盐产生,这些醋酸盐被肠道吸收,随血液循环穿过血 - 脑屏障,进入大脑;进入大脑的醋酸盐会激活副交感神经系统。被醋酸盐激活的副交感神经会给胰岛发出分泌胰岛素的指令,于是 β 细胞开始大量分泌胰岛素,细胞启动储存能量的程序;同时副交感神经又给胃发出了释放饥饿激素(ghrelin)的指令,饥饿激素大量产生,饥饿感随之而来导致暴饮暴食。此前法国鲁昂大学 Fetissov 教授团队曾找到了让小鼠产生"饱腹感"的菌群和相应的蛋白:在小鼠的肠道里寄居着有益肠道微生物大肠埃希菌 K12,伴随着小鼠整个进食过程,K12 在肠道中不断增多,K12 在肠道中的数量达到顶峰后会释放一种特殊的蛋白(例如 ClpB 蛋白),这些蛋白会参与到肠道 - 大脑信号通路中,通过促进肠道细胞分泌多肽 YY 和 GLP-1(胰高血糖素样肽 -1),刺激大脑内神经细胞减轻饥饿感。在肠道内既存在导致"饥饿感"的微生物,又存在导致"饱腹感"的微生物;这两类微生物处于健康的平衡状态,动物才会处于健康状态;一旦肠道微生物菌群失衡,食量越来越大就会变得肥胖,并出现胰岛素抵抗等前兆糖尿病现象。

从人类肠道微生物的元基因组学和微生物组学研究中我们了解到,人类肠道菌群和微生物组在早期生后环境的暴露是一个决定成人肠道微生物全部系统结构的重要因素,微生物的聚集及向成人型转化主要发生在生后前 3 年,生物体的形态和肠道微生物基因含量在家族成员中共享及传代。人群中总体饮食消费模式的系统性改变,可能会导致微生物群组的改变,影响宿主的营养状况和免疫系统。

《自然》杂志 2016 年 11 月刊登了以色列 Thaiss 教授团队有关肠道微生物可能在节食后体重反弹中起至关重要作用的研究成果,研究人员使用了反复肥胖的小鼠模型进行研究,通过饲喂大量脂肪,然后正常饮食,并重复来引起小鼠体重减轻与增加,结果发现,携带改变了的肠道微生物的小鼠体重增长同对照组相比更快更多。研究人员发现改变了的肠道微生物可减少对节食反应的两种黄酮类化合物(芹黄素和柚皮素)的水平,而这两种黄酮类化合物是对健康大有益处的植物化合物;他们发现黄酮类化合物的减少干扰 UCP-1-a 基因的表达,而这种基因在能量消耗或卡路里大量燃烧中发挥着作用。研究者认为,通过补充因节食丢失的黄酮类化合物,可能会有效对抗节食后体重反弹。这种策略已被证实在小鼠中有效,但还需要进一步研究确定这种策略是否对人类有效。来自比利时卢汶大学的研究人员通过研究发现,一种名为 Akkermansiamuciniphila 的肠道细菌在巴氏灭菌后依然能够保持活性,不仅能够降低小鼠肥胖和糖尿病的进展,还能够在最开始抑制疾病的出现和进展;或许能为过重小鼠和糖尿病动物的肠道带来持久性的效益。

一项新的由欧盟资助的一个欧洲 - 中国团队开展的被称作 MetaHit 的突破性研究发现,特定的肠道细菌不平衡能够导致胰岛素耐受性,从而导致 2 型糖尿病等健康问题的风险增加。丹麦哥本哈根大学代谢中心教授 Oluf Pedersen 等在对 277 名非糖尿病丹麦人和 75 名2 型糖尿病丹麦患者的研究中分析了胰岛素的作用,他们监测了血液中 1200 多种代谢物的浓度,并且对人肠道中的上百种细菌进行先进的基于 DNA 的分析以便探究肠道菌群的某些不平衡是否与常见的代谢疾病和心血管疾病存在因果关系。研究发现具有胰岛素耐受性的人们拥有血液水平增加的支链氨基酸(branched-chain amino acid,BCAA),而血液中 BCAA 水平上升与肠道菌群组成和功能发生的特定变化相关联。研究人员在 3 周内给小鼠喂食人体普氏菌,相比于不喂食人体普氏菌的小鼠,喂食人体普氏菌的小鼠具有血液水平增加的 BCAA,而且产生胰岛素耐受性和葡萄糖不耐受性;经证实与肠道细菌生物合成 BCAA 线管的主要是两种细菌:人体普氏菌(Prevotellacopri)和普通拟杆菌(Bacteroides vulgatus),提示该两种细菌可以影响宿主的血清代谢组和胰岛素敏感性,可以作为新药研发的靶点;而 Gerald I Shulman 教授的研究结果提示在肥胖患者鉴定出产生乙酸的细菌并找到调控途径可能成为治疗肥胖的新方法。

在大鼠饲料中直接添加某些益生菌如双歧杆菌和乳酸杆菌能降低大鼠体重增长及血脂水平,减轻机体氧化应激程度;而添加低聚果糖的饲料喂养后,大鼠体重增加速度和脂肪组织的形成都明显放缓。文献综述表明选择性使用益生菌和益生元可以影响肥胖者的体重指数和脂肪量,而有些益生菌通过减少细胞黏附因子 -1 发挥抗胰岛素抵抗综合征的作用,益生菌还可改善 2 型糖尿病的碳水化合物代谢、降低空腹血糖、增加胰岛素敏感等。一项有关益生菌对肥胖孕妇干预的研究纳入了 50 名体重指数介于 30~35kg/m^2 未生育过的肥胖孕妇,自孕龄 14~20 周起每天给予服用益生菌制剂直到分娩,所生胎儿生后随访至 9 个月龄;监测主要指标是孕期体重增加、糖化血红蛋白水平和血糖浓度,次要指标是母亲和婴儿的肠道菌群、炎症指标,孕期并发症及妊娠结果,新生婴儿的体格和活动能力;结果发现益生菌可以控制孕妇体重增加、减少孕期并发症,益生菌干预还可影响出生婴儿的肠道菌群。

尽管目前关于肥胖或营养不良人群使用益生菌的临床应用研究不是很多,益生菌临床治疗肥胖或营养不良的疗效还不是十分肯定,但通过调控肠道菌群及其代谢产物来治疗营养性疾病有望成为新的治疗途径,将来仍需要设计较合理而严谨的研究来了解益生菌在营养性疾病中的作用机制和应用价值。

第五节 益生菌与脑 - 肠轴

人类的身体不仅是由人类自身细胞所构成的,也是 1000 亿个微生物的寄居地。这些微生物绝大部分生活在人的消化道内,尤其是下消化道(即大肠)里,其基因总数约为人体基因数量的 150 倍,对人类健康和疾病有着重要的影响。在漫长的协同进化过程中,肠道菌群与宿主形成了紧密的共生关系,在功能上相当于宿主的一个器官。肠道中最多的微生物是肠道细菌,在肠道发生的消化吸收、代谢、免疫及多种信号传递都与肠道菌群有关,肠道菌群的变化与感染性疾病、肠道慢性炎症性疾病、过敏性疾病、自身免疫性疾病等密切相关,越来越多的动物和临床研究表明肠道菌群在胃肠道与中枢神经系统双向应答中发挥了重要作用,尤其是与中枢神经的功能发育、疾病发生等密切相关,随着人们对疾病的深入了解,越来越多的研究开始关注肠道菌群对中枢神经系统的影响。

研究显示,通过改变肠道微生物群能够影响大脑的生理、行为和认知功能:在无菌环境中生长的小鼠(即 SPF 小鼠)与常规小鼠相比,无菌小鼠的焦虑行为相对较少,对该小鼠的大脑研究发现其丘脑的 5-HT 合成增多;把成年无菌小鼠移到常规的非消毒环境中饲养,该成年无菌小鼠少的焦虑行为也不会达到 SPF 小鼠的焦虑水平。肠道微生物群 - 大脑轴指肠

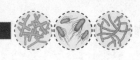

道微生物与大脑间的双向信息交流网络,核心是肠道微生物与大脑间的相互作用,2013年美国启动了肠道微生物群 - 大脑轴(gut-microbiota-brain axis)研究专项,此后该领域逐渐成为神经科学的焦点,目前肠道微生物与大脑轴的确切机制尚未被完全理解和阐明。

一、脑 - 肠轴的概念

人们早已认识到肠道与大脑存在联系,当胃肠功能改变的时候,通过自主神经反射导致的恶心、饱腹感和疼痛实际上就是大脑与之联系的反应;反过来,当人感到压力和焦虑等情绪反应时,也会影响胃肠道功能,出现胃肠分泌功能和运动功能的紊乱。胃肠道与中枢神经系统在不同层面的联系和信息交流体系被称为肠 - 脑轴(gut-brain axis,GBA)。肠 - 脑轴包括脑和脊髓、植物性神经系统、肠道神经系统及下丘脑 - 垂体 - 肾上腺轴,涉及神经、激素、神经肽和细胞因子等。脑 - 肠轴进行双向信息交流,外源性信息(如视觉、嗅觉等)或内感性信息(如情感、思维等)通过中枢神经系统传出神经冲动影响胃肠道感知、运动及分泌功能,而内脏感应也可以通过肠神经系统影响中枢神经系统的感知、情绪和行为。

肠道菌群与肠道功能是不可分割的,国外学者曾用 MRI 扫描来查看数以千计志愿者的大脑来比较大脑的结构和肠道内不同细菌类型的关系,发现大脑区域间的连接是不同的,是依哪类细菌主导性地寄生在一个人的肠道中而定的,推断出特定的某些不同微生物混合在我们肠道中可能帮助塑造了大脑的某些类型。这一观点开辟了一条崭新的思路来认识大脑的功能和健康与疾病的关系。

临床和实验室证据均表明肠道菌群作用于肠 - 脑轴,不仅在局部作用于肠道细胞和内脏神经系统,还通过神经内分泌和代谢产物直接作用于中枢神经系统。正常情况下,菌群可以通过自身或代谢产物影响机体,机体也可以通过神经、免疫和内分泌等途径监控、调节肠道菌群的变化,使其顺应环境变化,保持微生态的平衡;因而称之为微生物 - 肠 - 脑轴(microbiome-gut-brain axis,MGBA)。其组成包括肠道微生物群及其代谢产物、肠道神经系统、自主神经系统中的交感和副交感支、神经免疫系统、神经内分泌系统和中枢神经系统。目前的证据显示,肠道微生物群和中枢神经系统通过神经解剖通路、神经内分泌、免疫系统和肠道细菌产生的代谢产物等途径相互发挥作用。

二、大脑对肠道菌群的影响

大脑对肠道功能具有重要的调节作用,包括胃肠蠕动、消化液的分泌以及肠黏膜免疫反应等;大脑还可以通过改变肠黏膜的通透性进而调节肠道的菌群构成及功能变化。肠道菌群的种类和饮食习惯有直接关系,在中枢神经控制下人为改变饮食模式不仅影响营养物质的吸收也改变随后的肠道菌群组成;西方高脂、高蛋白饮食能够抑制肠道微生物发酵,而富有多糖类和淀粉类的饮食结构作用则相反,摄取大量动物性食品的人会增加对胆汁耐受性较好的细菌,而能分解碳水化合物的厚壁菌门细菌则相对减少。

宿主的情绪也可以影响肠道菌群的状态,精神应激诸如与母亲分离、受到外来约束、拥挤、环境炎热及声响等均可激活中枢神经系统相关部位的神经活动,同时将信号通过脑 - 肠轴下传,改变胃肠道动力,激活肠黏膜免疫,破坏肠道黏膜屏障功能导致肠道菌群结构改变。

仅仅应激暴露 2 个小时即可发现主要类群的肠道菌群有减少;慢性应激则可使小鼠有明显的抑郁行为,其大脑神经活性增强,肠道免疫激活出现低度炎症浸润,同时肠道菌群亦发生改变;动物研究显示长期处在压力下会导致小鼠肠道厌氧菌增多和肠道菌群多样性降低。

三、肠道菌群对大脑的影响

肠道正常微生物作为重要的环境因素影响着大脑的发育和功能。在无菌动物研究中发现正常肠道菌群对神经系统正常发育尤为必要,缺少肠道菌群,神经系统功能难以发育成熟。Collins 等研究发现缺少肠道菌群的条件下,肠道神经系统(ENS)神经元密度降低,神经元神经节数量减少,肠肌层氮能神经元比例增加。Mayer 教授通过 MRI 扫描来比较人的大脑结构和肠道内不同细菌的类型的关系;发现肠道菌群细菌主导类型不同的人在大脑区域间的连接也是不同的,推测肠道中特定的某些不同微生物混合与大脑的某些类型有关;肠道细菌可能在生理生长的同时帮助塑造大脑的结构,并且在成年时可能影响情绪、行为及感觉。

肠道微生物可以影响行为和中枢神经系统的功能。美国加利福尼亚大学旧金山分校、亚利桑那州立大学和新墨西哥大学的研究者们得出结论,肠道微生物群释放的化学信号会顺着迷走神经传递,沿着这种神经系统高速公路,从消化系统一路传导至脑底。这些信号可能影响我们的情绪和胃口,并促使我们吃下最有利于细菌生长的特定营养物质。

肠道菌群还参与调控脑发育、应激反应、焦虑、抑郁、认知功能等中枢神经系统活动。在无菌条件下小鼠体内参与突触形成和神经递质释放的重要蛋白突触素和突触后致密物质 -9 表达明显增高,伴有小鼠神经兴奋性升高,焦虑行为减轻。脑源性神经营养因子(BDNF)是一种活跃的蛋白质,存在于大脑海马区、皮质层、小脑和某些负责学习记忆的重要区域;海马内 BDNF 水平与焦虑和抑郁有关,海马内 BDNF 增加时,具有抗焦虑和抗抑郁作用。无菌动物大脑中 BDNF 表达减少而出现记忆障碍;给无菌小鼠定植来自普通小鼠的菌群,无菌小鼠的行为变得与普通实验室小鼠相似(焦虑程度增加),对其海马组织分析表明 BDNF mRNA 的表达下调;与 SPF 大鼠相比无菌大鼠在急性应激状态下表现出更明显的焦虑行为和更大幅度的 HPA 轴神经内分泌活动,肠道菌群对行为的影响可能与 BDNF 有关。

瑞典卡罗林斯卡医学院的研究人员发现,无菌小鼠(GF)与无病原菌且维持正常肠道菌群的小鼠(SPF)相比更容易表现出肌动活动增加和焦虑行为减少,而这些行为与已知的参与调控第二信使途径和与运动控制和焦虑行为相关的脑区突触长期电位化的基因表达发生变化有关,无菌小鼠的去甲肾上腺素(NA)、多巴胺(DA)和脑皮层纹状体的 5- 羟色胺(5-HT)的含量都显著增高;当使无菌小鼠移植了正常肠道微生物菌群时,它与 SPF 小鼠的肌动活动和焦虑行为一致,表明微生物的定殖过程激发了参与肌动活动和焦虑行为的神经细胞线路的信号机制,胃肠道菌群的定植影响大脑的发育。菌群对神经调节和行为影响有相应的时间窗,当无菌鼠在生命早期接触到肠道菌,他们将表现出与普通成年鼠相似的行为特征和基因表达,无菌鼠成年后才接种同样的肠道菌,则无法改变它们的行为。

肠道菌群改变可以影响脑 - 肠轴的功能,进一步影响抑郁和焦虑等行为。给小鼠连续使用混合抗生素 1 周,小鼠肠道微生物菌群组成改变的同时小鼠焦虑性行为减少,探究性行为增加;停止使用抗生素两周后,小鼠肠道微生物菌群恢复正常,行为也正常。一项最新研

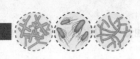

究目的是为了确定饮食引起的肠道菌群变化是否可影响小鼠的焦虑、记忆或认知灵活性,结果发现相比于正常饮食组小鼠,高脂肪饮食组与高糖饮食组的小鼠肠道微生物的变化相似,均表现为梭菌目增加,高糖饮食组小鼠拟杆菌则明显下降,高糖饮食组小鼠的空间偏差在早期发展过程中明显受损,梭菌目较高及拟杆菌较低与较低的认知灵活性有关,提示肠道微生物的变化可能会导致认知功能改变。来自美国贝勒医学院的最新研究结果表明,母亲孕期的高脂肪饮食会对后代肠道微生物生态系统造成负面影响,导致乳酸杆菌缺乏,从而引起后代社交缺陷及大脑奖赏环路突触强化缺乏。在这些小鼠肠道中回补缺乏的菌种,将在一定程度上逆转社交缺陷行为,并恢复奖赏环路中的突触功能变化。

四、肠道菌群对大脑的调节机制

研究表明肠道菌群通过神经途径、内分泌途径、免疫途径以及代谢途径参与了肠道和中枢神经系统的双向调节,影响宿主脑功能。

(一) 迷走神经途径

肠道神经系统可以通过自身的肠神经(自主神经系统分支)和迷走传入神经将肠道所感觉的信息直接传入大脑。在迷走传入神经上分布着大量肠道调节肽和肠道代谢产物的受体,可将信号传到大脑。肠道微生物菌群可以产生儿茶酚胺类、GABA、5-羟色胺、褪黑激素、乙酰胆碱等神经信号物质,通过迷走神经影响中枢神经系统。中枢神经 γ-氨基丁酸(GABA)受体的异常表达与焦虑、抑郁有关;研究发现益生菌可通过迷走神经调节大脑皮质 GABA 受体表达,从而减轻焦虑、抑郁行为;切断迷走神经后,食用鼠李糖杆菌小鼠不再表现出抗焦虑和抗抑郁效应,同时中枢 GABA 受体 mRNA 表达不再发生改变。Bercik 等发现长双歧杆菌 NCC3001 可以逆转小鼠炎症和结肠炎诱导的焦虑以及海马 BDNF mRNA 的水平,将小鼠迷走神经切断后,长双歧杆菌 NCC3001 对小鼠不再具有抗焦虑效应,表明益生菌的这种效应是通过神经机制产生的,并依赖于迷走神经系统。

(二) 神经内分泌-HPA 轴途径

肠道被认为是人体内最大的内分泌器官。首先肠道微生物菌群可以调节肠道内分泌细胞分泌多种激素,如脑肠肽、瘦素、促肾上腺皮质激素释放因子、促肾上腺皮质激素、肾上腺皮质酮等,实现肠和脑之间的信息交流,例如肠道菌群可以调节肠嗜铬细胞释放 5-羟色胺,调节大脑的情绪活动;肠道微生物代谢过程也可产生多种信号物质,如 γ-氨基丁酸、多巴胺、褪黑激素、乙酰胆碱等神经信号物质,激活肠神经系统,进而通过迷走神经上行传入中枢神经系统。另外,肠道微生物代谢的其他产物,如短链脂肪酸类,多为肠道厌氧菌发酵产物,可被肠上皮细胞和肠内分泌细胞上的受体识别,也可影响神经系统;而氨基酸代谢产物多胺类(包括腐胺、精胺、亚精胺、尸胺等)可影响个体的应激反应。肠道微生物菌群通过调节肠道内分泌细胞激素的分泌,生成脑肠肽、瘦素、促肾上腺皮质激素释放因子(CRF)、促肾上腺皮质激素(ACTH)、肾上腺皮质酮等激素类物质直接作用于脑。胃饥饿素、胃泌素、胰多肽肠、促胰酶肽、瘦素等肠多肽类可以调节宿主的多种生理行为,如摄食、能量平衡、生理节律、觉醒和焦虑等。

(三) 肠道免疫系统途径

肠道菌群是驱动出生后免疫系统发育成熟和诱导免疫反应平衡的基本(原始)因素。免疫途径肠道黏膜淋巴组织含有的免疫细胞占整个机体免疫细胞的 70%~80%,肠道黏膜免疫系统与肠道菌群有非常复杂的相互关系。肠道菌群失调会引起肠道黏膜屏障功能降低,导致肠道黏膜通透性增高;细胞表面的 Toll 样受体(Toll-like receptors,TLRs)可以与微生物相关的分子(microbes associated molecular patterns,MAMPs)结合,激活一系列胞内反应,刺激促炎细胞因子的释放,引发炎症。一方面,肠道菌群诱导产生的细胞因子可以穿过肠道黏膜进入循环系统,通过血 - 脑屏障上的转运系统至人脑,直接对大脑功能产生影响;另一方面脑实质内存在小胶质细胞,脑脊液中也具有白细胞,在室周、脉络丛和脑膜内存在着巨噬细胞和树突状细胞,这些细胞表面存在 TLRs,能与 MAMPs 产生应答并释放细胞因子;同时血管周围的巨噬细胞和脑小血管上皮细胞上的 IL-1 受体可以和肠道菌群产生的 IL-1 结合,对中枢神经系统产生影响。肠道微生物菌群还可以作用于免疫系统,使血液中促炎细胞因子和抗炎细胞因子水平发生改变,可能影响中枢神经系统从而改变脑功能。研究表明外周血中C-反应蛋白、白细胞介素 -1、白细胞介素 -6、肿瘤坏死因子等炎症标记物升高均可影响大脑导致抑郁。

(四) 肠道代谢途径

肠道微生物菌群代谢产生的产物短链脂肪酸(short chainfatty acid,SCFA),多为肠道厌氧菌发酵产物,如乙酸、丙酸、丁酸等,可被肠上皮细胞和肠内分泌细胞上的受体识别,并能影响宿主神经系统。SCFA 可以作为信使物质通过血液循环到大脑,帮助小胶质细胞快速有效应对炎症反应,还有调节肠内分泌细胞分泌血清素的功能。肠道微生物能影响色氨酸的代谢,色氨酸是 5- 羟色胺的前体,微生物通过激活吲哚胺 2,3- 双加氧酶使色氨酸通过犬尿氨酸途径而耗尽色氨酸,5- 羟色胺水平降低,从而引发抑郁;犬尿氨酸途径还会产生喹啉酸等代谢产物损害神经。2016 年 12 月,《细胞》杂志上发表了一项来自于加州理工学院的研究,科学家们首次证实肠道菌群的改变可能是导致帕金森病(PD)中运动能力恶化的罪魁祸首之一。在过表达 α-Syn 的 PD 模型小鼠中,无菌小鼠的运动技能明显优于那些肠道具有完整微生物组的小鼠,移除肠道菌群可恢复 PD 模型小鼠的运动技能;同时也发现肠道细菌分解膳食纤维时所产生的短链脂肪酸分子将促进神经炎症的发生,进一步使 PD 恶化。与移植来自健康个体粪便样品的无菌小鼠相比,被移植 PD 患者肠道菌群样本的无菌小鼠表现出更强的 PD 的症状,而且这些小鼠的粪便中含有更高水平的 SCFA。这些研究结果提示科学家们或许可以通过调控肠道菌群及其代谢产物来治疗帕金森病。

五、益生菌调节脑 - 肠轴的应用

随着对肠道菌群调控作用研究的深入,研究发现肠道菌群失调可能是自闭症、多发性硬化症、抑郁症、帕金森症和阿尔茨海默症等精神神经疾病的重要原因。肠道菌群更容易受到外界环境影响而发生改变,所以有针对性地对肠道菌群结构进行优化,改善肠道菌群对宿主的影响,可能是一种潜在的治疗方法。

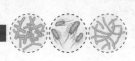

益生菌是一类对宿主有益的活性微生物,补充益生菌可以直接改变肠道菌群的构成和功能。口服益生菌可以逆转应激所导致的焦虑和抑郁:摄入瑞士乳杆菌可以预防小鼠高脂肪饮食导致的焦虑行为;而服用乳杆菌可以减轻柠檬酸杆菌属感染引起紧张性刺激的严重度,给予婴儿型双歧杆菌则能缓解因母子分离带来的沮丧和抑郁。在一项实验中,55 名志愿者在连续服用瑞士乳杆菌和长双歧杆菌混合的益生菌 1 个月后,相对于只服用安慰剂的志愿者来说,他们的沮丧、愤怒以及不友好的情绪都有所降低。Tillisch 等研究表明乳双歧杆菌、保加利亚乳杆菌、嗜热链球菌、乳酸乳杆菌 4 种益生菌的联合使用可以改变健康的志愿受试者脑岛中后部的脑活性,而脑岛是大脑中调节来自肠的内感受信号非常关键的区域,在焦虑症发生中有重要作用。慢性应激可损害小鼠大脑功能导致焦虑、抑郁、自闭等行为,给予含瑞士乳杆菌 R0052 和长双歧杆菌 R0175 的混合物处理后这些异常行为能得到恢复;而人体试验证实摄入乳杆菌可以通过迷走神经调节中枢 GABA 受体进而影响人体的免疫和情绪变化。由于益生菌可以积极的改善抑郁症或焦虑的症状,因此被称为"精神型微生物"。

焦虑和抑郁是常见的精神神经症状,前者以恐惧、担心、紧张等精神症状为主要表现,同时多伴有心悸、多汗、手脚发冷等植物神经功能紊乱;后者核心症状是情感低落、兴趣和愉快感缺乏及意志行为减退,严重者有不适宜的负罪感、自杀念头、注意力不集中、失眠、食欲障碍等症状。越来越多的研究发现肠道与抑郁密切相关:微生物可能影响色氨酸的代谢,导致5- 羟色胺水平降低,从而引发抑郁,色氨酸的代谢还会产生喹啉酸等神经毒性的代谢产物损害神经;肠道菌群影响宿主的营养吸收和代谢,其中果糖吸收不良与抑郁症的早期标志有关。在人体抑郁不仅与拟杆菌减少有关,还伴有毛螺旋菌下降。口服益生菌可以逆转应激所导致的焦虑和抑郁:摄入瑞士乳杆菌可以预防小鼠高脂肪饮食导致的焦虑行为;而服用乳酸杆菌可以减轻柠檬酸杆菌属感染引起紧张性刺激的严重度,给予婴儿型双歧杆菌则能缓解因母子分离带来的沮丧和抑郁。

慢性疲劳综合征(chronic fatigue syndrome,CFS)是指一组以不能通过休息得到缓解的疲劳为主要特点,并伴有头痛、咽喉痛、肌肉关节痛、记忆力下降、注意力不集中等症状。临床研究发现 CFS 患者胃肠道功能失调,黏膜免疫异常,循环促炎症细胞因子水平升高;患者肠道双歧杆菌和大肠埃希菌的数量减少,粪链球菌则大量增加,部分病人表现有 Lactonifactor 和 Alistipes 增多。一项随机双盲安慰剂对照组的研究选取 39 名 CFS 患者,每天接受干酪乳杆菌治疗,持续两个月;结果表明服用乳酸杆菌组不仅乳杆菌和双歧杆菌显著增加,而且焦虑症状也明显减轻:提示补充益生菌制剂对 CFS 患者有一定的治疗价值。

自闭症(autism)也称孤独症,是婴幼儿时期的一种严重的广泛性发育障碍疾病,越来越多的研究指出肠道微生物与孤独症的关系:Finegold 等采用焦磷酸测序法发现严重自闭症患儿拟杆菌门、放线菌门明显增高,而粪便中呈现较高水平的脱磷孤菌属(*Desulfovibrio*)和普通拟杆菌(*Bacteroides vulgatus*)。抗肠道梭菌治疗可减轻自闭症患儿之症状,采用万古霉素抗自闭症患儿肠道中的梭菌可使患儿症状显著改善;近年来发现粪菌移植治疗难治性艰难梭菌感染,对自闭症的治疗效果显著优于抗生素。美国加州理工学院的科学家给患有自闭症的小鼠喂食一种拟杆菌(*Bacteroidesfragilis*)后,自闭症小鼠肠道的渗透性得到改善,且其肠道内微生物种群更接近于正常小鼠,小鼠行动不灵活以及焦虑等症状减轻。通过代谢组学分析小鼠血清中的代谢物谱,发现肠道细菌通过影响一些代谢物的水平来影响小鼠行为,给正常小鼠注射其中的一种代谢物可以导致其行为不正常。有报道给予自闭症患儿服用复合益生菌(VSL#3,含 10 种益生菌)4 周并随访 4 个月,治疗前、治疗中、治疗后共 6 次进行孤独症诊断观察量表 -2(autism diagnostic observation schedule,ADOS)评定,结果发现益生菌治疗可以减轻自闭症的胃肠症状的严重度,2 个月后 ADOS 积分由 20 降为 18,4 个月后降到 17,通常 ADOS 积分是非常稳定且极少有波动的,研究者认为益生菌治疗自闭症是可以取得意想不到的疗效,尽管这方面需要进一步研究。

肠道菌群与中枢神经系统的生理功能和疾病密切相关。肠道共生微生物菌群可通过多种直接或间接途径影响宿主大脑和行为,肠道微生物菌群在脑 - 肠轴信息交流中对脑功能及行为影响的具体机制将有助于进一步了解肠道菌群在生理功能和疾病发生中的作用,益生菌治疗部分中枢神经疾病显示出一定效果,通过调整脑 - 肠轴进行治疗和预防神经系统疾病前景可期。

（王文建　葛兰）

参 考 文 献

1. 黄志华,郑跃杰,武庆斌.实用儿童微生态学.北京:人民卫生出版社,2014.
2. Aceti A,Gori D,Barone G,et al.Probiotics for prevention of necrotizing enterocolitis in preterm infants:systematic review andmeta-analysis. Ital J Pediatr,2015,41:89
3. Alfaleh K,Anabrees J. Efficacy and safety of probiotics in preterm infants. J Neonatal Perinatal Med,2013,6(1):1-9.
4. Zhang GQ,Hu HJ,Liu CY,et al. Probiotics for Preventing Late-Onset Sepsis in Preterm Neonates:A PRISMA-Compliant Systematic Review and Meta-Analysis of Randomized Controlled Trials. Medicine(Baltimore),2016,95(8):2581.
5. Chou IC,Kuo HT,Chang JS,et al. Lack of effects of oral probiotics on growth and neurodevelopmental outcomes in preterm very low birth weight infants. J Pediatr,2010,156(3):393-396.
6. Sari FN,Eras Z,Dizdar EA,et al. Do oral probiotics affect growth and neurodevelopmental outcomes in very low-birth-weight preterm infants? Am J Perinatol,2012,29(8):579-586.
7. Benor S,Marom R,Ben Tov A,et al. Probiotic supplementation in mothers of very low birth weight infants. Am J Perinatol,2014,31(6):497-504.
8. Sari FN,Dizdar EA,Oguz S,et al. Oral probiotics:Lactobacillus sporogenes for prevention of necrotizing enterocolitis in very low-birth weight infants:a randomized,controlled trial. Eur J Clin Nutr,2011,65(4):434-439.
9. Liu W,Liu H,Wang T,et al. Therapeutic effects of probiotics on neonatal jaundice. Pak J Med Sci,2015,31(5):1172-1175.
10. 周霖,钱嬿,卢田天,等.早期添加益生菌对晚期早产儿喂养及排便影响的研究.中华全科医学,2013,11(6):894-895.
11. 彭芬,吴华莉.微生态制剂治疗新生儿窒息后喂养不耐受及其对胃动素水平的作用.世界华人消化杂志,2014,22(30):4615-4618.
12. 张小青.布拉酵母菌散联合非营养性吸吮治疗早产儿喂养不耐受的疗效观察.中国微生态学杂志,2015,27(1):60-62.
13. Agostoni C,Buonocore G,Carnielli VP,et al. Enteral nutrient supply for preterm infants:commentary from the European Society of PaediatricGastroenterology,Hepatology and Nutrition Committee on Nutrition. J Pediatr Gastroenterol Nutr,2010,50(1):85-91.
14. Espinosa Fernandez MG,Sánchez-Tamayo T,Moreno Algarra MC,et al. New clinical practice guideline on

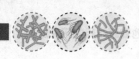
enteral feeding in very low birth weight infants；second part. Nutr Hosp，2014，30（2）：329-337.

15. Fujimura KE，Sitarik AR，Havstad S，et al. Neonatal gut microbiota associates with childhood multisensitized atopy and T cell differentiation. Nat Med，2016，22（10）：1187-1191.

16. Moeller AH，Caro-Quintero A，Mjungu D，et al. Cospeciation of gut microbiota with hominids. Science，2016，353（6297）：380-382.

17. Blaser MJ，Dominguez-Bello MG. The Human Microbiome before Birth. Cell Host & Microbe，2016，20（5）：558-560.

18. BokulichNA，Chung J，Battaglia T，et al. Antibiotics，birth mode，and diet shape microbiome maturation during early life. Sci Transl Med，2016，8（343）：343ra82

19. Yassour M，Vatanen T，Siljander H，et al. Natural history of the infant gut microbiome and impact of antibiotic treatment on bacterial strain diversity and stability. Sci Transl Med，2016，8（343）：343ra81

20. Lau CS，Chamberlain RS. Probiotic administration can prevent necrotizing enterocolitis in preterm infants：a meta-analysis. J Pediatr Surg，2015，50（8）：1405-1412.

21. Luoto R，Ruuskanen O，Waris M，et al. Prebiotic and probiotic supplementation prevents rhinovirus infections in preterm infants：a randomized，placebo-controlled trial. J Allergy Clin Immunol，2014，133（2）：405-413.

22. Laitinen K，Poussa T，Isolauri E. Probiotics and dietary counselling contribute to glucose regulation during and after pregnancy：a randomised controlled trial. Br J Nutr，2009，101（11）：1679-1687.

23. Luoto R，Kalliomäki M，Laitinen K，et al. The impact of perinatal probiotic intervention on the development of overweight and obesity：follow-up study from birth to 10 years.Int J Obes（Lond），2010，34（10）：1531-1537.

24. Ooi LG，Liong MT. Cholesterol-lowering effects of probiotics and prebiotics：a review of in vivo and in vitro findings. Int J Mol Sci，2010，11（6）：2499-2522.

25. Guo Z，Liu XM，Zhang QX，et al. Influence of consumption of probiotics on the plasma lipid profile：a meta-analysis of randomised controlled trials.Nutr Metab Cardiovasc Dis，2011，21（11）：844-850.

26. Maslowski KM，Mackay CR. Diet，gut microbiota and immune responses. Nat Immunol，2011，12（1）：5-9.

27. Budden KF，Gellatly SL，Wood DL，et al.1.Emerging pathogenic links between microbiota and the gut-lung axis. Nat Rev Microbiol，2017，15（1）：55-63.

28. Clarke TB.Early innate immunity to bacterial infection in the lung is regulated systemically by the commensal microbiota via nod-like receptor ligands.Infect Immun，2014，82（11）：4596-4606.

29. Schuijt TJ，Lankelma JM，Scicluna BP，et al. The gut microbiota plays a protective role in the host defence against pneumococcal pneumonia. Gut，2016，65（4）：575-583.

30. Gauguet S，D'Ortona S，Ahnger-Pier K，et al.Intestinal Microbiota of Mice Influences Resistance to Staphylococcus aureus Pneumonia. Infect Immun，2015，83（10）：4003-4014.

31. Ichinohe T，Pang IK，Kumamoto Y，et al.Microbiota regulates immune defense against respiratory tract influenza A virus infection. P Natl Acad Sci Usa，2011，108（13）：5354-5359.

32. Wu S，Jiang ZY，Sun YF，et al. Microbiota regulates the TLR7 signaling pathway against respiratory tract influenza A virus infection. Curr Microbiol，2013，67（4）：414-422.

33. Yoda K，He F，Miyazawa K，et al. Orally administered heat-killed Lactobacillus gasseri TMC0356 alters respiratory immune responses and intestinal microbiota of diet-induced obese mice. J Appl Microbiol，2012，113（1）：155-162.

34. Khailova L，Petrie B，Baird CH，et al. Lactobacillus rhamnosus GG and Bifidobacterium longum attenuate lung injury and inflammatory response in experimental sepsis. PLoS One，2014，9（5）：e97861.

35. Nakayama Y，Moriya T，Sakai F，et al.Oral administration of Lactobacillus gasseri SBT2055 is effective for preventing influenza in mice. Sci Rep，2014，4（4）：4638

36. Garaiova I，Muchová J，Nagyová Z，et al. Probiotics and vitamin C for the prevention of respiratory tract infections in children attending preschool：a randomised controlled pilot study. Eur J Clin Nutr，2015，69（3）：373-379.

37. Waki N，Matsumoto M，Fukui Y，et al. Effects of probiotic Lactobacillus brevis KB290 on incidence of influenza

infection among schoolchildren:an open-label pilot study. Lett Appl Microbiol,2014,59(6):565-571.

38. King S,Glanville J,Sanders ME,et al. Effectiveness of probiotics on the duration of illness in healthy children and adults who develop common acute respiratory infectious conditions:a systematic review and meta-analysis. Br J Nutr,2014,112(1):41-54.

39. Wang Y,Li X,Ge T,et al. Probiotics for prevention and treatment of respiratory tract infections in children: Asystematic review and meta-analysis of randomized controlled trials. Medicine(Baltimore),2016,95(31): e4509.

40. 季伟,赵德育,沈照波,等.酪酸梭菌588预防婴幼儿反复呼吸道感染多中心随机对照研究.儿科药学杂志,2015,21(4):13-17.

41. Zuccotti G,Meneghin F,Aceti A,et al. Probiotics for prevention of atopic diseases in infants:systematic review and meta-analysis. Allergy,2015,70(11):1356-1371.

42. Tremaroli V,Bäckhed F. Functional interactions between the gut microbiota and host metabolism. Nature,2012, 489(7415):242-249.

43. Arumugam M,Raes J,Pelletier E,et al. Enterotypes of the human gut microbiome.Nature,2011,473(7346): 174-180.

44. Sathish Subramanian,Sayeeda Huq,Tanya Yatsunenko,et al. Persistent Gut Microbiota Immaturity in Malnourished Bangladeshi Children. Nature,2014,510(7505):417-421.

45. Blanton LV,Charbonneau MR,Salih T,et al. Gut bacteria that prevent growth impairments transmitted by microbiota from malnourished children. Science,2016,351(6275).

46. Vael C,Verhulst SL,Nelen V,et al. Intestinal microflora and body mass index during the first three years of life: an observational study. Gut Pathog,2011,3(1):8.

47. Furet JP,Kong LC,Tap J,et al. Differential adaptation of human gut microbiota to bariatric surgery-induced weight loss:links with metabolic and low-grade inflammation markers. Diabetes,2010,59(12):3049-3057.

48. Scott KP,Gratz SW,Sheridan PO,et al. The influence of diet on the gut microbiota. Pharmacol Res,2013, 69(1):52-60.

49. Cani PD,Possemiers S,Van de Wiele T,et al. Changes in gut microbiota control inflammation in obese mice through a mechanism involving GLP-2-driven improvement of gut permeability. Gut,2009,58(8):1091-1103.

50. Perry RJ,Peng L,Barry NA,etal. Acetate mediates a microbiome-brain-β-cell axis to promote metabolic syndrome. Nature,2016,534(7606):213-217.

51. Tennoune N,Legrand R,Ouelaa W,et al. Sex-related effects of nutritional supplementation of Escherichia coli: relevance to eating disorders. Nutrition,2015,31(3):498-507.

52. Thaiss CA,Itav S,Rothschild D,et al. Persistent microbiome alterations modulate the rate of post-dieting weight regain. Nature,2016,Nov 24. doi:10.1038/nature20796.[Epub ahead of print]

53. Sokol H,Seksik P,Furet JP,et al. Low counts of Faecalibacterium prausnitzii in colitis microbiota. Inflamm Bowel Dis,2009,15(8):1183-1189.

54. Larsen N,Vogensen FK,van den Berg FW,et al. Gut microbiota in human adults with type 2 diabetes differs from non-diabetic adults. PLoS One,2010,5(2):e9085.

55. Perry RJ,Peng L,Barry NA,et al. Acetate mediates a microbiome-brain-β-cell axis to promote metabolic syndrome. Nature,2016,534(7606):213-217.

56. Pedersen HK,Gudmundsdottir V,Nielsen HB,et al. Human gut microbes impact host serum metabolome and insulin sensitivity.Nature,2016,535(7612):376-381.

57. Sáez-Lara MJ,Robles-Sanchez C,Ruiz-Ojeda FJ,et al. Effects of Probiotics and Synbiotics on Obesity,Insulin Resistance Syndrome,Type 2 Diabetes and Non-Alcoholic Fatty Liver Disease:A Review of Human Clinical Trials. Int J Mol Sci,2016,17(6):928.

58. Halkjaer SI,Nilas L,Carlsen EM,et al. Effects of probiotics(Vivomixx®)in obese pregnant women and their newborn:study protocol for a randomized controlled trial. Trials,2016,17(1):491.

59. Mayer EA,Knight R,Mazmanian SK,et al. Gut microbes and the brain:paradigm shift in neuroscience. J

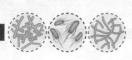
Neurosci,2014,34(46):15490-15496.

60. Foster JA,McVey Neufeld KA. Gut-brain axis:how the microbiome influences anxiety and depression.Trends Neurosci,2013,36(5):305-312.

61. Carabotti M,Scirocco A,Maselli MA,et al. The gut-brain axis:interactions between enteric microbiota,central and enteric nervous systems. Ann Gastroenterol,2015,28(2):203-209.

62. David LA,Maurice CF,Carmody RN,et al. Diet rapidly and reproducibly alters the human gut microbiome. Nature,2014,505(7484):559-563.

63. Collins J,Borojevic R,Verdu EF,et al.Intestinal microbiota influence the early postnatal development of the enteric nervous system. Neurogastroenterol Motil,2014,26(1):98-107.

64. Mayer EA. Gut feelings:the emerging biology of gut-brain communication. Nat Rev Neurosci,2011,12(8):453-466.

65. Alcock J,Maley CC,Aktipis CA. Is eating behavior manipulated by the gastrointestinal microbiota? Evolutionary pressures and potential mechanisms. Bioessays,2014,36(10):940-949.

66. Buffington SA,Di Prisco GV,Auchtung TA,et al. Microbial Reconstitution Reverses Maternal Diet-Induced Social and Synaptic Deficits in Offspring. Cell,2016,165(7):1762-1775.

67. 王文建,郑跃杰. 肠道菌群与中枢神经系统相互作用及相关疾病. 中国微生态学杂志,2016,28(2):240-245.

68. Liu X,Cao S,Zhang X,et al.Modulation of Gut Microbiota-Brain Axis by Probiotics,Prebiotics,and Diet. J Agric Food Chem,2015,63(36):7885-7895.

69. Tillisch K,Labus J,Kilpatrick L,et al.Consumption of fermented milk product with probiotic modulates brain activity. Gastroenterology,2013,144(7):1394-1401.

70. Dinan TG,Stanton C,Cryan JF. Psychobiotics:a novel class of psychotropic. Biol Psychiatry,2013,74(10):720-726.

71. Fond G,Boukouaci W,Chevalier G,et al.The "psychomicrobiotic":Targeting microbiota in major psychiatric disorders:A systematic review. Pathol Biol(Paris),2015,63(1):35-42.

72. Sampson TR,Debelius JW,Thron T,et al. Gut Microbiota Regulate Motor Deficits and Neuroinflammation in a Model of Parkinson's Disease. Cell,2016,167(6):1469-1480.

73. Buie T. Potential Etiologic Factors of Microbiome Disruption in Autism. Clin Ther,2015,37(5):976-983.

74. Grossi E,Melli S,Dunca D,et al. Unexpected improvement in core autism spectrum disorder symptoms after long-term treatment withprobiotics. SAGE Open Med Case Rep,2016,4:2050313X16666231.

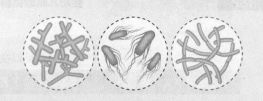

第七章 婴幼儿健康领域常见菌株的研究进展

　　肠道是人体消化系统的重要组成部分,同时肠道也与免疫系统、神经系统、内分泌系统进行互相作用,肠道健康影响人体的生理功能。健康人肠道中存在的大量微生物,与肠道上皮细胞、肠道中食糜构成微生态系统。大量研究表明,肠道中微生物与人体肠道健康、慢性代谢性疾病、神经系统功能、免疫功能等密切相关,成为近年来国际研究的热点。

　　人体肠道菌群在人的一生中是动态变化的,其中生理性变化最剧烈的是婴幼儿时期和老年时期。目前普遍认为,人体肠道在出生之前是少菌环境,出生之后与环境接触,好氧或兼性厌氧微生物首先定植,之后菌群快速变化,形成双歧杆菌为优势菌群的婴儿(一般为 6 个月龄内)特征性肠道菌群结构。分娩方式、喂养方式被认为是影响婴儿初始肠道菌群的主要因素,同时直接影响婴幼儿特征肠道菌群建立的进程。

　　大量证据表明,婴幼儿肠道正常菌群的建立与婴幼儿肠道、免疫系统、神经系统等发育有关联,婴幼儿肠道菌群失衡被认为与婴幼儿肠道炎症、消化吸收能力弱、过敏、哮喘、肥胖、自闭症等相关。因此以肠道菌群为靶点,婴幼儿生理功能调节作用是重要的研究课题。动物实验及临床试验研究表明,益生菌干预可以起到调节生理功能、改善缓解婴幼儿疾病的作用。

　　我国可用于婴幼食品的益生菌菌株由相关部门单独管理,不同于普通食品,可用于婴幼儿食品中的益生菌是明确到株水平,因此不在目录中,益生菌菌株需单独申报,获得审批之后可以在婴幼儿食品中使用。截至 2017 年 3 月,共有 9 个菌株被批准可以在婴幼儿食品中使用,见表 7-1。

　　这些菌株在世界范围内广泛使用,均有一定的婴幼儿临床试验证据支持菌株的功能。本章将对这些菌株在婴幼儿临床试验中结果进行综述,为菌株临床使用提供一定参考。

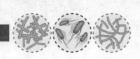

表 7-1　可以在婴幼儿食品中使用的菌株

菌种中文名称	拉丁名	菌株号	备注
嗜酸乳杆菌	*Lactobacillus acidophilus*	NCFM	仅限 1 岁以上
动物双歧杆菌	*Bifidobacterium animalis*	Bb-12	
乳双歧杆菌	*Bifidobacterium lactis*	HN019	
		Bi-07	
鼠李糖乳杆菌	*Lactobacillus rhamnosus*	LGG	
		HN001	
罗伊氏乳杆菌	*Lactobacillus reuteri*		
发酵乳杆菌	*Lactobacillus fermentum*	CECT5716	
短双歧杆菌	*Bifidobacterium breve*	M-16V	

第一节　乳双歧杆菌 BB12

一、菌株简介

1899 年,法国科学家 Tissier 在母乳喂养的婴儿粪便中首次分离得到双歧杆菌。许多科学家证明双歧杆菌对人体具有多种益生作用。乳双歧杆菌 BB12 就是其中重要的一株。乳双歧杆菌 BB12 来源于科汉森收集的乳品发酵剂,隶属于放线菌门(*Actinobacteria*)双歧杆菌属(*Bifidobacteria*)动物双歧杆菌种(*Bifidobacterium animalis*)的乳双歧杆菌亚种(*Bifidobacterium animalis* subsp. *lactis*)。因 BB12 表现出发酵活力、良好的稳定性以及高度的酸和胆汁耐受性,而且对于产品的外观和口感没有副作用,而被广泛应用于益生菌食品中。至今它在食品工业中的应用已经超过了 30 年,相关研究文献发表了 200 多篇。

乳双歧杆菌 BB12 是革兰阳性、多形态杆菌。菌体形态呈弯曲、棒状或分支杆状。BB12 不形成芽孢,无运动性,专性厌氧。最适生长温度为 36~38℃,最适生长的 pH 为 6.5~7.0。双歧杆菌对糖类碳水化合物的分解代谢途径不同于乳酸菌的同型或异型发酵,是经由特殊的双歧途径代谢,葡萄糖按果糖 6- 磷酸酮酶途径水解,最后生成乙酸和乳酸。

乳双歧杆菌 BB12 的全基因组序列已在 2010 年被正式发布。BB12 的基因组由一个单环染色体构成,其中包括 1 942 198 个碱基对,带有 1642 个预测的蛋白编码基因、4 个 rRNA 操纵子和 52 个 tRNA 基因。GenBank 登记序列号为 CP001853。全基因组图谱的绘制为深入探索其益生功能的机制提供了基础信息。

乳双歧杆菌 BB12 具有良好的胃酸胆汁耐受能力。胃酸和胆汁能够杀灭和控制胃肠道接触的许多病原体。然而,这种防御机制同样也会破坏有益的微生物。益生菌的功效取决于肠道生存能力和生理功能,因此益生菌在胃酸和胆汁中的存活非常关键。有研究发现将 BB12 暴露在 pH3.0 和 pH2.0 的环境中 3 小时后仍有较高的存活率。一项人体试验证明在服用乳双歧杆菌 BB12 后,高剂量组的 15 名志愿者中有 13 名志愿者的粪便中检测到了 BB12。在用于模拟胃酸和上部肠道胆汁环境的人造消化道模型系统中,正常胶囊剂量下 60%~80% 的 BB12 保持存活。与其他双歧杆菌相比,BB12 表现出了较高的胃酸和胆汁耐受性,说明 BB12 菌体经人体食用后,可以活着到达人体肠道发挥其益生功能。

乳双歧杆菌 BB12 还具有多种生理功能。临床研究证明 BB12 可以增强胃肠道屏障功能,调节肠道菌群,改善便秘,改善婴幼儿腹泻,改善抗生素相关腹泻,增强免疫力,提高机体对呼吸道感染的抵抗力等(表 7-2)。

因具有良好的环境耐受性能和益生功能,乳双歧杆菌 BB12 被广泛应用于益生菌产业中。在欧洲,乳双歧杆菌 BB12 获得了丹麦、瑞典、波兰和奥地利等国的批准被应用于医药及食品领域。2005 年,BB12 获得中国卫生部新资源证书。2007 年,BB12 通过了我国卫生部安全性评估。2011 年,BB12 被国家卫生和计划生育委员会列入《可用于婴幼儿配方食品的菌种名单》中。目前,乳双歧杆菌 BB12 应用的主要产品类型有发酵乳制品、婴幼儿配方奶粉、益生菌补充剂、益生菌咀嚼片、儿童自制酸奶菌粉等。

二、主要生理功能

(一)抗过敏

Simpson 等人通过随机双盲对照试验研究了乳双歧杆菌 BB12 对于缓解婴儿过敏性皮炎的作用。试验纳入了 415 名孕妇,使用乳双歧杆菌 BB12 从妊娠 36 周开始干预至产后 3 个月,试验结果表明孕妇长期摄入益生菌可以减少婴儿过敏性皮炎的发生。Dotterud 等人通过随机双盲对照试验研究了乳双歧杆菌 BB12 对儿童湿疹的影响。试验招募了 34 名患有特异性湿疹的儿童,试验发现 BB12 可以通过改善肠道菌群的方式来缓解过敏性炎症。

(二)提高免疫力

许多科学研究关注了乳双歧杆菌 BB12 对婴幼儿免疫力的影响。Bakker-Zierikzee 等的试验中纳入了 57 名新生儿,其中 19 人饮用普通婴幼儿配方乳,19 人饮用含有益生元的婴幼儿配方乳,19 人饮用含有益生菌 BB12 的婴幼儿配方乳,32 周后发现饮用含 BB12 配方粉的婴幼儿粪便中分泌型 IgA 的含量有一定上升,但与普通配方粉相比没有显著差异。Rautava 等人的试验中招募了 72 名新生儿,其中 32 人饮用含有 BB12 和 LGG 的益生菌配方粉,另 40 人饮用不添加益生菌的普通配方粉,12 个月后,益生菌配方粉组的婴儿 IgA 水平显著高于对照组,血液中可溶性固有细菌受体 Scd14 含量显著高于对照组。Holscher 等人的试验招募了 75 名 6 周足月婴儿,其中 34 名饮用乳清水解配方粉,41 名饮用含有 BB12 的益生菌配方粉,干预 6 周后发现顺产婴幼儿中,相较于饮用乳清水解配方粉的婴幼儿,饮用益生菌配方粉的婴幼儿粪便中分泌型 IgA 含量显著提高。饮用益生菌配方粉的全部婴幼儿中,特异性抗脊髓灰质炎 IgA 含量显著升高。饮用益生菌配方粉的剖宫产婴幼儿中,特异性抗轮状病毒 IgA 水平呈上升趋势。Valsecchi 等人的研究招募了 50 个 1~13 岁患有复发性呼吸道感染并需要抗生素治疗的儿童,其中 26 人接受含有 BB12 的合生元复合制剂治疗,24 人接受安慰剂处理。试验发现,服用合生元制剂的儿童粪便中双歧杆菌和乳杆菌含

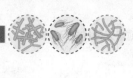

表 7-2 乳双歧杆菌 BB12 研究汇总

干预	实验人群	实验设计	功能	参考文献
饮用 100ml 含有 6×10⁹ cfu 乳双歧杆菌 BB12 的婴幼儿益生菌配方乳 32 周	共 57 名新生儿，其中 19 人服用普通婴幼儿配方乳，19 人饮用含低聚半乳糖和低聚果糖共 0.6g 的益生元婴幼儿配方乳，另 19 人食用婴幼儿益生菌配方乳	随机双盲对照实验	第 16 周，相较于饮用普通配方粉的婴幼儿，饮用益生元配方粉的婴幼儿粪便中分泌型 IgA 含量显著升高。饮用含 BB12 的配方乳的婴幼儿粪便中分泌型 IgA 有一定上升，但与饮用普通配方粉的婴幼儿相比不显著	(Bakker-Zierikzee, Tol et al. 2006)
饮用含 10^{10} cfu 乳双歧杆菌 BB12 与鼠李糖乳杆菌 LGG 的混合婴幼儿益生菌配方粉 12 个月	共 72 名婴幼儿，其中 32 人（男：女 =16：16）饮用混合婴幼儿益生菌配方粉，另 40 人（男：女 =19：21）饮用不添加益生菌的普通配方粉	随机双盲对照实验	饮用益生菌配方粉的婴幼儿，分泌型 IgA 水平显著高于对照组。饮用益生菌配方粉的婴幼儿，血液中可溶性固有细菌受体 sCD14 含量 (1469pg/ml, 95%CI:1371-1592) 显著高于对照组 (1291pg/ml, 95%CI:1152-1445)	(Rautava, Arvilommi et al. 2006)
饮用含 10^{6} cfu 乳双歧杆菌 BB12 的婴幼儿益生菌配方粉 6 周	共 75 名 6 周足月婴幼儿，其中 34 名食用乳清水解婴幼儿配方粉，另 41 名食用益生菌配方粉	随机双盲对照实验	顺产婴幼儿中，与饮用乳清水解配方粉的婴幼儿相比，食用益生菌配方粉的婴幼儿粪便中分泌型 IgA 含量显著升高。饮用益生菌配方粉的全部婴幼儿中，特异性抗轮状病毒 IgA 呈显著上升。饮用益生菌配方粉的剖宫产婴幼儿中，分泌型 IgA 水平呈上升趋势。	(Holscher, Holscher et al. 2012)
服用含 1.75×10⁹ cfu 乳双歧杆菌 BB12, 含 1.75×10⁹ cfu 副干酪乳杆菌 CRL-431, 1.50×10⁹ cfu 嗜热链球菌 TH-4 与 1g 的低聚果糖合生元的复合制剂	1~13 周岁患有复发性呼吸道感染，并需要抗生素治疗的儿童，其中 26 人服用合生元复合制剂，24 人服用安慰剂	随机双盲对照实验	服用合生元制剂的儿童粪便中双歧杆菌和乳杆菌的含量上升，梭菌属含量下降。服用安慰剂的儿童粪便中肠杆菌属含量上升。服用合生元制剂的儿童，分泌型 IgA 呈下降趋势	(Valsecchi, Marseglia et al. 1900)
服用含有 10⁶ cfu/g 乳双歧杆菌的发酵婴幼儿配方粉 2 个月（由嗜热链球菌和瑞士乳杆菌进行发酵）	共 54 名新生儿，其中 20 名服用益生菌配方粉，20 名服用不含益生菌的普通配方粉，另 14 名母乳喂养	随机双盲对照实验	服用益生菌配方粉的婴幼儿其双歧杆菌检出率与母乳喂养组相近，且显著高于普通配方粉组	(Langhendries, Detry et al. 1995)

续表

干预	实验人群	实验设计	功能	参考文献
服用含有 $6×10^{10}$ cfu/l 乳双歧杆菌 BB12 婴幼儿益生菌配方粉 16 周	共 57 名新生儿，其中 19 名服用益生菌配方粉，19 名服用含 6 g/l 低聚半乳糖与低聚果糖的婴幼儿益生元配方粉，另 19 名服用普通婴幼儿配方粉	随机双盲对照实验	相较于服用益生菌配方粉和普通配方粉的组别，使用益生元配方粉的婴幼儿粪便呈现出乙酸、乳酸含量的上升，pH 的下降。使用益生菌配方粉与使用普通配方粉的婴幼儿之间没有出现显著差异。使用益生菌配方粉的婴幼儿粪便菌群组成和代谢活性趋向于使用普通配方粉的对象	(Bakker-Zierikzee, Alles et al. 2005)
孕期 36 周及产后 3 个月每日饮用含有 $5×10^{10}$ cfu 乳双歧杆菌 BB12, $5×10^{10}$ cfu 鼠李糖乳杆菌 LGG, $5×10^{9}$ cfu 嗜酸乳杆菌 La-5 的益生菌牛奶 255ml	共 415 名孕妇，其中 211 名接受益生菌牛奶，另 204 名作为对照组接受普通牛奶	随机双盲对照实验	婴儿出生 3 个月后，母亲粪便中 BB12, LGG、La-5 的检出率与相对丰度显著高于对照组。在婴儿出生后 10 天和 3 个月的粪便中只检出三种益生菌中的 LGG。在婴儿出生 1~2 年后，实验组和对照组中婴幼儿粪便样品中益生菌丰度未有显著差异	(Dotterud, Avershina et al. 2015)
含有鼠李糖乳杆菌 LGG ($5×10^{10}$ cfu), 嗜酸乳杆菌 La-5 ($5×10^{9}$ cfu) 和乳双歧杆菌 BB12 ($5×10^{10}$ cfu) 三种益生菌的牛奶；干预从妊娠 36 周开始直到产后 3 个月	415 名孕妇，跟踪 6 年	随机双盲安慰剂对照实验	孕妇长期摄入益生菌可以减少过敏性皮炎的发生率，但不包括其他过敏性疾病	(Simpson, Dotterud et al. 2015)
含有鼠李糖乳杆菌 LGG ($5×10^{10}$ cfu), 嗜酸乳杆菌 La-5 ($5×10^{9}$ cfu) 和乳双歧杆菌 BB12 ($5×10^{10}$ cfu) 三种益生菌的牛奶；干预从妊娠 36 周开始直到产后 3 个月	415 名孕妇	随机双盲安慰剂对照实验	服用益生菌的妈妈的孩子过敏性皮炎的累计发生率缩减，但是对过敏原致敏没有影响	(Dotterud, Storro et al. 2010)
摄入乳双歧杆菌 BB12 ($1×10^{9}$ cfu/g)	34 名患有特异性湿疹的儿童 (21 名高敏感和 13 名敏感组)	随机双盲安慰剂对照实验	BB12 可以通过改善肠道菌群的方式缓解过敏性炎症	(Caglar, Kuscu et al. 2008)
干酪乳杆菌 CRL431 (10^{9} cfu/d) 和乳双歧杆菌 BB12 (10^{9} cfu/d), 干预 12 个月	113 名牛奶过敏婴儿	随机双盲安慰剂对照实验	水解配方中加入干酪乳杆菌 CRL431 和乳双歧杆菌 BB12 不能提高患有牛奶过敏婴儿对牛奶的耐受能力	(Hol, van Leer et al. 2008)

续表

干预	实验人群	实验设计	功能	参考文献
每天摄入含有乳双歧杆菌BB-12 (5×10^10 cfu/片) 的菌片两片；干预6个月	109名刚出生一个月的新生儿	随机双盲安慰剂对照实验	BB-12干预能够降低婴儿患上呼吸道感染的概率	(Taipale, Pienihakkinen et al. 2011)
加乳双歧杆菌BB12 (1.5×10^8 cfu/L) 的配方奶粉;	患有急性腹泻且年龄小于8个月的婴儿	随机双盲安慰剂对照实验	BB12在婴儿配方奶粉中的加入对急性腹泻症状起到一定保护作用	(Jean-Pierre Chouraqui 2004)
加入长双歧杆菌BL999 (1.29×10^8cfu/100ml)、鼠李糖乳杆菌LPR (6.45×10^8cfu/100ml) 的配方奶粉;加入长双歧杆菌BL999、鼠李糖乳杆菌LPR和低聚半乳糖低聚果糖的配方奶粉;加入长双歧杆菌BL999、副干酪乳杆菌ST11 (2.58×10^8cfu/100ml) 和低聚半乳糖低聚果糖的配方奶粉;干预4个月	284名足月健康婴儿分为4组	随机双盲安慰剂对照实验	加入合生元和益生菌的配方奶粉与对照组相比,前两者的体重显著增长且两者体重增长率相似	(Jean-Pierre Chouraqui 2008)
乳双歧杆菌BB12 (1×10^7cfu/g)、罗伊氏乳杆菌 (1×10^7cfu/g);干预12周	201名婴儿	随机双盲安慰剂对照实验	益生菌组婴儿患痢疾的概率更小,痢疾持续的时间也更短	(Weizman, Asli et al. 2005)
摄入含有鼠李糖乳杆菌LGG (1×10^9cfu/胶囊) 和乳双歧杆菌BB12 (1×10^10 cfu/胶囊) 的胶囊;干预至婴儿12个月	81名婴儿	随机双盲安慰剂对照实验	益生菌干预可降低婴儿在出生后第一年患急性中耳炎,使用抗生素以及反复发生呼吸道感染的风险	(Rautava, Salminen et al. 2009)
乳双歧杆菌BB12、鼠李糖乳杆菌LGG	健康足月婴儿	随机对照试验	与对照组相比,乳双歧杆菌BB12配方奶粉组对体重增加没有影响,摄入LGG配方奶粉组婴儿生长更好	(Hania Szajewska 2013)
乳双歧杆菌BB12 (1×10^7cfu/g);乳双歧杆菌 (1×10^7cfu/g)BB12+低聚半乳糖低聚果糖 (0.4g/100ml)	42天或以上的健康新生儿568人,261人摄入乳双歧杆菌BB12+低聚半乳糖,267人摄入乳双歧杆菌BB12,干预12个月	随机双盲对照试验	BB12+低聚半乳糖低聚果糖组与单独摄入BB12组相比,在婴儿体重增加及婴儿感染率上均没有显著性差异	(Attaluri, Jackson et al. 2010)

量显著上升,服用安慰剂的儿童粪便中肠杆菌显著上升;服用合生元制剂的儿童,分泌型 IgA 呈现下降趋势。

(三) 抗感染

Teemu Taipale 等人通过随机双盲安慰剂对照实验研究了服用乳双歧杆菌 BB12 对婴儿呼吸道感染的改善作用。该实验招募了出生 1 个月的婴儿,其中 34 人服用乳双歧杆菌 BB12,35 人服用安慰剂,实验持续到婴儿 8 个月大,在实验期间,服用 BB12 的婴儿患呼吸道感染的频率为 65%,安慰剂组的婴儿患呼吸道感染的频率为 94%,由此表明服用双歧杆菌 BB12 能显著降低婴儿呼吸道感染的概率。Jean Pierre Chouraqui 等人通过随机双盲安慰剂对照实验,研究了在奶粉中添加双歧杆菌 BB12 对腹泻儿童腹泻症状的缓解作用。该实验招募了 90 名 8 岁左右的儿童,男女比例为 1:1,统计数据发现,BB12 组发生腹泻的天数为 3.06 天 / 儿童年,而对照组为 5.67 天 / 儿童年。试验结果表明服用 BB12 能够显著降低儿童患腹泻的天数和患腹泻的频率。Zvi Weizman 等人通过随机双盲安慰剂对照实验,评价乳双歧杆菌 BB12 和罗伊氏乳杆菌对儿童传染病的缓解作用。该实验选择 201 名 4~10 个月的婴儿,持续喂养含有乳双歧杆菌 BB12 或罗伊氏乳杆菌的配方乳粉,在喂养 12 周后,乳双歧杆菌 BB12 组、罗伊氏乳杆菌组和对照组三组出现发热的次数分别为 0.27、0.11 和 0.41,由此表明乳双歧杆菌 BB12 组和罗伊氏乳杆菌组的发热次数显著降低,同样地,三组婴儿出现腹泻的次数和腹泻持续时间分别为 0.13、0.02、0.31 和 0.37、0.15、0.59,因此乳双歧杆菌 BB12 组和罗伊氏乳杆菌组的腹泻次数和腹泻持续时间也显著降低。上述实验证据表明,服用乳双歧杆菌 BB12 可能会通过增强儿童的免疫能力来改善儿童的呼吸道感染和腹泻症状。

(四) 母婴传递

Christian Kvikne Dotterud 等人通过随机双盲安慰剂对照实验,研究了孕妇服用含有鼠李糖乳杆菌 LGG、嗜酸乳杆菌 La-5 和乳双歧杆菌 BB12 的益生乳对孕妇和儿童肠道菌群的影响。该实验纳入 415 名孕妇,最终益生菌组有 138 名婴儿,对照组有 140 名婴儿,孕妇在怀孕第 36 周开始服用益生乳或安慰剂,一直持续到分娩后 3 个月,在这 3 个月中坚持母乳喂养,通过定量 PCR 来分析母亲和婴儿粪便中的肠道菌群。结果发现,在分娩 3 个月后,与对照组相比,服用益生乳组的母亲粪便中益生菌的相对含量显著升高,但是在婴儿 10 天和 3 个月的粪便中只检测到鼠李糖乳杆菌 LGG,而且在婴儿 1 岁和 2 岁时,两组婴儿的肠道菌群未出现显著差异。由此说明,不同益生菌菌株从母体到婴儿的传递能力存在差异,而且没有证据表明来自母体的益生菌能够改变儿童肠道中细菌的组成和数量。

(五) 调节肠道菌群

Langhendries 等人通过随机双盲安慰剂对照实验,研究服用含有双歧杆菌的发酵乳粉对婴儿肠道中双歧杆菌含量以及婴儿粪便 pH 的影响。该实验招募 54 名新生儿,其中 20 名服用含有双歧杆菌的由嗜热链球菌和保加利亚乳杆菌发酵的配方乳粉(BF 组),20 名服用普通配方乳粉(AF 组),剩下 14 名母乳喂养。在喂养 1 个月后,BF 组肠道中定植双歧杆菌的婴儿数量(13/20)显著高于 AF 组(4/20),但与母乳组无显著差异,同时 AF 组婴儿粪

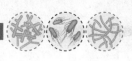

便的 pH 显著低于母乳组,但母乳组与 BF 组无显著差异。上述实验证据表明,服用含有双歧杆菌 BB12 的婴幼儿配方乳粉可能会增加婴幼儿肠道中双歧杆菌的数量,使其接近母乳喂养的水平。

(六) 早产儿

RUCHIKA MOHAN 等人通过随机双盲安慰剂对照实验,研究乳双歧杆菌 BB12 对早产儿体重、粪便 pH、粪便中乙酸、乳酸、钙网蛋白以及 IgA 含量的影响。该实验入组 69 名早产儿,母亲妊娠期 <37 周,将所有早产儿分为两组,一组 37 人,服用乳双歧杆菌 BB12,分娩后前 3 天服用 $1.6×10^9$cfu/d,第 4 天后服用 $4.8×10^9$cfu/d;另外一组 32 人,服用安慰剂。实验 3 周后,测定两组早产儿的体重、粪便 pH、粪便中乙酸、乳酸、钙网蛋白以及 IgA 含量。实验结果表明,与使用抗生素的对照组婴儿相比,BB12 组婴儿的体重明显增加,同时 BB12 组婴儿的粪便 pH 显著低于对照组,其粪便中总短链脂肪酸、乙酸、乳酸、丙酸和丁酸含量均显著高于对照组。除此之外,BB12 组婴儿粪便中钙网蛋白和 IgA 均显著高于对照组。上述实验结果表明,BB12 可降低早产儿感染细菌的风险,减少使用抗生素的次数,使婴儿保持正常的生理状态,从而对婴儿的体重和其他生理机能产生有利影响。

第二节　鼠李糖乳杆菌 LGG

一、菌株简介

鼠李糖乳杆菌 LGG 是全球研究最全面的益生菌之一,是 20 世纪 80 年代初美国的两位科学家从健康人肠道中分离出来的菌株。LGG 的命名由乳杆菌(Lactobacillus)和发现者名字(Gorbach 和 Goldin)的第一个字母连接而成。LGG 属于乳杆菌属、鼠李糖乳杆菌种,革兰阳性菌,无质粒;不能利用乳糖但能代谢单糖。与其他益生菌相比,LGG 具有自身的一些优势,如耐胆盐、耐胃酸,这就使 LGG 能耐受消化道环境,能在人和动物的肠道内定植。LGG 添加到牛奶酸奶中保质期内的活菌数能保持恒定,这为 LGG 的商业开发提供了便利,也是其发挥益生功能的基础。国内外的科学家通过大量的动物实验和人体临床试验证了 LGG 主要的益生功能:①平衡肠道菌群,改善胃肠道功能;②预防和治疗腹泻;③增强肠屏障,改善过敏体质;④提高机体的免疫力,减少受感染概率;⑤预防龋齿(表 7-3)。

研究表明,只有摄入含有 10^6cfu/ml 或以上的活性乳杆菌才能充分发挥其益生作用。耐酸和耐胆盐能力强的菌株,才能顺利通过胃酸、胆盐直接进入肠道,快速建立肠道优势益生菌群落进而发挥益生功能。从婴儿粪便分理出的鼠李糖乳杆菌进行耐酸、耐胆盐能力表征及模拟胃液和模拟肠液的实验表明,鼠李糖乳杆菌菌株在 pH1.8 的条件下维持 2 小时,活菌数能达到 10^7cfu/ml 以上;在 pH2.2 的培养基中生长良好,并且随着时间的延长菌株的数增加。在胆盐浓度 0.5% 以下的培养基中鼠李糖乳杆菌可维持 4 小时,活菌数达到 10^8cfu/ml 以上,并且随着时间的延长活菌数增加。模拟胃液和肠液的实验结果表明,该菌株能够有效通过胃环境,并能在肠道中繁殖。

二、主要生理功能

(一) 平衡肠道菌群,改善胃肠道功能

肠道微生态平衡是指肠道中正常菌群与宿主在不同的发育阶段的动态的生理性组合状态。由于肠道微生态平衡失调,即菌群失调而引起肠道功能紊乱、腹泻等症状在临床上屡见不鲜。Kaila 等对由轮状病毒引起腹泻的 29 名 5~28 个月婴儿分别口服含 LGG 的制剂和普通牛乳,结果在服用 LGG 制剂的婴儿粪便中检出 LGG 菌株,说明即使是在宿主患急性胃肠炎期间,LGG 仍能够促进肠道菌群的平衡。

Oberhelman 等通过对 204 名 6~24 个月营养不良的婴儿临床实验发现,服用含 LGG 的制剂后腹泻时间缩短,粪便中的腺病毒明显减少,该疗效对非母乳喂养的婴儿更为显著,并证实了 LGG 对秘鲁儿童急性腹泻具有明显的预防作用。与大多数研究不同的是,Sazawal 等发现服用 LGG 的 34 位不同年龄受试者,在降低急性腹泻风险方面,LGG 对儿童的效果(降低 5%)次于成人(降低 26%),并提出 LGG 对急性腹泻的预防与患者年龄有一定的关系。3 名妊娠期女性口服 10^9cfu/d 的双歧杆菌或双歧杆菌加鼠李糖乳杆菌或安慰剂 14 天,采用随机双盲安慰剂对照实验,用定量 PCR 的方法检测羊水和胎盘中的菌群以及相关基因的表达。结果显示在所有的胎盘样品中都能检测出菌群的 DNA,子宫菌群变化与胎儿先天肠道表达的基因息息相关。这很好的说明母体补充益生菌能够影响胎儿的肠道菌群。用 $6×10^9$cfu/d 的 LGG 以胶囊的形式喂给 21 名早产婴儿,26 名早产婴儿喂安慰剂,采用随机双盲形式,结果发现,服用益生菌的早产婴儿粪便中乳酸菌的含量大量增加,但是致病菌的数量并没有减少,也不会在肠内喂养期间增加体重,或减少住院时间。早产婴儿服用鼠李糖乳杆菌(LGG)第 1~30 天的剂量是 10^9cfu/d(一天一次),第 31~60 天的剂量是 10^9cfu/d(一天两次),发现安慰剂组中婴儿粪便的梭状芽胞杆菌的含量高于益生菌组。Dotterud 等募集 415 位怀孕 30~36 周的女性,其中 211 位每天饮用 250ml 低脂益生菌发酵乳(含鼠李糖乳杆菌 LGG $5×10^{10}$cfu、嗜酸乳杆菌 La-5 $5×10^{10}$cfu、乳双歧杆菌 BB12 $5×10^{10}$cfu),怀孕 36 周至产后 3 个月期间饮用。结果显示产后 3 个月,饮用益生菌发酵乳的妈妈相对于安慰剂组,肠道菌群丰富度增加,且只有鼠李糖乳杆菌 LGG 能定植在子代婴儿肠道,但在后代 1~2 岁时,肠道菌群没有显著差异。益生菌只有通过定植和存活于黏膜、皮肤等表面或细胞之间形成的生物屏障,竞争性地抑制病原菌的生长和阻止病原菌的侵入,防止毒素等的吸收和中和有毒产物。已有大量的实验论证了益生菌在肠道中定植和存活的特性。Kirjavainen 等用不同益生菌对人体肠黏膜的结合能力测定发现,LGG 对于婴儿和成年人,均有较高的黏着率。Alander 等让志愿者连续 12 天服用含有 LGG 的乳清饮料,对受试者肠道内容物和粪便样品进行检验,发现样品中都含有 LGG 菌株,这证实了 LGG 能够在活体肠道内定植并存活。Lam 等对患有胃溃疡的小鼠以每天 10^8cfu/d 或 10^9cfu/d 的 LGG 持续 3 天进行灌胃实验,发现 LGG 成功附着在胃黏膜上,尤其在溃疡部位的边缘定植,而且通过服用一定剂量的 LGG,溃疡面积明显减少。同年,Collado 等通过对比 L. rhamnosus GG、L. rhamnosus Lc05、P. freudenreichii ssp. shermanii JS 及 Bifidobacteriumbreve Bb99 单独和组合应用,对益生菌抑制病原菌对肠道黏附特性的比较实验发现,将 LGG 与不同益生菌的结合使用可以更好地抑制病原菌对肠黏膜

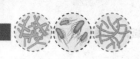

的黏附,并提出可以通过对益生菌不同的组合来抑制目的病原体。Fang 等将纯化和分离的 LGG 分泌的蛋白作用于肠上皮细胞,发现 LGG 分泌蛋白可以通过特殊的路径促进肠上皮细胞的动态平衡,对因细胞因子引起的胃肠道疾病具有预防作用。

经过最近几年的研究发现,补充益生菌可以抑制病原菌的生长如幽门螺杆菌,一些乳酸杆菌通过产生细菌素或者是有机酸等降低有害菌在小肠黏膜上的附着。鼠李糖乳杆菌也有阻止有害菌在肠道定植的功能,并且有实验证明 LGG 可以增加成年人肠道中有益菌双歧杆菌的含量。所以,LGG 可能通过增加肠道中有益菌的含量,降低有害菌在肠道中的定植来调节肠道菌群。

(二)预防和治疗腹泻

2007 年,一项研究表明,益生菌特别是鼠李糖乳杆菌 LGG 可以缩短急性肠胃炎的腹泻时间,降低病情的恶化。2005 年,一个机构发表了一项指南,建议因急性肠胃炎住院治疗的病人服用 LGG。Sriparna Basu 等人募集 559 名婴儿,实验采用随机双盲安慰剂对照实验,安慰剂为口服补剂。其中对照组 185 人、B 组 188 人、C 组 186 人,B、C 两组服用鼠李糖乳杆菌 LGG(B 组 10^{10}/次,C 组 10^{12}/次,每天两次),结果显示与对照组相比,B 组和 C 组婴儿发生腹泻的频率、腹泻持续时间、静脉注射次数和住院时间均显著降低,但是 B 组和 C 组之间未出现显著差异。腹泻儿童服用鼠李糖乳杆菌 LGG(1×10^{10}~2×10^{10}cfu/d),可以使排便次数显著减少,并且粪便稠度显著增加。抗生素的使用破坏肠道菌群结构,容易引起腹泻,有实验者观察 LGG 对由抗生素引起的腹泻具有改善作用,实验组服用鼠李糖乳杆菌 LGG(每次 2×10^{10}cfu,2 次/天),共服用 3 个月,对照组服用安慰剂。结果是服用两周抗生素后,对照组中 16% 的患者和实验组中 5% 的患者出现了腹泻,LGG 的治疗效果为 –11%。

肠道中 LGG 含量的增加一方面能够增强肠屏障,阻止导致腹泻的有害菌进入;另一方面 LGG 可以增加黏蛋白的分泌,而黏蛋白可抑制致病型大肠埃希菌在肠道中的定植。有文献报道,肠道中益生菌含量的升高可以增加肠道上皮细胞紧密连接蛋白的表达,减少肠道的渗透性,这一功能有效的控制了导致腹泻的病原菌对机体的损伤,可能是防治腹泻的原因。

(三)增强肠屏障,改善过敏体质

特定益生菌可以增强肠屏障功能和帮助免疫反应的发展。婴幼儿遗传型过敏性皮炎主要是由于肠黏膜的屏障功能受损而导致,研究表明,一些益生菌包括鼠李糖乳杆菌能够增强肠屏障,提高机体免疫能力,对治疗婴幼儿过敏性皮炎有很好的效果。Nermes 等人通过让 39 名被确诊为遗传型过敏性皮炎的婴儿服用 LGG(3.4×10^9cfu/d)3 个月,入组、服用益生菌 1 个月和 3 个月时分别进行取样(血液和粪便样品),结果发现 IgA 和 IgM 分泌细胞的比例在益生菌组中显著降低;$CD19^+CD27^+B$ 细胞的比例在益生菌组的婴儿中增加,但是研究组之间肠道内的双歧杆菌物种组成没有显著差异。Dotterud 等人募集了 415 位母亲的 278 名婴儿(其中益生菌组 138 名,安慰剂组 140 名)。益生菌乳含有鼠李糖乳杆菌、嗜酸乳杆菌 La-5 和动物双歧杆菌乳亚种 Bb-12,从 36 周妊娠到母乳喂养后 3 个月给予 250 ml 益生菌乳或安慰剂。在 2 岁时,评估所有儿童的特应性皮炎 AD、哮喘、过敏性鼻结膜炎和特应性致敏。结果显示在非选择性的母亲群体中,益生菌的消耗降低了 AD 的累积发病率,但对哮喘、过敏性鼻结膜炎或特应性致敏没有影响。0~12 个月患有血凝的 30 名婴儿，服用 LGG ($1×10^6$cfu/g)4 周，LGG 显著改善了血肠闭塞和粪便钙卫蛋白（粪便钙卫蛋白在患有血肠痛和可能的过敏性结肠炎的婴儿中升高）。LGG 以胶囊的形式（$6×10^9$cfu/d）对孕妇干预从妊娠 15 周到母乳喂养 6 个月，对婴儿干预从出生到两周岁，发现干预 L rhamnosus 婴儿患湿疹的风险显著降低；但对特异性反应没有影响。Kalliomäki 等人用 $1×10^{10}$cfu/d 的 LGG 干预跟踪共 4 年，发现 LGG 对婴儿的特异性湿疹有预防作用。

微生物在食物过敏中起着不可或缺的重要作用，LGG 通过改善肠道菌群的结构抑制引起食物过敏源的增加。肠道中 LGG 的含量增加，短链脂肪酸特别是丁酸的产量增加和结肠上皮细胞中的调节 T 细胞密切相关，有文献表明短链脂肪酸中的丁酸能够调节肠道上皮细胞的屏障功能。LGG 能增强肠道屏障功能，调节肠道菌群，这可能是其缓解食物过敏的机制。

（四）提高机体的免疫力，减少感染风险

Rinne 等对 96 名哺乳期的妇女服用 LGG 和安慰剂后，通过检测内脏微生物生态区、体液免疫反应、初乳可溶性 CD14 等状况，发现 LGG 和母乳喂养对分泌抗体细胞的数量有关系，提出母乳喂养期间服用 LGG 可以提高内脏的免疫性。干扰素有 α-IFN、β-IFN 和 γ-IFN 三种，分别由人体白细胞、纤维母细胞及致敏淋巴细胞产生，IFN 有抗病毒、抗细胞增殖和免疫调节作用。研究者认为，新生儿期 γ-IFN 的应答能力可影响机体的抗病毒反应，可将其作为婴儿抗病毒免疫功能是否成熟的标志。Pohjavuori 等通过检测益生菌对牛奶过敏和 IgE 皮炎治疗作用结果显示，有牛奶过敏和 IgE 皮炎的婴儿服用 LGG 后，体内 γ-IFN 含量明显增加，LGG 还可增加实验婴儿外周血单个核细胞（PBMC）分泌的 IFN-γ 的含量。

Berni CR 等人采用双盲实验，观察 LGG 对牛乳过敏婴儿的改善情况，结果发现服用 LGG（$4.5×10^7$~$8.5×10^7$cfu/g）6 个月，可以影响婴儿肠道应变水平的细菌群落结构，增加产生丁酸盐的细菌和粪便丁酸盐水平的相对丰度，促进牛乳过敏婴儿的耐受性。Berni Canani 等人的研究也发现 LGG 能够加速牛乳过敏的婴儿耐受性的获得。Ovcinnikova 等人的一项队列研究发现平均年龄小于 6 个月的婴儿，服用鼠李糖乳杆菌 LGG 12 个月，使用 LGG 的初始饮食管理比对照组的初始饮食管理更有成本效益地使用卫生保健资源，因为它释放卫生保健资源用于系统内的替代使用，且降低成本而不影响控制过敏所需的时间。用麦芽糖糊精做安慰剂，实验组服用鼠李糖乳杆菌 LGG，剂量是每克粉末 $1.8×10^{10}$cfu，时间为 6 个月（从 36 周妊娠到分娩）。采取婴儿的血浆和 PBMC 样品，结果发现 LGG 可以减少破伤风、Hib 和肺炎球菌血清型的抗体，但不减少总 IgG 水平；孕妇的 LGG 补充还与外周血中破伤风类毒素特异性 T 调节的数量增加的趋势相关；母亲补充 LGG 减少了在发生过敏性疾病的高风险婴儿中的疫苗特异性免疫应答。

用 $5×10^9$cfu 的 LGG 干预，研究胎儿肠道发现 LGG 使病原菌诱导肿瘤坏死因子 -α 的 mRNA 在胎儿肠道中的表达显著变弱；李糖乳杆菌 LGG 可显著削弱胎儿小肠对致病菌的炎症反应；鼠李糖乳杆菌 LGG 菌毛黏附素 SpaC 与未成熟的肠道上皮细胞结合可直接调节肠道上皮细胞非特异性免疫基因的表达。124 位 6 个月 ~5 岁的患有肠胃炎疾病小孩，其中 82 人患有轮状病毒腹泻。服用 1 片胶囊（含鼠李糖乳杆菌 LGG $1×10^{10}$cfu），每周一次，连续 4 周。结果显示 LGG 干预后患有轮状病毒腹泻小孩体内免疫球蛋白 G 含量显著增加；LGG 干预后小孩肠道通透性显著改善。

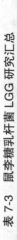

表 7-3　鼠李糖乳杆菌 LGG 研究汇总

干预	实验人群	实验设计	功能	参考文献
Lactobacillus rhamnosus HN001 (6×109cfu/d)、*Bifidobacterium animalis subsp lactis* strain HN019 (9×10⁹); 胶囊形式; 对孕妇干预从妊娠 15 周到母乳喂养 6 个月; 对婴儿干预从出生到两周岁	孕妇; 婴儿 0~2 岁	随机双盲安慰剂对照实验	干预 L. rhamnosus 婴儿患湿疹的风险显著降低; 但对特异性反应没有影响	(Wickens, Black et al. 2008)
L.GG (*ATCC 53103*) (4×10⁹cfu/g); 以食团的形式; 90℃热处理 105min; 母鼠预计 30~50mg LGG/成年鼠; 母鼠从怀孕 14 天开始干预到哺乳阶段; 子鼠干预从 4 周断奶到 12 周	母性 NC/Nga 鼠和子代 NC/Nga 鼠	对照实验	LGG 可能有延缓和抑制过敏性皮肤炎的作用, 可能通过强烈诱导导淋巴器官和系统中 IL-10 的水平	(Sawada, Morita et al. 2007)
LGG (10×10⁹cfu/d); 干预 8 周	54 名 1~55 个月患有中等或严重程度过敏性皮炎的婴儿	前瞻性随机双盲安慰剂对照实验	无法证明 LGG 能够有效治疗婴儿过敏性皮炎	(Folster-Holst, Muller et al. 2006)
Lactobacillus rhamnosus strain GG (*ATCC 53103*) (1×10¹⁰cfu/d); 干预跟踪共 4 年	107 名婴儿;	随机双盲安慰剂对照实验	在初级阶段外 LGG 也对婴儿的特异性湿疹有预防作用	(Kalliomäki, Salminen et al. 2003)
Lactobacillus rhamnosus GG (*ATCC 53103*) (2×10¹⁰cfu/d); 干预 4 周	9 名患有过敏性皮炎的儿童 (平均年龄 21 周)		IL-10 的水平显著升高证实 LGG 有抗炎作用	(Rautava, Collado et al. 2012)
(LGG) (6×10⁹cfu/d); 胶囊形式; 干预 42 天	46 名肠内喂养的早产儿	随机双盲安慰剂对照实验	一个早产儿添加益生菌配方奶粉的会导致肠道 LGG 的快速增长	(Chrzanowska-Liszewska, Seliga-Siwecka et al. 2012)

续表

干预	实验人群	实验设计	功能	参考文献
鼠李糖杆菌(LGG)3×10^7 cfu/d,90天	74名婴儿,随机分析20人	随机分组:LGG的酪蛋白水解产物(Enfl ora TM)和不具有LGG的酪蛋白水解产物	在干预后的治疗后第14天和第90天为最佳测量时间;在第14天观察到最大的哭泣和疲劳时间差异,比较两组,平均差为-91(95%CI:-76,259)分(P=NS)。粪便钙卫蛋白FC显示无显著差异,但确定潜在效应的最佳时间是在第90天[平均差异121(95%CI:-48,291)μg/g粪便],观察到较低的FC水平是LGG$^+$组。粪便微生物群落没有显著差异,多样性指数并不明显受益生菌的影响。比较LGG与LGG$^-$组,血浆炎症细胞因子或Treg没有观察到显著变化	(Fatheree, Liu et al. 2016)
鼠李糖乳杆菌GG(LGG),4.5×10^9 cfu/d,双盲干预4周	出生6周婴儿,30人	LGG干预15人,安慰剂干预15人 随机分配	LGG组和安慰剂组干预后婴儿每日哭泣时间没有显著差异,但比父母报告的分别降低了68%和49%	(Partty, Lehtonen et al. 2015)
益生元(低聚半乳糖和聚右旋糖1:1的混合物),益生菌(鼠李糖乳杆菌,1~30天,600mg/d,31~60天每天2次,一次600mg)安慰剂:微晶纤维素和无水葡萄糖,双盲干预2个月	99个早产婴儿	随机分配	94个婴儿中有27个(29%)被分类过度哭泣,在益生元和益生菌组中比在安慰剂组中显著较少频率(19% 对 47%;P=0.02;第一个月益生元的粪便频率比益生菌和安慰剂组高,但粪便一致性没有差异。早期益生元和益生菌朴无可以减轻与早产儿的哭泣和发育相关的症状。这个发现可能为早期常见干扰提供新的治疗和预防措施	(Partty, Luoto et al. 2013)
乳杆菌属菌株LGG			菌株LGG物质对大肠埃希菌、链球菌、假单胞菌、沙门氏菌、脆弱拟杆菌、梭菌和双歧杆菌有抑制作用。当针对大肠埃希菌B-44测量时,LGG 10倍浓缩物的抑制活性	(Garofoli, Civardi et al. 2014)
鼠李糖乳杆菌GG和LC705菌株			菌毛基因(spaCBA)的存在对鼠李糖乳杆菌GG的黏液相互作用是必要的,并且可能解释其在干预试验期间比LC705持续在人类肠道中的能力更长;非致病性革兰阴性细菌菌株表面上黏液结合菌毛的存在揭示了选择的益生菌与宿主组织的相互作用	(Kankainen, Paulin et al. 2009)

续表

干预	实验人群	实验设计	功能	参考文献
鼠李糖乳杆菌 GG(EHF-LGG)或 LGG(PHF-LGG)的部分水解的乳清 对照;EH 酪蛋白配方	健康 14~120 天龄婴儿,14~120 天龄补充有 LGG(EHF-LGG)的相同配方或补充有 LGG(PHF-LGG)的部分水解的乳清	随机分配	只有少数乳杆菌属物种是哺乳动物肠道稳定存在的,并且存在着的大多数乳杆菌是来自发酵的食物,口腔或 GIT 的更近端部分存在于哺乳动物肠道和它们的宿主中的细菌可能在结合上具有共同作用,并且已经形成了亲密和复杂的共生的亲关系。这些相互作用的机制可能是特定的微生物及其宿主的特异性,并且可能受肠道微生物群的其他合作伙伴的影响	(Walter 2008)
鼠李糖乳杆菌 GG(EHF-LGG)或 LGG(PHF-LGG)的部分水解的乳清 对照;EH 酪蛋白配方(60:40)配方	健康 14~120 天龄婴儿,14~120 天龄补充有 LGG(EHF-LGG)的相同配方或补充有 LGG(PHF-LGG)的部分水解的乳清		从第 14~30 天,120~150 天,EHF 和 PHF-LGG 之间以及 EHF 和 EHF-LGG 之间的生长统计学差异。在组之间没有证明配方耐受性,不良事件或过敏性和免疫标记的相关差异。补充有 LGG 的广泛和部分水解的配方支持健康的足月婴儿的正常生长并且良好耐受性和安全性	(Lee, Lee et al. 2013)
鼠李糖乳杆菌 GG 和 L705,短双歧杆菌 Bb99 和丙酸杆菌菌株,0.8g/d	出生 6 个月婴儿,1018 名合格婴儿中,925 名完成了 2 年随访评估	随机分配接受混合物 4 益生菌种(鼠李糖乳杆菌 GG 和 L705,短双歧杆菌 GG 和丙酸杆菌菌株 ssphermanii)或安慰剂在递送前 4 周。婴儿在出生后 6 个月每天接受与 0.8g 低聚半乳糖或安慰剂相同的益生菌	新生儿发病率,喂养相关行为(如婴儿绞痛)组之间的严重不良事件没有差异。在 6 个月的干预期间,抗生素在合生素组中的处方比安慰剂组中的少(23% 对 28%)。在整个随访期间,合生素组中呼吸道感染的发生较少(儿何平均值:3.7 对 4.2 感染)。结论:喂养合生素给新生儿是安全的	(Kukkonen, Savilahti et al. 2008)
鼠李糖乳杆菌 GG(LGG)	出生 6 个月健康婴儿 120 人(51 名补充 LGG 的配方 LGG 组)	以双盲,随机化方式接受补充 LGG 的配方或常规配方	接受 LGG 补充配方的儿童生长状况优于接受常规配方的儿童(身高和体重 0.44±0.37 对 0.07±0.06,$P<0.01$;0.44±0.19 对 0.07±0.06,$P<0.005$);LGG 组的排便频率显著高于其他组;喂养 LGG 配方的婴儿生长优于常规配方奶粉的婴儿;在研究结束时,在 LGG 组中发现更频繁地用于 LGG 定植,91% 对 76%($P<0.05$)	(Liu, Fatheree et al. 2012)

续表

干预	实验人群	实验设计	功能	参考文献
每天饮用250ml低脂益生菌发酵乳(其中鼠李糖乳杆菌LGG 5×10^{10}cfu、嗜酸乳杆菌La-5 5×10^{10}cfu、乳双歧杆菌Bb12 5×10^{10}cfu),怀孕36周至产后3个月期间饮用	415位怀孕30~36周女性	随机1:1分组,设置250ml脱脂发酵乳为安慰剂对照,双盲试验	产后3个月,饮用益生菌发酵乳组,肠道菌群丰富度增加,且只有鼠李糖乳杆菌LGG能定植在子代婴儿第10天、第3个月的肠道。在后代1~2岁时,肠道菌群没有显著差异	(Dotterud, Avershina et al. 2015)
每天食用鼠李糖乳杆菌LGG(1×10^{10}cfu)、乳双歧杆菌Bb12(1×10^{10}cfu),妊娠早期至哺乳期结束期间服用	256位妊娠早期女性	随机分成干预组与对照组,其中干预组为益生菌饮食,安慰剂双盲试验,对照组为安慰剂单盲试验	益生菌干预组著降低了怀孕妈妈患妊娠期糖尿病的概率,且饮食干预减弱了出生较重婴儿的风险	(Luoto, Laitinen et al. 2010)
怀孕女性从妊娠36周至分娩期每天食用鼠李糖乳杆菌LGG(1.8×10^{10}cfu),11位成年人连续7天食用鼠李糖乳杆菌LGG(1.8×10^{10}cfu)	73位妊娠36周女性及11位无遗传性过敏症成人	妊娠女性随机分成LGG干预组与麦芽糊精为安慰剂的对照组,	鼠李糖乳杆菌LGG干预组并未影响CD4 T淋巴细胞的增殖及转入因子P3的表达,鼠李糖乳杆菌LGG并不能引起胎儿的特异性免疫应答	(Boyle, Mah et al. 2008)
益生菌胶囊(鼠李糖乳杆菌LGG 8~9×10^{9}cfu),持续3周	40位1~5岁需腺体切除手术的小孩	随机1:1分成鼠李糖乳杆菌LGG干预组与安慰剂对照组,设置双盲对照	在100%干预组与76%安慰剂组中小孩腺体组织中可发现鼠李糖乳杆菌LGG,但在31%干预组小孩腺体组织中仍可发现鼻病毒与肠病毒,表明LGG并不影响鼻病毒与肠病毒在腺体组织中的生长	(Swanljung, Tapiovaara et al. 2015)
鼠李糖乳杆菌LGG 5×10^{9}cfu			鼠李糖乳杆菌LGG使病原菌诱导肿瘤坏死因子-α mRNA在胎儿肠道中的表达显著变弱。鼠李糖乳杆菌LGG可显著削弱胎儿小肠对致病菌的炎症反应。鼠李糖乳杆菌LGG菌毛黏附素SpaC与未成熟的肠道上皮细胞结合可直接调节肠道上皮细胞非特异性免疫基因的表达	(Ganguli, Collado et al. 2015).

续表

干预	实验人群	实验设计	功能	参考文献
热灭活鼠李糖乳杆菌 LGG	72 位新生儿脐带血单核细胞，其中有湿疹婴儿 24 人，无湿疹婴儿 48 人		有湿疹婴儿降低了 $FoxP3^{hi}CD25^{hi}$ 调控 T 细胞在脂壁酸中比例及热灭活鼠李糖乳杆菌 LGG 的积累。细胞因子对脂多糖、卵白蛋白及抗 -CD3 的应答无显著差异	(Ismail, Boyle et al. 2014)
鼠李糖乳杆菌 LGG	产后 12h 无菌幼猪模型	分高剂量组 (鼠李糖乳杆菌 LGG 10^9 cfu, 14 次)，低剂量组 (鼠李糖乳杆菌 LGG 10^6 cfu, 9 次)	高剂量鼠李糖乳杆菌 LGG 可提高幼猪肠道中 LGG 的数量与丰度，且可使生产人类轮状病毒特异性 T 细胞分泌 γ 的 T 细胞对轮状病毒疫苗的免疫应答增强	(Wen, Tin et al. 2014)
服用 1 片胶囊 (含鼠李糖乳杆菌 LGG $1×10^{10}$ cfu)，每周一次，连续 4 周	124 位 6 个月 ~5 岁大患有肠胃炎疾病小孩，其中 82 人患有轮状病毒腹泻	随机双盲对照试验	LGG 干预后患有轮状病毒腹泻小孩体内免疫球蛋白 G 含量显著增加 LGG 干预后小孩肠道通透性显著改善	(Sindhu, Sowmyanarayanan et al. 2014)
鼠李糖乳杆菌 LGG 与金黄色葡萄球菌 161.2	30 位可在 2 个月内多时同点采集粪便的健康婴儿 (38~43 周龄)		早期金黄色葡萄球菌的定植伴随着产白介素 -4、白介素 -10 以及干扰素 -γ 的分泌细胞数量增加。在外周单核细胞刺激体外实验表明，鼠李糖乳杆菌 LGG 对金黄色葡萄球菌诱导的细胞因子响应可产生抑制作用	(Sanz, Johansson et al. 2012)
鼠李糖乳杆菌 LGG	2 组出生 6~7 天幼鼠，一组服用脂多糖 LPS+LGG，另一组服用脂多糖 LPS，连续 6 天		• 鼠李糖乳杆菌 LGG 对幼鼠的增重并未有效果。 • 鼠李糖乳杆菌 LGG 减弱了内脏及肠组织等中脂多糖 LPS 诱导的炎症反应	(Liyan Zhang 2005)

续表

干预	实验人群	实验设计	功能	参考文献
• 孕期妇女在36周孕龄时开始服用益生菌品或者安慰剂。直到产后的3个月,在这期间一直为母乳喂养。 • 益生菌乳品添加有鼠李糖乳杆菌(LGG)、嗜酸乳杆菌(La-5)和动物双歧杆菌亚种Bb-12(Bb-12)。 • 入组的孕妇每日每天服用250ml益生菌发酵低脂乳或者250ml安慰剂(脱脂发酵乳)。 250ml益生菌品中包括 $5×10^{10}$ cfu/ml 的 LGG, $5×10^{10}$ cfu/ml 的 Bb-12 以及 $5×10^9$ 的 La-5	入组415名孕期妇女。最终有138名婴儿在益生菌组,140名婴儿在安慰剂组	随机的双盲试验	不同的益生菌从母体转运到婴儿的能力是不同的。只有LGG可以在婴儿体内定植一段时间(直到3个月) 跟踪婴儿直到1~2岁时,两个组婴儿肠道的益生菌含量没有显著性差异。 两组婴儿肠道菌群的 alpha and beta 多样性分析没有显著性差异。	(Dotterud, Avershina et al. 2015)
分成两组:添加益生菌组和对照组。添加益生菌奶粉中添加 $5×10^8$ cfu/0.5ml 的鼠李糖乳杆菌(LGG)和 $5×10^8$ cfu/ml 婴儿双歧杆菌。从婴儿的第一次喂养开始添加益生菌,每天一次,直到产后的34周	所有早产儿,出生时体重为501~1000g,胎龄在正常,喂养时间不超过14天。一共有101个婴儿入组	多中心的随机的双盲试验。临床研究	相比于对照组,添加益生菌组的婴儿生长速度更快($P=0.05$)。两组婴儿患坏死性小肠结肠炎的风险和死亡率没有差异	(Al-Hosni, Duenas et al. 2012)
口服1:1混合的益生菌混合物和低聚半乳糖。从婴儿出生后的第1~30天口服一次600mg/d;从第31~60天每天口服600mg。益生菌鼠李糖乳杆菌(LGG)在第1~30天的剂量是 10^9 cfu/d(一天一次),在第31~60天的剂量是 10^9 cfu/d(一天两次),或者服用安慰剂(纤维素和无水葡萄糖)	94个早产婴儿(胎龄32~36周,出生体重>1500g)出生后的1~3天内	随机双盲,安慰剂剂对照试验	在94个婴儿当中,有27个婴儿被认为过分爱哭(29%),这种现象在益生菌组出现的频率远小于安慰剂组(19%:47%,$P=0.02$)。安慰剂组中婴儿粪便的梭状芽胞杆菌的含量高于益生菌组(13.9%:8.9%;$P=0.05$)。两组喂养都不会对婴儿产生任何不良影响	(Partty, Luoto et al. 2013)

续表

干预	实验人群	实验设计	功能	参考文献
婴儿喂养母乳或婴幼产儿配方奶粉，随机分配到益生菌菌组和对照组。两组每天均服用4次胶囊，对照组得到的胶囊中只含有麦芽糖糊精，益生菌组的胶囊里含有10^8CFU的鼠季糖乳杆菌和长双歧杆菌以及麦芽糖糊精	45个婴儿接受益生菌，49个婴儿接受安慰剂49。条件：胎龄32周，出生体重1500g，出生后的2周没有任何疾病除了早产	双中心的随机双盲试验	评价指标在益生菌组(57.8%)与安慰剂组(57.1%)之间没有显著差异($P=0.95$)。除了定植的益生菌株，肠道菌群的钙卫蛋白也没有改变。在体重≤1000g的婴儿肠道内未检测到定植的益生菌株，可能是频繁的肠道注射或者更多的抗生素造成的	(Rougé, Piloquet et al. 2009)
183出生体重极低婴儿随机分配到益生菌组和安慰剂组。益生菌组在奶粉中添加乳酸双歧杆菌($6 \times 2.0 \times 10^9$ cfu/(kg·d)，12×10^{10} cfu/(kg·d)。从婴儿出生开始持续到产后第6周	益生菌组有93个婴儿，安慰剂组有90个婴儿。183个出生极低低体重婴儿。胎龄小于30周，胎龄在(23~26和27~29周)并且在出生后的1~3天接受抗生素治疗也可纳入	随机对照试验	医院感染的发病率两组没有显著性差异($P=0.9$)。在益生菌组有2个婴儿患有NEC而安慰剂组有4个婴儿患有坏死性小肠结肠炎	(Mihatsch, Vossbeck et al. 2010)
益生菌(LGG)添加在婴儿奶粉中，每天口服一次，一次的摄入量为3×10^9 cfu/d，从出生后的第4天开始服用，一直到婴儿出生后的4~6周。回顾性的6年队列研究，观测婴儿临床的现状、NEC的发病率，以及体外培养益生菌的情况判断LGG对早产儿的影响	811个出生体重极低的出生后3天的低的出生出生婴儿。平均出生婴儿体重1056g；平均胎龄29.5周。母乳喂养或配方粉喂养均可	临床回顾，极低出生体重婴儿LGG的回顾性调查	LGG未引起机体任何不良的影响。通过跟踪调查服用LGG的出生极低体重的婴儿队列，可以证明LGG在微生物学层面是安全的，在临床层面上讲是可接受的	(Manzoni, Lista et al. 2011)

Raakel Luoto 等人募集了 94 位早产儿在婴儿出生后 3~60 天随机分为三组,一组口服益生元(低聚半乳糖∶葡聚糖 =1∶1),另一组口服鼠李糖乳杆菌 LGG,第三组为对照组服用纤维素。结果显示与对照组相比,益生元组($P<0.001$)和益生菌组($P=0.022$)的婴儿呼吸道感染发生率显著下降,其中由鼻病毒诱导的呼吸道感染发生率在两组中也出现显著下降。用鼠李糖乳杆菌 LGG(10^9cfu/100ml 发酵奶)干预大于 12 个月的儿童,其中 LGG 组 376 人,对照组 366 人,与对照组相比,LGG 组的儿童患医院感染的可能性和感染的严重程度均降低;意向处理分析表明,医院干预时间的长短没有显著影响。年龄小于 2 个月的婴儿服用鼠李糖乳杆菌 LGG(10^9CFU/d)服用至年龄为 12 个月,结果显示婴儿在前 7 个月,实验组相比对照组发生中耳炎的频率和使用抗生素的频率均显著降低,且存在显著差异($P=0.014$);年龄在 12 个月前,实验组和对照组发生呼吸道感染的频率分别为 28% 和 55%,实验组显著低于对照组,且两组存在显著差异($P=0.022$)。

受细菌或者病毒刺激的组织及细胞通过释放促炎细胞因子和(或)抗炎细胞因子来活化局部免疫和系统免疫,并调节免疫应答的类型和强度。很多益生菌能够刺激巨噬细胞或树突细胞分泌促炎细胞因子或者抗炎细胞因子,在活化先天性免疫中起重要作用。IL-10 通过抑制炎症应答来维持免疫稳态,阻止对宿主的损害,是抗炎细胞因子。9 名患有过敏性皮炎的儿童(平均年龄 21 周)LGG($2×10^{10}$cfu/d)干预 4 周,IL-10 的水平显著升高,证实 LGG 有抗炎作用。所以 LGG 可能通过调节炎症因子来提高机体免疫。

(五) 预防龋齿

早期的研究主要集中在胃肠道方面,但最近的一些研究表明,LGG 对龋齿也具有一定的作用。Meurman 教授等人研究了 LGG 对儿童龋齿的预防作用。实验对象为 451 名 1~6 岁的儿童,实验期为 7 个月。结果发现,LGG 对龋齿的发生具有一定的预防作用。龋齿的产生主要与一些细菌产酸有关,而 LGG 能够抑制这些细菌的生长,从而对牙齿产生保护作用。

第三节　罗伊氏乳杆菌 DSM17938

一、菌株简介

罗伊氏乳杆菌(*Lactobacillus reuteri*)广泛存在于自然界中,可从健康哺乳动物以及禽类中分离获得。20 世纪早期,*Lactobacillus reuteri* 被误归入 *Lactobacillus fermentum* 中。1965 年,德国科学家 Gerhard Reuter 第一次将 *Lactobacillus reuteri* 从人类粪便中分离获得,将其与 *Lactobacillus fermentum* 区分开来,并将 *Lactobacillus reuteri* 重新分类归属为 *Lactobacillus fermentum* biotype Ⅱ。1980 年,Kandler 等人将 *Lactobacillus reuteri* 划分为独立的种。此后,科学家陆续从肉制品、乳制品等食品中分离获得 *Lactobacillus reuteri*。

Lactobacillus reuteri 呈棒状,无芽孢,革兰染色呈阳性。专性异型发酵,可通过磷酸葡萄糖酸途径发酵葡萄糖产生乳糖、乙酸和二氧化碳,亦可通过磷酸戊糖途径发酵戊糖产生乳酸和乙酸。最适生长温度为 30~40℃,适宜 pH 为 5.5~6.2。

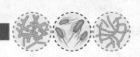

罗伊氏乳杆菌 DSM17938 是一株广泛使用的商业益生菌,由瑞典拜奥(BioGaia)公司开发生产。我国卫生部于 2003 年批准 *Lactobacillus reuteri* DSM17938 可作为人类保健品的微生物菌种。该菌可用于生产益生菌咀嚼片、益生菌滴剂、益生菌口服溶液等保健食品。2014 年 6 月,我国卫计委批准罗伊氏乳杆菌 DSM17938 可用于婴幼儿食品,如婴幼儿配方粉。

截至目前,NCBI 数据库中收纳的罗伊氏乳杆菌 DSM17938 的基因序列包括:磷酸酮酶 pkt、RNA 聚合酶 α 亚单位 rpoA、recA、亮氨酰 -tRNA 合成酶 leuS、DNA 回旋酶 B 亚单位 gyrB、D- 丙氨酸激活酶 dltA、D- 丙氨酸 -D- 丙氨酸连接酶 ddl、16S 核糖体 RNA 部分基因。

罗伊氏乳杆菌 DSM17938 具有多种改善宿主健康的功能特性。罗伊氏乳杆菌 DSM17938 可降低轮状病毒诱发腹泻的严重程度,减少急性腹泻病程,且对抗生素相关腹泻有明显改善效果。作为一株可添加入婴幼儿配方粉中的益生菌,该菌可显著降低患有绞痛的婴幼儿的啼哭时间。罗伊氏乳杆菌 DSM17938 对感染幽门螺杆菌的儿童和成人的病症有显著改善效果。此外,该菌对改善机体免疫有正向促进作用。

二、主要生理功能

(一)治疗及缓解腹泻

急性腹泻时,罗伊氏乳杆菌可使腹泻程度减轻、持续时间减少,甚至治疗腹泻。主要是通过菌株共生加速宿主肠道微生物恢复,调节患者肠道内的菌群稳态,使儿童肠道中益生菌增多,并且降低致病菌的种类和数量。艰难梭菌是引起腹泻的主要致病菌,研究表明罗伊氏乳杆菌可以分泌罗伊氏菌素,有效抑制病原菌,包括艰难梭菌;罗伊氏乳杆菌可以增强儿童免疫力,抑制轮状病毒诱发的腹泻,也可用于早期预防腹泻。

(二)治疗肠易激综合征

肠易激综合征(IBS)是一种功能性肠道失调,有腹痛、肠胃胀气,伴随便秘或腹泻症状。研究表明,罗伊氏乳杆菌产生的细菌素和短链脂肪酸,可以诱导上皮细胞表达黏蛋白,通过抑制病原菌的黏附,达到改善肠道屏障功能的作用,并且避免肠道免疫细胞激活和炎性因子释放,抑制炎症发展,从而治疗肠易激综合征。

(三)治疗炎症性肠炎(IBD)

罗伊氏乳杆菌可以减少肠道抗原、平衡肠道菌群(罗伊氏菌素抑制病原菌生长,减少病原菌对肠道的破坏)来维持肠道屏障的作用,减少免疫应答介质的分泌,从而减轻 IBD 症状。罗伊氏乳杆菌可以通过调节肠中的 TLR4 和 NF-κB 信号,诱导免疫细胞产生 IL-10,从而治疗溃疡性结肠炎;也可以通过抑制促炎因子 TNF,进而缓解克罗恩病。

(四)预防和缓解过敏反应

罗伊氏乳杆菌可以提高 Th1 应答中的水平,改变来自皮肤和肠道细菌的反应,从而显著改善幼儿过敏性皮炎(AD)的发生。罗伊氏乳杆菌通过体外调节树突状细胞功能诱导人产生 IL-10 的调节性 T 细胞,影响婴幼儿特应性皮炎的发展和致敏作用;罗伊氏乳杆菌与

TLR2 配体诱导的 IL-1β、IL-6、CCL4 和 CXCL8 的分泌减少相关;在妊娠期间罗伊氏乳杆菌的补充与低水平的 TGF-β2 和初乳中的 IL-10 水平微弱增加有关。在怀孕晚期补充罗伊氏乳杆菌减少了母乳中 TGF-β2 的水平,低水平的这种细胞因子与母乳喂养婴儿的敏感性较低和 IgE 相关的湿疹相关。

(五) 其他益生功能

罗伊氏乳杆菌菌株通过调节肠中的 TLR4 和 NF-κB 信号传导降低实验性坏死性小肠结肠炎的发生率和严重性。口服罗伊氏乳杆菌可以减轻患有功能性肠道回流症儿童的肠道膨胀,加速肠道排空,降低肠道食物反流。罗伊氏乳杆菌可通过调节肠道菌群平衡、促进肠道蠕动、膨化大便,从而明显改善儿童慢性便秘的症状。同样的,罗伊氏乳杆菌可以发挥生物拮抗、促进肠上皮屏障和抑制及清除有害菌作用,从而缓解婴儿腹绞痛症状,减少因为绞痛症状引起的婴幼儿啼哭(表 7-4)。

表 7-4　罗伊氏乳杆菌 DSM17938 研究汇总

干预	实验人群	实验设计	功能	参考文献
罗伊氏乳杆菌制剂:罗伊氏乳杆菌悬浮于含椰子油和花生油,冻干;每天摄入 5 滴	66 名儿童,均有过敏性家族史(至少有一个家庭成员具有湿疹、哮喘、胃肠过敏、过敏性荨麻疹和(或)过敏性鼻结膜炎),其中 29 名接受益生菌和 32 名接受安慰剂;36 周龄孕妇及其分娩的婴儿	双盲随机安慰剂对照益生菌试验;选取多个时间点的血细胞样品;66 名儿童,其中 29 名接受益生菌和 32 名接受安慰剂;婴儿至少 3 个时间点,即出生,6、12 或 24 个月收集的细胞	补充罗伊氏乳杆菌降低过敏原反应性,并能增强婴儿期的免疫调节能力;孕妇从怀孕第 36 周和婴儿出生第 1 年补充罗伊氏乳杆菌,显著降低 IgE 相关的湿疹,并减少过敏原和丝裂原反应性	(Forsberg, Abrahamsson et al. 2013)
干酪乳杆菌、副干酪乳杆菌、鼠李糖乳杆菌、嗜酸乳杆菌和罗伊氏乳杆菌	妊娠 34 周孕妇和产后 3、7、12 和 24 个月婴儿;	调查问卷;粪便样品;收集 681 个足月龄的婴儿并定量筛选 5 种乳杆菌种	乳杆菌物种和 DC-SIGN 中的遗传变异的影响,DC-SIGN 是识别乳杆菌的树突状细胞上的模式识别受体,对特应性皮炎(AD)的发展和婴儿致敏作用的影响	(Penders, Thijs et al. 2010)
罗伊氏乳杆菌口服	妊娠 36 周孕妇(家庭成员中有过敏性疾病史)及 6、12 和 24 月龄婴儿;50 名母亲属于罗伊氏乳杆菌组,55 名母亲属于安慰剂组	双盲安慰剂;粪便样品;电话采访;在 1、3、6、12 和 24 个月进行临床随访,在 2、4、5、8、10 和 18 个月进行电话采访,24 个月龄护士和医生最终诊断	益生菌罗伊氏乳杆菌补充影响母乳中与致敏有关的免疫学组份,且与婴儿的湿疹相关	(Bottcher, Abrahamsson et al. 2008)

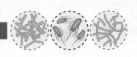

续表

干预	实验人群	实验设计	功能	参考文献
乳杆菌制剂由冷冻干燥的罗伊乳杆菌组成,悬浮在含有冷冻保护组分的四分之三精制椰子油和四分之一精制花生油中;精制油不含花生蛋白;口服,每日摄入5滴	232个孕妇(家庭成员有过敏性疾病史)及其婴儿,其中188例完成了研究	双盲随机安慰剂对照试验,大便检查和收集用过的研究产品瓶;母亲每天从妊娠36周到分娩接受罗伊氏乳杆菌,然后他们的婴儿从出生直到12个月龄继续使用相同的产品,并随访了1年	未证实益生菌对婴儿湿疹有预防作用,但是接受治疗的婴儿在2岁时具有较少的IgE相关湿疹,因此可能降低发展晚期呼吸道过敏性疾病的风险	(Abrahamsson,Jakobsson et al.2007)
冷冻干燥的罗伊氏乳杆菌溶于中链甘油三酯油的混合物中;5滴,$1×10^8$cfu/d	42个年龄小于4个月的婴儿进行随机试验双盲,安慰剂对照,平行组试验	42个胃食管反流的婴儿被随机分配以每天$1×10^8$cfu的剂量和安慰剂,30天,接受罗伊氏乳杆菌DSM 17938。父母每天记录反胃发作次数	在功能性胃食管反流(GER)的婴儿中,罗伊氏乳杆菌DSM 17938可减少胃膨胀和加速胃排空,减少反胃的频率	(Indrio,Riezzo et al.2011)
罗伊氏乳杆菌DSM 17938;5滴,含有$1×10^8$cfu的罗伊氏乳杆菌油悬浮液;每日一次,持续8周	44个平均年龄6个月(男/女=24/20)的婴儿	双盲安慰剂对照,随机研究;将44名患有慢性便秘的婴儿随机分为2组:A组(n=22)接受补充益生菌L罗伊氏乳杆菌(DSM 17938),B组(n= 22)接受安慰剂。测量每周排便次数,粪便的一致性,记录婴儿啼哭的频次	对有慢性便秘的婴儿给予罗伊氏乳杆菌(DSM 17938),虽然粪便稠度没有改善和不可避免的哭泣发作,但是对肠频率具有积极作用。由于其安全性,益生菌可能是治疗功能性便秘的有吸引力的选择	(Coccorullo,Strisciuglio et al.2010)
罗伊氏乳杆菌剂量为$1×10^8$cfu/d;以油制剂递送,持续30天	49例早产新生儿;17个新生儿是纯母乳喂养;32个婴儿被随机分配以接受添加益生菌的奶粉	双盲安慰剂对照研究;49例早产新生儿中进行胃电图(EGG)和胃排空(GE)。17个新生儿是纯母乳喂养的;32个婴儿被随机分配以接受添加益生元的配方,罗伊氏乳杆菌的剂量$1×10^8$cfu/d,对照安慰剂	补充有益生元或益生菌的配方喂养早产儿可刺激胃排空,并改善模仿母乳效果的EGG活性的成熟	(Riezzo 2009)
冷冻干燥的罗伊氏乳杆菌ATCC 55730:ATCC PTA 5289 10:1和异麦芽酮糖醇;每日抽吸15分钟,中午,吸吮后至少1小时不允许刷牙	20名健康年轻女性(20岁):10名为受试者,10名为对照组	随机双盲安慰剂对照研究;研究受试者(组A)用罗伊氏乳杆菌ATCC 55730吸取含有益生菌锭剂的医疗装置。ATCC PTA 5289($1.1×10^8$cfu)每天一次,持续10天,而对照组(B组)接受无细菌的安慰剂医疗装置	通过含有益生菌锭剂的医疗装置递送的乳杆菌衍生的益生菌的短期每日摄取降低了唾液变异体的水平	(Caglar,Kuscu et al.2008)

续表

干预	实验人群	实验设计	功能	参考文献
5 滴(1×10^8cfu)罗伊氏乳杆菌 17938($n=21$)或安慰剂($n=21$)28 天	42 名诊断为腹绞痛的婴儿(第 4 个月大);母乳喂养为主	随机对照实验	罗伊氏乳杆菌成功婴幼儿由腹绞痛引起的啼哭,即从研究开始到研究结束时,婴儿每天平均哭泣时间减少 50 个百分点或更多,父母的满意度增加和母亲抑郁程度减少	(Guo Lin Mi 2015)
罗伊氏乳杆菌或安慰剂治疗 90 天	589 名足月新生儿	随机分组且有对照组	主要结果显示在腹绞痛发病率和每天伤心哭泣的时间,益生菌组有改善作用	(Chetty;2014)
罗伊氏乳杆菌 17938(10^8cfu/d)($n=24$)或安慰剂($n=28$)21 天	52 例腹绞痛婴儿	随机双盲安慰剂对照试验	罗伊氏乳杆菌 17938 可以减少患有腹绞痛症状婴儿哭闹不安,减缓症状	(Wanke and Szajewska 2012)
共 96 名儿童中选择 74 例,5 例退出;35 例在罗伊氏乳杆菌组(4×10^8cfu/d),34 例在安慰剂组	住在 3 个位于意大利南部的儿科医院儿童,年龄在 6~36 个月,有急性腹泻脱水的临床症状	随机双盲安慰剂对照试验	罗伊氏乳杆菌组比安慰剂组明显减少了腹泻的持续时间,显著降低了腹泻的复发率。但所住医院间差异无统计学意义	(Francavilla, Lionetti et al. 2012)
5 滴(1×10^8cfu/d)罗伊氏乳杆菌 17938($n=20$)或同等安慰剂($n=20$);出生 3 天后开始至 28 天	40 名母乳喂养足月婴儿	干预前后的随机双盲研究	早期使用 DSM 17938 有益于预防出生后第一个月的胃食管反流	(Garofoli, Civardi et al. 2014)
随机 5 滴(1×10^8cfu/d)罗伊氏乳杆菌 DSM 17938 并含 400UI 维生素 D_3,持续 12 周	新生儿(小于 10 日龄)且胎龄在 37~42 周,评估范围是出生体重 2500~4300g 的 138 个婴儿,113 人接受了随机分组,105 名完成研究	前瞻性随机盲法对照试验	治疗组与对照组相比,小儿腹绞痛发作的儿科咨询次数较对照组低($P<0.0001$)。罗伊氏乳杆菌 DSM 17938 的补充,在试验剂量可以减少婴儿肠绞痛引起的不适	(Savino,Ceratto et al. 2015)
罗伊氏乳杆菌(1×10^8cfu/d)($n=24$)或安慰剂组($n=28$)21 天	50 名疝痛婴儿(10~60 日龄),实际粪便检测只有 29 人:为粪便菌群的具体分析,评估 29 名婴儿	随机对照双盲研究	罗伊氏乳杆菌 DSM 17938 不影响菌群总体组成。然而,在婴儿肠道中拟杆菌的增加表明,症状的减少与的微生物的改变有关	(Roos,Dicksved et al. 2013)

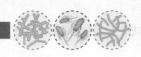

续表

干预	实验人群	实验设计	功能	参考文献
随机接受 L. reuteri（1×10^8cfu/d；n=41）或西甲硅油（60mg；n= 42）并持续 8 天	90 名母乳喂养的腹绞痛患儿；母亲饮食中避免牛奶摄入。婴儿在胎龄、出生体重、性别、啼哭时间等方面在基线时间相似	前瞻性随机研究	与西甲硅油相比，罗伊氏乳杆菌可在 1 周内改善母乳喂养婴儿的绞痛症状，这表明益生菌可能对小儿腹绞痛中治疗作用	（Savino，Pelle et al. 2007）
每天接受罗伊氏乳杆菌（1×10⁸cfu/d；n=85）或安慰剂（n=82）1 个月	167 名母乳喂养的婴儿或配方奶喂养的婴儿（小于 3 个月），哭或惊厥符合韦塞尔的标准	随机双盲安慰剂对照试验	127 名（76%）婴儿计入主要指标的结果。平均每日哭闹时间均稳步下降。在 1 个月时，益生菌组比安慰剂组少了 49 分钟哭闹时间（P=0.02）；这主要体现更多的不安，尤其是配方喂养婴儿，所有试验组在其他指标没有显著差异。证据不能支持 DSM 17938 对母乳喂养的婴儿和配方喂养婴儿绞痛的改善作用	（Sung，Hiscock et al. 2014）
口服 5 滴 L.reuteri dsm17938（1×10⁸cfu/d；n=40）或相同的外观和口味的安慰剂（n=40）并持续 21 天	80 名婴儿（不足 5 月龄），患有婴儿腹绞痛；完全或主要（>50%）由母乳喂养	随机双盲安慰剂对照试验	与安慰剂相比，专门或主要是母乳喂养的腹绞痛婴儿更受益于 DSM 17938 的添加	（Szajewska，Gyrczuk et al. 2013）
Lactobacillus reuteri，1×10⁸cfu/d 补剂，12 个月	61 个婴儿（6、12、24 个月大）	收集 61 个婴儿的血单核细胞，用 TRL2,4,9 配合基喂养。TLR2,2,9 mRNA 表征分泌的细胞激素和趋化激素。61 个孩子，29 个接受益生菌，32 个接受安慰剂。以一个双盲随机的安慰剂对照，根据多次实验血细胞样品的有效性来选择婴儿	补充的益生菌与在 12 个月的时候降低的 LTA 和诱导的 CCL4、CXCL8、1L-1β、IL-6，以及在 24 个月降低的 CCL4 和 IL-Iβ 的分泌的反应有关。TLR2mRNA 未受到益生菌的影响。在补充益生菌的孩子中，TLR22（革兰阳性菌中主要的 LTA 受体）的降低看上去独立于 TLR2mRNA 表达因素	（Forsberg，Abrahamsson et al. 2013）

续表

干预	实验人群	实验设计	功能	参考文献
罗伊氏乳杆菌 DSM 17938 $1×10^9$cfu/d	非腹泻的1~48个月龄的184个孩子	在184个孩子(1~48个月龄,非腹泻)进行多中心随机双盲的安慰剂对照的试验。以电脑随机的方案用来分配参与者,每天给罗伊氏乳杆菌,持续住院治疗(n=91),其余为安慰剂对照组(n=93)。主要的结果是腹泻。进行意向性治疗分析	在使用的给药方案中,罗伊氏乳杆菌对孩子的腹泻没有影响,对轮状病毒疫苗也没有影响	(Urbanska, Gieruszczak-Bialek et al. 2016)
罗伊氏乳杆菌 DSM 17938 $1×10^8$cfu/d,5 天	门诊部的64个严重水腹泻的孩子	多中心随机单盲。总共登记了接受5天的罗伊氏乳杆菌DSM17938,并且补充口服液。另一组只添加口服液。第一个点是几个小时之内的腹泻;第二个点是每天的腹泻的孩子的数量,并且记录不利的事件	跟对照组相比,罗伊氏乳杆菌组腹泻明显减少。对于严重腹泻的孩子,罗伊氏乳杆菌 DSM是有效安全的,有很好的耐药性	(Cekola, Czerkies et al. 2015)
罗伊氏乳杆菌 DSM 17938 $1×10^8$cfu/d,5 天	持续12~72小时腹泻的孩子	在住院的持续12~72小时腹泻的孩子中,进行多中心随机单盲试验。孩子接受传统的治疗有或者没有接受10^8CFU的罗伊氏乳杆菌DSM 17938 5天。第一个点是腹泻的持续时间,第二个点是住院的时间和每天治疗后腹泻孩子的百分率	比较64个接受罗伊氏乳酸菌和63个对照组的孩子。24小时之后乳杆菌减少了腹泻的持续时间。24、48和72小时后,不腹泻的孩子乳杆菌组比对照组多。乳杆菌减少了住院的时间。对照组里17%的孩子发生拖延的腹泻。没有记录到不良反应	(Urbanska and Szajewska 2014)
罗伊氏乳杆菌 DSM 17938 制剂 $1×10^8$cfu/d;时间:直到死亡或者出院	新生48小时的合格婴儿	随机分配新生48小时的合格婴儿,喂益生菌或者无效对照剂。干预组的婴儿喂5滴含有$1×10^8$的罗伊氏乳杆菌DSM17938的制剂,直至死亡或者从重症监护室出院	尽管罗伊氏乳杆菌没有表现出降低综合结果的比率,但是趋势暗示了有保护作用	(Dinleyici, Group et al. 2014)

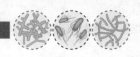

续表

干预	实验人群	实验设计	功能	参考文献
干酪乳杆菌CRL431罗伊氏乳杆菌DSM17938 $5×10^8$cfu/d，低钙含量的低乳糖牛奶，时间:6个月	494个1~6岁的健康孩子	494个1~6岁的健康孩子，进行6个月的双盲安慰剂对照研究，喂养低钙含量的低乳糖牛奶(LC;~50mg/d;n=124)。常规钙含量(RC;~440mg/d;n=126)组每天喂 $5×10^8$cfu的干酪乳杆菌CRL431(n=120)，其余喂同等剂量的罗伊氏乳杆菌DSM17938(n=124)，比较各自的腹泻持续时间和ARTIs	RC牛奶单独使用或者添加罗伊氏乳杆菌不会减少孩子的腹泻或者ARTIs。罗伊氏乳杆菌也许能预防腹泻，尤其是低营养状态的孩子	(Agustina, Kok et al. 2012)
罗伊氏乳杆菌(DSM 17938) $1×10^8$cfu/d，母乳或者配方粉喂养至直到出院	32周以内的早产儿和出生重量≤1500g的孩子，共400个	第一组婴儿每天给5滴一 $1×10^8$cfu的罗伊氏乳杆菌(DSM 17938)(混合在母乳或者配方粉中)，直到出院;对照组给安慰剂	口服罗伊氏乳杆菌似乎不影响NEC的总体概率和死亡率，败血症频率、喂养的不耐受性、住院时间显著降低	(Oncel, Sari et al. 2014)
罗伊氏乳杆菌预防剂母乳 $1×10^8$cfu/d	出生时≤1000g，于2004年1月~2009年6月30号和2009年7月~2011年4月出生的孩子	比较出生时≤1000g的婴儿NEC的发生率。给出生于2004年1月~2009年6月30号的婴儿喂养罗伊氏乳杆菌，给出生于2009年7月~2011年4月的孩子喂养常规的罗伊氏乳杆菌预防剂。将完成实验的婴儿分为没有NEC、medical NEC、surgical NEC，或者与死亡有关的NEC。采用卡方分析、费希尔t检验比较NEC发生率	接受罗伊氏乳杆菌的新生儿NEC的发病率显著降低。两组在发生革兰阴性菌或者真菌感染的比率上没有统计学上的差异	(Hunter, Dimaguila et al. 2012)
罗伊氏乳杆菌DSM17938，$1×10^8$cfu，液滴和婴儿长双歧杆菌35624，$1×10^9$cfu，粉末胶囊，12周	4~12周龄的贫民新生儿160个	随机临床试验，将人群随机分成4组，3个月	益生菌对48%的受干预婴幼有促进健康作用，并且是安全的	(Hoy-Schulz, Jannat et al. 2016)

续表

干预	实验人群	实验设计	功能	参考文献
罗伊氏乳杆菌 DSM 17938，1×10^{6}cfu/d，部分水解的乳清蛋白粉，12 个月	14~112 日龄的婴幼儿 122 人最终完成实验	随机将人群分成两组，一组喂含有益生菌的部分水解乳清蛋白粉，另一组是不含益生菌的乳清蛋白粉，并在 14、28、56、84、112 天的时候进行测量	两个配方对婴幼儿的成长没有显著性差异，都有良好的耐受性	(Cekola，Czerkies et al. 2015)
罗伊氏乳杆菌 DSM17938 和干酪乳杆菌 CRL431，6 个月	1~6 岁，494 人	随机双盲安慰剂控制试验	罗伊氏乳杆菌 DSM17938 改善婴幼儿生长，而干酪乳杆菌 CRL 431 适度改善体重的增长速度	(Agustina，Bovee-Oudenhoven et al. 2013)
罗伊氏乳杆菌，载体婴幼儿奶粉剂量：1×10^{8}cfu/d，实验组罗伊氏乳杆菌 +GOS（5.50g/L)+FOS（0.36g/L），对照组罗伊氏乳杆菌，6 个月	7~14 日龄到 4 个月龄，123（61+62）例	随机对照实验，在 3 天、15 天、1 个月、2 个月、4 个月、6 个月时进行随访	实验组液体粪便更频繁且双歧杆菌、乳杆菌和肠球菌计数更高（$P<0.05$）。含有罗伊氏乳杆菌 +GOS/FOS 的婴儿配方粉支持正常婴幼儿的生长并且是安全的	(Lee，Bharani et al. 2015)
罗伊氏乳杆菌 17938 1×10^{8}cfu/d，5 天	18~65 岁的成年人以 2∶1 比例随机化，45 人	临床安全性研究	益生菌的使用不会导致侵入性感染，是安全的	(Oberhelman，Kosek et al. 2014)
罗伊氏乳杆菌 1.2×10^{6}cfu/d，28 天	足月婴儿在出生的 72 小时	随机双盲控制安全试验，给药 28 天，在 7、14、28、112、168 天随访	含罗伊氏乳杆菌的配方粉是安全的，并没有引起 D 乳酸增加	(Papagaroufalis，Fotiou et al. 2014)
BB12、罗伊氏乳杆菌 ATCC55730，4 周	3~65 日龄的婴幼儿，59 人	前瞻性随机安慰剂对照试验	添加了益生菌的配方粉并没有引起不良反应，各成长指标无显著性差异	(Weizman and Alsheikh 2006)

第四节　其他可用于婴幼儿食品的菌株

一、嗜酸乳杆菌 NCFM

　　20 世纪 70 年代，北卡罗来纳州立大学从人体粪便中最先分离出 *Lactobacillus acidophilus* NCFM，在美国典型菌种保藏中心登记为 ATCC 700396。*Lactobacillus acidophilus* NCFM 是唯一一株进行了基因组测序和注释的嗜酸乳杆菌。体外研究表明，该菌有非常好的抗酸和抗胆盐能力，对肠黏膜和牙齿有良好的黏附能力。分析其基因组，发现其中含有黏液结合

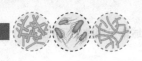

蛋白基因和纤连蛋白结合蛋白基因,这些蛋白对菌株的黏附能力有重要影响。*Lactobacillus acidophilus* NCFM 能拮抗肠道内和食源性致病菌,主要是通过降低 pH、生成过氧化氢和产生抗菌物质实现的。*Lactobacillus acidophilus* NCFM 具有多种生理功能(表 7-5):

表 7-5　嗜酸乳杆菌 NCFM 研究汇总

干预	实验人群	实验设计	功能	参考文献
嗜酸乳杆菌 NCFM	7~24 个月龄过敏性皮肤炎患儿	双盲随机对照实验分三组:嗜酸乳杆菌 NCFM 组(n=17),对照组(n=16)	干预后,肠道内嗜酸乳杆菌 NCFM 显著增加;双歧杆菌的水平与过敏性湿疹呈正相关,与乳酸菌水平负相关;摄入嗜酸乳杆菌 NCFM 改变粪便中的主要菌群	(Larsen, Vogensen et al. 2011)
嗜酸乳杆菌 NCFM,乳双歧 Bi-07	3~5 岁儿童 326 人	双盲实验:安慰剂组(n=104),嗜酸乳杆菌 NCFM 组(n=110),嗜酸乳杆菌 NCFM 和乳双歧 Bi-07 组(n=112)	单独摄入嗜酸乳杆菌 NCFM 或者同时摄入嗜酸乳杆菌 NCFM 和乳双歧杆菌 Bi-07 能降低发热、咳嗽、流鼻涕的发生率(分别降低 53%、41.4%、28.2% 和 72.7%、62.1%、58.8%);发热、咳嗽、流鼻涕持续的时间也变短(分别为原来的 32% 和 48%);抗生素的使用减少(分别为原来的 68.4% 和 84.2%);缺勤率下降(分别为 31.8% 和 27.7%)	(Leyer, Li et al. 2009)

1. 促进肠道健康　增加肠胃舒适感,减弱乳糖不耐症,提高肠道的耐受性;提高体内有益菌的水平,维持肠道菌群的平衡;抵抗肠道内致病菌。

2. 调节机体免疫　调节特定免疫反应,在体外能诱导免疫细胞产生 IL-2 和肿瘤坏死因子;减少呼吸道感染。

长期以来,嗜酸乳杆菌存在于各种发酵食品和其他食品中,欧洲食品安全管理局将其列为经推断安全的菌列表中,而 *Lactobacillus acidophilus* NCFM 也在 GRAS 列表中,且被列入我国《可用于婴幼儿食品的菌种名单》。

二、鼠李糖乳杆菌 HN001

鼠李糖乳杆菌(*L. rhamnosus*)HN001 是从切达干酪中分离出来的。在新西兰,鼠李糖乳杆菌 HN001 早在 20 多年前就已被商业化,投入市场,其商用名为 L. rhamnosus DR20™ 和 Howaru Rhamnosus™。该菌株在美国菌株保藏中心登记编号为 SD5675,其基因组(包括两个质粒)均已经完成测序并注释,公布于 NCBI(参考序列编号为 NZ_ABWJ00000000N, C-011223 和 NC_011225)。

鼠李糖乳杆菌 HN001 是革兰阳性杆菌,通常以短链的形式存在,是一种乳酸菌,可以在低 pH 和高胆盐浓度条件下存活,在 pH 3.0 或 1% 的胆盐溶液中 37℃培养 3 小时,其存活率在 80% 以上。此外,该菌株还可在酸性和高胆盐条件下进行增殖。健康个体每天摄入 1.6×10^9 cfu 鼠李糖乳杆菌 HN001 可在粪便检测到鼠李糖乳杆菌 HN001,表明鼠李糖乳杆菌 HN001 能够在高酸高胆盐的消化道中存活。

鼠李糖乳杆菌 HN001 具有较强的黏附性能,尤其是对黏液分泌细胞 HT29。将其与细胞系进行共培养,可以有效降低 E. coli O157:H7 的黏附性和侵染性。大量临床研究证明,鼠李糖乳杆菌 HN001 具有免疫调节功能。老年人膳食中补充鼠李糖乳杆菌 HN001 后可增强其 NK 细胞在体外的杀肿瘤活性。

人群实验表明鼠李糖乳杆菌 HN001 具有调节宿主免疫的功能。在一项包含 474 对母婴的随机双盲对照试验中,孕期妇女膳食补充鼠李糖乳杆菌 HN001,婴儿从出生开始到 2 岁也补充鼠李糖乳杆菌 HN001,显著降低了婴儿湿疹发生的风险。随后 2 年跟踪研究也发现服用鼠李糖乳杆菌 HN001 的儿童湿疹与过敏性鼻炎的患病率显著降低,但对于 SCORAD≥10 的特应性皮炎、哮喘和特应性过敏无效。在之后 4 年的跟踪中发现,服用鼠李糖乳杆菌 HN001 可显著降低湿疹、SCORAD≥10 的特应性皮炎和 SPT 过敏的患病率。进一步分析表明 HN001 的这种作用只对部分 Toll 样受体 SNPs 个体有效,具有基因易感性。从分娩前 2~5 周到哺乳 6 个月期间,母亲服用 HN001 可提高脐带血和婴儿血液中的 IFN-γ 水平,第一周母乳中 TGF-β 的水平也显著升高,母乳中更易检出 IgA,新生儿血清中 CD14 水平更低(表 7-6)。

鼠李糖乳杆菌 HN001 被欧洲食品安全局科学委员会列为符合欧盟安全资格认定(QPS)标准的生物制剂,并已通过美国食品药品监督管理局的 GRAS(一般认为安全的物质)认定,列入我国《可用于婴幼儿食品的菌种名单》。

表 7-6　鼠李糖乳杆菌 HN001 研究汇总

干预	实验人群	实验设计	功能	参考文献
鼠李糖乳杆菌 HN001	孕妇,新生儿 (n=474)	随机双盲对照试验	鼠李糖乳杆菌 HN001 显著降低湿疹的风险(HR:0.51;95%CI:0.30-0.85),对特应性过敏无效(HR:0.74;95%CI:0.46-1.18)	(Wickens,Black et al. 2008)
鼠李糖乳杆菌 HN001	4 岁儿童,停止服用益生菌后两年进行跟踪	随机双盲对照实验 2 年后进行跟踪研究	服用鼠李糖乳杆菌 HN001 的儿童患湿疹(HR:0.57;95%CI:0.39-0.83)与过敏性鼻炎(HR:0.38;95%CI:0.18-0.83))的风险显著降低,但对于 SCORAD≥10 的特应性皮炎、哮喘和特应性过敏无效,	(Wickens,Black et al. 2012)
鼠李糖乳杆菌 HN001	6 岁儿童,停止服用益生菌后两年进行跟踪	随机双盲对照实验 4 年后进行跟踪研究	鼠李糖乳杆菌 HN001 显著降低湿疹(HR:0.56;95%CI:0.39-0.80)、SCORAD≥10 的特应性皮炎(HR:0.69;0.49-0.98)和 SPT 过敏(HR=0.69;95% CI:0.48-0.99)的累计患病率。服用 HN001 的儿童发生湿疹(RR:=0.66;95%CI:0.44-1.00)、SCORAD≥10 的特应性皮炎(RR:0.62;95%CI:0.38-1.01)和 SPT 过敏(RR:0.72;95% CI:0.53-1.00)的时点患病率同样是下降的。	(Wickens,Stanley et al. 2013)

续表

干预	实验人群	实验设计	功能	参考文献
鼠李糖乳杆菌 HN001	用33个湿疹易感 SNPs 位点(11个基因)对331名欧洲血统儿童进行基因分型	随机双盲对照试验	鼠李糖乳杆菌 HN001 干预可以显著降低具有易感性基因的儿童患湿疹的风险,同时还能改善易感性对患严重湿疹和特应性过敏的风险;	(Morgan, Han et al. 2014)
鼠李糖乳杆菌 HN001	新生儿	随机双盲对照试验:鼠李糖乳杆菌 HN001 组(n=170);对照组(n=171)	处理组间服用益生菌期间的退出情况、不良事件发生、形态学数据、哮喘以及抗生素使用无显著差异;婴儿对鼠李糖乳杆菌 HN001 有很好的耐受性,不会影响婴儿正常发育,安全性良好	(Dekker, Wickens et al. 2009)
鼠李糖乳杆菌 HN001	分娩前2~5周持续到泌乳6个月的哺乳期妇女	随机对照试验:鼠李糖乳杆菌 HN001组(n=34);安慰剂组(n=36)	母亲服用鼠李糖乳杆菌 HN001 新生儿具有更高的脐带血 IFN-γ 水平 与安慰剂组相比,鼠李糖乳杆菌 HN001 组的分娩后第一周母乳中更容易检测到 IgA,也具有更高 IgA 水平;	(Prescott, Wickens et al. 2008)

三、乳双歧杆菌 HN019

乳双歧杆菌 HN019 商品名为 HOWARU® Bifido,是从酸奶中分离出来的菌种。该菌种保存于美国典型培养物保藏中心,编号为 ATCC SD5674,其基因组测序也已完成,并公布于 NCBI(NZ ABOT00000000.1)。

乳双歧杆菌 HN019 为革兰阳性菌,呈不规则杆状,长 0.9~1.2μm,宽 0.4~0.6μm,不具移动性,不形成内生孢子,过氧化氢酶试验为阴性。在液态或半固态的环境下培养只有少数会成对出现,不会形成链状,为兼性厌氧菌或绝对厌氧菌,最适生长温度为 37~41℃,超过 45℃ 则不生长。乳双歧杆菌 HN019 能利用碳水化合物进行发酵,如阿拉伯糖、木糖、麦芽糖、乳糖、葡萄糖、蔗糖、蜜二糖、5- 葡萄糖酸酮。主要发酵产物为醋酸、乳酸。

乳双歧杆菌 HN019 对酸和胆盐具有很强的耐受能力,对肠道细胞的黏附能力很强,这些特性使得乳双歧杆菌 HN019 能够在肠道中存活,并发挥益生功能。研究表明乳双歧杆菌 HN019 能够调节免疫,降低肠道和呼吸道感染。在一项双盲随机对照实验中乳双歧杆菌 HN019 能显著降低痢疾、肺炎和严重急性下呼吸道感染发生率,患严重疾病和高热的天数显著减少(表 7-7)。

乳双歧杆菌 HN019 被列入我国《可用于婴幼儿食品的菌种名单》,并通过美国食品药品监督管理局的 GRAS(一般认为安全的物质)认定,主要用于制作膳食补充剂、固体饮料、及婴儿和学龄前儿童的配方粉。

表 7-7　乳双歧杆菌 HN019 研究汇总

干预	实验人群	实验设计	功能	参考文献
乳双歧杆菌 HN019，每天摄入 2.5×10^9cfu，持续 9 个月	2~5 岁儿童 379 名	双盲随机对照实验：HN019 组($n=130$)；安慰剂组($n=124$)	乳双歧杆菌 HN019 对增重和长高都没有显著影响；在湿润的季节(8~9 月份)，对照组腹泻的发生率(16.9%)显著高于 HN019 组(7.3%)；摄入益生菌对粪便中钙卫蛋白无显著影响，但相对于对照组，HN019 组 IgA 和 IL-8 的水平显著下降	(Hemalatha, Ouwehand et al. 2014)
乳双歧杆菌 HN019(与益生元寡糖一起摄入)；每天摄入 2.4g 寡糖 和 1.96×10^7cfu HN019，持续 1 年	1~3 岁儿童 624 名	双盲随机对照实验：实验组($n=312$)；对照组($n=312$)；	腹泻发生率无显著降低；痢疾、肺炎和严重急性下呼吸道感染发生率显著下降，分别下降了 21%、24% 和 35%；相比于对照组，实验组患有严重疾病和高热的天数显著减少，分别减少了 16% 和 5%	(Sazawal, Dhingra et al. 2010)
乳双歧杆菌 HN019	分娩前 2~5 周持续到泌乳 6 个月的哺乳期妇女	随机对照试验：HN019 组($n=35$)；安慰剂组($n=36$)	乳双歧杆菌 HN019 组 早期母乳(第 1 周)中 TGF-beta1 水平更高母乳中更容易检测到 IgA；HN019 组 的新生儿血清中 CD14 水平更低	(Prescott, Wickens et al. 2008)

四、发酵乳杆菌 CECT5716

发酵乳杆菌 CECT5716 是从健康的人类母乳中分离出来的。该菌株被保存于西班牙菌种保藏中心。发酵乳杆菌 CECT5716 的全基因组已完成测序，在 GenBank/EMBL 登记号为 CP002033。

发酵乳杆菌 CECT5716 属于异型发酵的革兰阳性乳酸菌。作为重要的益生菌，发酵乳杆菌 CECT5716 具有多种优良性能。其暴露于胃肠道类似环境中后，仍具有很高的存活率，具有较好的肠道细胞黏附力，可以刺激黏蛋白编码基因的表达，产生抑菌物质，具有体内体外免疫调节活性，并能有效抑制致病菌生长。发酵乳杆菌 CECT5716 对患有肠炎的实验鼠模型表现出有益的效果，可以减轻免疫反应并减少肠道损伤。此外摄入该菌株可以增强流感疫苗的作用效果，减少流感类疾病的发病率(表 7-8)。

临床研究发现，摄入发酵乳杆菌 CECT5716 的安全性良好，且婴儿对其有很好的耐受性。该菌种已被列入欧盟安全资格认定(QPS)推荐的生物制剂列表中，并列入国际乳业联盟(IDF)"具有在食品中安全使用记录史的微生物清单"。2011 年发酵乳杆菌被列入我国《可用于食品的菌种名单》。该菌种已通过美国食品药品监督管理局的 GRAS(一般认为安全的物质)认定，可用于婴幼儿配方粉。含有发酵乳杆菌 CECT5716 的婴幼儿配方粉在欧洲和亚洲等多个国家(地区)均有销售。

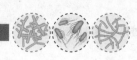

表 7-8　发酵乳杆菌 CECT5716 研究汇总

干预	实验人群	实验设计	功能	参考文献
添加低聚半乳糖和发酵乳杆菌 CECT5716 的配方粉	6 个月龄婴儿	随机双盲对照试验:实验组:添加低聚半乳糖和发酵乳杆菌 CECT5716 的配方粉;对照组:只添加低聚半乳糖的配方粉	与对照组相比,实验组胃肠感染发生率显著下降 46%,上呼吸道感染发生率下降 27%,总感染数下降 30%	(Maldonado, Canabate et al. 2012)
添加发酵乳杆菌 CECT5716 的配方粉,持续干预 5 个月	新生儿	随机对照实验	配方粉组和对照组 4 个月与 6 个月时婴儿体重没有显著差异;配方粉消耗量与配方粉耐受症状也没有显著差异;对照组胃肠道感染发生率比益生菌组高 3 倍($P=0.018$)	(Gil-Campos, Lopez et al. 2012)
添加低聚半乳糖和发酵乳杆菌 CECT5716 的配方粉	6 个月龄婴儿进行实验跟踪调查 3 年	随机双盲对照实验后 3 年跟踪调查	3 年后实验组和对照组儿童在体重、身长和头围 3 个指标上均无显著差异,在传染病与非传染性疾病和肠道功能异常的发生率上也没有观测到显著差异,对照组与实验组儿童的粪便微生物组成相似,3 年跟踪实验表明发酵乳杆菌 CECT5716 添加配方粉的安全性良好,对照组与实验组没有显著差异	(Maldonado-Lobon, Gil-Campos et al. 2015)

五、乳双歧杆菌 Bi-07

乳双歧杆菌 Bi-07 来源于人体,能够在牛奶中生长。该菌种现保存在美国典型培养物保藏中心(ATCC),编号为 SD5220。该菌种有基因组保存于一条单闭合环状染色体中,总长 1 938 822 bp,其基因组信息公布于 NCBI。

乳双歧杆菌 Bi-07 为革兰阳性、厌氧、不产芽孢的多形性杆菌,能够发酵产乳酸。体外研究表明,乳双歧杆菌 Bi-07 可以抵抗低 pH 的条件(在 pH 3 含 1% 胃蛋白酶的盐酸溶液中 37℃培养 1 小时,存活率达 90% 以上),并可以在胆盐存在的环境下存活(含 0.3% 胆盐的培养基培养,存活率大于 90%)。人群实验的结果也表明乳双歧杆菌 Bi-07 能够在人体肠道中存活。

体外研究发现乳双歧杆菌 Bi-07 能够黏附到人肠道上皮细胞(Caco-2)。乳双歧杆菌 Bi-07 与肠黏膜结合可以延长菌株在肠道内的定植时间。这种与肠黏膜相互作用的特点,将其与肠道免疫系统紧密联系起来,使其有更多的机会调节免疫反应。此外,益生菌还可以通过抑制肠道病原菌在肠道内的增殖保护肠道免受其侵害。

在体外实验中,乳双歧杆菌 Bi-07 诱导外周血单核细胞分泌 IL-10 和 IL-12,促使免疫系统向 Th1 反应类型转变。Th1 反应类型在免疫系统中发挥着重要作用,可以帮助机体抵御肿瘤、病毒以及抗敏反应。在该模型中,乳双歧杆菌 Bi-07 对肠道免疫系统起到了一定的保护作用。在动物实验中,乳双歧杆菌 Bi-07 可提高小鼠血清 IgA、IgG 和 IgM 和特异抗体的水平,降低小鼠假丝酵母感染的风险和严重程度。口服霍乱疫苗人群补充乳双歧杆菌 Bi-07 可提高血液 IgG 水平(表 7-9)。

表 7-9　乳双歧杆菌 Bi-07 研究汇总

干预	实验人群	实验设计	功能	参考文献
乳双歧 Bi-07	7~24 月龄过敏性皮肤炎(AD)患儿 50 名	双盲随机对照实验:乳双歧 Bi-07 组(n=17);对照组(n=16)	干预后,肠道中乳双歧杆菌 Bi-07 显著增加;双歧杆菌的水平与过敏性湿疹呈正相关,与乳酸菌水平负相关;摄入乳双歧 Bi-07 不能改变粪便中的主要菌群	(Larsen,Vogensen et al. 2011)
嗜酸乳杆菌 NCFM 和乳双歧 Bi-07	3~5 岁儿童 326 人	双盲实验:安慰剂组(n=104);嗜酸乳杆菌 NCFM 和乳双歧 Bi-07 组(n=112)	同时摄入嗜酸乳杆菌 NCFM 和乳双歧杆菌 Bi-07 能降低发热、咳嗽、流鼻涕的发生率(分别降低 72.7%、62.1%、58.8%);发热、咳嗽、流鼻涕持续的时间也变短(为原来的和 48%);抗生素的使用减少(为原来的和 84.2%);缺勤率下降(为和 27.7%)	(Leyer,Li et al. 2009)

六、短双歧杆菌 M-16V

短双歧杆菌 M-16V 是革兰阳性厌氧菌,分离自健康婴儿粪便中。该菌种现保存于比利时菌种中心(Belgian Coordinated Collections of Microorganisms,BCCM),编号为 LMG 23729。现已对短双歧杆菌 M-16V 的基因组进行测序,并组装获得一条长度为 2 269 379bp 的染色体,但并未公开。

短双歧杆菌 M-16V 可以发酵葡萄糖、乳糖、麦芽糊精、低聚半乳糖、低聚半乳糖 / 低聚果糖,产物是乳酸和乙酸。短双歧杆菌 M-16V 能够不受 0.3% 的胆盐胁迫生长 6 小时,说明该菌种可能可以在人消化道中存活。人群实验表明,补充该菌种可以显著增加肠道中短双歧杆菌的数量,进一步验证该菌种能够在人体消化道中存活。

该菌种已被列入欧盟安全资格认定(QPS)推荐的生物制剂列表中及国际乳业联盟(IDF)"具有在食品中安全使用记录史的微生物清单"。2011 年短双歧杆菌被列入我国《可用于婴幼儿食品的菌种名单》。该菌种已通过美国食品药品监督管理局的 GRAS(一般认为安全的物质)认定,可用于婴幼儿配方粉。含有短双歧杆菌 M-16V 的婴幼儿配方粉在澳大利亚、新西兰和亚洲等多个国家(地区)均有销售。

该菌种目前被用来促进婴儿和成人健康状况改善肠道环境。临床试验表明该菌种能够调节免疫,改善皮肤、肠道和呼吸道健康。

短双歧杆菌 M-16V 能够调节宿主免疫,抑制炎症,缓解过敏。在一项 1755 名早产儿的

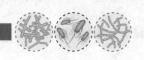

实验中,短双歧杆菌 M-16V 可显著降低坏死性小肠结肠炎的患病率。对过敏性皮炎患儿的研究表明短双歧杆菌 M-16V 可以缓解 IgE 介导的过敏性皮炎,缓解哮喘症状,降低急性皮肤过敏的发生率。虽然未观察到 IgE 水平的变化,短双歧杆菌 M-16V 可干预促进肠上皮细胞表达 Galectin-9,增加血清中 galectin-9 的含量,刺激肥大细胞脱颗粒作用,促进肠系膜淋巴结和外周血中 Th1 和 Treg 细胞分化,抑制过敏。益生菌黏附在肠道黏膜,通过 Toll 样受体产生信号进而发挥作用,刺激免疫系统分泌不同的细胞因子,进而调节免疫系统中 Th1 细胞和 Th2 细胞的比例,使得 Th1 细胞在数量上相对处于优势,达到辅助防治过敏性疾病的目的(表 7-10)。

表 7-10　短双歧杆菌 M-16V 研究汇总

干预	实验人群	实验设计	功能	参考文献
短双歧杆菌 M-16V	小于 34 周的早产儿(n=1755),	干预前后对比分析:干预前(n=835);干预后(n= 920)	Ⅱ期 NEC 发生率显著降低:3% 比 1%,(aOR:0.43;95%CI:0.21-0.87)。对于小于 28 周的新生儿没有显著影响,没有出现益生菌败血症	(Patole, Rao et al. 2016)
短双歧杆菌 M-16V	早产儿(小于 33 周),42 名低出生体重婴儿(SGA),111 名非低出生体重婴儿(非 SGA)	随机对照实验	SGA 组与非 SGA 组的粪便短双歧杆菌数在干预前没有差异;益生菌干预的 SGA 婴儿比对照组可以更早喂养全类型食物(HR:2.00;95%CI:1.05-3.82;P=0.035);短双歧杆菌 M-16V 补充对 SGA 早产儿和非 SGA 早产儿的影响没有显著差异	(Patole, Keil et al. 2016)
短双歧杆菌 M-16V 干预 3 周	159 名新生儿(益生菌组 79 名;安慰剂组 80 名)	随机双盲对照试验	进行干预后粪便中可检出短双歧杆菌的新生儿比例显著增加。干预前,两组新生儿的中位数其短双歧杆菌数量均在检测线以下,而在进行干预后益生菌组显著上升,对照组无明显变化	(Patole, Keil et al. 2014)
短双歧杆菌 M-16V 干预 4 周	66 名早产儿	随机对照实验	服用短双歧杆菌 M-16V 4 周后,超低出生体重儿和极低出生体重婴儿的粪便中丁酸含量显著下降;超低出生体重儿、极低出生体重儿和低出生体重儿的粪便中乙酸比例显著上升	(Wang, Shoji et al. 2007)
短双歧杆菌 M-16V 和低聚乳果糖强化配方粉干预 12 周	仅配方粉喂养,小于 7 个月龄的过敏性皮炎患儿	随机对照实验	干预组与对照组相比,粪便中双歧杆菌比例显著增加(54.7% vs. 30.1%,P<0.001),*Clostridium lituseburense/Clostridium histolyticum* (0.5 vs. 1.8,P=0.02)和 *Eubacterium rectale/Clostridium coccoides*(7.5 vs. 38.1,P<0.001)的比例显著下降。经过 12 周干预后,干预组中 IgE 相关的过敏性皮炎患儿亚组的 SCORAD 评分指数显著改善(−18.1 vs. −13.5 分,P=0.04)	(van der Aa, Heymans et al. 2010)

续表

干预	实验人群	实验设计	功能	参考文献
短双歧杆菌 M-16V 和低聚乳果糖强化配方粉干预 12 周	仅配方粉喂养,小于 7 月龄的过敏性皮炎患儿	随机双盲对照实验	益生菌干预显著降低"频繁哮喘"及"呼吸作响"的发生率,分别降低 20.3%(95% CI:39.2%-1.5%)和 28.0%(95% CI:43.3%-12.5%); 益生菌干预组中使用哮喘药物的儿童减少 20.1%(95% CI:35.7%-4.5%); 接触猫时益生菌干预组 IgE 水平升高儿童比例降低 15.2%(95% CI:27.4%-2.9%)	(van der Aa, van Aalderen et al. 2011)
短双歧杆菌 M-16V 和低聚乳果糖强化配方粉	90 名过敏性皮炎患儿	随机双盲对照实验	半乳凝素 -9 在肠上皮细胞和血清中的表达增加, 急性皮肤过敏的发生率降低, 肥大细胞脱颗粒作用 GF/Bb 会增强 Th1- 和 Treg- 细胞在肠系膜淋巴结、外周血单个核细胞的分化	(de Kivit, Saeland et al. 2012)
短双歧杆菌 M-16V 和短链低聚半乳糖、长链低聚果糖强化配方粉	90 名过敏性皮炎患儿,年龄小于 7 个月	双盲对照多中心实验	益生菌干预组与安慰剂组在 IL-5、IgG1、IgG4、CTACK、TARC 水平和外周血单核细胞的因子生成方面没有显著差异。 对于特殊过敏原致敏,发现益生菌干预会降低鸡蛋过敏时,IL-12p40/70 和 IL-12p70 的产生(P=0.04,P=0.01),以及花生致敏时 IL-12p70 的产生(P=0.003)调节性 T 细胞循环比例没有显著差异。 混合益生菌干预对过敏性皮炎患儿的血清中特应性疾病标志物水平、体外培养细胞因子分泌和调节性 T 细胞循环比例和没有显著影响。 没有结果可以用于益生菌的临床实践	(van der Aa, Lutter et al. 2012)
短双歧杆菌 M-16V 复合益生菌(短双歧杆菌 M-16V、婴儿双歧杆菌 M-63 和长双歧杆菌 BB536,每株菌 5×10⁸cfu)干预 6 周	低出生体重婴儿:单菌组(n=15);复合益生菌组(n=13);安慰剂组(n=16)	对照实验	双歧杆菌干预可以显著提高粪便中双歧杆菌的比例与数量。 单菌组在第 1~4 周时双歧杆菌比例显著高于对照组;复合益生菌组在第 1~6 周时双歧杆菌比例显著高于对照组; 复合益生菌组在第 1 和第 6 周时,双歧杆菌比例显著高于单菌组。 在整个试验期间,复合益生菌组的双歧杆菌优势婴儿的比例显著高于对照组。 益生菌干预组的梭状芽孢杆菌检测率较低; 4 周和 6 周时,复合益生菌组的大肠埃希菌检测率较其他组更低; 在整个干预实验期间,短双歧杆菌 M-16V 和婴儿双歧杆菌 M-63 的检出率可达 85%,而长双歧杆菌 BB536 检出率仅有 40% 或更低; 复合益生菌干预可更早形成大肠埃希菌优势的肠道菌群,并保持该肠道菌群	(Ishizeki, Sugita et al. 2013)

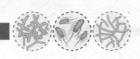

续表

干预	实验人群	实验设计	功能	参考文献
短双歧杆菌M-16V和长双歧杆菌BB536	130名母亲从分娩前1个月开始至分娩后6个月,36组母子作为对照组	开放队列	益生菌显著降低婴儿患湿疹（OR:0.231;95% CI:0.084-0.628）和过敏性皮炎（OR:0.304;95% CI:0.105-0.892）的风险。 4个月龄和10个月龄患湿疹和过敏性皮炎的婴儿,4个月龄时肠道菌群发生变化; 益生菌组母亲的变形杆菌比例显著低于对照组,母亲变形杆菌比例与婴儿4个月龄时变形杆菌比例显著相关（$r=0.283$,$P=0.024$）; 未发现任何与服用益生菌相关的副作用	（Enomoto, Sowa et al. 2014）
强化合生元（低聚果糖、长链菊粉,酸性低聚糖短双歧杆菌M-16V）的游离氨基酸配方粉	110名牛乳过敏的患儿:对照组（$n=56$）;合生元组（$n=54$）	前瞻性随机双盲对照试验	两种配方粉均可以维持婴儿正常的生长发育,体重、身长和头围的增长速度没有明显差异。 婴儿对于两种配方粉均有良好的耐受性,两种配方粉均减弱过敏症状。 不良事件数量没有区别	（Burks, Harthoorn et al. 2015）

第五节　其他婴幼儿健康领域常见菌株

其他经过婴幼儿临床试验评价的菌株还有 *Bifidobacterium breve* BBG-001、*Lactobacillus salivarius* UCC118、*Saccharomyces boulardii*、*Bacillus clausii*、*Bifidobacterium breve* BR03 and B632。研究结果显示,除布拉酵母（*Saccharomyces boulardii*）对婴儿肠道菌群有调节作用以外,这些菌株对婴幼的作用并不显著。由于临床研究数量不足,还不足以判断菌株确切功能,菌株应用前需要开展更多临床试验。

（任发政　赵亮）

参考文献

1. Abrahamsson T.R,et al. Probiotics in prevention of IgE-associated eczema:a double-blind,randomized,placebo-controlled trial. J Allergy Clin Immunol,2007,119（5）:1174-1180.

2. Agustina R,et al. Probiotics Lactobacillus reuteri DSM 17938 and Lactobacillus casei CRL 431 modestly increase growth,but not iron and zinc status,among Indonesian children aged 1-6 years. J Nutr,2013,143（7）:1184-1193.

3. Agustina R,et al. Randomized trial of probiotics and calcium on diarrhea and respiratory tract infections in Indonesian children. Pediatrics,2012,129（5）:e1155-1164.

4. Al-Hosni M, et al. Probiotics-supplemented feeding in extremely low-birth-weight infants. J Perinatol, 2012, 32(4): 253-259.

5. Attaluri A, et al. Methanogenic flora is associated with altered colonic transit but not stool characteristics in constipation without IBS. Am J Gastroenterol, 2010, 105(6): 1407-1411.

6. Bakker-Zierikzee AM, et al. Effects of infant formula containing a mixture of galacto- and fructo-oligosaccharides or viable Bifidobacterium animalis on the intestinal microflora during the first 4 months of life. British Journal of Nutrition, 2005, 94(5): 783-790.

7. Bakker-Zierikzee AM, et al. Faecal SIgA secretion in infants fed on pre- or probiotic infant formula. Pediatric Allergy & Immunology, 2006, 17(2): 134 - 140.

8. Bottcher MF, et al. Low breast milk TGF-beta2 is induced by Lactobacillus reuteri supplementation and associates with reduced risk of sensitization during infancy. Pediatr Allergy Immunol, 2008, 19(6): 497-504.

9. Boyle RJ, et al. Effects of Lactobacillus GG treatment during pregnancy on the development of fetal antigen-specific immune responses. Clin Exp Allergy, 2008, 38(12): 1882-1890.

10. Burks AW, et al. Synbiotics-supplemented amino acid-based formula supports adequate growth in cow's milk allergic infants. Pediatric Allergy and Immunology, 2015, 26(4): 316-322.

11. Caglar E, et al. A probiotic lozenge administered medical device and its effect on salivary mutans streptococci and lactobacilli. Int J Paediatr Dent, 2008, 18(1): 35-39.

12. Cekola PL, et al. Growth and Tolerance of Term Infants Fed Formula With Probiotic Lactobacillus reuteri. Clinical Pediatrics, 2015, 54(12): 1175-1184.

13. Chrzanowska-Liszewska D, et al. The effect of Lactobacillus rhamnosus GG supplemented enteral feeding on the microbiotic flora of preterm infants-double blinded randomized control trial. Early Human Development, 2012, 88(1): 57-60.

14. Coccorullo P, et al. Lactobacillus reuteri (DSM 17938) in infants with functional chronic constipation: a double-blind, randomized, placebo-controlled study. J Pediatr, 2010, 157(4): 598-602.

15. de Kivit S, et al. Galectin-9 induced by dietary synbiotics is involved in suppression of allergic symptoms in mice and humans. Allergy, 2012, 67(3): 343-352.

16. Dekker JW, et al. Safety aspects of probiotic bacterial strains Lactobacillus rhamnosus HN001 and Bifidobacterium animalis subsp lactis HN019 in human infants aged 0-2 years. International Dairy Journal, 2009, 19(3): 149-154.

17. Dinleyici EC, et al. Lactobacillus reuteri DSM 17938 effectively reduces the duration of acute diarrhoea in hospitalised children. Acta Paediatr, 2014, 103(7): e300-305.

18. Dotterud CK, et al. Does maternal perinatal probiotic supplementation alter the intestinal microbiota of mother and child?" Journal of Pediatric Gastroenterology and Nutrition, 2015, 61(2): 200-207.

19. Dotterud CK, et al. Does Maternal Perinatal Probiotic Supplementation Alter the Intestinal Microbiota of Mother and Child?" J Pediatr Gastroenterol Nutr, 2015, 61(2): 200-207.

20. Dotterud CK, et al. Probiotics in pregnant women to prevent allergic disease: a randomized, double-blind trial." Br J Dermatol, 2010, 163(3): 616-623.

21. Enomoto T, et al. Effects of Bifidobacterial Supplementation to Pregnant Women and Infants in the Prevention of Allergy Development in Infants and on Fecal Microbiota. Allergology International, 2014, 63(4): 575-585.

22. Fatheree NY, et al. Hypoallergenic formula with Lactobacillus rhamnosus GG for babies with colic: A pilot study of recruitment, retention, and fecal biomarkers. World J Gastrointest Pathophysiol, 2016, 7(1): 160-170.

23. Folster-Holst R, et al. Prospective, randomized controlled trial on Lactobacillus rhamnosus in infants with moderate to severe atopic dermatitis. Br J Dermatol, 2006, 155(6): 1256-1261.

24. Forsberg A, et al. Pre- and post-natal Lactobacillus reuteri supplementation decreases allergen responsiveness in infancy. Clin Exp Allergy, 2013, 43(4): 434-442.

25. Francavilla R, et al. Randomised clinical trial: Lactobacillus reuteri DSM 17938 vs. placebo in children with acute diarrhoea--a double-blind study. Aliment Pharmacol Ther, 2012, 36(4): 363-369.

26. Ganguli K, et al. Lactobacillus rhamnosus GG and its SpaC pilus adhesin modulate inflammatory responsiveness and TLR-related gene expression in the fetal human gut. Pediatr Res, 2015, 77(4): 528-535.

27. Garofoli F, et al. The early administration of Lactobacillus reuteri DSM 17938 controls regurgitation episodes in full-term breastfed infants. Int J Food Sci Nutr, 2014, 65(5): 646-648.

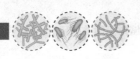

28. Gil-Campos M, et al. Lactobacillus fermentum CECT 5716 is safe and well tolerated in infants of 1-6 months of age: A Randomized Controlled Trial. Pharmacological Research, 2012, 65 (2): 231-238.

29. Guo Lin Mi, Dong Dong Qiao, Wen Qing Kang, et al. (2015). "Effectiveness of Lactobacillus reuteri in infantile colic and colicky induced maternal depression: a prospective single blind randomized trial." Antonie Van Leeuwenhoek, 2015, 107 (6): 1547-1553.

30. Hania Szajewska AC. Growth of infants fed formula supplemented with Bifidobacterium lactis Bb12 or Lactobacillus GG a systematic review of randomized controlled trials. BMC Prediatrics, 2013, 13: 185-195.

31. Hemalatha R, et al. A Community-based Randomized Double Blind Controlled Trial of Lactobacillus paracasei and Bifidobacterium lactis on Reducing Risk for Diarrhea and Fever in Preschool Children in an Urban Slum in India. European Journal of Nutrition & Food Safety, 2014, 4 (4): 6.

32. Hol J, et al. The acquisition of tolerance toward cow's milk through probiotic supplementation: A randomized, controlled trial. Journal of Allergy and Clinical Immunology, 2008, 121 (6): 1448-1454.

33. Holscher HD, et al. Bifidobacterium lactis Bb12 enhances intestinal antibody response in formula-fed infants: a randomized, double-blind, controlled trial. Jpen Journal of Parenteral & Enteral Nutrition, 2012, 36 (1 Suppl): 106-117.

34. Hunter C, et al. Effect of routine probiotic, Lactobacillus reuteri DSM 17938, use on rates of necrotizing enterocolitis in neonates with birthweight < 1000 grams: a sequential analysis. BMC Pediatr, 2012, 12: 142.

35. Indrio F, et al. Lactobacillus reuteri accelerates gastric emptying and improves regurgitation in infants. Eur J Clin Invest, 2011, 41 (4): 417-422.

36. Ishizeki S, et al. Effect of administration of bifidobacteria on intestinal microbiota in low-birth-weight infants and transition of administered bifidobacteria: A comparison between one-species and three-species administration. Anaerobe, 2013, 23: 38-44.

37. Ismail IH, et al. Reduced neonatal regulatory T cell response to microbial stimuli associates with subsequent eczema in high-risk infants. Pediatr Allergy Immunol, 2014, 25 (7): 674-684.

38. Jean-Pierre Chouraqui, Jean Marc Labaune, et al. Assessment of the safety, tolerance, and protective effect against diarrhea of infant formulas containing mixtures of probiotics or probiotics and prebiotics in a randomized controlled trial. The American journal of clinical nutrition, 2008, (87): 1365-1373.

39. Jean-Pierre Chouraqui, Marie-Claire Fichot. Acidified milk formula supplemented with bifidobacterium lactis-impact on infant diarrhea in residential care settings. Journal of Pediatric Gastroenterology and Nutrition, 2004, 38: 288-292.

40. Kalliomäki M, et al. Probiotics and prevention of atopic disease: 4-year follow-up of a randomised placebo-controlled trial. The Lancet, 2003, 361 (9372): 1869-1871.

41. Kankainen M, et al. Comparative genomic analysis of Lactobacillus rhamnosus GG reveals pili containing a human-mucus binding protein. Proc Natl Acad Sci U S A, 2009, 106 (40): 17193-17198.

42. Kukkonen K, et al. Long-term safety and impact on infection rates of postnatal probiotic and prebiotic (synbiotic) treatment: randomized, double-blind, placebo-controlled trial. Pediatrics, 2008, 122 (1): 8-12.

43. Langhendries JP, et al. Effect of a fermented infant formula containing viable bifidobacteria on the fecal flora composition and pH of healthy full-term infants. Journal of Pediatric Gastroenterology & Nutrition, 1995, 21 (2): 177-181.

44. Larsen N, et al. Predominant genera of fecal microbiota in children with atopic dermatitis are not altered by intake of probiotic bacteria Lactobacillus acidophilus NCFM and Bifidobacterium animalis subsp. lactis Bi-07. FEMS Microbiology Ecology, 2011, 75 (3): 482-496.

45. Larsen N, et al. Predominant genera of fecal microbiota in children with atopic dermatitis are not altered by intake of probiotic bacteria Lactobacillus acidophilus NCFM and Bifidobacterium animalis subsp. lactis Bi-07. FEMS Microbiol Ecol, 2011, 75 (3): 482-496.

46. Lee JW, et al. Preventive effects of Lactobacillus mixture on experimental E. coli urinary tract infection in infant rats. Yonsei Med J, 2013, 54 (2): 489-493.

47. Lee LY, et al. Normal growth of infants receiving an infant formula containing Lactobacillus reuteri, galacto-oligosaccharides, and fructo-oligosaccharide: a randomized controlled trial. Maternal health, neonatology and perinatology, 2015, 1: 9-9.

48. Leyer GJ, et al. Probiotic effects on cold and influenza-like symptom incidence and duration in children.

Pediatrics,2009,124(2):e172-179.

49. Liu Y,et al. Lactobacillus reuteri strains reduce incidence and severity of experimental necrotizing enterocolitis via modulation of TLR4 and NF-kappaB signaling in the intestine. Am J Physiol Gastrointest Liver Physiol, 2012,302(6):G608-617.

50. Liyan Zhang NL,Ricardo Caicedo,Josef Neu .Alive and dead Lactobacillus rhamnosus GG decrease tumor necrosis factor-alpha-induced interleukin-8 production in Caco-2 cells. J Nutr,2005,135(7):1752-1756.

51. Luoto R,et al. Impact of maternal probiotic-supplemented dietary counselling on pregnancy outcome and prenatal and postnatal growth:a double-blind,placebo-controlled study. Br J Nutr,2010,103(12):1792-1799.

52. Maldonado-Lobon JA,et al. Long-term safety of early consumption of Lactobacillus fermentum CECT5716:A 3-year follow-up of a randomized controlled trial. Pharmacological Research,2015,95-96:12-19.

53. Maldonado J,et al. Human Milk Probiotic Lactobacillus fermentum CECT5716 Reduces the Incidence of Gastrointestinal and Upper Respiratory Tract Infections in Infants. Journal of Pediatric Gastroenterology and Nutrition,2012,54(1):55-61.

54. Manzoni P,et al. Routine Lactobacillus rhamnosus GG administration in VLBW infants:a retrospective,6-year cohort study. Early Hum Dev,2011,87 Suppl 1:S35-38.

55. Mihatsch WA,et al. Effect of Bifidobacterium lactis on the incidence of nosocomial infections in very-low-birth-weight infants:a randomized controlled trial. Neonatology,2010,98(2):156-163.

56. Morgan AR,et al. Differential modification of genetic susceptibility to childhood eczema by two probiotics." Clinical and Experimental Allergy,2014,44(10):1255-1265.

57. Oberhelman RA,et al. A phase one safety study of Lactobacillus reuteri conducted in the Peruvian Amazon: Observations from the field. Am J Trop Med Hyg,2014,90(4):777-780.

58. Oncel MY,et al. Lactobacillus Reuteri for the prevention of necrotising enterocolitis in very low birthweight infants:a randomised controlled trial." Arch Dis Child Fetal Neonatal Ed,2014,99(2):F110-115.

59. Papagaroufalis K,et al. A Randomized Double Blind Controlled Safety Trial Evaluating d-Lactic Acid Production in Healthy Infants Fed a Lactobacillus reuteri-containing Formula. Nutr Metab Insights,2014,7:19-27.

60. Partty A,et al. Probiotic Lactobacillus rhamnosus GG therapy and microbiological programming in infantile colic:a randomized,controlled trial. Pediatr Res,2015,78(4):470-475.

61. Partty A,et al. Effects of early prebiotic and probiotic supplementation on development of gut microbiota and fussing and crying in preterm infants:a randomized,double-blind,placebo-controlled trial. J Pediatr,2013,163(5):1272-1277 e1271-1272.

62. Patole SK,et al. Effect of Bifidobacterium breve M-16V supplementation on faecal bifidobacteria in growth restricted very preterm infants - analysis from a randomised trial. Journal of Maternal-Fetal & Neonatal Medicine,2016,29(23):3751-3755.

63. Penders J,et al. Intestinal lactobacilli and the DC-SIGN gene for their recognition by dendritic cells play a role in the aetiology of allergic manifestations. Microbiology,2010,156(Pt 11):3298-3305.

64. Prescott SL,et al. Supplementation with Lactobacillus rhamnosus or Bifidobacterium lactis probiotics in pregnancy increases cord blood interferon-gamma and breast milk transforming growth factor-beta and immunoglobin A detection. Clinical and Experimental Allergy,2008,38(10):1606-1614.

65. Rautava S,et al. Specific probiotics in enhancing maturation of IgA responses in formula-fed infants. Pediatr Res,2006,60(2):221-224.

66. Rautava S,et al. Probiotics modulate host-microbe interaction in the placenta and fetal gut:a randomized,double-blind,placebo-controlled trial. Neonatology,2012,102(3):178-184.

67. Rautava S,et al. Specific probiotics in reducing the risk of acute infections in infancy--a randomised,double-blind,placebo-controlled study. Br J Nutr,2009,101(11):1722-1726.

68. Roos S,et al. 454 pyrosequencing analysis on faecal samples from a randomized DBPC trial of colicky infants treated with Lactobacillus reuteri DSM 17938. PLoS One,2013,8(2):e56710.

69. Rougé C,et al. Oral supplementation with probiotics in very-low-birth-weight preterm infants:a randomized,double-blind,placebo-controlled trial. The American journal of clinical nutrition,2009,89(6):1828-1835.

70. Sanz Y,et al. Early-Life Gut Bacteria Associate with IL-4−,IL-10− and IFN-γ Production at Two Years of Age. PLoS One,2012,7(11):e49315.

71. Savino F,et al. Preventive effects of oral probiotic on infantile colic:a prospective,randomised,blinded,

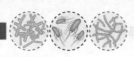

controlled trial using Lactobacillus reuteri DSM 17938. Benef Microbes,2015,6(3):245-251.

72. Savino F,et al. Lactobacillus reuteri(American Type Culture Collection Strain 55730)versus simethicone in the treatment of infantile colic:a prospective randomized study. Pediatrics,2007,119(1):e124-130.

73. Sawada J,et al. Ingestion of heat-treated Lactobacillus rhamnosus GG prevents development of atopic dermatitis in NC/Nga mice. Clin Exp Allergy,2007,37(2):296-303.

74. Sazawal S,et al. Prebiotic and probiotic fortified milk in prevention of morbidities among children:community-based,randomized,double-blind,controlled trial. PLoS One,2010,5(8):e12164.

75. Simpson MR,et al. Perinatal probiotic supplementation in the prevention of allergy related disease:6 year follow up of a randomised controlled trial. BMC Dermatol,2015,15:13.

76. Sindhu K N,et al. Immune response and intestinal permeability in children with acute gastroenteritis treated with Lactobacillus rhamnosus GG:a randomized,double-blind,placebo-controlled trial. Clin Infect Dis,58(8):1107-1115.

77. Sung V,et al. Treating infant colic with the probiotic Lactobacillus reuteri:double blind,placebo controlled randomised trial. BMJ,2014,348:g2107.

78. Swanljung E,et al. Lactobacillus rhamnosus GG in adenoid tissue:Double-blind,placebo-controlled,randomized clinical trial. Acta Otolaryngol,2015,135(8):824-830.

79. Szajewska H,et al. Lactobacillus reuteri DSM 17938 for the management of infantile colic in breastfed infants:a randomized,double-blind,placebo-controlled trial. J Pediatr,2013,162(2):257-262.

80. Taipale T,et al. Bifidobacterium animalis subsp. lactis BB-12 in reducing the risk of infections in infancy. Br J Nutr,2011,105(3):409-416.

81. Urbanska M,et al. Effectiveness of Lactobacillus reuteri DSM 17938 for the Prevention of Nosocomial Diarrhea in Children:A Randomized,Double-blind,Placebo-controlled Trial. Pediatr Infect Dis J,2016,35(2):142-145.

82. Urbanska M,H Szajewska .The efficacy of Lactobacillus reuteri DSM 17938 in infants and children:a review of the current evidence. Eur J Pediatr,2014,173(10):1327-1337.

83. van der Aa LB,et al. Effect of a new synbiotic mixture on atopic dermatitis in infants:a randomized-controlled trial. Clinical and Experimental Allergy,2010,40(5):795-804.

84. van der Aa LB,et al. No detectable beneficial systemic immunomodulatory effects of a specific synbiotic mixture in infants with atopic dermatitis. Clinical and Experimental Allergy,2012,42(4):531-539.

85. van der Aa LB,et al. Synbiotics prevent asthma-like symptoms in infants with atopic dermatitis. Allergy,2011,66(2):170-177.

86. Walter J. Ecological role of lactobacilli in the gastrointestinal tract:implications for fundamental and biomedical research. Appl Environ Microbiol,2008,74(16):4985-4996.

87. Wang C,et al. Effects of oral administration of Bifidobacterium breve on fecal lactic acid and short-chain fatty acids in low birth weight infants. Journal of Pediatric Gastroenterology and Nutrition,2007,44(2):252-257.

88. Wanke M,H Szajewska.Lack of an effect of Lactobacillus reuteri DSM 17938 in preventing nosocomial diarrhea in children:a randomized,double-blind,placebo-controlled trial. J Pediatr,2012,161(1):40-43 e41.

89. Weizman Z,A Alsheikh .Safety and Tolerance of a Probiotic Formula in Early Infancy Comparing Two Probiotic Agents:A Pilot Study. Journal of the American College of Nutrition,2006,25(5):415-419.

90. Weizman Z,et al. Effect of a probiotic infant formula on infections in child care centers:Comparison of two probiotic agents. Pediatrics,2005,115(1):5-9.

91. Wen K,et al. Probiotic Lactobacillus rhamnosus GG enhanced Th1 cellular immunity but did not affect antibody responses in a human gut microbiota transplanted neonatal gnotobiotic pig model. PLoS One,2014,9(4):e94504.

92. Wickens K,et al. A protective effect of Lactobacillus rhamnosus HN001 against eczema in the first 2 years of life persists to age 4 years. Clinical and Experimental Allergy,2012,42(7):1071-1079.

93. Wickens K,et al. A differential effect of 2 probiotics in the prevention of eczema and atopy:A double-blind,randomized,placebo-controlled trial." Journal of Allergy and Clinical Immunology,2008,122(4):788-794.

94. Wickens K,et al. A differential effect of 2 probiotics in the prevention of eczema and atopy:A double-blind,randomized,placebo-controlled trial. Journal of Allergy and Clinical Immunology,2008,122(4):788-794.

95. Wickens K,et al.Early supplementation with Lactobacillus rhamnosus HN001 reduces eczema prevalence to 6 years:does it also reduce atopic sensitization? Clinical and Experimental Allergy,2013,43(9):1048-1057.

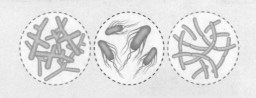

第八章 国内外益生菌应用指南编译

第一节 2014年欧洲立场文件:益生菌
在急性胃肠炎的应用

编译自《Use of Probiotics for Management of Acute Gastroenteritis:A Position Paper by the ESPGHAN Working Group for Probiotics and Prebiotics》
(ESPGHAN:European Society for Pediatric Gastroenterology,Hepatology, and Nutrition)。

一、摘要

对于急性胃肠炎(AGE)的治疗而言,除了早期的补液和避免限制饮食以外,益生菌已经被建议使用。本文基于对先前完成的系统性回顾和后续发表的随机对照试验进行系统性回顾,提供了对既往健康的婴儿和儿童 AGE 时使用益生菌治疗的推荐。这些推荐的制定是基于至少有两项使用某一特定益生菌(菌株特异性)的随机临床试验。GRADE(Grading of Recommendation,Assessment,Development and Evaluations)系统是由评估、开发与评价指南推荐的评级工作组开发,对在指南中使用的证据的强度和推荐的等级进行评级,有 4 个强度等级的证据(高、中、低、非常低)和 2 个强度等级的建议(强烈、较弱)。对于儿童 AGE 的管理,除了补液治疗之外,可考虑使用鼠李糖乳杆菌 GG(低质量证据,强烈推荐)和布拉酵母菌(低质量证据,强烈推荐);也可考虑使用路特氏乳杆菌(*Lactobacillus reuteri*) DSM 17938(非常低质量证据,较弱推荐)和热灭活的嗜酸乳杆菌(*Lactobacillus acidophilus*) LB(非常低质量证据,较弱推荐),尽管后者经常和益生菌一起被提及,但是并不符合益生菌的定义。其他也有不同菌株或者复合菌株的试验,但是其效果的证据还较弱或处于前期研究。

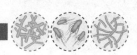
二、总结

(一) 一般建议

1. 补液是针对 AGE 的关键治疗,应该尽早使用。

2. 总体上,益生菌这一类药物作为补液治疗的补充,能够减少腹泻的持续时间(近1天);尽管如此,工作委员会对于把不同益生菌菌株放在一起进行荟萃分析的效果表示疑问。

3. 益生菌的功效具有菌株特异性,因此,应该明确每个菌株的功效和安全性,并相应制定每个菌株的推荐。

4. 一种益生菌的微生物安全性和临床效果不应该被拓展到其他益生菌的微生物上。

5. 目前缺少某种益生菌功效的证据并不意味着今后的研究不能证明其对健康的功效。

6. 工作委员会推荐选择其功效已经被良好实施的随机临床试验证明的益生菌,并且生产商具有良好的质量控制标准包括益生菌制剂的成分和含量等因素。

7. 对于特定菌株在特定剂量和特定场景应用的功效性研究的证据,并不能作为在较低剂量、不同应用场景下推荐应用的依据。

(二) 特别建议

1. 以下益生菌可以作为补液治疗以外的补充,应用于儿童 AGE 的处理:

(1) 低质量证据,强烈推荐:鼠李糖乳杆菌 GG,布拉酵母菌。

(2) 非常低质量证据,较弱推荐:路特氏乳杆菌(*Lactobacillus reuteri*) DSM 17938,热灭活的嗜酸乳杆菌(*Lactobacillus acidophilus*)(虽然通常和益生菌一起提及,但其并不符合益生菌的定义)。

2. 粪肠球菌 SF68 不应当用于儿童 AGE 的处理,因为该菌株可能成为万古霉素耐药性基因的受体菌。

第二节 2015 年世界过敏组织指南: 益生菌对过敏性疾病的预防

编译自《World Allergy Organization-McMaster University Guidelines for Allergic Disease Prevention(GLAD-P):Probiotics》。

一、摘要

1. **背景** 父母和兄弟姐妹都没有过敏史的婴儿,其过敏性疾病的发病率大约为10%,而一级直系亲属有过敏史者,发病率则达到 20%~30%。肠道菌群可能调节免疫和系统性炎症反应,因此可能影响致敏和过敏的发展。已经有报道益生菌能够调节免疫反应,补充益生菌可以作为对过敏性疾病的预防干预手段。

2. 目的 世界过敏组织(WAO)成立指南委员会,制定以试验证据为基础的关于益生菌在过敏预防领域应用的推荐。

3. 方法 选择最相关的临床问题,对一系列采用益生菌预防过敏的随机对照试验进行了系统性综述,采用评估、开发与评价指南推荐的评级方法(GRADE方法)来进行推荐指南的制定。检索并回顾相关的证据,包括对健康的影响、病人的价值与偏好,以及用到的资源(直至2014年11月)。使用GRADE方法中"证据到决策"的系统进行推荐指南的开发。

4. 结果 目前现有的证据并未表明补充益生菌可以降低儿童患过敏的风险。但是考虑到所有的关键临床结局,WAO指南委员会认为通过使用益生菌主要能够预防湿疹,因此可能会产生净收益。推荐在以下情况使用益生菌可以获益:①对于发生过敏性疾病高风险的婴儿,母亲在妊娠后期使用;②对于发生过敏性疾病高风险的婴儿,母亲在哺乳期使用;③对于发生过敏性疾病高风险的婴儿,出生以后婴儿使用。所有的推荐都是有条件的,并有一些较低质量的证据支持。

5. 结论 WAO有关为预防过敏而补充益生菌的建议,旨在为父母,临床医生和其他卫生保健专业人员在决定是否对孕妇,哺乳期妇女以及婴幼儿人群使用益生菌时给予相应支持。

二、问题

WAO指南委员会针对以下3个问题进行了证据总结、不良事件、其他指南意见等汇总以后,得出如下结论:①孕期妇女是否应使用益生菌?指南委员会认为孕期妇女使用益生菌可能带来净收益,此建议是基于使用单一益生菌及混合益生菌的研究结果;②哺乳期妇女是否应使用益生菌?指南委员会认为哺乳期妇女使用益生菌可能带来净收益,哺乳期妇女补充益生菌很可能降低婴幼儿湿疹的风险,但是与其他过敏发生的相关可能性比较低;③健康的婴幼儿是否应使用益生菌?指南委员会明确指出使用益生菌对婴幼儿有显著益处,婴幼儿添加益生菌可以降低发生湿疹的风险,对其他结局几乎没有影响。对于以上3种情况,不同种类的益生菌的效果并未体现出区别,但不排除存在差异的可能性,同样同一菌种不同菌株之间的差别也需要注意。

将来均需要设计并执行严格且完善的随机临床试验,正确地检测并报告病人重要的临床结局包括其过敏反应的发生、生活质量和不良反应等。还有必要进行长期随访研究以评价长期影响。另外还需要研究以下问题:①食物中的天然益生菌与添加的益生菌的效果是否存在区别;②添加的益生菌与食物中的天然益生菌相比,是否存在额外的优势。如果完成进一步的研究,将对现有的指南产生重要的影响。

三、推荐

WAO指南委员会认为考虑到所有关键临床结局,主要是基于添加益生菌预防湿疹的结果,提出了以下3个建议:①对于发生过敏性疾病高风险的婴儿,母亲在妊娠(孕期)后期(后3个月)使用益生菌;②对于发生过敏性疾病高风险的婴儿,母亲在哺乳期使用益生菌;③对于发生过敏性疾病高风险的婴儿,出生以后婴儿使用。这些推荐均是有条件的,仅有一些较低质量的证据支持。此推荐适用于健康妇女及健康婴儿,不能推广到有免疫系统功能缺陷

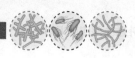

的人群中。

发生过敏性疾病高风险儿童的定义是亲生父母或兄弟姐妹患有过敏性鼻炎、哮喘、湿疹、食物过敏或曾有过相关历史。

四、将来优先的研究

在制定指南的过程中,发现在某些特定的方面需要更多的数据支持,据此提出一些研究建议,供将来研究参考。

1. 建立评价儿童过敏风险的方法,因为依靠家族病史仅能够预测 30% 的儿童发生过敏反应。

2. 评价益生菌在配方食品中的功效。

3. 评价仅在哺乳期使用益生菌的功效(区别于孕期及婴幼儿使用益生菌的情况,仅针对哺乳期进行研究)。

4. 评价以不同方式摄入益生菌对其功效的影响,包括牛奶及奶制品添加益生菌,或单独使用益生菌。

5. 针对产前及哺乳期未摄取益生菌的婴幼儿,设计并执行严格且完善的益生菌使用随机临床试验,试验中应包括具有高过敏风险、低过敏风险及一般过敏风险的婴幼儿,并正确地评价其重要结局包括不良反应。获得较好的试验结果预计需要约 2500(针对湿疹的研究)~27 000(针对食物过敏的研究)名参与者。为了正确的评估不良反应,需要汇总大量的随机对照试验及数千组观察试验。

6. 评价孕期妇女、哺乳期妇女及婴幼儿这 3 类人群中,哪一类更需要补充益生菌,在哪一个阶段或哪几个阶段补充益生菌具有更显著的益处,哪一个或几个阶段是更好的目标阶段。

7. 评价益生菌的功效是属于群体效应还是属于某一种菌种或菌株的效应。此外益生菌的保质期对其有效性的影响也值得进一步研究。

第三节　2015 年耶鲁 / 哈佛工作组共识:
益生菌应用推荐

编译自《Recommendations for Probiotic Use—2015 Update:Proceedings and Consensus Opinion》。

一、摘要

该文是 2015 年第 4 届耶鲁 / 哈佛研讨会针对益生菌推荐形成的共识,是对前 3 次会议形成共识(2006、2008 及 2011 年)的更新。对益生菌在坏死性小肠结肠炎(NEC)、儿童腹泻、炎症性肠病(IBD)、肠易激综合征(IBS)和艰难梭菌腹泻的应用进行了回顾,首次加入益生菌对肝病的推荐。推荐强度仍然采用 A、B、或 C 等级进行。

二、推荐建议

该共识列出了益生菌应用的推荐表,见表 8-1。

表 8-1 耶鲁/哈佛工作组益生菌应用推荐共识

临床情况	推荐级别	特定菌株和参考菌株
腹泻		
治疗儿童感染性腹泻	A	LGG,布拉酵母菌,罗伊乳杆菌 SD2112
预防感染性腹泻	B	布拉酵母菌,LGG
预防 AAD	A	布拉酵母菌,LGG,干酪乳杆菌 DN114 G01,保加利亚乳杆菌与嗜热链球菌混合制剂
预防复发性 CDAD	B 或 C	布拉酵母菌,LGG,粪菌移植
预防 CDAD	B 或 C	LGG,布拉酵母菌
炎症性肠病		
贮袋炎		
预防和维持缓解	A	VSL#3
诱导缓解	C	VSL#3
溃疡性结肠炎		
诱导缓解	B	大肠埃希菌 Nissle 1917,VSL#3
维持缓解	A	大肠埃希菌 Nissle 1917,VSL#3
克罗恩病	C	大肠埃希菌 Nissle 1917,布拉酵母菌,LGG
肠易激综合征	B	婴儿双歧杆菌 35624,VSL#3
	C	动物双歧杆菌,植物乳杆菌 299V
坏死性小肠结肠炎	B	嗜酸乳杆菌 NCDO1748,双歧杆菌 NCDO1453
免疫反应(2008 年)	A	LGG,嗜酸性乳杆菌 LAFT1,植物乳杆菌,乳双歧杆菌,约氏乳杆菌
牛奶过敏性湿疹		
治疗	A	LGG,乳双歧杆菌
预防	A	LGG,乳双歧杆菌
放射性肠炎	C	VSL#3,嗜酸乳杆菌
阴道病和阴道炎	C	嗜酸乳杆菌,鼠李糖乳杆菌 GR-1,罗伊乳杆菌 RC14
肝病(2015 年)		
肝性脑病	A	VSL#3
非酒精性脂肪肝	C	VSL#3
儿童非酒精性脂肪肝病	C	VSL#3;LGG
酒精性肝病	C	VSL#3;LGG;嗜酸乳杆菌,保加利亚乳杆菌,两歧双歧杆菌,长双歧杆菌与低聚糖混合制剂

注:AAD 为抗生素相关性腹泻,CDAD 为艰难梭菌相关性腹泻,LGG 为鼠李糖乳杆菌 GG,VSL#3 为植物乳杆菌、德氏乳杆菌保加利亚亚种、嗜乳酸杆菌、副干酪乳杆菌、婴儿双歧杆菌、短双歧杆菌、长双歧杆菌和嗜热链球菌组成的益生菌混合制剂

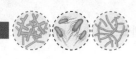

第四节　2017 年世界胃肠病学组织指南:益生菌和益生元

2017 年 2 月,世界胃肠病学组织(WGO)更新发布了益生菌和益生元全球指南,主要内容涉及益生元和益生菌的相关概念,产品、健康生命已经商业贸易,临床应用,成人和儿童应用益生元和益生菌的证据概要等内容。

一、益生菌和益生元的概念

(一) 历史及定义

一个世纪之前,Elie Metchnikoff(俄罗斯科学家,诺贝尔奖得主,巴黎巴斯德学院教授)提出了乳酸菌(lactic acid bacteria ,LAB)可以促进健康、延长寿命的假设。他提出了通过调整消化道菌群,用有益的微生物替代蛋白水解菌可以抑制"肠道自我中毒"及其所导致的衰老。蛋白水解菌可以消化蛋白,产生有毒物,包括酚、吲哚和氨等。他开发了一种由"保加利亚杆菌(*Bulgarian bacillus*)"发酵制作而成的牛奶食物。

这一观念也得到了其他的应用,当时人们经常使用非致病的细菌去改变或替换肠道菌群来治疗肠道疾病。1917 年,在英国微生物学家 Sir Alexander Fleming 发现青霉素之前,德国科学家 Alfred Nissle 从一位第一次世界大战中经历过严重志贺杆菌病爆发却没有患肠炎的士兵的粪便中分离了一株无致病性的大肠埃希菌(*Escherichia coli*)菌株。大肠埃希菌 Nissle1917 菌株是非乳酸性益生菌中一个少有的先例。

法国儿科医生 Henry Tissier(巴斯德学院)率先从一位母乳喂养的婴儿体内分离出双歧杆菌(*Bifidobacterium*),并应用于腹泻的患儿,他推测双歧杆菌可以替代引起腹泻的蛋白水解细菌。日本的微生物学家 MinoruShirota 分离出干酪乳杆菌菌株 Shirota,应用于治疗腹泻病的流行,1935 年上市。

益生菌(probiotics)是给予一定数量、能够对宿主健康产生有益作用的活的微生物。乳杆菌和双歧杆菌的某些菌种(species)是最常用的益生菌,布拉酵母菌、大肠埃希菌、芽孢杆菌和酪酸梭菌的某些菌种也常被应用。乳杆菌的某些菌种通过发酵保存食物的应用已经有几千年的历史,但严格地说,益生菌是指那些经过控制性人体研究证实具有有益作用的菌种或菌株。

(二) 益生元和合生元

益生元是一种食物成分(多由人体内难以消化的非淀粉多糖和低聚糖构成),能选择性地促进消化道内有益细菌的生长,并使之超过有害菌的生长。益生元的特征是人体不能消化,通过促进肠道固有的有益菌的生长发挥对人体的有益作用。作为食物的一种成分,益生元大多数被添加于食物中,如饼干、谷物、巧克力、糊状食品和奶制品。常见的益生元有低聚果糖、菊糖、低聚半乳糖、乳果糖、母乳低聚糖等。

乳果糖是一种合成的双糖,用做药物可以治疗便秘和肝脑性疾病。低聚果糖可以在很多天然食物中找到,如小麦、洋葱、香蕉、蜂蜜、大蒜和葱等,也可以从菊苣根中分离出或者从蔗糖使用酶法合成。低聚果糖在结肠中发酵可以产生大量生理效应,包括增加结肠中双歧杆菌的数量、增加钙的吸收、增加粪便的重量、缩短胃肠道传输时间和降低血脂水平。

合生元是益生菌和益生元的混合物,同时兼有益生菌和益生元的功效。

益生菌益生元相关概念见,表 8-2。

表 8-2　益生菌益生元相关概念

概念	定义
益生菌(probiotics)	给予一定数量、能够对宿主健康产生有益作用的活的微生物
益生元(prebiotic)	能选择性地促进消化道内有益细菌生长和活性的食物成分
合生元(synbiotics)	益生菌和益生元的混合物
乳酸菌(lactic acid bacteria,LAB)	一种对无致病性、无毒性、革兰阳性细菌的功能性分类,这类发酵菌能够分解碳水化合物产生乳酸,对食物发酵,包括乳杆菌、乳球菌种和嗜热链球菌的某些菌种。因为双歧杆菌与食物发酵无关,且在分类上也与乳酸菌不同,通常不被归于乳酸菌。另外一些益生菌如大肠埃希菌、芽孢杆菌和酵母菌的某些菌株也不属于乳酸菌
发酵	微生物将食物转化为其他产物的过程,通常会相伴产生乳酸、乙醇和其他代谢终产物

(三) 菌属、菌种和菌株

对益生菌而言,以株进行指示或命名是非常重要的,因为益生菌具有的多种促进健康的作用效果是与特定剂量下的某一菌株或某些菌株相关联的,即益生菌作用的菌株特异性。一个益生菌菌株按照菌属、菌种、菌株字母数字命名排列,如鼠李糖乳杆菌 GG 株(LGG),属于乳杆菌菌属、鼠李糖菌种和 GG 株。

二、产品、健康声明和商业贸易

从科学的观点来讲,一个益生菌产品应该标注以下内容:①符合目前科学界公认的系统命名法的菌种和菌属;②菌株的命名;③在货架期内,单个菌株含有的活菌数;④推荐的保存条件;⑤在推荐使用条件下的安全性;⑥可以保证生理效能的推荐剂量;⑦法律允许的生理效能的准确描述;⑧销售后监督的联系信息。

产品的质量取决于生产厂家,特别需要关注有效期内活菌的数量。所需益生菌的剂量因菌株和产品不同而有差异。虽然很多产品提供的剂量范围在百亿至千亿菌落形成单位,但是某些产品被证明使用较低的剂量也是有效的,而另外某些产品所需的剂量要多得多。

三、临床应用及证据汇总

指南介绍了临床应用的疾病及状况,以及成人和儿童证据汇总,详细见原文。

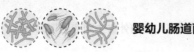

第五节　2017 年中国指南：益生菌儿科临床应用循证指南

编自《中华预防医学会微生态学分会儿科学组：益生菌儿科临床应用循证指南》。

一、前言

随着人体共生菌群（commensal microbiota）及其基因组的总和——人体微生物组（microbiome）与人体健康和疾病关系研究取得了一系列突破性进展，益生菌越来越受到临床医生的重视。益生菌（probiotics）是指给予一定数量的、能够对宿主健康产生有益作用的活的微生物。益生菌作为药物在临床上的应用日益广泛，在世界上许多组织和国家制定了益生菌循证评价和推荐指南。但与化学药物不同，益生菌为活的微生物，其作用效果具有明显的菌株特异性，即某一菌株的治疗作用不代表本属或种的益生菌均具有这一作用。目前国内使用的益生菌大多数是由国内的公司研制的，基本上没有在国外使用，仅有部分国外公司研制进口的益生菌在国内使用，所以以国外使用的益生菌菌株为基础，制定的循证评价和推荐指南显然不适合于国内。

2010 年中华预防医学会微生态学分会儿科学组制定了《微生态制剂儿科应用专家共识（2010 年 10 月）》，并且在全国几十个城市及多个会议上进行了宣讲和推广，对提高广大儿科医生正确规范地使用益生菌发挥了很大的作用。几年来，随着微生态学知识的普及和提高，益生菌在国内的临床应用研究水平也不断提高，如本指南引用的文献中有 75% 是近 6 年发表的，其中近 20% 为多中心、随机对照（RCT）研究、Meta 分析和系统综述等高级别研究证据，为此微生态学分会儿科学组依据牛津循证医学中心（OCEBM）临床证据水平分级与推荐意见强度的标准，对近 10 年来国内儿童使用的益生菌临床应用文献进行了系统的检索评价，以此制定了针对国内使用的益生菌在儿科应用的循证临床实践指南。

二、国内使用的益生菌

目前国内使用的益生菌有 20 余种，主要有双歧杆菌、乳杆菌、酪酸梭菌、布拉氏酵母菌、肠球菌、地衣芽孢杆菌和蜡样芽孢杆菌等，尽管使用的细菌种类与国外相同，但是菌株绝大多数与国外不同。菌株（strain）是指来自不同来源的同一菌种的细菌，也称为该菌的不同菌株，如青春型双歧杆菌 DM8504 株、长双歧杆菌 NQ-1501 株等。与其他药物的标识不同，益生菌的剂量以每个包装含有的细菌菌落数（colony forming units，CFU）表示，CFU 相当于活菌的数量。国内临床使用的益生菌汇总见表 8-3。

表 8-3　国内使用的益生菌

商品名	通用名	菌种（菌株编号）	cfu / 包、袋或片	贮藏条件
原籍菌制剂				
丽珠肠乐	双歧杆菌活菌胶囊 双歧杆菌活菌散	青春型双歧杆菌（DM8504）	$>5\times10^8$	阴凉处

续表

商品名	通用名	菌种（菌株编号）	cfu/包、袋或片	贮藏条件
培菲康	双歧杆菌三联活菌散 双歧杆菌三联活菌胶囊	长双歧杆菌（NQ-1501）	>1×10^7	2~8℃避光
		嗜酸乳杆菌（YIT2004）	>1×10^7	
		粪肠球菌（YIT0072）	>1×10^7	
贝飞达	双歧杆菌三联活菌肠溶胶囊	长双歧杆菌（NQ-1501）	>1×10^7	2~8℃避光
		嗜酸乳杆菌（YIT2004）	>1×10^7	
		粪肠球菌（YIT0072）	>1×10^7	
金双歧	双歧杆菌乳杆菌三联活菌片	长双歧杆菌（NQ-1501）	>0.5×10^6	2~8℃避光
		保加利亚乳杆菌（NQ-2508）	>0.5×10^6	
		嗜热链球菌（NQ-5405）	>0.5×10^6	
思连康 普乐拜尔	双歧杆菌四联活菌片 双歧杆菌四联活菌片	婴儿双歧杆菌（CICC6069）	>0.5×10^6	2~8℃避光
		嗜酸乳杆菌（YIT2004）	>0.5×10^6	2~8℃避光
		粪肠球菌（YIT0072）	>0.5×10^6	
		蜡状芽孢杆菌（DM423）	>0.5×10^5	
聚克	复合乳酸菌胶囊	乳酸乳杆菌	>2×10^5	≤20℃避光
		嗜乳酸杆菌（YIT2004）		
		乳酸链球菌		
常乐康	酪酸梭菌二联活菌胶囊 酪酸梭菌二联活菌散	酪酸梭状芽孢杆菌 （CGMCC0313.1）	>1×10^7	2~8℃避光
		婴儿型双歧杆菌 （CGMCC0313.2）	>1×10^6	
宝乐安 阿泰宁 常立宁	酪酸梭菌活菌散剂 酪酸梭菌活菌胶囊 酪酸梭菌活菌片剂	酪酸梭状芽孢杆菌 （CGMCC0313.1）	>1.5×10^7 >6.3×10^5 >5.25×10^5	室温
适怡	酪酸梭菌糖化菌肠球菌活菌片 酪酸梭菌糖化菌肠球菌活菌 散剂	酪酸梭菌（To-A） 糖化菌（To-A） 肠球菌（T-110）	1×10^9	室温
米雅	口服酪酸梭菌活菌散剂 口服酪酸梭菌活菌片	酪酸梭状芽孢杆菌 （MIYAIRI 588）	>1×10^6	室温
共生菌制剂				
妈咪爱	枯草杆菌二联活菌颗粒	枯草芽孢杆菌（R-179） 屎肠球菌（R-026）	>1.5×10^7 >1.35×10^8	≤25℃避光
美常安	枯草杆菌二联活菌肠溶胶囊	枯草芽孢杆菌（R-179） 屎肠球菌（R-026）	>5×10^7 >4.5×10^8	≤25℃避光
整肠生	地衣芽孢杆菌活菌颗粒 地衣芽孢杆菌活菌胶囊 地衣芽孢杆菌活菌片剂	地衣芽孢杆菌（BL20386）	>2.5×10^8	室温
肠复康	促菌生/乐腹康	蜡样芽孢杆菌（DM423）	>20×10^8	≤25℃避光
源首胶囊	蜡样芽孢杆菌活菌制剂	蜡样芽孢杆菌（DM423）	>20×10^8	≤25℃避光
爽舒宝	凝结芽孢杆菌活菌片	凝结芽孢杆菌（TBC169）	>1.75×10^7	室温干燥
真菌制剂				
亿活	布拉氏酵母菌散 布拉氏酵母菌胶囊	布拉氏酵母菌	>3.25×10^8	≤25℃避光

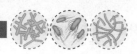

三、益生菌儿科应用推荐

依据临床证据水平分级进行评价,并且形成推荐意见。推荐的强度依次为 A、B、C 和 D。

（一）胃肠道疾病

1. 儿童腹泻病　急性腹泻病的主要治疗原则是预防和治疗脱水、继续进食以及合理使用药物等,使用益生菌可以缩短腹泻病程,减少住院时间。推荐使用布拉氏酵母菌散（A）,双歧杆菌三联活菌散（A）,双歧杆菌四联活菌片（B）,枯草杆菌二联活菌颗粒（B）,酪酸梭菌活菌散剂（B）,酪酸梭菌二联活菌散（B）,地衣芽孢杆菌活菌颗粒（B）,复合乳酸菌胶囊（B）,双歧杆菌乳杆菌三联活菌片（B ）和双歧杆菌三联活菌肠溶胶囊（B）。

迁延性及慢性腹泻病因复杂,需要积极寻找病因并予去除病因治疗。在综合治疗的同时使用益生菌可以减轻症状、缩短病程。推荐使用布拉氏酵母菌散（B）,双歧杆菌三联活菌散（B）,双歧杆菌三联活菌肠溶胶囊（B）,双歧杆菌四联活菌片（B）,枯草杆菌二联活菌颗粒（B）,酪酸梭菌活菌散剂（B）,双歧杆菌乳杆菌三联活菌片（C）和复合乳酸菌胶囊（C）。

2. 抗生素相关性腹泻（AAD）　AAD 的发生与使用的抗生素种类及疗程,病人的年龄、住院时间以及并发症等因素有关,在使用抗生素的同时使用益生菌能够明显减少 AAD 的发生率,并且减轻 AAD 的程度。推荐使用布拉氏酵母菌（A）,酪酸梭菌二联活菌散（A）,双歧杆菌三联活菌散 / 胶囊（A）,双歧杆菌乳杆菌三联活菌片（A）,酪酸梭菌活菌散剂（B）,枯草杆菌二联活菌颗粒（B）和地衣芽孢杆菌（B）。

艰难梭菌相关性腹泻是抗生素相关性腹泻的一种严重类型,推荐使用布拉氏酵母菌（A）。

3. 化疗相关性腹泻（CID）　化疗相关性腹泻是肿瘤患儿接受化疗过程中最常见的并发症之一,其发生率和严重程度因个体差异和接受的化疗方案不同而不同,在使用化疗药物的同时使用益生菌能够明显减少化疗相关性腹泻的发生率。推荐使用酪酸梭菌二联活菌散（B）,双歧杆菌四联活菌片（B）,双歧杆菌乳杆菌三联活菌片（B）和地衣芽孢杆菌活菌颗粒（B）。

4. 炎症性肠病　目前没有符合纳入标准的益生菌在儿童炎症性肠病（IBD）中应用的 RCT 研究,难以形成推荐意见。国内益生菌主要用于成人轻、中度活动期溃疡性结肠炎（UC）的辅助治疗。降低成人 UC 内镜下评分的益生菌,推荐使用双歧杆菌活菌散 / 胶（D）、双歧杆菌乳杆菌三联活菌片（D）和枯草杆菌二联活菌胶囊（D）。降低 Sutherland 疾病活动性指数的益生菌,推荐使用枯草杆菌二联活菌胶囊（B）和双歧杆菌活菌散 / 胶囊（D）。提高 UC 临床疗效的益生菌,推荐使用双歧杆菌三联活菌散 / 胶囊（B）、双歧杆菌四联活菌片（B）和枯草杆菌二联活菌胶囊（B）、双歧杆菌乳杆菌三联活菌片（C）和双歧杆菌活菌胶囊（D）。益生菌在成人的治疗经验可供儿童参考。

5. 肠易激综合征　目前缺乏国内益生菌在儿童肠易激综合征（IBS）中应用的报道,难以形成推荐意见。成人研究表明,在 IBS 常规对症治疗基础上添加益生菌可以提高临床疗效。推荐使用双歧杆菌三联活菌胶囊（B）,枯草杆菌二联活菌肠溶胶囊（B）,双歧杆菌四联活菌片（C）和酪酸梭菌活菌胶囊（D）。益生菌在成人 IBS 中的应用可以为儿童 IBS 的研究提供依据。

6. 乳糖不耐受　益生菌辅助治疗婴幼儿乳糖不耐受,可明显缩短疗程和住院时间。推荐使用双歧杆菌乳杆菌三联活菌片(B),枯草杆菌肠球菌二联活菌颗粒(B),双歧杆菌三联活菌散(B)和酪酸梭菌二联活菌散(B)。

7. 功能性便秘　对于儿童功能性便秘,益生菌可改善粪便肠道运输时间,增强肠道的运动频率,使排便次数和粪便黏稠度明显改善,并且可以缓解排便疼痛和困难症状,降低功能性便秘的复发率。推荐使用双歧杆菌三联活菌散(A),双歧杆菌三联活菌肠溶胶囊(C),双歧杆菌乳杆菌三联活菌片(C),枯草杆菌二联活菌颗粒(C),酪酸梭菌二联活菌散(C),布拉氏酵母菌(C)和地衣芽孢杆菌(C)。

8. 幽门螺杆菌(Hp)感染　质子泵抑制剂为基础的三联疗法联合益生菌治疗能够提高儿童Hp根除率,降低不良反应发生率。推荐使用布拉氏酵母菌(B),双歧杆菌四联活菌片(C),酪酸梭菌二联活菌胶囊(C),枯草杆菌二联活菌颗粒(C),双歧杆菌乳杆菌三联活菌片(C)和双歧杆菌三联活菌散/胶囊/肠溶胶囊(C)。

(二)肝胆疾病

1. 胆汁淤积性肝病　遗传代谢因素、感染因素、胆道发育异常、围产期等因素均可导致儿童胆汁淤积性肝病。胆汁淤积性肝病的治疗以护肝、利胆、退黄及病因治疗为主。益生菌作为辅助治疗,有助于预防肠道菌群紊乱及细菌和内毒素移位、修复肠黏膜屏障、促进胆汁排泄等作用。但文献报道较少,难以形成推荐意见。

2. 肝硬化　肝硬化常为各种肝病进展的结果,肝硬化患者存在肠道菌群紊乱、易位,可伴发肠源性内毒素血症、自发性细菌性腹膜炎,甚至肝性脑病。益生菌治疗肝硬化及其并发症的研究主要集中在成人或动物实验,难以形成儿童的推荐意见。

(三)新生儿疾病

1. 新生儿坏死性小肠结肠炎　新生儿坏死性小肠结肠炎(NEC)是导致早产儿死亡最常见的原因,由多种因素引起,需要综合治疗。大量研究显示益生菌有益于NEC的预防及治疗,可降低早产儿NEC的发生率及病死率、严重程度,对NEC患儿,益生菌可缩短其病程及腹胀时间。推荐使用双歧杆菌三联活菌散(B),双歧杆菌乳杆菌三联活菌片(B),酪酸梭菌活菌散剂(B),布拉氏酵母菌(B),酪酸梭菌二联活菌散(C),枯草杆菌二联活菌颗粒(C)和双歧杆菌四联活菌片(C)。

2. 新生儿黄疸　又称新生儿高胆红素血症,是新生儿胆红素代谢异常,引起血中胆红素升高而出现皮肤、巩膜及黏膜黄染。引起新生儿黄疸的原因很多,在综合治疗基础上辅助益生菌治疗可降低胆红素浓度,缩短黄疸持续时间。推荐枯草杆菌二联活菌颗粒(A),双歧杆菌三联活菌散/胶囊(A),地衣芽孢杆菌活菌颗粒(B),布拉氏酵母菌(B),双歧杆菌四联活菌片(B),双歧杆菌乳杆菌三联活菌片(B)和酪酸梭菌二联活菌散(B)。

3. 早产儿喂养不耐受　益生菌可降低早产儿喂养不耐受的发生率,促进患儿体重增长,能减少早产儿喂养过程中呕吐、胃潴留、腹胀的发生,缩短其达全胃肠道营养的时间,节省住院时间,减少静脉营养的不良反应。添加益生菌的早产儿大便性状更接近母乳喂养儿。推荐使用双歧杆菌乳杆菌三联活菌片(B),双歧杆菌三联活菌散(B),双歧杆菌三联活菌胶

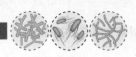

囊/肠溶胶囊(B),枯草杆菌二联活菌颗粒(B),酪酸梭菌活菌散(B),布拉氏酵母菌散(B),酪酸梭菌二联活菌散(B)和双歧杆菌活菌胶囊(B)。

（四）过敏性疾病

1. 过敏性疾病的治疗　对于婴幼儿湿疹,除了局部治疗以外,益生菌作为全身辅助治疗,能够明显改善湿疹评分,提高疗效,降低复发率。推荐使用双歧杆菌三联活菌散(C),双歧杆菌乳杆菌三联活菌片(C),双歧杆菌四联活菌片(C),酪酸梭菌活菌散剂(C),枯草杆菌二联活菌颗粒(C),凝结芽孢杆菌活菌片(C),布拉氏酵母菌散(C)和酪酸梭菌二联活菌散(C)。疗程一般为1个月。

对于食物过敏、过敏性鼻炎和哮喘的辅助治疗,国内仅有个别报道,无法形成推荐意见。

2. 过敏性疾病的预防　国内使用的益生菌仅有个别报道。国际指南推荐使用益生菌预防婴儿过敏,特别是对于发生过敏性疾病高风险的婴儿,推荐母亲在妊娠后期和哺乳期及出生以后婴儿使用益生菌。

（五）健康促进作用

1. 反复呼吸道感染的预防　益生菌可以明显减少呼吸道感染发生次数、发热时间、咳嗽及喘息时间和抗生素使用时间。推荐使用口服酪酸梭菌活菌散剂(A),酪酸梭菌活菌散剂(C),酪酸梭菌二联活菌散(C)和双歧杆菌三联活菌散(C),疗程2~3个月。

2. 腹泻病的预防　益生菌对于儿童腹泻病,包括社区获得性腹泻病和医院获得性腹泻病的预防作用研究很少,仅有双歧杆菌三联活菌散预防医院获得性腹泻病的报道,目前暂不能形成推荐意见。

四、益生菌使用和评价中应注意的问题

（一）菌株特异性和剂量依赖性

益生菌的作用具有明显的菌株特异性和剂量依赖性,即某一菌株的治疗作用并不代表本属或种的益生菌均具有这一作用。不同的菌株,发挥作用所需的剂量不同,甚至同一菌株针对不同的疾病所需的剂量也可能不相同,需要进一步的实验和临床评价。

（二）多种菌与单一菌、联合用药的评价

由于各种益生菌使用的菌株和剂量不同,目前很难评价多种菌与单一菌制剂的优劣;目前尚无证据证明多种益生菌联合使用较单一药物有更好的临床疗效。

（三）与抗生素合用问题

益生菌为活的微生物,应避免与抗生素同时服用。若需同时应用抗生素,应加大益生菌剂量或错开服药时间,最好间隔2~3小时以上。布拉氏酵母菌、酪酸梭菌和芽孢杆菌制剂对抗生素不敏感,可以与抗生素同时使用。

(四) 个体化

肠道菌群紊乱的程度和方式存在个体差异,因此不同病人对同一药物同一剂量的效果可能出现差异,选择使用时应该个体化。

五、益生菌药物的安全性

对益生菌安全性的担心目前主要集中在所使用菌株能否引起潜在感染和是否能携带和传递耐药性,但是迄今为止,全球范围内没有益生菌引起严重毒副反应的报道,国内未见到使用益生菌引起感染和传播耐药的报道。

益生菌主要使用的菌种如乳杆菌、双歧杆菌、酪酸梭菌和肠球菌主要分离自健康人肠道,作为人体的一部分,这些菌是在人类进化过程中形成的,且有些菌株作为发酵菌种应用已经有上百年的历史。来自人体肠道以外的菌株如布拉氏酵母菌、地衣芽孢杆菌和蜡样芽孢杆菌也在临床应用了几十年,益生菌的安全性得到了时间的验证。国外有报道与乳杆菌相关联的心内膜炎、肺炎和脑膜炎个别病例的报道,均为免疫功能受损的病人。国外个别报道在免疫功能受损或有基础疾病的病人可以发生布拉氏酵母菌或枯草杆菌菌血症,因此对特殊人群使用这些菌株时应引起重视。肠球菌是条件致病菌,已成为医院内感染的重要病菌之一,其对万古霉素耐药菌株日益增多,已经引起密切关注。但是益生菌的安全性也存在菌株特异性,研究证实肠球菌 R0026 株没有携带耐药和毒力基因。

关于益生菌对新生儿特别是早产低体重儿(28~36 周,体重 1000~2400g)的安全性,国内文献几乎没有明确提及副作用,国外对此意见不一,欧洲儿童胃肠及营养协会认为没有足够证据支持在早产儿中使用益生菌是安全的,但西班牙肠道喂养实践指南则指出益生菌对极低出生体重早产儿(32 周,出生体重 1150g)不仅有疗效而且是安全的。

部分益生菌辅剂中含有牛奶成分,对牛奶过敏的患儿会发生过敏症状;有的益生菌中含有能诱发炎症的麸质蛋白,可能会加重乳糜泻患者的病情。

六、今后研究建议

(一) 提高益生菌在儿科临床研究的设计水平

尽管益生菌在我国儿科临床应用研究的文章很多,但是在研究的设计等方面与国外研究比较仍然存在一定的差距,表现在许多研究虽然标明是随机对照,而随机的方法没有详细描述,对照绝大多数是空白对照;几乎缺乏双盲安慰剂对照的临床研究。这些都大大降低了临床研究证据的效力。研究所发表的文章均是中文,几乎没有在国际杂志上发表。因此建议各个单位在将来开展益生菌儿童临床应用研究时,最好采用多中心、随机对照(RCT)或随机双盲安慰剂对照设计。此外,还应关注益生菌在特定疾病的最佳疗程,同一种益生菌的不同剂量或不同疾病不同剂量、多种益生菌联合使用或交替使用的效果评价,以及对市场上益生菌安全性的监测。

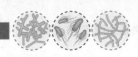

(二) 益生菌在儿科临床应用的适应证

目前国内使用的益生菌临床研究大多数集中在急性腹泻病、抗生素相关性腹泻病、新生儿及婴儿黄疸、新生儿坏死性小肠结肠炎等方面。在对正常婴幼儿的健康促进方面研究不多,在过敏性疾病高危儿童的预防和治疗,如婴儿湿疹、食物过敏、过敏性鼻炎和持续性喘息等,研究的文章更少,这些与国外存在比较大的差距。另外在炎症性肠病和肠易激综合征等方面,与成人的研究也存在较大的差距。

应加强对牛奶蛋白过敏患儿益生菌临床应用研究。随着对牛奶蛋白过敏的不断认识,牛奶蛋白过敏的病例越来越多,益生菌的应用也越来越得到重视,但许多益生菌中可能添加了牛奶作为佐剂,患儿服用后可影响牛奶蛋白过敏患儿的治疗效果,因此在开展这方面应用和研究时应该清楚使用的益生菌是否含有牛奶成分。

需要强调的是,本指南中对某一疾病没有评价和推荐的益生菌,并不代表这种益生菌没有效果,只是目前还没有这方面的临床应用研究或仅有个别报道,难以形成推荐建议,提示将来需要在这些疾病开展进一步研究。

(三) 加强益生菌在儿科临床应用的基础研究

尽管益生菌的临床应用日益广泛,但是关于益生菌对特定疾病的作用机制,特别是对免疫调节和对代谢的作用仍然不完全清楚。益生菌作为药物,口服或灌肠进入胃肠道以后的体内过程,包括存留时间、在体内定植和繁殖、对原有菌群的影响、不同益生菌之间的相互作用等,均需要深入的研究。

正常人肠道菌群受食物成分、饮食及生活习惯等因素的影响,不同来源的菌株研制的益生菌,如来源于不同地域人群、人体还是环境中等,对人体的作用有无区别,也是值得研究的方面。

(郑跃杰)

参 考 文 献

1. Szajewska H,Guarino A,Hojsak I,et al. Use of probiotics for management of acute gastroenteritis:a position paper by the ESPGHAN Working Group for Probiotics and Prebiotics. J Pediatr Gastroenterol Nutr,2014,58(4): 531-539.

2. Fiocchi A,Pawankar R,Cuello-Garcia C,et al.World Allergy Organization-McMaster University Guidelines for Allergic Disease Prevention(GLAD-P):Probiotics. World Allergy Organ J,2015,8(1):4.

3. Recommendations for Probiotic Use—2015 Update:Proceedings and Consensus Opinion. J Clin Gastroenterol, 2015,49:S69-S73.

4. Guarner F,Sanders ME,Eliakim RJ,et al. World Gastroenterology Organisation Global Guidelines:probiotics and prebiotics. February ,2017.(http://www.worldgastroenterology.org/guidelines/global-guidelines/probiotics-and-prebiotics).

5. 中华预防医学会微生态学分会儿科学组. 益生菌儿科临床应用循证指南. 中国实用儿科杂志,2017,(32 (2):81-90.

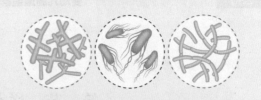

第九章 微生态高通量测序和分析

микробиология研究的主要内容是要明确正常微生物群的数量、种类和活性，微生物之间的相互作用及其与宿主的相互作用（共生、共栖或致病），因此目前几乎所有的有关微生物检测技术和方法均可以应用于微生态研究。粪便厚涂片革兰染色法可以直接观察到标本中 G^+ 杆菌、G^- 杆菌、G^+ 球菌及 G^- 球菌之间的相互比例，具有简便、快速的优点，在临床上仍然应用于粗略估计肠道菌群是否正常，但是如何规范细菌涂片的操作规程和报告模式，为临床提供价值更高的信息是将来需要加强的。粪便菌群定量培养法又称为肠道菌群分析，是比较可靠、经典的评价和研究肠道菌群的方法，可以评价粪便中 10 余种细菌（厌氧菌：双歧杆菌、拟杆菌、优杆菌、消化性球菌、乳杆菌及梭菌；需氧菌：肠杆菌、肠球菌、葡萄球菌和酵母菌等）的数量和比例，但是需要使用多种选择性培养基、操作复杂、成本高、所需时间较长（72 小时），在临床上难以广泛应用。人体肠道菌群相当复杂，有 1000 余种，目前认为菌群中 40%~60% 是不能通过传统纯培养技术培养出来的。分子生物学技术和宏基因组学技术的应用正好可以弥补这方面的不足，极大地扩大了我们认识菌群的视野，使人们可以更全面地研究微生态。

16SrRNA 基因被认为是细菌分类和鉴定的金标准，应用 16S rRNA 作为研究对象，采用以聚合酶链式反应（PCR）为基础的多种分子生物学分析手段的联合应用，可以快速、准确地对正常微生物进行检测，不仅可以对肠道细菌组成及数量进行测定，还能对细菌的活性进行分析。选用何种方法取决于研究的目的，PCR- 变性梯度凝胶电泳（DGGE）/PCR- 温度梯度凝胶电泳（TGGE）以及末段限制性片段长度多态性（T-RFLP）等指纹图谱技术可以最大限度显示复杂菌群的概貌，主要用于菌群结构的动态变化研究，但通常不能定量；而荧光原位杂交（FISH）和定量 PCR 能够对一种或几种细菌进行定量，但受检测数量的限制，因为不同的菌种具有不同的 16SrDNA 基因；基因芯片技术能够检测各种细菌的标记基因，但只能够检测已知的参考序列。宏基因组技术是以高通量测序为基础的检测所有微生物基因（基因组）的方法，在正常菌群的研究方面具有独特的优势，目前已经成为微生态研究最主要的方法，本章介绍高通量测序和生物信息分析的内容。

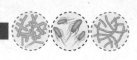

第一节　样本采集和 DNA 提取

一、样本采集和保存

随着人类微生物组计划（Human Microbiome Project，HMP）、人类的肠道微生物宏基因组学（Metagenomics of the Human Intestinal Trac，tMetaHIT）计划等的推进，目前人类微生态研究的样本采集已经非常全面，从生活环境到人体环境，从体表到体内，从孕妇到胎儿等，建立了各种类型的菌群结构数据集。自 2015 年精准医学计划的兴起，菌群结构研究也更精准细致，目前人体微生态主要涉及 5 大部位的菌群研究：胃肠道、呼吸道、生殖道、口腔、皮肤。下面重点介绍粪便及呼吸道样本的采集：

（一）粪便样本

需准备一次性采样器（勺或管）、消毒便盆、采样管。采集步骤：

1. 将粪便采集盒（或医用便盆）进行消毒处理。

2. 粪便按照成形方式不同，可选用不同的采样器（成形粪便建议用采样勺；不成形粪便用吸管采集）。

3. 取粪便中段中心部位，小范围搅动，获取约 2g（2 颗黄豆粒大小）的粪便样本，期间避免碰触便盆底或壁。

4. 样本采集后，及时放入采样管并密封，30 分钟内冻存于 –80℃。后续实验中，样本需用干冰进行冷链寄送。若采样管加入有效的 DNA 稳定液，则可常温存放数天甚至 1 个月，将极大减少实验的局限性。

（二）呼吸道样本

呼吸道采样方式及部位的不准确，将极大影响后续实验成功率和数据分析准确性，更有可能得出错误或无意义结论，因此需要在呼吸道样本采集的时候，做好严格把控。下面主要针对鼻咽和口咽两个典型部位进行介绍。口咽部和鼻咽部需选用不同的采样拭子，如：针对口咽部采样的 Copan 公司特定拭子，针对鼻咽部采样的 Puritan 公司无菌鼻咽采集拭子。采集步骤：

1. 按照采样部位的不同，准备好相应的采集拭子，检查拭子是否完好未拆封，建议每份样本取 2 个拭子，避免菌群 DNA 采集量不足。

2. 口咽部：可以同时取出两份拭子，将拭子头于口咽部刮擦及旋转 3~5 次，保证菌群样本采集充分。鼻咽部：需要安抚被采样人克服恐惧，采样拭子分两次，经左、右鼻腔触及鼻咽部后，轻捻拭子尾端 2~3 次，既保证采集量充分，又不能损伤被采样人鼻咽黏膜。

3. 采集完成，及时将拭子放入拭子管，做好采集记录，冻存于 –80℃。后续实验中，样本需用干冰进行冷链寄送。

二、DNA 提取和保存

目前粪便菌群 DNA 提取相对成熟,有较多方法或成熟试剂盒可选用(如 Mo Bio PowerSoil® DNA Isolation Kit,QIAamp DNA Stool Mini Kit)。呼吸道微生态研究起步相对较晚,目前尚未有公认的 DNA 提取方法,可尝试部分成熟的试剂盒产品(如 TianGen Magnetic Swab Genomic DNA Kit)。

SDS 法是粪便样本 DNA 提取的常规方法之一,详细提取步骤:

1. 向 2.0ml EP 管中加入 500μl 提取缓冲液,量取粪便样本 250μl,加入 210μl 20% SDS 裂解液和玻璃珠,混匀后颠倒混匀 15 分钟,65℃ 孵育 2 小时,期间可以轻柔涡旋帮助完全裂解。

2. 吸取上清至新的 2ml EP 管中,加入等体积的饱和酚 / 氯仿 / 异戊醇(25∶24∶1),颠倒混匀,室温静置分钟 5 后 12 000rpm 离心 5 分钟。

3. 小心吸取上清至新管中(宁可少取,枪头不可碰触分层处),加入等体积的氯仿 / 异戊醇,颠倒混匀,室温静置 2 分钟后 12 000rpm 离心 5 分钟。

4. 吸取上清至新的 1.5ml EP 管中,加入 3/4 体积的异丙醇,混匀 –20℃ 放置 20 分钟后,12 000rpm 离心 10 分钟。

5. 倒出液体,注意不要倒出沉淀。用 1ml 75% 乙醇洗涤两次,剩余的少量液体可再次离心收集,然后用枪头吸出。

6. 于超净工作台中吹干或者室温晾干(避免 DNA 样品过于干燥,难于溶解)

7. 加入 50μl ddH2O 溶解 DNA 样品,振荡器助溶。

8. 加入 2μlRNase A,颠倒混匀后 37℃ 温育 15 分钟。

注意事项:Tris 水饱和酚容易被空气氧化而变成粉红色,这样的酚容易降解 DNA,一般不可以使用。平时保存在 4℃ 冰箱中,使用时,打开盖子吸取后迅速加盖,可连续使用数月。DNA 样本提取完成之后,可将 DNA 存放于 4℃ 便于随时取用,防止反复冻融,影响 DNA 完整性,或于 –80℃ 环境长期保存。

第二节　微生态研究测序技术

随着新一代测序(Next Generation Sequencing,NGS)技术方法的改进和成本的降低,越来越多的研究者选择 NGS 测序技术开展微生态研究。相较于传统方法,NGS 测序具有极高的通量,能够一次获得全部物种甚至基因的信息,免去了克隆培养技术的局限,常称为高通量测序。

目前 NGS 应用于微生态研究主要有两种方法:基于微生态细菌的 16S 核糖体 DNA 片段测序方法,以及基于微生态全基因组测序的宏基因组方法。两种方法的区别,见表 9-1。

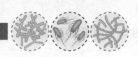

表 9-1　16S rDNA 测序和宏基因组测序的区别

	检测对象	粪便中的细菌物种信息	检测物种水平	代谢通路，耐药基因等信息	粪便中的真菌信息	粪便中的DNA病毒信息	待挖掘的未知信息
16S rDNA测序	16S基因片段	可获得	属	不可	不可	不可	无
宏基因组测序	全基因组	可获得	种	可获得	可获得	可获得	有

宏基因组测序除了能够检测到物种之外，还能获得物种的功能基因、代谢通路、网络等信息，而且由于当前研究所限其中还蕴含着很多未知的信息，随着研究不断的深入这些信息能够被进一步挖掘；相较之下，16SrDNA 测序则仅包含了已知物种的信息。

目前最主流也是应用最多的 NGS 平台是 Illumina 公司的 HiSeq 平台以及 MiSeq 平台(含具有美国 FDA 认可的 MiSeqDx)。这两个平台由于性能的不同，应用范围也不同：MiSeq 更适合于较小数据量的研究，HiSeq 平台更适合于需要较大数据量的研究。两种测序平台的比较，见表 9-2。

表 9-2　两种测序平台的比较 *

	产出数据量	Reads 长度	测序周期	成本	通常适用范围
MiSeq 平台	较少(0.3~15Gb)	2×300bp	短(5~55h)	高	16S rDNA 测序
HiSeq 平台	较多(125~1500 Gb)	2×150bp	长(1~3.5d)	低	宏基因组测序

* 数据来自于 Illumina 官网，实际使用中由于机器型号与试剂不同，会有差异

除了 Illumina 的平台外，也有研究者选择 Pacific Biosciences 公司的 PacbioRS 平台来进行 16SrDNA 的研究，该平台拥有更长的 Reads 长度(读长)，但由于成本以及技术可靠性等原因还未成为主流。

下面将基于 Illumina 的平台(HiSeq 平台以及 MiSeq 平台)详细阐述 16SrDNA 测序与宏基因组测序的原理、步骤和数据。

(一) 16S rDNA 测序的原理与步骤

1. 16S rDNA 测序的原理　细菌核糖体 RNA(rRNA)分为：5S rRNA(约 120 bp)、16S rRNA(约 1540 bp)和 23S rRNA(约 2900 bp)，其中 16S rRNA 普遍存在于细菌中，且数量较多(占细菌总 RNA 的 80% 以上)，具有较好的功能同源性，通常作为细菌物种判断以及多样性分析的靶基因。

16S rDNA 测序的目标是样本(如粪便、口咽等)中的细菌 16S rDNA，为 16S rRNA 编码基因。由于测序平台 Reads 长度限制，只能选取其中的一部分进行测序。16S rDNA 编码基因分为保守区(constant region，C 区)和高可变区(variable region，V 区)，如图 9-1 所示。通常选择其中 1~2 个可变区进行测序分析。在 16S rDNA 分析中，最常使用的是 V3、V4 和 V6 区。现在，由于 MiSeq 测序平台读长提升，可以对 V3、V4 区同时进行测序。

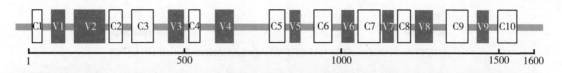

图 9-1 16S rDNA 结构示意图

2. 16S rDNA 测序的基本流程 一般情况下,DNA 提取成功之后 16S rDNA 测序按照图 9-2 进行:

(1) PCR 扩增 16S V3、V4 区片段:16S rDNA 不同于全基因组,需要通过 PCR 的方式将其的片段扩增出来,再对扩增的片段(也称做 Amplicon)进行测序。因此首先使用通用引物对 16S rDNA 的 V3、V4 区进行扩增;

(2) 构建测序文库:使用 PCR 扩增结果构建测序所需文库;

(3) 上机测序:将构建好的文库放入测序仪进行测序,Illumina 平台采用 Paried-End 测序,对文库中 DNA 序列的两端进行测序;

(4) 数据下机:测序结果经过机器处理之后,形成可读的 FASTQ 格式文件。

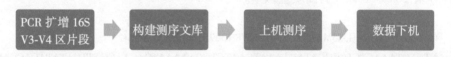

图 9-2 16S rDNA V3-V4 序列的测序流程

(二) 宏基因组测序的原理与步骤

1. 宏基因组测序原理 宏基因组测序的对象是样本(如粪便、呼吸道等)中所有生物的全部 DNA。相较于 16S rDNA 测序,宏基因组测序检测的对象不仅是 16S rDNA 片段,而是全部 DNA,因此可以获得该环境下微生物基因功能的信息,如代谢通路、耐药基因、基因互作网络等,在数据量足够时甚至能够获得某些微生物基因组序列。同时,由于没有 16S rDNA 的局限,宏基因组测序不仅能检测到细菌,还能检测到真菌、病毒、支原体、寄生虫等生物的 DNA 信息。所以,宏基因组测序的数据量一般要求在 4G 甚至更多。

2. 宏基因组测序的基本流程 宏基因组测序流程较为简单,直接使用提取的微生物总 DNA 建库,上机测序(图 9-3)。

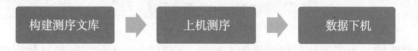

图 9-3 宏基因组测序的流程

(三) 测序数据

1. 产出原始数据的文件结构 Illumina 公司使用 Paired-End 方式对文库中 DNA 序列两端进行测序(图 9-4),每一段 DNA 序列均会产生两个配对的序列(Read 1 和 Read2)。因此,

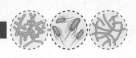

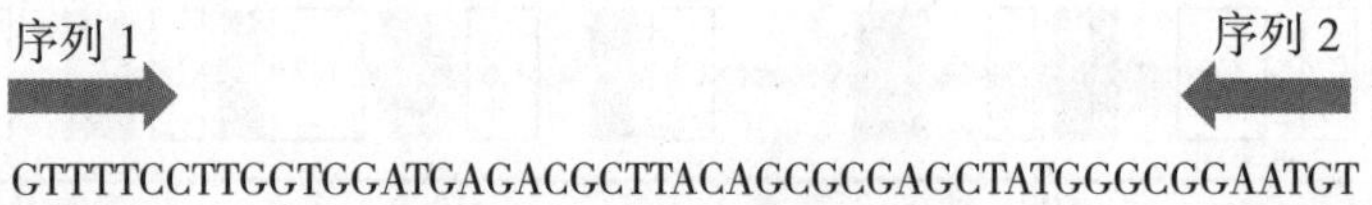

序列 1 → ← 序列 2

GTTTTCCTTGGTGGATGAGACGCTTACAGCGCGAGCTATGGGCGGAATGT

图 9-4　Paired-End 测序示意图

原始的测序数据会有两个文件,分别以 1 及 2 作为后缀,表示 Read1 和 Read2 的序列,比如 test.1.fq.gz、test.2.fq.gz,其中 fq.gz 的后缀表示压缩格式为 gz,序列的格式为 FASTQ 格式。

2. 原始数据 FASTQ 格式　Illumina 公司的测序平台产出的原始数据(raw data)为 FASTQ 格式,因其含有质量值信息,通过用来进行低质量数据过滤等操作,过滤之后的数据通常称为 clean data。FASTQ 格式样式如图 9-5 所示。

第一行:@ 开头,Reads 的 ID 号,通过该 ID 号可以判断哪些是成对的 Reads;

第二行:N 开头,测序获得的碱基序列;

第三行:+,后面可加入序列的描述信息或空白;

第四行:# 开头,表示碱基质量值(Q 值),通过 ASCII 码表转换成对应数值即为质量值,一般认为 Q 值 20 或 30 以上为高质量碱基。

第一行　@ST-E00144:365:H335MALXX:2:1101:5578:1309 1:N:0:NAACAGGC

第二行　NTCAGTAAAGTCTCGGGATACAAAATCAATGTGCAAAAATCACAAGCATTCATATACACCAGTAA

第三行　+

第四行　#AAA F<<FFJFJJJJJA-AJFJFFAJAAFA<-FFAFA-FA7A-FFJ7FAJ<FFJFAJFFA7-<FF

图 9-5　Fastq 格式示例

3. FASTA 格式　FASTA 格式与 FASTQ 格式类似,但是省去了质量值信息,一般是经过了质量过滤之后的数据,比如 OTU 序列、基因序列等。FASTA 格式较为简单,如图 9-6。

第一行:> 开头,表示这条序列的 ID 信息,除了 ID 外,不同序列会含有其他不同的自定义信息,比如序列长度、组装得分等;

第二行:该条序列的碱基组成。

第一行　>Scaffold1

第二行　NTCAGTAAAGTCTCGGGATACAAAATCAATGTGCAAAAATCACAAGCATTCATATACACCAGTAA

图 9-6　Fasta 格式示例

4. 数据质控　为了保证获得结果的准确性,下机的 raw data 需要经过数据质控才能转变为可用于分析的 clean data。测序的质量值可以通过图 9-7 看出。

质控一般考虑 <Q20 低质量值碱基所占 Read 全长的比例(<40% 的直接去掉整条 Reads)、未测出碱基比例(>10% 的 Reads 去掉)、测序接头污染等因素。过滤过程一般是同时对 Read1 和 Read2 处理,比如 Read1 需要过滤掉,那么对应的 Read2 也会被过滤掉。

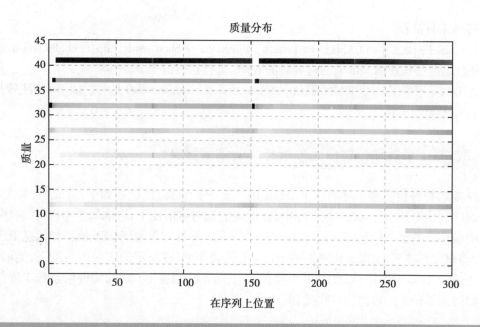

图9-7 测序的质量值

横坐标表示两条配对 Reads 的每个碱基(图中 1~150 位置为 Reads 1, 151~300 位置为 Reads 2);纵坐标表示质量值高低。通过该图可以获知全部数据中 Reads1 和 Reads2 每个位置碱基的质量值分布。可以看出,Reads 1 和 Reads 2 绝大部分质量值都高于 20(即 Q20);Reads 1 和 Reads 2 的尾部质量值有所下降,但整体还是高于 Q20。底部质量值接近 0 的质量值为测序底噪

第三节 16S rDNA 扩增子分析

基于 16S rDNA 特异性序列分析,我们能够得到样本中细菌在门、纲、目、科、属等分类水平上的组成和相对丰度,并获得细菌组成多样性的信息。通过比较不同表型间细菌群落的组成,16S rDNA 能够帮助我们量化样本间的差异,获得细菌群落组成显著差异的物种,甚至找到与临床指标有明显相关的细菌,从而为后期挖掘与样本表型相关的机制做铺垫。

一、从测序数据到可操作分类单元

可操作分类单元(operational taxonomic units,OTUs)是 16S rDNA 分析时由测序数据获得的最低等级的分类单元,基于其的物种分类信息,我们能够获得样本中细菌群落的物种多样性和丰度情况。

由 Illumina 下机数据到可操作分类单元的获得主要包括以下几个步骤:

1. 数据过滤 原始数据下机后,经过低质量、接头污染和含 N 序列的过滤,得到用于后续分析的数据。

2. Tags 拼接 将过滤后的数据根据 read1 和 read2 之间的重叠区域进行拼接,获得 16S rDNA 的目标扩增序列,这些序列被称为 Tags,其格式为 Fasta 格式。

3. OTUs 生成 将拼接好的 Tags 按照一定的相似度(一般为 97%)进行序列聚类,由此获得代表 Tags 序列的 OTUs 及其代表序列,其格式为 Fasta 格式。

实用工具推荐：

1. Tags 拼接工具 FLASH（Fast Length Adjustment of Short reads，http://ccb.jhu.edu/software/FLASH/）是能够快速而又准确的将成对的 reads 进行拼接的工具。

2. OTUs 聚类工具 USEARCH（http://www.drive5.com/usearch/）是一款能够实现序列的快速查找和聚类的工具。

二、基于可操作分类单元分析样本的细菌种类

样本的物种信息和丰度信息由 OTUs 进一步分析获得，该过程如下：首先，将每个 OTU 的代表序列比对到 16S rDNA 数据库中，在设定的比对可信度下，选取每个 OTU 代表序列比对上的最小分类水平信息（种＜属＜科＜目＜纲＜门），并将它作为该 OTU 的物种信息（图 9-8）；同时，将每个样本所有 Tags 比对回该 OTUs 的代表序列，在设定的比对可信度下，能够比对上的 Tags 条数即为该样本 OTUs 的丰度信息（图 9-9）。根据 OTUs 的物种信息和丰度信息，我们就得到了样本的菌群分布状况（图 9-10）。

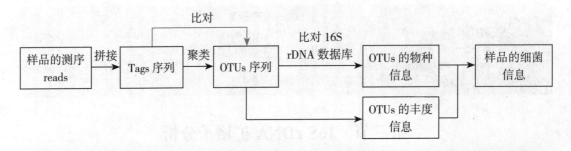

图 9-8　样本细菌信息获取流程图

#OTU ID	样品1	样品2	分类
Otu69	99	30	Bacteria; Firmicutes; Clostridia; Clostridiales; Peptostreptococcaceae; Peptoclostridium; Clostridium_difficile
Otu70	94	4	Bacteria; Firmicutes; Bacilli; Lactobacillales; Enterococcaceae; Enterococcus
Otu40	943	544	Bacteria; Firmicutes; Clostridia; Clostridiales; Ruminococcaceae; Ruminococcus; Ruminococcus_bromii
Otu91	94	9	Bacteria; Firmicutes; Clostridia; Clostridiales; unclassified_Clostridiales; Flavonifractor; Clostridium_orbiscindens
Otu126	9	123	Bacteria; Firmicutes; Erysipelotrichia; Erysipelotrichales; Erysipelotrichaceae; Coprobacillus; Coprobacillus_cateniformis
Otu62	88	52	Bacteria; Actinobacteria; Coriobacteriia; Eggerthellales; Eggerthellaceae; Eggerthella; Eggerthella_lenta
Otu108	73	30	Bacteria; Firmicutes; Clostridia; Clostridiales; Lachnospiraceae; Lachnoclostridium; Clostridium_symbiosum
Otu17	7	0	Bacteria; Firmicutes; Clostridia; Clostridiales; Lachnospiraceae; Anaerostipes; Anaerostipes_caccae

图 9-9　OTUs 物种注释结果示例

目前常用的 16S rDNA 数据库有三个：Greengene 数据库，可免费下载，但更新频率较低；RDP 数据库，可免费下载，且自带分类工具 RDP classifier；Silva 数据库，可免费下载，包含在 ABR 软件中，目前使用较多。三个数据库界面见图 9-11。

实用工具推荐：RDP classifier，是一款常用的 16S rDNA 物种注释工具，可进行比对长度和比对可信度的设置。

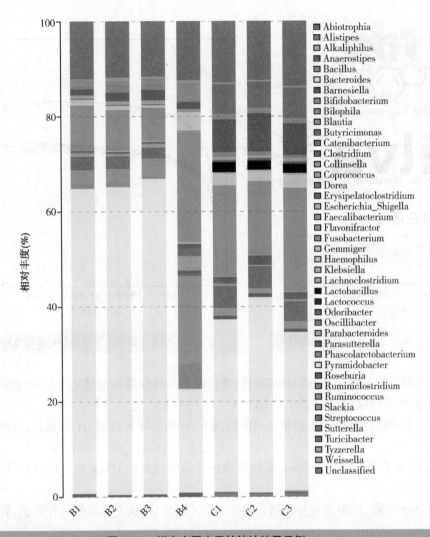

图 9-10 样本在属水平的统计结果示例

三、基于可操作分类单元分析样本的细菌种类多样性

细菌种类多样性也称物种多样性,反映了样品的物种丰富程度和复杂程度,是常用于衡量细菌群落整体特征的指标。一般情况下,使用 OTUs(或物种)的丰度统计结果来评估样本的物种多样性:随机抽取样品中一定数目的 Tags,根据不同 Tags 数目下注释到的 OTUs(物种)个数,来估算样品的物种多样性情况(图 9-12)。

稀释性曲线:一般是从样本中随机抽取一定数量的个体,统计出这些个体所代表物种的数目,并以个体数与物种数来构建曲线。它可以用来比较测序数量不同的样本物种的丰富度,也可以用来说明样本的取样大小是否合理。分析采用对优化序列进行随机抽样的方法,以抽到的序列数与它们所能代表 OTU 的数目构建稀释性曲线。稀释性曲线图中,当曲线趋向平坦时,说明取样的数量合理,更多的取样只会产生少量新的 OTU,反之则表明继续取样还可能产生较多新的 OTU。因此,通过作稀释性曲线,也可以得出样品的取样深度情况。

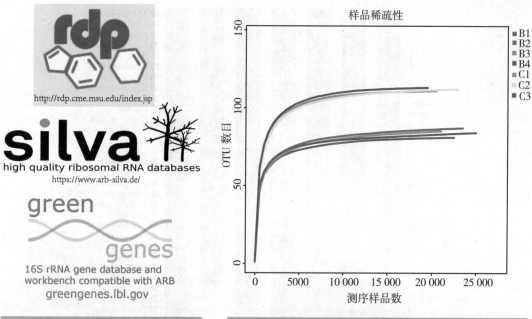

| 图 9-11　常见 16S rDNA 数据库界面 | 图 9-12　物种多样性指数稀释曲线图 |

为更直观的了解样品的物种多样性,常用物种多样性指数来量化样品的细菌群落特征。常见的物种多样性指数有 5 个,分别是:

（1）sobs 指数:是指在数据量充足的情况下,样品实际包含的 OTUs 数目,反映了样品的物种数量。

（2）Chao 指数:是指用 chao1 算法来预估样品所包含的 OTUs 数目,反映了样品的物种数量。

（3）Ace 指数:用来预估样品所包含的 OTUs 数目,反映了样品的物种数量,算法区别于 chao1。

（4）Simpson 指数:用于定量的描述样品的物种多样性,反映了样品的物种丰富度和物种均匀度。Simpson 数值越大,细菌群落的物种多样性越低。

（5）Shannon 指数:用于定量的描述样品的物种多样性,反映了样品的物种丰富度和物种均匀度。Shannon 指数越大,细菌群落的物种多样性越高。

在这 5 个指数中,sobs 指数、Chao 指数和 Ace 指数简单预估了样品中物种的数量,而不考虑群落中每个物种的丰度均匀度情况;而 Simpson 指数和 Shannon 指数则同时反映了样品的物种丰富度和物种均匀度。物种多样性指数结果示例见图 9-13。

系统进化树是指物种间发育关系的树状图,枝长的长短表示进化距离的差异,进化关系越近的物种,在进化树种距离越近。16S rDNA 作为细菌的代表序列,是用于物种进化分析的常用序列。物种进化分析不仅能够直观的展示样本所包含的物种,还能更深一步了解样本中的物种在某一分类水平上的进化关系。一般情况下,我们根据此前已经得到的样本 OTUs 代表序列进行进化树构建,并使用 OTUs 对应的物种信息进行物种标注(图 9-14)。

实用工具推荐

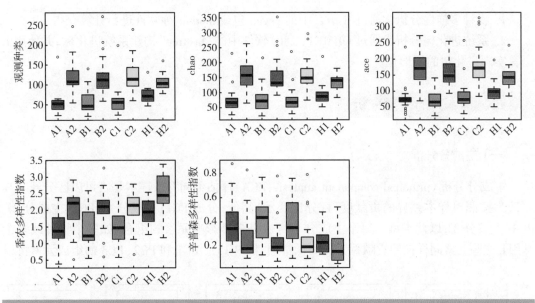

图 9-13 物种多样性指数结果示例

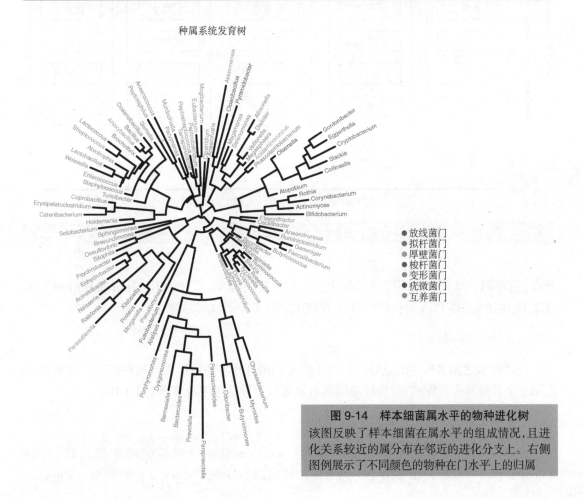

图 9-14 样本细菌属水平的物种进化树

该图反映了样本细菌在属水平的组成情况，且进化关系较近的属分布在邻近的进化分支上。右侧图例展示了不同颜色的物种在门水平上的归属

1. 物种多样性分析常通过 R 语言中的 vegan 包或 mothur 等软件进行计算获得。

2. 系统进化树分析常通过 QIIME(v1.80)软件中的"fasttree"构建系统进化树,并使用 R 语言实现进化树的图形化。

四、样本间的差异分析

(一) 主成分分析

主成分分析(principal component analysis,PCA)评估不同背景样本是否可以区分开。其原理为按照对样本差异的贡献度(百分比展示)高低,分成 PC1(主成分 1),PC2(主成分 2),PC3(主成分 3),以此类推。每个主成分本身也是多个影响元素的组合(如多个物种或多个基因),这些元素同样按照贡献百分比高低排列(图 9-15)。PC1 和 PC2、PC3 的组成元素可以

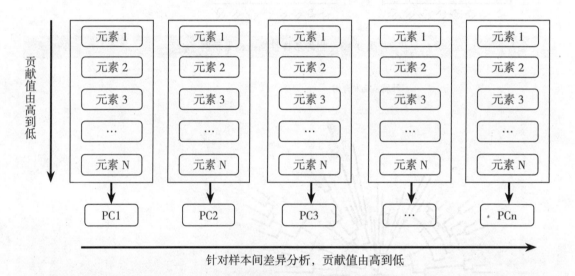

图 9-15　PCA 的解释说明

重叠,只是同一个元素在不同主成分中贡献度可能有差别。二维 PCA 分析图展示 PC1 和 PC2(图 9-16),三维 PCA 分析图可以展示 PC1、PC2 和 PC3,以此类推。

(二) Beta 多样性分析

评估样本之间多样性的差异。原理主要是利用各样本物种组成或物种间进化关系及丰度信息来计算样品间距离,分析样品间具有显著性差异的微生物群落(图 9-17)。

(三) Wilcoxon 和 Kruskal-Wallis 检验

分析不同组样本间物种组成的差异。Wilcoxon 检验针对两组样本的比较,其中 Wilcoxon rank-sum 检验主要用于不同个体的比较,和 Mann-Whitney U 检验类似。Wilcoxon

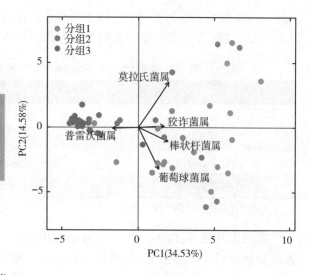

图 9-16 PCA 因子介绍和分析结果示例
图中不同颜色的点代表来自不同分组的样品，点之间的距离展示了样品间差异的大小，箭头代表了导致样品组成差异的物种，箭头长短代表了该物种对于样品区分的影响

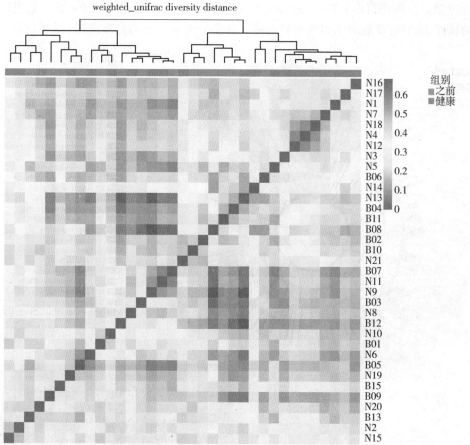

图 9-17 样本间 β 多样性分析结果示例
该图用距离量化了样本间的物种组成差异，不同颜色的模块展示了其对应横坐标和纵坐标样本间的距离大小(颜色越蓝，样本间的物种组成越接近；颜色越红，样本间的物种组成越不同)。图中的二树叉则展示了根据样本间的距离得到的样本聚类结果，距离较近的样本聚集在同一或邻近的分支上

signed-rank 检验主要用于同一个体不同阶段的比较。Kruskal-Wallis 检验主要针对三组及以上样本的比较。表 9-3 展示了两种检验方法的具体应用情况。

表 9-3　Wilcoxon 和 Kruskal-Wallis 检验进行差异分析的应用情况

	Wilcoxon 检验	Kruskal-Wallis 检验
组数	2 组[*]	3 组或以上[*]
差异分析	是	是
成对样品对照	Signed Rank	—
不同样品对照	Rank Sum	Rank Sum

[*] 每组样品数应达到统计学意义

实用工具推荐:PCA 分析常用 R 语言中的 ade4 包进行统计,并使用图形包进行展示。差异分析常用 R 语言或 LefSe 软件进行计算。使用 R 软件可以找出组间的显著差异物种,同时通过错误发现率(false discovery rate,FDR)评估结果的假阳性。LefSe 是一款可以在线使用的软件,能够直观展示组间的差异物种在各个分类水平上的分布情况(图 9-18)。

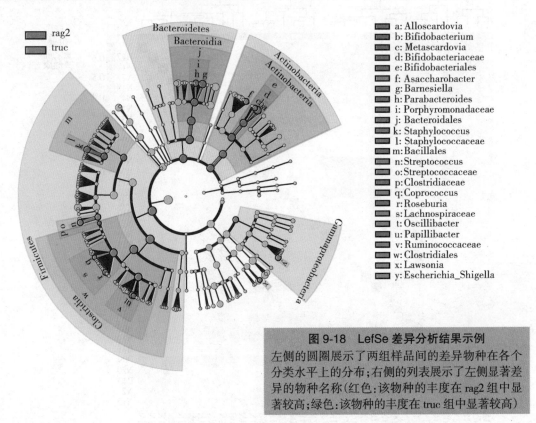

图 9-18　LefSe 差异分析结果示例

左侧的圆圈展示了两组样品间的差异物种在各个分类水平上的分布;右侧的列表展示了左侧显著差异的物种名称(红色:该物种的丰度在 rag2 组中显著较高;绿色:该物种的丰度在 truc 组中显著较高)

五、细菌之间的关联网络分析

关联网络分析的主要目的是展示某一表型分组下的细菌群落 Co-abundance 网络。首先,当样品个数达到统计学要求,且这些样品具有相似的表型特征时,认为这些样品属于同一表型分组。然后,按照丰度信息对这些样品的物种进行过滤(一般选取相对丰度 >0.5% 的物种)。最后,通过使用相关性分析的方法,计算得到该组别中两两物种间的相关性系数。相关性系数的计算可选择 Pearson 和 Spearman 两种方法,但当样本不能满足连续分布、正态分布且线性关系时,则只能使用 Spearman 计算的方法。

实用工具推荐

1. 相关性系数常使用 R 语言中的 cor 函数进行计算得到。

2. 物种关联网络绘制常使用 Cytoscape 软件进行绘图,图 9-19 是物种细菌网络的示例,其中圆形的大小展示了该物种的丰度,圆形间的线条颜色则展示了物种间的正负相关性。

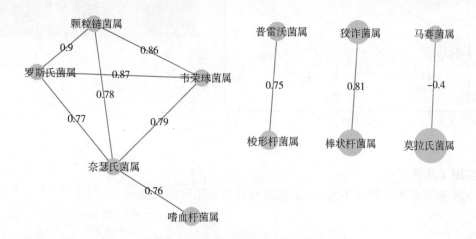

图 9-19 细菌间的关联网络示例

图中不同的圆圈代表了不同的属,圆圈的大小代表着该属的相对丰度,两个属之间连线的颜色代表着这两个属之间的相关性(蓝色:正相关;红色:负相关)

六、细菌组成和临床指标的相关分析

细菌组成和临床指标的相关性,顾名思义,也就是获得细菌群落与各个临床指标(或其他环境因素)间的关系。通常情况下,我们可以使用典型相关分析(canonical correlation analysis,CCA)或冗余度分析(redundancy analysis,RDA)来检测各个临床指标对样品细菌组成变化的影响。CCA 和 RDA 都可以检测临床指标、样品、细菌组成三者之间的关系,但两种分析的使用情况并不相同:当样本的细菌组成随着环境梯度的变化呈单峰变化时,一般使用 CCA;当样本的细菌组成随着环境梯度的变化呈线性变化时,一般使用 RDA。

CCA 和 RDA 的结果展现形式非常相似,此处我们以 CCA 结果为例进行展示(图 9-20)。在分析结果中,箭头代表着临床指标,箭头的长度代表着该临床指标对样本分布的影响,箭头越长,那么这个临床指标对研究对象的分布影响也就越大。箭头间的夹角代表着这些临床指标间的关系,若夹角为锐角,那么这两个临床指标为正相关;若夹角为钝角,则是负相关(图 9-20)。

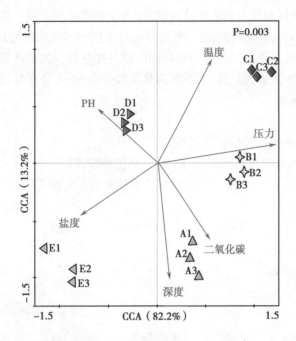

图 9-20　CCA 结果示例
图中不同颜色形状的点代表来自不同组别的样品,红色的箭头代表着各种环境因子,箭头的长度代表该环境因子对于组别分布的影响,不同环境因子之间的夹角代表这些环境因子之间的关系(锐角:正相关;钝角:负相关)

实用工具推荐:
CCA 分析常用 R 语言中的 vegan 包进行计算和图形进行展示。

第四节　宏基因组分析

人体宏基因组学研究对象为环境(包括肠道、呼吸道、生殖道、皮肤等)中提取到的所有 DNA。通过全基因组测序分析,还原环境中 DNA 病毒、细菌和真菌的组成。同时,还能研究环境中基因的组成和功能,进而确定所有物种相互作用的代谢网络。下面将分四个部分介绍宏基因组分析的主要内容。

一、数据评估和处理

目前测序通量太大,所以通常是多个样品混合在一起进行测序(下机数据称作原始数据或 raw reads,raw data)。每个样本在测序前都会加上一个标签(barcode)序列,测序结束后作为分离数据的依据。有完整的 barcode 序列,才会进行下一步的处理和利用。

测序前 PCR 扩增等实验和测序技术本身,都会导致一部分测序数据的质量存在问题,这部分序列在使用前同样也会被过滤掉,从而得到分析可用的有效数据(Clean reads 或 Clean data)。

二、每个样本的物种、基因和功能组成

首先利用有效数据之间的重叠(overlap),将有效数据进行拼接组装,获取基因组序列(组装)。常用组装工具有 IDBA-UD 和 SOAP-Denovo(图 9-21)。

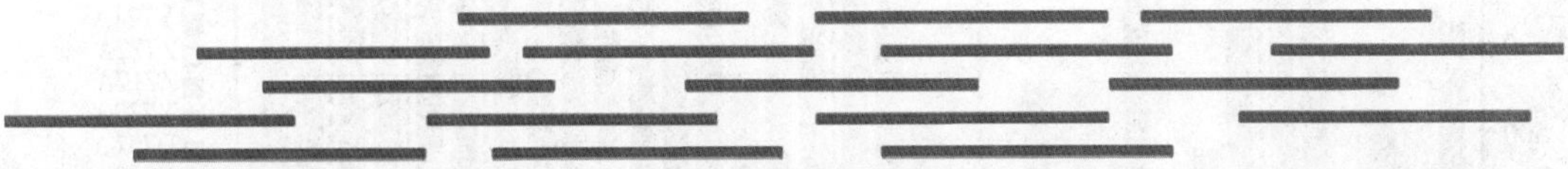

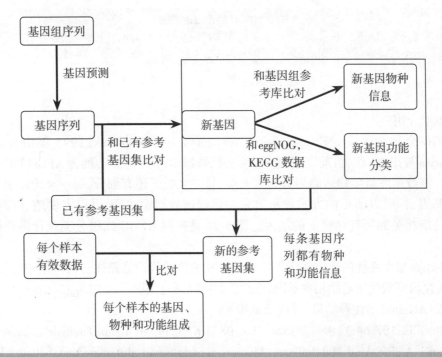

图 9-21　基因组组装的 overlap 原理示例

其次分析每条基因组序列中包含的基因序列(基因预测,常用工具为 MetaGeneMark),并和已知的参考基因集进行比对,确定是否有新基因。将新基因和整合的基因组参考数据库进行比对,确定其物种归属。同时和 eggNOG、KEGG 数据库比对,确定每个基因的功能分类。将新基因的物种和功能信息,一起整合进已有基因集,形成一个新的参考基因集(包含每条基因对应的物种和功能信息)。

第三步就是把每个样本的有效数据,比对(map)到新的参考基因集,确定每个样本中物种、基因、功能的组成和相对丰度。宏基因组分析流程图见图 9-22,物种组成参考图 9-10,功能组成如图 9-23 所示。

图 9-22　宏基因组分析流程图
基因的相对丰度计算,会考虑到基因长度的影响。首先将一个基因能比对上的所有 reads 数,除以该基因长度,计作 b。将某个基因的 b 值除以所有基因的 b 值总和,即为该基因的相对丰度。

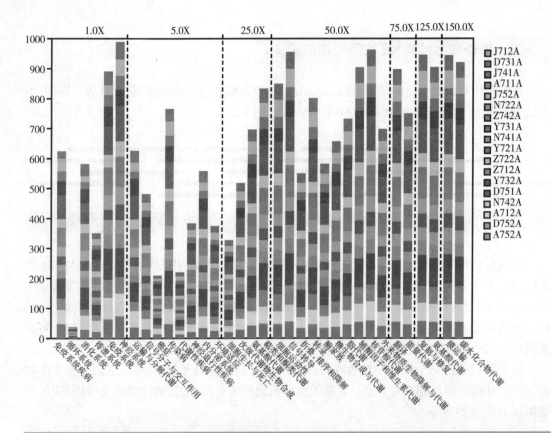

图 9-23　功能组成差异图

基于 KEGG 数据库进行的功能分类,横坐标为不同功能途径,纵坐标为比对上该功能的 reads 数,上方的 1x,5x 代表 reads 应该乘以的倍数(避免 reads 数差异过大,无法总结在同一个图)。不同颜色代表不同样本。

数据库介绍:

KEGG 全称为 Kyoto Encyclopedia of Genes and Genomes,1995 年由 Kanehisa Laboratories 推出 0.1 版,目前发展为一个综合性数据库,其中最核心的为 KEGG PATHWAY 数据库。该数据库将生物通路划分为八大类,每一大类下还有细分,每一类均标示上与之相关的基因,同时以图形的方式展示出来。通过该数据库注释,可以方便地寻找与行使某一类功能相关的所有注释上的基因。图 9-24 是按照 KEGG 二级分类统计后获得的柱状图。

KEGG 数据库最优的地方在于拥有描绘已知通路的代谢通路图。其应用举例如下:比如我们关注丙氨酸代谢通路相关基因,这时我们可以通过关键字在 *.kegg.list.anno 中寻找含有丙氨酸(Alanine)的注释结果,寻找结果如下:

Gene0002197 64.32 4e-126　tbi:Tbis_0822 K00259 ald alanine dehydrogenase 1.4.1.1 Metabolism;Amino Acid Metabolism;Alanine,aspartate and glutamate metabolism〔PATH:ko00250〕Metabolism;Metabolism of Other Amino Acids;Taurine and hypotaurine metabolism〔PATH:ko00430〕

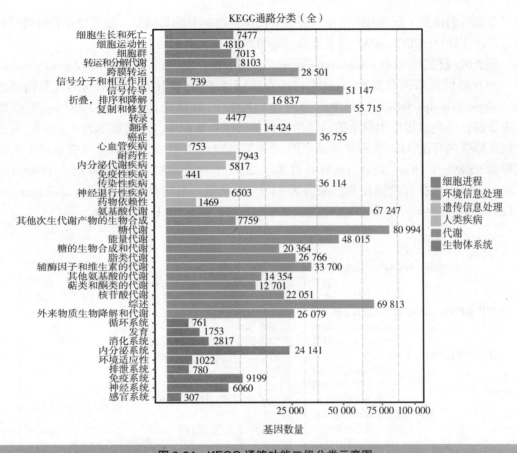

图 9-24 KEGG 通路功能二级分类示意图

Gene0002983 53.47 6e-93 mau：Micau_2216 K00135 E1.2.1.16，gabD succinate-semialdehyde dehydrogenase（NADP+）1.2.1.16 Metabolism；Carbohydrate Metabolism；Butanoate metabolism [PATH：ko00650] Metabolism；Amino Acid Metabolism；Alanine，aspartate and glutamate metabolism [PATH：ko00250] Metabolism；Amino Acid Metabolism；Tyrosine metabolism [PATH：ko00350]

从上面结果可以看到，其注释上一个共同的 PATH 通路号：ko00250，从该通路注释的分级来看，其属于氨基酸代谢中的丙氨酸、天冬氨酸和谷氨酸代谢（Alanine，aspartate and glutamate metabolism），因此，该通路即是我们所需要寻找的通路。之后我们查看 *. kegg.list. catalog. map.gene 文件，因为这里的 map 号和前面的 PATH：ko 号为对应关系，所以我们寻找 map00250 这个关键词，可以得到 map00250 通路中所能注释上的全部基因，结果如下：

map00250   13   Gene002983，K00135，1.2.1.16
Gene003337，K00135，1.2.1.16   Gene002197，K00259，1.4.1.1
Gene001641，K00278，1.4.3.16   Gene002422，K00609，2.1.3.
Gene000926，K00820，2.6.1.16   Gene003451，K01755，4.3.2.1
Gene000233，K01756，4.3.2.2   Gene002830，K01915，6.3.1.2
Gene003449，K01940，6.3.4.5   Gene002419，K01955，6.3.5.5
Gene002420，K01956，6.3.5.5   Gene001368，K13821，1.5.99.8 1.5.1.12

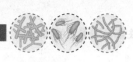

　　至此我们得到了所测基因组中与丙氨酸代谢通路相关的基因集。如果要查看该通路具体情况,可以打开 KEGG_MAP 目录下的 map00250.png 文件即可。

　　eggNOG 数据库全称 evolutionary genealogy of genes:Non-supervised Orthologous Groups,是一个直系同源基因数据库,通过蛋白的直系同源关系,将其归类在不同的直系同源组(Orthologous Groups,OGs)里,每个组会通过 COG/KOG 数据库进行功能注释。eggNOG 数据库是现在公共数据库中最全的同源预测与功能注释数据库。最新版本为 4.5 版本,由于数据库特殊的算法,OGs 注释率从原来的 67% 提高到现在 72%,新注释上了之前版本未能注释的 95 890 个 OGs。现在,eggNOG 覆盖了 2031 个物种,352 个病毒,共产生 190000 个 OGs。eggNOG 数据库功能注释结果分为 24 大类,从氨基酸转化代谢(Amino acid transport and metabolism),到防御机制(Defense mechanisms)均有涉及,展示如图 9-25。

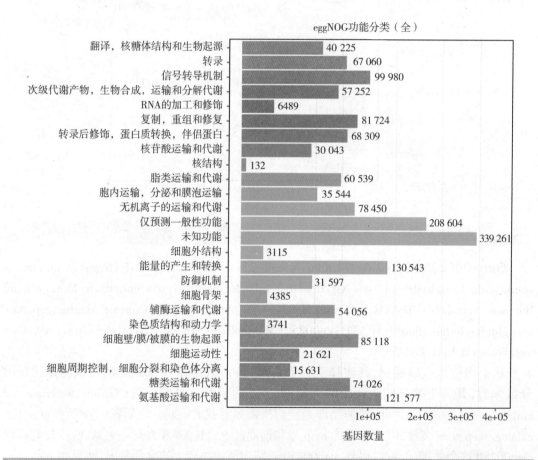

图 9-25　eggNOG 功能分类

　　eggNOG 功能注释结果通常如下,包含了预测所得基因 ID(Query_id),比对时的两个指标 Identity 和 E-value,所比对上序列在 eggNOG 数据库中的 ID(Subject_id),OGs 的 ID(Orthologous_id),以及所预测基因序列在 eggNOG 数据库中注释到的功能(Orthologous_id_description),最后一列是所注释 OGs 在数据库中的分类。对于研究者而言,最重要的是 Orthologous_id_description 这一列,该列表 9-4 说明了基因对应的具体功能。

表 9-4　基因对应的具体功能

基因 _id	同一性	E 值	数据库 _id	垂直同源 _id	垂直同源 _id 描述	Class
基因 _id_37126	91.02	3.00E-131	206672. BL1067	COG0016	Phenylalanyl-tRN 亚 单 元 Asynthetase al	J
基因 _id_32635	76.14	3.00E-29	293826. Amet_0348	NOG128607	ATP synthase c chain	C
基因 _id_3315	54.43	3E-139	375286. mma_0528	COG0513	超家族 II DNA 与 RNA 螺 旋酶	LKJ

ARDB 数据库全称为 Antibiotic Resistance Genes Database,专门针对抗生素耐受基因而制作的数据库。该数据库集合大部分已发布的耐药基因以及相关信息,并根据耐特征以及序列相似度进行分类。每个基因或者耐药类型含有丰富的信息:包括耐药特征、耐药机制、耐药要求、流行病学、GO term 等。通过将所预测的基因与该数据库进行比对注释,可以获得该基因是否是抗生素耐受基因,所耐受的抗生素种类等信息。该数据库包含 23137 个基因,共 380 种类型、249 种抗生素、1737 个种,以及 2881 个质粒和载体。一般通过 BLAST 比对除了基本的相似度(Similarity),阈值(Cutoff),比对长度(Hit Length)等信息外,还可以获得所注释上抗生素耐受基因的信息,包括:

ID:所比对上抗生素耐受基因在 ARDB 数据库中的编码

TYPE:抗生素耐受性类型

DEFINITION:抗生素耐受基因的具体描述

RESISTANCE:抗生素耐受基因对应的抗生素

ORGANISM:比对上的该耐受基因在数据库中的物种

COG:比对上的该耐受基因在 COG 数据库中的注释

GO:比对上的该耐受基因在 GO 中的编号

三、样本间差异分析

(一) PCA(Principal Component Analysis,主成分分析)

评估不同背景样本是否可以区分开。参考本章第三节内容。

(二) Beta 多样性(diversity)分析

评估样本之间多样性差异。参考本章第三节内容。

(三) Wilcoxon 和 Kruskal-Wallis 检验

分析不同组样本间物种、基因和功能组成差异。检验方法说明和物种差异图参考本章第三节内容。功能组成差异参考图 9-26。

横坐标为功能分类,纵坐标为比对上该功能上基因的相对丰度的 log10 的值

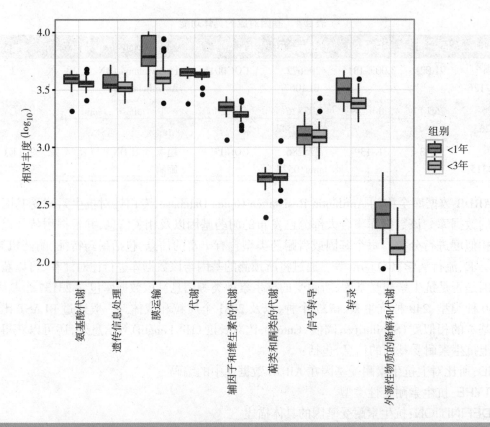

图 9-26　不同组样本富集的基因功能差异

四、不同样本富集的基因关联网络分析

　　环境中基因来自于不同物种,并处在复杂的关系网络中。通过丰度相关信息,并基于 Canopy 的算法,可将相关的基因关联起来,形成一个基因关联体(Co-Abundance Gene Groups,CAGs)。将基因关联体内每个基因和参考基因组数据库进行比对。如果 90% 的基因能够满足此条件:95% 序列相似性,大于 100bp 长度比对上参考基因组,则认为该基因关联体能注释到种水平。如果 80% 的基因组能够满足此条件:85% 序列相似性,大于 100bp 长度比对上参考基因组,则认为该基因关联体能注释到属水平[9-10]。

　　每个基因关联体包含多于 700 个基因,一般才被认为可能是来自于同一个基因组。然后根据 Spearman 相关系数,确定每个基因关联体之间的关系网络(Genome Interaction Groups,GIGs),如图 9-27。

　　结合每个基因关联体的丰度和功能信息,比较样本间差异,确定不同样本中富集的基因关联体和对应功能、代谢通路

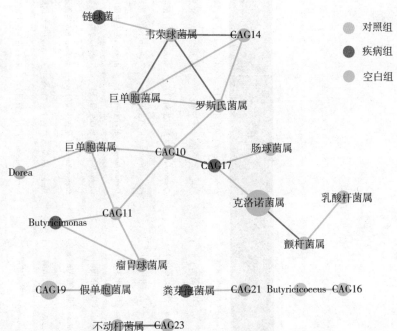

图 9-27 CAG 关联网络图

红色代表正相关,绿色代表负相关。

(戴文魁)

参 考 文 献

1. TMagoc, SSalzberg. FLASH: Fast length adjustment of short reads to improve genome assemblies. Bioinformatics, 2011, 27(21): 2957-2963.

2. Edgar RC. UPARSE: Highly accurate OTU sequences from microbial ampliconreads. Nature Methods, 2013, 10(10): 996-998.

3. DeSantis TZ, PHugenholtz, N Larsen, et al. Greengenes, a Chimera-Checked 16S rRNAGeneDatabase and Workbench Compatible with ARB. Applied and Environmental Microbiology, 2006, 72: 5069-5072.

4. Cole JR, Q Wang, JA Fish, et al. Ribosomal Database Project: data and tools for highthroughputrRNA analysis. Nucleic Acids Research, 2014, 41: 633-642.

5. Quast C, Pruesse E, Yilmaz P, et al. The SILVA ribosomal RNA gene database project: improved dataprocessing and web-basedtools. Nucleic Acids Research, 2013, 41(Database issue): D590-596.

6. Patrick DS, Sarah LW, Ryabin T, et al. Introducing mothur: Open-Source, Platform- Independent, Community-Supported Software for DescribingandComparing Microbial Communities. Applied and Environmental Microbiology, 2009, 75(23): 7537-7541.

7. Segata N, Izard J, Waldron L, et al. Metagenomic biomarker discovery and explanation. Genome Biology, 2011, 12(6): R60.

8. Shannon P, Markiel A, Ozier O, et al.Cytoscape: a software environment for integrated models of biomolecular interaction networks. Genome Research, 2003, 13(11): 2498-2504.

9. Chenhong Zhang, Aihua Yin, Hongde Li, et al. Dietary Modulation of Gut Microbiota Contributes to Alleviation of Both Genetic and Simple Obesity in Children. EBioMedicine, 2015, 2(8): 968-984.

10. Li J, Jia H, Cai X, et al. An integrated catalog of reference genes in the human gut microbiome. Nature Biotechnology, 2014, 32(8) 834-841.

附录 1 古生菌域检索表

属 Genus	科 Family	目 Order	纲 Class	门 Phylum	域 Domain
Acidianus（酸菌属）	*Sulfolobaceae*（硫化叶菌科）	*Sulfolobales*（硫化叶菌目）	*Thermoprotei*（热变形菌纲）	*Crenarchaeota*（泉古生菌门）	*Archaea*（古生菌域）
Acidolobus	*Desulfurococcaceae*（硫还原古球菌科）	*Desulfurococcales*（硫还原古球菌目）	*Thermoprotei*（热变形菌纲）	*Crenarchaeota*（泉古生菌门）	*Archaea*（古生菌域）
Aeropyrum（气热菌属）	*Desulfurococcaceae*（硫还原古球菌科）	*Desulfurococcales*（硫还原古球菌目）	*Thermoprotei*（热变形菌纲）	*Crenarchaeota*（泉古生菌门）	*Archaea*（古生菌域）
Archaeoglobus（古生球菌属）	*Archaeoglobaceae*（古生球菌科）	*Archaeoglobales*（古生球菌目）	*Archaeoglobi*（古生球菌纲）	*Euryarchaeota*（广古生菌门）	*Archaea*（古生菌域）
Caldisphaera（暖球形菌属）	*Caldisphaeraceae*（暖球形菌科）	*Caldisphaerales*（暖球形菌目）	*Thermoprotei*（热变形菌纲）	*Crenarchaeota*（泉古生菌门）	*Archaea*（古生菌域）
Caldivirga（高温分枝菌属）	*Thermoproteaceae*（热变形菌科）	*Thermoproteales*（热变形菌目）	*Thermoprotei*（热变形菌纲）	*Crenarchaeota*（泉古生菌门）	*Archaea*（古生菌域）
Desulfurococcus（硫还原古球菌属）	*Desulfurococcaceae*（硫还原古球菌科）	*Desulfurococcales*（硫还原古球菌目）	*Thermoprotei*（热变形菌纲）	*Crenarchaeota*（泉古生菌门）	*Archaea*（古生菌域）
Ferroglobus（铁球菌属）	*Archaeoglobaceae*（古生球菌科）	*Archaeoglobales*（古生球菌目）	*Archaeoglobi*（古生球菌纲）	*Euryarchaeota*（广古生菌门）	*Archaea*（古生菌域）
Ferroplasma（铁原体属）	*Ferroplasmataceae*（铁原体科）	*Thermoplasmatales*（热原体目）	*Thermoplasmata*（热原体纲）	*Euryarchaeota*（广古生菌门）	*Archaea*（古生菌域）
Geoglobus（土球菌属）	*Archaeoglobaceae*（古生球菌科）	*Archaeoglobales*（古生球菌目）	*Archaeoglobi*（古生球菌纲）	*Euryarchaeota*（广古生菌门）	*Archaea*（古生菌域）
Haloarcula（盐盒菌属）	*Halobacteriaceae*（盐杆菌科）	*Halobacteriales*（盐杆菌目）	*Halobacteria*（盐杆菌纲）	*Euryarchaeota*（广古生菌门）	*Archaea*（古生菌域）
Halobacterium（盐杆菌属）	*Halobacteriaceae*（盐杆菌科）	*Halobacteriales*（盐杆菌目）	*Halobacteria*（盐杆菌纲）	*Euryarchaeota*（广古生菌门）	*Archaea*（古生菌域）

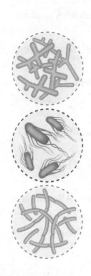

属 Genus	科 Family	目 Order	纲 Class	门 Phylum	域 Domain
Halobaculum（盐棒杆菌属）	*Halobacteriaceae*（盐杆菌科）	*Halobacteriales*（盐杆菌目）	*Halobacteria*（盐杆菌纲）	*Euryarchaeota*（广古生菌门）	*Archaea*（古生菌域）
Halobiforma（盐二型菌属）	*Halobacteriaceae*（盐杆菌科）	*Halobacteriales*（盐杆菌目）	*Halobacteria*（盐杆菌纲）	*Euryarchaeota*（广古生菌门）	*Archaea*（古生菌域）
Halococcus（盐球菌属）	*Halobacteriaceae*（盐杆菌科）	*Halobacteriales*（盐杆菌目）	*Halobacteria*（盐杆菌纲）	*Euryarchaeota*（广古生菌门）	*Archaea*（古生菌域）
Haloferax（富盐菌属）	*Halobacteriaceae*（盐杆菌科）	*Halobacteriales*（盐杆菌目）	*Halobacteria*（盐杆菌纲）	*Euryarchaeota*（广古生菌门）	*Archaea*（古生菌域）
Halogeometricum（盐几何形菌属）	*Halobacteriaceae*（盐杆菌科）	*Halobacteriales*（盐杆菌目）	*Halobacteria*（盐杆菌纲）	*Euryarchaeota*（广古生菌门）	*Archaea*（古生菌域）
Halomicrobium（盐微菌属）	*Halobacteriaceae*（盐杆菌科）	*Halobacteriales*（盐杆菌目）	*Halobacteria*（盐杆菌纲）	*Euryarchaeota*（广古生菌门）	*Archaea*（古生菌域）
Halorhabdus（盐杆状菌属）	*Halobacteriaceae*（盐杆菌科）	*Halobacteriales*（盐杆菌目）	*Halobacteria*（盐杆菌纲）	*Euryarchaeota*（广古生菌门）	*Archaea*（古生菌域）
Halorubrum（盐红菌属）	*Halobacteriaceae*（盐杆菌科）	*Halobacteriales*（盐杆菌目）	*Halobacteria*（盐杆菌纲）	*Euryarchaeota*（广古生菌门）	*Archaea*（古生菌域）
Halosimplex（唯盐菌属）	*Halobacteriaceae*（盐杆菌科）	*Halobacteriales*（盐杆菌目）	*Halobacteria*（盐杆菌纲）	*Euryarchaeota*（广古生菌门）	*Archaea*（古生菌域）
Haloterrigena（盐栖菌属）	*Halobacteriaceae*（盐杆菌科）	*Halobacteriales*（盐杆菌目）	*Halobacteria*（盐杆菌纲）	*Euryarchaeota*（广古生菌门）	*Archaea*（古生菌域）
Hyperthermus（栖高温菌属）	*Pyrodictiaceae*（热网菌科）	*Desulfurococcales*（硫还原古球菌目）	*Thermoprotei*（热变形菌纲）	*Crenarchaeota*（泉古生菌门）	*Archaea*（古生菌域）
Ignicoccus（梨果状火球菌属）	*Desulfurococcaceae*（硫还原古球菌科）	*Desulfurococcales*（硫还原古球菌目）	*Thermoprotei*（热变形菌纲）	*Crenarchaeota*（泉古生菌门）	*Archaea*（古生菌域）
Metallosphaera（生金球菌属）	*Sulfolobaceae*（硫化叶菌科）	*Sulfolobales*（硫化叶菌目）	*Thermoprotei*（热变形菌纲）	*Crenarchaeota*（泉古生菌门）	*Archaea*（古生菌域）
Methanobacterium（甲烷杆菌属）	*Methanobacteriaceae*（甲烷杆菌科）	*Methanobacteriales*（甲烷杆菌目）	*Methanobacteria*（甲烷杆菌纲）	*Euryarchaeota*（广古生菌门）	*Archaea*（古生菌域）
Methanobrevibacter（甲烷短杆菌属）	*Methanobacteriaceae*（甲烷杆菌科）	*Methanobacteriales*（甲烷杆菌目）	*Methanobacteria*（甲烷杆菌纲）	*Euryarchaeota*（广古生菌门）	*Archaea*（古生菌域）
Methanocalculus（产甲烷石状菌属）	未定科	*Methanomicrobiales*（甲烷微菌目）	*Methanomicrobia*（甲烷微菌纲）	*Euryarchaeota*（广古生菌门）	*Archaea*（古生菌域）
Methanocaldococcus（甲烷热球菌属）	*Methanocaldococcaceae*（甲烷热球菌科）	*Methanococcales*（甲烷球菌目）	*Methanococci*（甲烷球菌纲）	*Euryarchaeota*（广古生菌门）	*Archaea*（古生菌域）
Methanococcoides（甲烷拟球菌属）	*Methanosarcinaceae*（甲烷八叠球菌科）	*Methanosarcinales*（甲烷八叠球菌目）	*Methanomicrobia*（甲烷微菌纲）	*Euryarchaeota*（广古生菌门）	*Archaea*（古生菌域）

属 Genus	科 Family	目 Order	纲 Class	门 Phylum	域 Domain
Methanococcus（甲烷球菌属）	*Methanococcaceae*（甲烷球菌科）	*Methanococcales*（甲烷球菌目）	*Methanococci*（甲烷球菌纲）	*Euryarchaeota*（广古生菌门）	*Archaea*（古生菌域）
Methanocorpusculum（甲烷粒菌属）	*Methanocorpusculaceae*（甲烷粒菌科）	*Methanomicrobiales*（甲烷微菌目）	*Methanomicrobia*（甲烷微菌纲）	*Euryarchaeota*（广古生菌门）	*Archaea*（古生菌域）
Methanoculleus（甲烷袋状菌属）	*Methanomicrobiaceae*（甲烷微菌科）	*Methanomicrobiales*（甲烷微菌目）	*Methanomicrobia*（甲烷微菌纲）	*Euryarchaeota*（广古生菌门）	*Archaea*（古生菌域）
Methanofollis（产甲烷袋菌属）	*Methanomicrobiaceae*（甲烷微菌科）	*Methanomicrobiales*（甲烷微菌目）	*Methanomicrobia*（甲烷微菌纲）	*Euryarchaeota*（广古生菌门）	*Archaea*（古生菌域）
Methanogenium（产甲烷菌属）	*Methanomicrobiaceae*（甲烷微菌科）	*Methanomicrobiales*（甲烷微菌目）	*Methanomicrobia*（甲烷微菌纲）	*Euryarchaeota*（广古生菌门）	*Archaea*（古生菌域）
Methanohalobium（甲烷嗜盐菌属）	*Methanosarcinaceae*（甲烷八叠球菌科）	*Methanosarcinales*（甲烷八叠球菌目）	*Methanomicrobia*（甲烷微菌纲）	*Euryarchaeota*（广古生菌门）	*Archaea*（古生菌域）
Methanohalophilus（甲烷嗜盐菌属）	*Methanosarcinaceae*（甲烷八叠球菌科）	*Methanosarcinales*（甲烷八叠球菌目）	*Methanomicrobia*（甲烷微菌纲）	*Euryarchaeota*（广古生菌门）	*Archaea*（古生菌域）
Methanolacinia（叶形甲烷菌属）	*Methanomicrobiaceae*（甲烷微菌科）	*Methanomicrobiales*（甲烷微菌目）	*Methanomicrobia*（甲烷微菌纲）	*Euryarchaeota*（广古生菌门）	*Archaea*（古生菌域）
Methanolobus（甲烷叶菌属）	*Methanosarcinaceae*（甲烷八叠球菌科）	*Methanosarcinales*（甲烷八叠球菌目）	*Methanomicrobia*（甲烷微菌纲）	*Euryarchaeota*（广古生菌门）	*Archaea*（古生菌域）
Methanomethylovorans（食甲基甲烷菌数）	*Methanosarcinaceae*（甲烷八叠球菌科）	*Methanosarcinales*（甲烷八叠球菌目）	*Methanomicrobia*（甲烷微菌纲）	*Euryarchaeota*（广古生菌门）	*Archaea*（古生菌域）
Methanomicrobium（甲烷微菌属）	*Methanomicrobiaceae*（甲烷微菌科）	*Methanomicrobiales*（甲烷微菌目）	*Methanomicrobia*（甲烷微菌纲）	*Euryarchaeota*（广古生菌门）	*Archaea*（古生菌域）
Methanomicrococcus（甲烷微球菌属）	*Methanosarcinaceae*（甲烷八叠球菌科）	*Methanosarcinales*（甲烷八叠球菌目）	*Methanomicrobia*（甲烷微菌纲）	*Euryarchaeota*（广古生菌门）	*Archaea*（古生菌域）
Methanoplanus（甲烷盘菌属）	*Methanomicrobiaceae*（甲烷微菌科）	*Methanomicrobiales*（甲烷微菌目）	*Methanomicrobia*（甲烷微菌纲）	*Euryarchaeota*（广古生菌门）	*Archaea*（古生菌域）
Methanopyrus（甲烷嗜高热菌属）	*Methanopyraceae*（甲烷嗜高热菌科）	*Methanopyrales*（甲烷嗜高热菌目）	*Methanopyri*（甲烷嗜高热菌纲）	*Euryarchaeota*（广古生菌门）	*Archaea*（古生菌域）
Methanosaeta（鬃毛甲烷菌科属）	*Methanosaetaceae*（鬃毛甲烷菌科）	*Methanosarcinales*（甲烷八叠球菌目）	*Methanomicrobia*（甲烷微菌纲）	*Euryarchaeota*（广古生菌门）	*Archaea*（古生菌域）
Methanosalsum（甲烷盐菌属）	*Methanosarcinaceae*（甲烷八叠球菌科）	*Methanosarcinales*（甲烷八叠球菌目）	*Methanomicrobia*（甲烷微菌纲）	*Euryarchaeota*（广古生菌门）	*Archaea*（古生菌域）
Methanosarcina（甲烷八叠球菌属）	*Methanosarcinaceae*（甲烷八叠球菌科）	*Methanosarcinales*（甲烷八叠球菌目）	*Methanomicrobia*（甲烷微菌纲）	*Euryarchaeota*（广古生菌门）	*Archaea*（古生菌域）
Methanosphaera（甲烷球形菌属）	*Methanobacteriaceae*（甲烷杆菌科）	*Methanobacteriales*（甲烷杆菌目）	*Methanobacteria*（甲烷杆菌纲）	*Euryarchaeota*（广古生菌门）	*Archaea*（古生菌域）

属 Genus	科 Family	目 Order	纲 Class	门 Phylum	域 Domain
Methanospirillum（甲烷螺菌属）	*Methanospirillaceae*（甲烷螺菌科）	*Methanomicrobiales*（甲烷微菌目）	*Methanomicrobia*（甲烷微菌纲）	*Euryarchaeota*（广古生菌门）	*Archaea*（古生菌域）
Methanothermobacter（甲烷嗜热杆菌属）	*Methanobacteriaceae*（甲烷杆菌科）	*Methanobacteriales*（甲烷杆菌目）	*Methanobacteria*（甲烷杆菌纲）	*Euryarchaeota*（广古生菌门）	*Archaea*（古生菌域）
Methanothermococcus（甲烷嗜热球菌属）	*Methanococcaceae*（甲烷球菌科）	*Methanococcales*（甲烷球菌目）	*Methanococci*（甲烷球菌纲）	*Euryarchaeota*（广古生菌门）	*Archaea*（古生菌域）
Methanothermus（甲烷嗜热菌属）	*Methanothermaceae*（甲烷嗜热菌科）	*Methanobacteriales*（甲烷杆菌目）	*Methanobacteria*（甲烷杆菌纲）	*Euryarchaeota*（广古生菌门）	*Archaea*（古生菌域）
Methanotorris（甲烷干热菌属）	*Methanocaldococcaceae*（甲烷热球菌科）	*Methanococcales*（甲烷球菌目）	*Methanococci*（甲烷球菌纲）	*Euryarchaeota*（广古生菌门）	*Archaea*（古生菌域）
Natrialba（无色嗜盐菌属）	*Halobacteriaceae*（盐杆菌科）	*Halobacteriales*（盐杆菌目）	*Halobacteria*（盐杆菌纲）	*Euryarchaeota*（广古生菌门）	*Archaea*（古生菌域）
Natrinema（钠线菌属）	*Halobacteriaceae*（盐杆菌科）	*Halobacteriales*（盐杆菌目）	*Halobacteria*（盐杆菌纲）	*Euryarchaeota*（广古生菌门）	*Archaea*（古生菌域）
Natronobacterium（嗜盐碱杆菌属）	*Halobacteriaceae*（盐杆菌科）	*Halobacteriales*（盐杆菌目）	*Halobacteria*（盐杆菌纲）	*Euryarchaeota*（广古生菌门）	*Archaea*（古生菌域）
Natronococcus（嗜盐碱球菌属）	*Halobacteriaceae*（盐杆菌科）	*Halobacteriales*（盐杆菌目）	*Halobacteria*（盐杆菌纲）	*Euryarchaeota*（广古生菌门）	*Archaea*（古生菌域）
Natronomonas（嗜盐碱单胞菌属）	*Halobacteriaceae*（盐杆菌科）	*Halobacteriales*（盐杆菌目）	*Halobacteria*（盐杆菌纲）	*Euryarchaeota*（广古生菌门）	*Archaea*（古生菌域）
Natronorubrum（碱红菌属）	*Halobacteriaceae*（盐杆菌科）	*Halobacteriales*（盐杆菌目）	*Halobacteria*（盐杆菌纲）	*Euryarchaeota*（广古生菌门）	*Archaea*（古生菌域）
Palaeococcus（古老球菌属）	*Thermococcaceae*（热球菌科）	*Thermococcales*（热球菌目）	*Thermococci*（热球菌纲）	*Euryarchaeota*（广古生菌门）	*Archaea*（古生菌域）
Picrophilus（嗜酸古菌属）	*Picrophilaceae*（嗜酸古菌科）	*Thermoplasmatales*（热原体目）	*Thermoplasmata*（热原体纲）	*Euryarchaeota*（广古生菌门）	*Archaea*（古生菌域）
Pyrobaculum（热棒菌属）	*Thermoproteaceae*（热变形菌科）	*Thermoproteales*（热变形菌目）	*Thermoprotei*（热变形菌纲）	*Crenarchaeota*（泉古生菌门）	*Archaea*（古生菌域）
Pyrococcus（热球菌属）	*Thermococcaceae*（热球菌科）	*Thermococcales*（热球菌目）	*Thermococci*（热球菌纲）	*Euryarchaeota*（广古生菌门）	*Archaea*（古生菌域）
Pyrodictium（热网菌属）	*Pyrodictiaceae*（热网菌科）	*Desulfurococcales*（硫还原古球菌目）	*Thermoprotei*（热变形菌纲）	*Crenarchaeota*（泉古生菌门）	*Archaea*（古生菌域）
Pyrolobus（热叶菌属）	*Pyrodictiaceae*（热网菌科）	*Desulfurococcales*（硫还原古球菌目）	*Thermoprotei*（热变形菌纲）	*Crenarchaeota*（泉古生菌门）	*Archaea*（古生菌域）
Staphylothermus（葡萄嗜热菌属）	*Desulfurococcaceae*（硫还原古球菌科）	*Desulfurococcales*（硫还原古球菌目）	*Thermoprotei*（热变形菌纲）	*Crenarchaeota*（泉古生菌门）	*Archaea*（古生菌域）

属 Genus	科 Family	目 Order	纲 Class	门 Phylum	域 Domain
Stetteria（斯特特氏菌属）	*Desulfurococcaceae*（硫还原古球菌科）	*Desulfurococcales*（硫还原古球菌目）	*Thermoprotei*（热变形菌纲）	*Crenarchaeota*（泉古生菌门）	*Archaea*（古生菌域）
Stygiolobus（栖哭河菌属）	*Sulfolobaceae*（硫化叶菌科）	*Sulfolobales*（硫化叶菌目）	*Thermoprotei*（热变形菌纲）	*Crenarchaeota*（泉古生菌门）	*Archaea*（古生菌域）
Sulfolobus（硫化叶菌属）	*Sulfolobaceae*（硫化叶菌科）	*Sulfolobales*（硫化叶菌目）	*Thermoprotei*（热变形菌纲）	*Crenarchaeota*（泉古生菌门）	*Archaea*（古生菌域）
Sulfophobococcus（恐硫球菌属）	*Desulfurococcaceae*（硫还原古球菌科）	*Desulfurococcales*（硫还原古球菌目）	*Thermoprotei*（热变形菌纲）	*Crenarchaeota*（泉古生菌门）	*Archaea*（古生菌域）
Sulfurisphaera（硫代谢球菌属）	*Sulfolobaceae*（硫化叶菌科）	*Sulfolobales*（硫化叶菌目）	*Thermoprotei*（热变形菌纲）	*Crenarchaeota*（泉古生菌门）	*Archaea*（古生菌域）
Sulfurococcus（硫化球菌属）	*Sulfolobaceae*（硫化叶菌科）	*Sulfolobales*（硫化叶菌目）	*Thermoprotei*（热变形菌纲）	*Crenarchaeota*（泉古生菌门）	*Archaea*（古生菌域）
Thermocladium（热枝菌属）	*Thermoproteaceae*（热变形菌科）	*Thermoproteales*（热变形菌目）	*Thermoprotei*（热变形菌纲）	*Crenarchaeota*（泉古生菌门）	*Archaea*（古生菌域）
Thermococcus（嗜热球菌属）	*Thermococcaceae*（热球菌科）	*Thermococcales*（热球菌目）	*Thermococci*（热球菌纲）	*Euryarchaeota*（广古生菌门）	*Archaea*（古生菌域）
Thermodiscus（热盘菌属）	*Desulfurococcaceae*（硫还原古球菌科）	*Desulfurococcales*（硫还原古球菌目）	*Thermoprotei*（热变形菌纲）	*Crenarchaeota*（泉古生菌门）	*Archaea*（古生菌域）
Thermofilum（热丝菌属）	*Thermofilaceae*（热丝菌科）	*Thermoproteales*（热变形菌目）	*Thermoprotei*（热变形菌纲）	*Crenarchaeota*（泉古生菌门）	*Archaea*（古生菌域）
Thermoplasma（热原体属）	*Thermoplasmataceae*（热原体科）	*Thermoplasmatales*（热原体目）	*Thermoplasmata*（热原体纲）	*Euryarchaeota*（广古生菌门）	*Archaea*（古生菌域）
Thermoproteus（热变形菌属）	*Thermoproteaceae*（热变形菌科）	*Thermoproteales*（热变形菌目）	*Thermoprotei*（热变形菌纲）	*Crenarchaeota*（泉古生菌门）	*Archaea*（古生菌域）
Thermosphaera（耐热球菌属）	*Desulfurococcaceae*（硫还原古球菌科）	*Desulfurococcales*（硫还原古球菌目）	*Thermoprotei*（热变形菌纲）	*Crenarchaeota*（泉古生菌门）	*Archaea*（古生菌域）
Vulcanisaeta（火山热泉杆菌属）	*Thermoproteaceae*（热变形菌科）	*Thermoproteales*（热变形菌目）	*Thermoprotei*（热变形菌纲）	*Crenarchaeota*（泉古生菌门）	*Archaea*（古生菌域）

（戴文魁　郑跃杰）

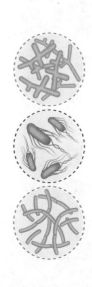

附录 2 细菌域检索表

属 Genus	科 Family	目 Order	纲 Class	门 Phylum	域 Domain
Abiotrophia（乏养菌属）	*Aerococcaceae*（气球菌科）	*Lactobacillales*（乳杆菌目）	*Bacilli*（芽孢杆菌纲）	*Firmicutes*（厚壁菌门）	*Bacteria*（细菌域）
Acetitomaculum（醋香肠菌属）	*Lachnospiraceae*（毛螺菌科）	*Clostridiales*（梭菌目）	*Clostridia*（梭菌纲）	*Firmicutes*（厚壁菌门）	*Bacteria*（细菌域）
Acetivibrio（醋弧菌属）	*Clostridiaceae*（梭菌科）	*Clostridiales*（梭菌目）	*Clostridia*（梭菌纲）	*Firmicutes*（厚壁菌门）	*Bacteria*（细菌域）
Acetoanaerobium（厌氧醋菌属）	（未定科）	*Lactobacillales*（乳杆菌目）	*Bacilli*（芽孢杆菌纲）	*Firmicutes*（厚壁菌门）	*Bacteria*（细菌域）
Acetobacter（醋杆菌属）	*Acetobacteraceae*（醋杆菌科）	*Rhodospirillales*（红螺菌目）	*Alphaproteobacteria*（阿耳法变形杆菌纲）	*Proteobacteria*（变形杆菌门）	*Bacteria*（细菌域）
Acetobacterium（醋酸杆菌属）	*Eubacteriaceae*（真杆菌科）	*Clostridiales*（梭菌目）	*Clostridia*（梭菌纲）	*Firmicutes*（厚壁菌门）	*Bacteria*（细菌域）
Acetofilamentum（线形醋菌属）	*Bacteroidaceae*（拟杆菌科）	*Bacteroidales*（拟杆菌目）	*Bacteroidetes*（拟杆菌纲）	*Bacteroidetes*（拟杆菌门）	*Bacteria*（细菌域）
Acetogenium（产醋菌属）	*Syntrophomonadaceae*（共养单胞菌科）	*Clostridiales*（梭菌目）	*Clostridia*（梭菌纲）	*Firmicutes*（厚壁菌门）	*Bacteria*（细菌域）
Acetohalobium（醋盐杆菌属）	*Halobacteroidaceae*（拟盐菌科）	*Haloanaerobiales*（盐厌氧菌目）	*Clostridia*（梭菌纲）	*Firmicutes*（厚壁菌门）	*Bacteria*（细菌域）
Acetomicrobium（醋微菌属）	*Bacteroidaceae*（拟杆菌科）	*Bacteroidales*（拟杆菌目）	*Bacteroidetes*（拟杆菌纲）	*Bacteroidetes*（拟杆菌门）	*Bacteria*（细菌域）
Acetonema（醋丝菌属）	*Acidaminococcaceae*（氨基酸球菌科）	*Clostridiales*（梭菌目）	*Clostridia*（梭菌纲）	*Firmicutes*（厚壁菌门）	*Bacteria*（细菌域）
Acetothermus（醋热菌属）	*Bacteroidaceae*（拟杆菌科）	*Bacteroidales*（拟杆菌目）	*Bacteroidetes*（拟杆菌纲）	*Bacteroidetes*（拟杆菌门）	*Bacteria*（细菌域）

域 Domain	门 Phylum	纲 Class	目 Order	科 Family	属 Genus
Bacteria（细菌域）	*Firmicutes*（厚壁菌门）	*Mollicutes*（柔膜菌纲）	*Acholeplasmatales*（无胆甾原体目）	*Acholeplasmataceae*（无胆甾原体科）	*Acholeplasma*（无胆甾原体属）
Bacteria（细菌域）	*Proteobacteria*（变形杆菌门）	*Gammaproteobacteria*（伽马变形菌纲）	*Thiotrichales*（硫发菌目）	*Thiotrichaceae*（硫发菌科）	*Achromatium*（无色菌属）
Bacteria（细菌域）	*Proteobacteria*（变形杆菌门）	*Betaproteobacteria*（贝塔变形杆菌纲）	*Burkholderiales*（伯克霍尔德氏菌目）	*Alcaligenaceae*（产碱杆菌科）	*Achromobacter*（无色小杆菌属）
Bacteria（细菌域）	*Firmicutes*（厚壁菌门）	*Clostridia*（梭菌纲）	*Clostridiales*（梭菌目）	*Clostridiaceae*（梭菌科）	*Acidaminobacter*（氨基酸杆菌属）
Bacteria（细菌域）	*Firmicutes*（厚壁菌门）	*Clostridia*（梭菌纲）	*Clostridiales*（梭菌目）	*Acidaminococcaceae*（氨基酸球菌科）	*Acidaminococcus*（氨基酸球菌属）
Bacteria（细菌域）	*Actinobacteria*（放线菌门）	*Actinobacteria*（放线菌纲）	*Acidimicrobiales*（酸微菌目）	*Acidimicrobiaceae*（酸微菌科）	*Acidimicrobium*（酸微菌属）
Bacteria（细菌域）	*Proteobacteria*（变形杆菌门）	*Alphaproteobacteria*（阿耳法变形杆菌纲）	*Rhodospirillales*（红螺菌目）	*Acetobacteraceae*（醋杆菌科）	*Acidiphilium*（嗜酸菌属）
Bacteria（细菌域）	*Proteobacteria*（变形杆菌门）	*Alphaproteobacteria*（阿耳法变形杆菌纲）	*Rhodospirillales*（红螺菌目）	*Acetobacteraceae*（醋杆菌科）	*Acidisphaera*（酸球形菌属）
Bacteria（细菌域）	*Proteobacteria*（变形杆菌门）	*Gammaproteobacteria*（伽马变形菌纲）	*Acidithiobacillales*（酸硫杆菌目）	*Acidithiobacillaceae*（酸硫杆状菌科）	*Acidithiobacillus*（酸硫杆状菌属）
Bacteria（细菌域）	*Acidobacteria*（酸杆菌门）	*Acidobacteria*（酸杆菌纲）	*Acidobacteriales*（酸杆菌目）	*Acidobacteriaceae*（酸杆菌科）	*Acidobacterium*（酸杆菌属）
Bacteria（细菌域）	*Proteobacteria*（变形杆菌门）	*Alphaproteobacteria*（阿耳法变形杆菌纲）	*Rhodospirillales*（红螺菌目）	*Acetobacteraceae*（醋杆菌科）	*Acidocella*（酸胞菌属）
Bacteria（细菌域）	*Proteobacteria*（变形杆菌门）	*Alphaproteobacteria*（阿耳法变形杆菌纲）	*Rhodospirillales*（红螺菌目）	*Acetobacteraceae*（醋杆菌科）	*Acidomonas*（酸单胞菌属）
Bacteria（细菌域）	*Actinobacteria*（放线菌门）	*Actinobacteria*（放线菌纲）	*Actinomycetales*（放线菌目）	*Acidothermaceae*（热酸菌科）	*Acidothermus*（热酸菌属）
Bacteria（细菌域）	*Proteobacteria*（变形杆菌门）	*Betaproteobacteria*（贝塔变形杆菌纲）	*Burkholderiales*（伯克霍尔德氏菌目）	*Comamonadaceae*（丛毛单胞菌科）	*Acidovorax*（食酸菌属）
Bacteria（细菌域）	*Proteobacteria*（变形杆菌门）	*Gammaproteobacteria*（伽马变形菌纲）	*Pseudomonadales*（假单胞菌目）	*Moraxellaceae*（莫拉氏菌科）	*Acinetobacter*（不动杆菌属）
Bacteria（细菌域）	*Actinobacteria*（放线菌门）	*Actinobacteria*（放线菌纲）	*Actinomycetales*（放线菌目）	*Streptosporangiaceae*（链孢囊菌科）	*Acrocarpospora*（端果孢菌属）
Bacteria（细菌域）	*Actinobacteria*（放线菌门）	*Actinobacteria*（放线菌纲）	*Actinomycetales*（放线菌目）	*Pseudonocardiaceae*（假诺卡菌科）	*Actinoalloteichus*（异壁放线菌属）
Bacteria（细菌域）	*Proteobacteria*（变形杆菌门）	*Gammaproteobacteria*（伽马变形菌纲）	*Pasteurellales*（巴斯德氏菌目）	*Pasteurellaceae*（巴斯德菌科）	*Actinobacillus*（放线杆菌属）
Bacteria（细菌域）	*Actinobacteria*（放线菌门）	*Actinobacteria*（放线菌纲）	*Actinomycetales*（放线菌目）	*Actinomycetaceae*（放线菌科）	*Actinobaculum*（放线杆状菌属）
Bacteria（细菌域）	*Actinobacteria*（放线菌门）	*Actinobacteria*（放线菌纲）	*Actinomycetales*（放线菌目）	*Pseudonocardiaceae*（假诺卡菌科）	*Actinobispora*（双孢放线菌属）

属 Genus	科 Family	目 Order	纲 Class	门 Phylum	域 Domain
Actinocorallia（珊瑚状放线菌属）	*Thermomonosporaceae*（高温单孢菌科）	*Actinomycetales*（放线菌目）	*Actinobacteria*（放线菌纲）	*Actinobacteria*（放线菌门）	*Bacteria*（细菌域）
Actinokineospora（放线动孢菌属）	*Actinosynnemataceae*（束丝放线菌科）	*Micromonosporales*（小单孢菌目）	*Actinobacteria*（放线菌纲）	*Actinobacteria*（放线菌门）	*Bacteria*（细菌域）
Actinomadura（马杜拉放线菌属）	*Thermomonosporaceae*（高温单孢菌科）	*Actinomycetales*（放线菌目）	*Actinobacteria*（放线菌纲）	*Actinobacteria*（放线菌门）	*Bacteria*（细菌域）
Actinomyces（放线菌属）	*Actinomycetaceae*（放线菌科）	*Actinomycetales*（放线菌目）	*Actinobacteria*（放线菌纲）	*Actinobacteria*（放线菌门）	*Bacteria*（细菌域）
Actinoplanes（游动放线菌属）	*Micromonosporaceae*（小单孢菌科）	*Micromonosporales*（小单孢菌目）	*Actinobacteria*（放线菌纲）	*Actinobacteria*（放线菌门）	*Bacteria*（细菌域）
Actinopolymorpha（多形态放线菌属）	*Nocardioidaceae*（类诺卡菌科）	*Actinomycetales*（放线菌目）	*Actinobacteria*（放线菌纲）	*Actinobacteria*（放线菌门）	*Bacteria*（细菌域）
Actinopolyspora（放线多孢菌属）	*Pseudonocardiaceae*（假诺卡菌科）	*Actinomycetales*（放线菌目）	*Actinobacteria*（放线菌纲）	*Actinobacteria*（放线菌门）	*Bacteria*（细菌域）
Actinosynnema（束丝放线菌属）	*Actinosynnemataceae*（束丝放线菌科）	*Micromonosporales*（小单孢菌目）	*Actinobacteria*（放线菌纲）	*Actinobacteria*（放线菌门）	*Bacteria*（细菌域）
Aegyptianella（埃及小体属）	*Anaplasmataceae*（无形体科）	*Rickettsiales*（立克次氏体目）	*Alphaproteobacteria*（阿耳法变形菌纲）	*Proteobacteria*（变形杆菌门）	*Bacteria*（细菌域）
Aequorivita（栖海面菌属）	*Flavobacteriaceae*（黄杆菌科）	*Flavobacteriales*（黄杆菌目）	*Flavobacteria*（黄杆菌纲）	*Bacteroidetes*（拟杆菌门）	*Bacteria*（细菌域）
Aeriscardovia（气斯卡多维氏菌属）	*Bifidobacteriaceae*（双歧杆菌科）	*Bifidobacteriales*（双歧杆菌目）	*Actinobacteria*（放线菌纲）	*Actinobacteria*（放线菌门）	*Bacteria*（细菌域）
Aerococcus（气球菌属）	*Aerococcaceae*（气球菌科）	*Lactobacillales*（乳杆菌目）	*Bacilli*（芽孢杆菌纲）	*Firmicutes*（厚壁菌门）	*Bacteria*（细菌域）
Aeromicrobium（气微菌属）	*Nocardioidaceae*（类诺卡菌科）	*Actinomycetales*（放线菌目）	*Actinobacteria*（放线菌纲）	*Actinobacteria*（放线菌门）	*Bacteria*（细菌域）
Aeromonas（气单胞菌属）	*Aeromonadaceae*（气单胞菌科）	*Aeromonadales*（气单胞菌目）	*Gammaproteobacteria*（伽马变形菌纲）	*Proteobacteria*（变形杆菌门）	*Bacteria*（细菌域）
Aestuariibacter（潮汐杆菌属）	*Alteromonadaceae*（交替单胞菌科）	*Alteromonadales*（交替单胞菌目）	*Gammaproteobacteria*（伽马变形菌纲）	*Proteobacteria*（变形杆菌门）	*Bacteria*（细菌域）
Afipia（阿菲波菌属）	*Bradyrhizobiaceae*（慢生根瘤菌科）	*Rhizobiales*（根瘤菌目）	*Alphaproteobacteria*（阿耳法变形菌纲）	*Proteobacteria*（变形杆菌门）	*Bacteria*（细菌域）
Agitococcus（震荡球菌属）	*Carnobacteriaceae*（肉杆菌科）	*Lactobacillales*（乳杆菌目）	*Bacilli*（芽孢杆菌纲）	*Firmicutes*（厚壁菌门）	*Bacteria*（细菌域）
Agreia（阿格雷氏菌属）	*Microbacteriaceae*（微杆菌科）	*Actinomycetales*（放线菌目）	*Actinobacteria*（放线菌纲）	*Actinobacteria*（放线菌门）	*Bacteria*（细菌域）
Agrobacterium（土壤杆菌属）	*Rhizobiaceae*（根瘤菌科）	*Rhizobiales*（根瘤菌目）	*Alphaproteobacteria*（阿耳法变形菌纲）	*Proteobacteria*（变形杆菌门）	*Bacteria*（细菌域）
Agrococcus（农球菌属）	*Microbacteriaceae*（微杆菌科）	*Actinomycetales*（放线菌目）	*Actinobacteria*（放线菌纲）	*Actinobacteria*（放线菌门）	*Bacteria*（细菌域）

属 Genus	科 Family	目 Order	纲 Class	门 Phylum	域 Domain
Agromonas（土壤单胞菌属）	*Bradyrhizobiaceae*（慢生根瘤菌科）	*Rhizobiales*（根瘤菌目）	*Alphaproteobacteria*（阿耳法变形杆菌纲）	*Proteobacteria*（变形杆菌门）	*Bacteria*（细菌域）
Agromyces（棒霉菌属）	*Microbacteriaceae*（微杆菌科）	*Actinomycetales*（放线菌目）	*Actinobacteria*（放线菌纲）	*Actinobacteria*（放线菌门）	*Bacteria*（细菌域）
Ahrensia（阿赫兰氏菌属）	*Rhodobacteraceae*（红杆菌科）	*Rhodobacterales*（红细菌目）	*Alphaproteobacteria*（阿耳法变形杆菌纲）	*Proteobacteria*（变形杆菌门）	*Bacteria*（细菌域）
Albibacter（白杆菌属）	*Methylocystaceae*（甲基泡囊菌科）	*Rhizobiales*（根瘤菌目）	*Alphaproteobacteria*（阿耳法变形杆菌纲）	*Proteobacteria*（变形杆菌门）	*Bacteria*（细菌域）
Albidovulum（小白饼状菌属）	*Rhodobacteraceae*（红杆菌科）	*Rhodobacterales*（红细菌目）	*Alphaproteobacteria*（阿耳法变形杆菌纲）	*Proteobacteria*（变形杆菌门）	*Bacteria*（细菌域）
Alcaligenes（产碱杆菌属）	*Alcaligenaceae*（产碱杆菌科）	*Burkholderiales*（伯克霍尔德氏菌目）	*Betaproteobacteria*（贝塔变形杆菌纲）	*Proteobacteria*（变形杆菌门）	*Bacteria*（细菌域）
Alcalilimnicola（碱湖生菌属）	*Ectothiorhodospiraceae*（外硫红螺菌科）	*Chromatiales*（着色菌目）	*Gammaproteobacteria*（伽马变形菌纲）	*Proteobacteria*（变形杆菌门）	*Bacteria*（细菌域）
Alcanivorax（食烷菌属）	*Alcanivoraceae*（食烷菌科）	*Oceanospirillales*（海洋螺菌目）	*Gammaproteobacteria*（伽马变形菌纲）	*Proteobacteria*（变形杆菌门）	*Bacteria*（细菌域）
Alicycliphilus（嗜脂环物菌属）	*Comamonadaceae*（丛毛单胞菌科）	*Burkholderiales*（伯克霍尔德氏菌目）	*Betaproteobacteria*（贝塔变形杆菌纲）	*Proteobacteria*（变形杆菌门）	*Bacteria*（细菌域）
Alicyclobacillus（脂环酸芽孢杆菌属）	*Alicyclobacillaceae*（脂环酸芽孢杆菌科）	*Bacillales*（芽孢杆菌目）	*Bacilli*（芽孢杆菌纲）	*Firmicutes*（厚壁菌门）	*Bacteria*（细菌域）
Alishewanella（别样谢瓦氏菌）	*Alteromonadaceae*（交替单胞菌科）	*Alteromonadales*（交替单胞菌目）	*Gammaproteobacteria*（伽马变形菌纲）	*Proteobacteria*（变形杆菌门）	*Bacteria*（细菌域）
Alistipes（别样杆菌属）	*Rikenellaceae*（理研菌科）	*Bacteroidales*（拟杆菌目）	*Bacteroidetes*（拟杆菌纲）	*Bacteroidetes*（拟杆菌门）	*Bacteria*（细菌域）
Alkalibacterium（碱杆菌属）	*Carnobacteriaceae*（肉杆菌科）	*Lactobacillales*（乳杆菌目）	*Bacilli*（芽孢杆菌纲）	*Firmicutes*（厚壁菌门）	*Bacteria*（细菌域）
Alkaliphilus（嗜碱菌属）	*Clostridiaceae*（梭菌科）	*Clostridiales*（梭菌目）	*Clostridia*（梭菌纲）	*Firmicutes*（厚壁菌门）	*Bacteria*（细菌域）
Alkalispirillum（碱螺菌属）	*Ectothiorhodospiraceae*（外硫红螺菌科）	*Chromatiales*（着色菌目）	*Gammaproteobacteria*（伽马变形菌纲）	*Proteobacteria*（变形杆菌门）	*Bacteria*（细菌域）
Allisonella（阿里松氏菌属）	*Acidaminococcaceae*（氨基酸球菌科）	*Clostridiales*（梭菌目）	*Clostridia*（梭菌纲）	*Firmicutes*（厚壁菌门）	*Bacteria*（细菌域）
Allochromatium（异着色菌属）	*Chromatiaceae*（着色菌科）	*Chromatiales*（着色菌目）	*Gammaproteobacteria*（伽马变形菌纲）	*Proteobacteria*（变形杆菌门）	*Bacteria*（细菌域）
Allofustis（别样棒状菌属）	*Carnobacteriaceae*（肉杆菌科）	*Lactobacillales*（乳杆菌目）	*Bacilli*（芽孢杆菌纲）	*Firmicutes*（厚壁菌门）	*Bacteria*（细菌域）
Alloiococcus（差异球菌属）	*Carnobacteriaceae*（肉杆菌科）	*Lactobacillales*（乳杆菌目）	*Bacilli*（芽孢杆菌纲）	*Firmicutes*（厚壁菌门）	*Bacteria*（细菌域）
Allomonas（异单胞菌属）	*Vibrionaceae*（弧菌科）	*Vibrionales*（弧菌目）	*Gammaproteobacteria*（伽马变形菌纲）	*Proteobacteria*（变形杆菌门）	*Bacteria*（细菌域）

属 Genus	科 Family	目 Order	纲 Class	门 Phylum	域 Domain
Allorhizobium	*Rhizobiaceae*（根瘤菌科）	*Rhizobiales*（根瘤菌目）	*Alphaproteobacteria*（阿耳法变形杆菌纲）	*Proteobacteria*（变形杆菌门）	*Bacteria*（细菌域）
Alterococcus（交替球菌属）	*Enterobacteriaceae*（肠杆菌科）	*Enterobacteriales*（肠杆菌目）	*Gammaproteobacteria*（伽马变形菌纲）	*Proteobacteria*（变形杆菌门）	*Bacteria*（细菌域）
Alteromonas（交替单胞菌属）	*Alteromonadaceae*（交替单胞菌科）	*Alteromonadales*（交替单胞菌目）	*Gammaproteobacteria*（伽马变形杆菌纲）	*Proteobacteria*（变形杆菌门）	*Bacteria*（细菌域）
Alysiella（小链菌属）	*Neisseriaceae*（奈瑟氏球菌科）	*Neisseriales*（奈瑟球菌目）	*Betaproteobacteria*（贝塔变形杆菌纲）	*Proteobacteria*（变形杆菌门）	*Bacteria*（细菌域）
Amaricoccus（下水道球菌属）	*Rhodobacteraceae*（红菌科）	*Rhodobacterales*（红菌目）	*Alphaproteobacteria*（阿耳法变形杆菌纲）	*Proteobacteria*（变形杆菌门）	*Bacteria*（细菌域）
Aminobacter（胺杆菌属）	*Phyllobacteriaceae*（叶瘤杆菌科）	*Rhizobiales*（根瘤菌目）	*Alphaproteobacteria*（阿耳法变形杆菌纲）	*Proteobacteria*（变形杆菌门）	*Bacteria*（细菌域）
Aminobacterium（氨基酸杆状菌属）	*Syntrophomonadaceae*（共养单胞菌科）	*Clostridiales*（梭菌目）	*Clostridia*（梭菌纲）	*Firmicutes*（厚壁菌门）	*Bacteria*（细菌域）
Aminomonas（氨基单胞菌属）	*Syntrophomonadaceae*（共养单胞菌科）	*Clostridiales*（梭菌目）	*Clostridia*（梭菌纲）	*Firmicutes*（厚壁菌门）	*Bacteria*（细菌域）
Ammonifex（制氨菌属）	*Thermoanaerobacteriaceae*（好热厌氧杆菌科）	*Thermoanaerobacteriales*（好热厌氧杆菌目）	*Clostridia*（梭菌纲）	*Firmicutes*（厚壁菌门）	*Bacteria*（细菌域）
Ammoniphilus（喜氨菌属）	*Paenibacillaceae*（类芽孢杆菌科）	*Bacillales*（芽孢杆菌目）	*Bacilli*（芽孢杆菌纲）	*Firmicutes*（厚壁菌门）	*Bacteria*（细菌域）
Amoebobacter（可变杆菌属）	*Chromatiaceae*（着色菌科）	*Chromatiales*（着色菌目）	*Gammaproteobacteria*（伽马变形菌纲）	*Proteobacteria*（变形杆菌门）	*Bacteria*（细菌域）
Amphibacillus（兼性芽孢杆菌属）	*Bacillaceae*（芽孢杆菌科）	*Bacillales*（芽孢杆菌目）	*Bacilli*（芽孢杆菌纲）	*Firmicutes*（厚壁菌门）	*Bacteria*（细菌域）
Amycolatopsis（拟无枝酸菌属）	*Pseudonocardiaceae*（假诺卡菌科）	*Actinomycetales*（放线菌目）	*Actinobacteria*（放线菌纲）	*Actinobacteria*（放线菌门）	*Bacteria*（细菌域）
Anabaena（鱼腥蓝细菌属）	（第 I 科）	（第 IV 亚组）	*Cyanobacteria*（蓝细菌纲）	*Cyanobacteria*（蓝细菌门）	*Bacteria*（细菌域）
Anabaenopsis（项圈蓝细菌属）	（第 I 科）	（第 IV 亚组）	*Cyanobacteria*（蓝细菌纲）	*Cyanobacteria*（蓝细菌门）	*Bacteria*（细菌域）
Anaeroarcus（厌氧盒菌属）	*Acidaminococcaceae*（氨基酸球菌科）	*Clostridiales*（梭菌目）	*Clostridia*（梭菌纲）	*Firmicutes*（厚壁菌门）	*Bacteria*（细菌域）
Anaerobacter（厌氧杆菌属）	*Clostridiaceae*（梭菌科）	*Clostridiales*（梭菌目）	*Clostridia*（梭菌纲）	*Firmicutes*（厚壁菌门）	*Bacteria*（细菌域）
Anaerobaculum（厌氧小杆菌属）	*Syntrophomonadaceae*（共养单胞菌科）	*Clostridiales*（梭菌目）	*Clostridia*（梭菌纲）	*Firmicutes*（厚壁菌门）	*Bacteria*（细菌域）
Anaerobiospirillum（厌氧螺菌属）	*Succinivibrionaceae*（琥珀酸弧菌科）	*Aeromonadales*（气单胞菌目）	*Gammaproteobacteria*（伽马变形菌纲）	*Proteobacteria*（变形杆菌门）	*Bacteria*（细菌域）
Anaerobranca（厌氧分枝菌属）	*Syntrophomonadaceae*（共养单胞菌科）	*Clostridiales*（梭菌目）	*Clostridia*（梭菌纲）	*Firmicutes*（厚壁菌门）	*Bacteria*（细菌域）

属 Genus	科 Family	目 Order	纲 Class	门 Phylum	域 Domain
Anaerococcus（厌氧球菌属）	*Peptostreptococcaceae*（消化链球菌科）	*Clostridiales*（梭菌目）	*Clostridia*（梭菌纲）	*Firmicutes*（厚壁菌门）	*Bacteria*（细菌域）
Anaerofilum（厌氧细杆菌属）	*Lachnospiraceae*（毛螺菌科）	*Clostridiales*（梭菌目）	*Clostridia*（梭菌纲）	*Firmicutes*（厚壁菌门）	*Bacteria*（细菌域）
Anaeroglobus（厌氧球形菌属）	*Acidaminococcaceae*（氨基酸球菌科）	*Clostridiales*（梭菌目）	*Clostridia*（梭菌纲）	*Firmicutes*（厚壁菌门）	*Bacteria*（细菌域）
Anaerolina（厌氧绳菌属）	*Anaerolinaceea*（厌氧绳菌科）	*Anaerolinaeles*（厌氧绳菌目）	*Anaerolineae*（厌氧绳菌纲）	*Chloroflexi*（绿屈挠菌门）	*Bacteria*（细菌域）
Anaeromusa（厌氧弯形菌属）	*Acidaminococcaceae*（氨基酸球菌科）	*Clostridiales*（梭菌目）	*Clostridia*（梭菌纲）	*Firmicutes*（厚壁菌门）	*Bacteria*（细菌域）
Anaeromyxobacter（厌氧黏杆菌属）	*Cystobacteraceae*（孢囊杆菌科）	*Myxococcales*（柏球菌目）	*Deltaproteobacteria*（德尔塔变形杆菌纲）	*Proteobacteria*（变形杆菌门）	*Bacteria*（细菌域）
Anaerophaga（厌氧嗜菌属）	*Bacteroidaceae*（拟杆菌科）	*Bacteroidales*（拟杆菌目）	*Bacteroidetes*（拟杆菌纲）	*Bacteroidetes*（拟杆菌门）	*Bacteria*（细菌域）
Anaeroplasma（厌氧支原体属）	*Anaeroplasmataceae*（厌氧支原体科）	*Anaeroplasmatales*（厌氧支原体目）	*Mollicutes*（柔膜菌纲）	*Firmicutes*（厚壁菌门）	*Bacteria*（细菌域）
Anaerorhabdus（棍状厌氧菌属）	*Bacteroidaceae*（拟杆菌科）	*Bacteroidales*（拟杆菌目）	*Bacteroidetes*（拟杆菌纲）	*Bacteroidetes*（拟杆菌门）	*Bacteria*（细菌域）
Anaerosinus（厌氧弯曲菌属）	*Acidaminococcaceae*（氨基酸球菌科）	*Clostridiales*（梭菌目）	*Clostridia*（梭菌纲）	*Firmicutes*（厚壁菌门）	*Bacteria*（细菌域）
Anaerostipes（厌氧棒状菌属）	*Lachnospiraceae*（毛螺菌科）	*Clostridiales*（梭菌目）	*Clostridia*（梭菌纲）	*Firmicutes*（厚壁菌门）	*Bacteria*（细菌域）
Anaerotruncus（厌氧棍状菌属）	*Clostridiaceae*（梭菌科）	*Clostridiales*（梭菌目）	*Clostridia*（梭菌纲）	*Firmicutes*（厚壁菌门）	*Bacteria*（细菌域）
Anaerovibrio（厌氧弧菌属）	*Acidaminococcaceae*（氨基酸球菌科）	*Clostridiales*（梭菌目）	*Clostridia*（梭菌纲）	*Firmicutes*（厚壁菌门）	*Bacteria*（细菌域）
Anaerovorax（厌氧贪菌属）	*Eubacteriaceae*（真杆菌科）	*Clostridiales*（梭菌目）	*Clostridia*（梭菌纲）	*Firmicutes*（厚壁菌门）	*Bacteria*（细菌域）
Anaplasma（无形小体属）	*Anaplasmataceae*（无形体科）	*Rickettsiales*（立克次氏体目）	*Alphaproteobacteria*（阿耳法变形杆菌纲）	*Proteobacteria*（变形杆菌门）	*Bacteria*（细菌域）
Ancalochloris（绿臂菌属）	*Chlorobiaceae*（绿菌科）	*Chlorobiales*（绿菌目）	*Chlorobia*（绿菌纲）	*Chlorobi*（绿菌门）	*Bacteria*（细菌域）
Ancalomicrobium（胄微菌属）	*Hyphomicrobiaceae*（生丝微菌科）	*Rhizobiales*（根瘤菌目）	*Alphaproteobacteria*（阿耳法变形杆菌纲）	*Proteobacteria*（变形杆菌门）	*Bacteria*（细菌域）
Ancylobacter（屈曲杆菌属）	*Hyphomicrobiaceae*（生丝微菌科）	*Rhizobiales*（根瘤菌目）	*Alphaproteobacteria*（阿耳法变形杆菌纲）	*Proteobacteria*（变形杆菌门）	*Bacteria*（细菌域）
Aneurinibacillus（解硫胺素杆菌属）	*Paenibacillaceae*（类芽孢杆菌科）	*Bacillales*（芽孢杆菌目）	*Bacilli*（芽孢杆菌纲）	*Firmicutes*（厚壁菌门）	*Bacteria*（细菌域）
Angulomicrobium（角微菌属）	*Hyphomicrobiaceae*（生丝微菌科）	*Rhizobiales*（根瘤菌目）	*Alphaproteobacteria*（阿耳法变形杆菌纲）	*Proteobacteria*（变形杆菌门）	*Bacteria*（细菌域）

属 Genus	科 Family	目 Order	纲 Class	门 Phylum	域 Domain
Anoxybacillus（无氧芽孢杆菌属）	Bacillaceae（芽孢杆菌科）	Bacillales（芽孢杆菌目）	Bacilli（芽孢杆菌纲）	Firmicutes（厚壁菌门）	Bacteria（细菌域）
Antarctobacter（南极杆菌属）	Rhodobacteraceae（红杆菌科）	Rhodobacterales（红杆菌目）	Alphaproteobacteria（阿耳法变形杆菌纲）	Proteobacteria（变形杆菌门）	Bacteria（细菌域）
Aphanizomenon（蓝束丝蓝细菌属）	（第I科）	（第IV亚组）	Cyanobacteria（蓝细菌纲）	Cyanobacteria（蓝细菌门）	Bacteria（细菌域）
Aquabacter（水杆菌属）	Hyphomicrobiaceae（生丝微菌科）	Rhizobiales（根瘤菌目）	Alphaproteobacteria（阿耳法变形杆菌纲）	Proteobacteria（变形杆菌门）	Bacteria（细菌域）
Aquabacterium（水杆状菌属）	Comamonadaceae（丛毛单胞菌科）	Burkholderiales（伯克霍尔德氏菌目）	Betaproteobacteria（贝塔变形杆菌纲）	Proteobacteria（变形杆菌门）	Bacteria（细菌域）
Aquamicrobium（污水菌属）	Phyllobacteriaceae（叶瘤杆菌科）	Rhizobiales（根瘤菌目）	Alphaproteobacteria（阿耳法变形杆菌纲）	Proteobacteria（变形杆菌门）	Bacteria（细菌域）
Aquaspirillum（水螺菌属）	Neisseriaceae（奈瑟氏球菌科）	Neisseriales（奈瑟球菌目）	Betaproteobacteria（贝塔变形杆菌纲）	Proteobacteria（变形杆菌门）	Bacteria（细菌域）
Aquicella（水胞菌属）	Coxiellaceae（考克斯体科）	Legionellales（军团菌目）	Gammaproteobacteria（伽马变形杆菌纲）	Proteobacteria（变形杆菌门）	Bacteria（细菌域）
Aquifex（产液菌属）	Aquificaceae（产液菌科）	Aquificales（产液菌目）	Aquificae（产液菌纲）	Aquificae（产液菌门）	Bacteria（细菌域）
Arcanobacterium（隐秘杆菌属）	Actinomycetaceae（放线菌科）	Actinomycetales（放线菌目）	Actinobacteria（放线菌纲）	Actinobacteria（放线菌门）	Bacteria（细菌域）
Archangium（原囊菌属）	Cystobacteraceae（孢囊杆菌科）	Myxococcales（枯球菌目）	Deltaproteobacteria（德耳塔变形杆菌纲）	Proteobacteria（变形杆菌门）	Bacteria（细菌域）
Arcobacter（弓形菌属）	Campylobacteraceae（弯曲杆菌科）	Campylobacterales（弯曲杆菌目）	Epsilonproteobacteria（艾普西隆变形杆菌纲）	Proteobacteria（变形杆菌门）	Bacteria（细菌域）
Arenibacter（栖砂杆菌属）	Flavobacteriaceae（黄杆菌科）	Flavobacteriales（黄杆菌目）	Flavobacteria（黄杆菌纲）	Bacteroidetes（拟杆菌门）	Bacteria（细菌域）
Arhodomonas（非红单胞菌属）	Ectothiorhodospiraceae（外硫红螺菌科）	Chromatiales（着色菌目）	Gammaproteobacteria（伽马变形杆菌纲）	Proteobacteria（变形杆菌门）	Bacteria（细菌域）
Arsenicicoccus（砷酸球菌属）	Intrasporangiaceae（同孢囊菌科）	Actinomycetales（放线菌目）	Actinobacteria（放线菌纲）	Actinobacteria（放线菌门）	Bacteria（细菌域）
Arsenophonus（杀雄菌属）	Enterobacteriaceae（肠杆菌科）	Enterobacteriales（肠杆菌目）	Gammaproteobacteria（伽马变形杆菌纲）	Proteobacteria（变形杆菌门）	Bacteria（细菌域）
Arthrobacter（节杆菌属）	Micrococcaceae（微球菌科）	Actinomycetales（放线菌目）	Actinobacteria（放线菌纲）	Actinobacteria（放线菌门）	Bacteria（细菌域）
Arthrospira（节螺蓝细菌属）	（第I科）	（第III亚组）	Cyanobacteria（蓝细菌纲）	Cyanobacteria（蓝细菌门）	Bacteria（细菌域）

属 Genus	科 Family	目 Order	纲 Class	门 Phylum	域 Domain
Asaia（亚细亚菌属）	*Acetobacteraceae*（醋杆菌科）	*Rhodospirillales*（红螺菌目）	*Alphaproteobacteria*（阿耳法变形杆菌纲）	*Proteobacteria*（变形杆菌门）	*Bacteria*（细菌域）
Asanoa（阿萨诺氏菌属）	*Micromonosporaceae*（小单孢菌科）	*Micromonosporales*（小单孢菌目）	*Actinobacteria*（放线菌纲）	*Actinobacteria*（放线菌门）	*Bacteria*（细菌域）
Asteroleplasma（无甾醇支原体属）	*Anaeroplasmataceae*（厌氧支原体科）	*Anaeroplasmatales*（厌氧支原体目）	*Mollicutes*（柔膜菌纲）	*Firmicutes*（厚壁菌门）	*Bacteria*（细菌域）
Asticcacaulis（不粘柄菌属）	*Caulobacteraceae*（柄杆菌科）	*Caulobacterales*（柄杆菌目）	*Alphaproteobacteria*（阿耳法变形杆菌纲）	*Proteobacteria*（变形杆菌门）	*Bacteria*（细菌域）
Atopobacter（陌生杆菌属）	*Enterococcaceae*（肠球菌科）	*Lactobacillales*（乳杆菌目）	*Bacilli*（芽孢杆菌纲）	*Firmicutes*（厚壁菌门）	*Bacteria*（细菌域）
Atopobium（陌生物菌属）	*Coriobacteriaceae*（红蝽菌科）	*Coriobacteriales*（红蝽菌目）	*Actinobacteria*（放线菌纲）	*Actinobacteria*（放线菌门）	*Bacteria*（细菌域）
Aurantimonas（橙色单胞菌属）	*Aurantimonadaceae*（橙色单胞菌科）	*Rhizobiales*（根瘤菌目）	*Alphaproteobacteria*（阿耳法变形杆菌纲）	*Proteobacteria*（变形杆菌门）	*Bacteria*（细菌域）
Aureobacterium（金杆菌属）	*Microbacteriaceae*（微杆菌科）	*Actinomycetales*（放线菌目）	*Actinobacteria*（放线菌纲）	*Actinobacteria*（放线菌门）	*Bacteria*（细菌域）
Azoarcus（固氮弓菌属）	*Rhodocyclaceae*（红环菌科）	*Rhodocyclales*（红环菌目）	*Betaproteobacteria*（贝塔变形杆菌纲）	*Proteobacteria*（变形杆菌门）	*Bacteria*（细菌域）
Azomonas（氮单胞菌属）	*Pseudomonadaceae*（假单胞菌科）	*Pseudomonadales*（假单胞菌目）	*Gammaproteobacteria*（伽马变形杆菌纲）	*Proteobacteria*（变形杆菌门）	*Bacteria*（细菌域）
Azonexus（固氮结肠样菌属）	*Rhodocyclaceae*（红环菌科）	*Rhodocyclales*（红环菌目）	*Betaproteobacteria*（贝塔变形杆菌纲）	*Proteobacteria*（变形杆菌门）	*Bacteria*（细菌域）
Azorhizobium（固氮根瘤菌属）	*Hyphomicrobiaceae*（生丝微菌科）	*Rhizobiales*（根瘤菌目）	*Alphaproteobacteria*（阿耳法变形杆菌纲）	*Proteobacteria*（变形杆菌门）	*Bacteria*（细菌域）
Azospira（固氮螺形菌属）	*Rhodocyclaceae*（红环菌科）	*Rhodocyclales*（红环菌目）	*Betaproteobacteria*（贝塔变形杆菌纲）	*Proteobacteria*（变形杆菌门）	*Bacteria*（细菌域）
Azospirillum（固氮螺菌属）	*Rhodospirillaceae*（红螺菌科）	*Rhodospirillales*（红螺菌目）	*Alphaproteobacteria*（阿耳法变形杆菌纲）	*Proteobacteria*（变形杆菌门）	*Bacteria*（细菌域）
Azotobacter（固氮菌属）	*Pseudomonadaceae*（假单胞菌科）	*Pseudomonadales*（假单胞菌目）	*Gammaproteobacteria*（伽马变形杆菌纲）	*Proteobacteria*（变形杆菌门）	*Bacteria*（细菌域）
Azoibrio（固氮弧菌属）	*Rhodocyclaceae*（红环菌科）	*Rhodocyclales*（红环菌目）	*Betaproteobacteria*（贝塔变形杆菌纲）	*Proteobacteria*（变形杆菌门）	*Bacteria*（细菌域）
Bacillus（芽孢杆菌属）	*Bacillaceae*（芽孢杆菌科）	*Bacillales*（芽孢杆菌目）	*Bacilli*（芽孢杆菌纲）	*Firmicutes*（厚壁菌门）	*Bacteria*（细菌域）
Bacteriovorax（噬菌属）	*Bdellovibrionaceae*（蛭弧菌科）	*Bdellovibrionales*（蛭弧菌目）	*Deltaproteobacteria*（德耳塔变形杆菌纲）	*Proteobacteria*（变形杆菌门）	*Bacteria*（细菌域）

属 Genus	科 Family	目 Order	纲 Class	门 Phylum	域 Domain
Bacteroides（拟杆菌属）	*Bacteroidaceae*（拟杆菌科）	*Bacteroidales*（拟杆菌目）	*Bacteroidetes*（拟杆菌纲）	*Bacteroidetes*（拟杆菌门）	*Bacteria*（细菌域）
Balnearium（浴室菌属）	*Desulfurobacteriaceae*（脱硫杆状菌科）	*Aquificales*（产液菌目）	*Aquificae*（产液菌纲）	*Aquificae*（产液菌门）	*Bacteria*（细菌域）
Balneatrix（浴者菌属）	*Oceanospirillaceae*（海洋螺菌科）	*Oceanospirillales*（海洋螺菌目）	*Gammaproteobacteria*（伽马变形杆菌纲）	*Proteobacteria*（变形杆菌门）	*Bacteria*（细菌域）
Bartonella（巴尔通体属）	*Bartonellaceae*（巴尔通氏体科）	*Rhizobiales*（根瘤菌目）	*Alphaproteobacteria*（阿耳法变形杆菌纲）	*Proteobacteria*（变形杆菌门）	*Bacteria*（细菌域）
Bdellovibrio（蛭弧菌属）	*Bdellovibrionaceae*（蛭弧菌科）	*Bdellovibrionales*（蛭弧菌目）	*Deltaproteobacteria*（德耳塔变形杆菌纲）	*Proteobacteria*（变形杆菌门）	*Bacteria*（细菌域）
Beggiatoa（贝日阿托菌属）	*Thiotrichaceae*（硫发菌科）	*Thiotrichales*（硫发菌目）	*Gammaproteobacteria*（伽马变形杆菌纲）	*Proteobacteria*（变形杆菌门）	*Bacteria*（细菌域）
Beijerinckia（拜叶林克菌属）	*Beijerinckiaceae*（拜叶林克菌科）	*Rhizobiales*（根瘤菌目）	*Alphaproteobacteria*（阿耳法变形杆菌纲）	*Proteobacteria*（变形杆菌门）	*Bacteria*（细菌域）
Belliella（贝尔氏菌属）	*Flexibacteraceae*（屈挠杆菌科）	*Sphingobacteriales*（鞘氨醇杆菌目）	*Sphingobacteria*（鞘氨醇杆菌纲）	*Bacteroidetes*（拟杆菌门）	*Bacteria*（细菌域）
Bergeyella（伯杰氏菌属）	*Flavobacteriaceae*（黄杆菌科）	*Flavobacteriales*（黄杆菌目）	*Flavobacteria*（黄杆菌纲）	*Bacteroidetes*（拟杆菌门）	*Bacteria*（细菌域）
Beutenbergia（布坦伯菌属）	*Beutenbergiaceae*（布坦伯菌科）	*Actinomycetales*（放线菌目）	*Actinobacteria*（放线菌纲）	*Actinobacteria*（放线菌门）	*Bacteria*（细菌域）
Bifidobacterium（双歧杆菌属）	*Bifidobacteriaceae*（双歧杆菌科）	*Bifidobacteriales*（双歧杆菌目）	*Actinobacteria*（放线菌纲）	*Actinobacteria*（放线菌门）	*Bacteria*（细菌域）
Bilophila（嗜胆菌属）	*Desulfovibrionaceae*（脱硫弧菌科）	*Desulfovibrionales*（脱硫弧菌目）	*Deltaproteobacteria*（德耳塔变形杆菌纲）	*Proteobacteria*（变形杆菌门）	*Bacteria*（细菌域）
Blastobacter（芽生杆菌属）	*Bradyrhizobiaceae*（慢生根瘤菌科）	*Rhizobiales*（根瘤菌目）	*Alphaproteobacteria*（阿耳法变形杆菌纲）	*Proteobacteria*（变形杆菌门）	*Bacteria*（细菌域）
Blastochloris（绿芽菌属）	*Hyphomicrobiaceae*（生丝微菌科）	*Rhizobiales*（根瘤菌目）	*Alphaproteobacteria*（阿耳法变形杆菌纲）	*Proteobacteria*（变形杆菌门）	*Bacteria*（细菌域）
Blastococcus（芽球菌属）	*Geodermatophilaceae*（地嗜皮菌科）	*Actinomycetales*（放线菌目）	*Actinobacteria*（放线菌纲）	*Actinobacteria*（放线菌门）	*Bacteria*（细菌域）
Blastomonas（芽殖单胞菌属）	*Sphingomonadaceae*（鞘氨醇单胞菌科）	*Sphingomonadales*（鞘氨醇单胞菌目）	*Alphaproteobacteria*（阿耳法变形杆菌纲）	*Proteobacteria*（变形杆菌门）	*Bacteria*（细菌域）
Blattabacterium（蟑螂杆状体属）	*Blattabacteriaceae*（蟑螂杆状体科）	*Flavobacteriales*（黄杆菌目）	*Flavobacteria*（黄杆菌纲）	*Bacteroidetes*（拟杆菌门）	*Bacteria*（细菌域）
Bogoriella（博戈里亚湖菌属）	*Bogoriellaceae*（博戈里亚湖菌科）	*Actinomycetales*（放线菌目）	*Actinobacteria*（放线菌纲）	*Actinobacteria*（放线菌门）	*Bacteria*（细菌域）

属 Genus	科 Family	目 Order	纲 Class	门 Phylum	域 Domain
Bordetella (鲍特氏菌属)	Alcaligenaceae (产碱杆菌科)	Burkholderiales (伯克霍尔德氏菌目)	Betaproteobacteria (贝塔变形杆菌纲)	Proteobacteria (变形杆菌门)	Bacteria (细菌域)
Borrelia (疏螺旋体属)	Spirochaetaceae (螺旋体科)	Spirochaetales (螺旋体目)	Spirochaetes (螺旋体纲)	Spirochaetes (螺旋体门)	Bacteria (细菌域)
Borzia (博氏蓝细菌属)	(第 I 科)	(第 III 亚组)	Cyanobacteria (蓝细菌纲)	Cyanobacteria (蓝细菌门)	Bacteria (细菌域)
Bosea (包西氏菌属)	Bradyrhizobiaceae (慢生根瘤菌科)	Rhizobiales (根瘤菌目)	Alphaproteobacteria (阿耳法变形杆菌纲)	Proteobacteria (变形杆菌门)	Bacteria (细菌域)
Brachybacterium (短状杆菌属)	Dermabacteraceae (皮肤杆菌科)	Actinomycetales (放线菌目)	Actinobacteria (放线菌纲)	Actinobacteria (放线菌门)	Bacteria (细菌域)
Brachymonas (短单胞菌属)	Comamonadaceae (丛毛单胞菌科)	Burkholderiales (伯克霍尔德氏菌目)	Betaproteobacteria (贝塔变形杆菌纲)	Proteobacteria (变形杆菌门)	Bacteria (细菌域)
Brachyspira (短螺旋菌属)	Serpulinaceae (小蛇菌科)	Spirochaetales (螺旋体目)	Spirochaetes (螺旋体纲)	Spirochaetes (螺旋体门)	Bacteria (细菌域)
Brackiella (布拉克氏菌属)	Alcaligenaceae (产碱杆菌科)	Burkholderiales (伯克霍尔德氏菌目)	Betaproteobacteria (贝塔变形杆菌纲)	Proteobacteria (变形杆菌门)	Bacteria (细菌域)
Bradyrhizobium (慢生根瘤菌属)	Bradyrhizobiaceae (慢生根瘤菌科)	Rhizobiales (根瘤菌目)	Alphaproteobacteria (阿耳法变形杆菌纲)	Proteobacteria (变形杆菌门)	Bacteria (细菌域)
Brenneria (布伦勒菌属)	Enterobacteriaceae (肠杆菌科)	Enterobacteriales (肠杆菌目)	Gammaproteobacteria (伽马变形杆菌纲)	Proteobacteria (变形杆菌门)	Bacteria (细菌域)
Brevibacillus (短小芽孢杆菌属)	Paenibacillaceae (类芽孢杆菌科)	Bacillales (芽孢杆菌目)	Bacilli (芽孢杆菌纲)	Firmicutes (厚壁菌门)	Bacteria (细菌域)
Brevibacterium (短杆菌属)	Brevibacteriaceae (短杆菌科)	Actinomycetales (放线菌目)	Actinobacteria (放线菌纲)	Actinobacteria (放线菌门)	Bacteria (细菌域)
Brevinema (短螺旋体属)	Spirochaetaceae (螺旋体科)	Spirochaetales (螺旋体目)	Spirochaetes (螺旋体纲)	Spirochaetes (螺旋体门)	Bacteria (细菌域)
Brevundimonas (短波单胞菌属)	Caulobacteraceae (柄杆菌科)	Caulobacterales (柄杆菌目)	Alphaproteobacteria (阿耳法变形杆菌纲)	Proteobacteria (变形杆菌门)	Bacteria (细菌域)
Brochothrix (紫丝菌属)	Listeriaceae (李斯特菌科)	Bacillales (芽孢杆菌目)	Bacilli (芽孢杆菌纲)	Firmicutes (厚壁菌门)	Bacteria (细菌域)
Brucella (布鲁菌属)	Brucellaceae (布鲁氏菌科)	Rhizobiales (根瘤菌目)	Alphaproteobacteria (阿耳法变形杆菌纲)	Proteobacteria (变形杆菌门)	Bacteria (细菌域)
Bryantella (布莱恩特菌氏属)	Clostridiaceae (梭菌科)	Clostridiales (梭菌目)	Clostridia (梭菌纲)	Firmicutes (厚壁菌门)	Bacteria (细菌域)
Buchnera (巴克纳菌属)	Enterobacteriaceae (肠杆菌科)	Enterobacteriales (肠杆菌目)	Gammaproteobacteria (伽马变形杆菌纲)	Proteobacteria (变形杆菌门)	Bacteria (细菌域)

属 Genus	科 Family	目 Order	纲 Class	门 Phylum	域 Domain
Buduicia（布藏约维采菌属）	*Enterobacteriaceae*（肠杆菌科）	*Enterobacteriales*（肠杆菌目）	*Gammaproteobacteria*（伽马变形菌纲）	*Proteobacteria*（变形菌门）	*Bacteria*（细菌域）
Bulleidia（布雷德氏菌属）	*Erysipelotrichaceae*（丹毒丝菌科）	*Erysipelotrichales*（丹毒丝菌目）	*Erysipelotrichi*（丹毒丝菌纲）	*Firmicutes*（厚壁菌门）	*Bacteria*（细菌域）
Burkholderia（伯克霍尔德氏菌属）	*Burkholderiaceae*（伯克霍尔德氏菌科）	*Burkholderiales*（伯克霍尔德氏菌目）	*Betaproteobacteria*（贝克变形菌纲）	*Proteobacteria*（变形菌门）	*Bacteria*（细菌域）
Buttiauxella（布丘菌属）	*Enterobacteriaceae*（肠杆菌科）	*Enterobacteriales*（肠杆菌目）	*Gammaproteobacteria*（伽马变形菌纲）	*Proteobacteria*（变形菌门）	*Bacteria*（细菌域）
Butyrivibrio（丁酸弧菌属）	*Lachnospiraceae*（毛螺菌科）	*Clostridiales*（梭菌目）	*Clostridia*（梭菌纲）	*Firmicutes*（厚壁菌门）	*Bacteria*（细菌域）
Byssophaga	*Polyangiaceae*（多囊菌科）	*Myxococcales*（粘球菌目）	*Deltaproteobacteria*（德耳塔变形杆菌纲）	*Proteobacteria*（变形菌门）	*Bacteria*（细菌域）
Caedibacter（杀手杆菌属）	*Holosporaceae*（全孢螺菌科）	*Rickettsiales*（立克次氏体目）	*Alphaproteobacteria*（阿尔法变形杆菌纲）	*Proteobacteria*（变形菌门）	*Bacteria*（细菌域）
Caldanaerobacter（热氧杆形菌属）	*Thermoanaerobacteriaceae*（好热厌氧杆菌科）	*Thermoanaerobacteriales*（好热厌氧杆菌目）	*Clostridia*（梭菌纲）	*Firmicutes*（厚壁菌门）	*Bacteria*（细菌域）
Calderobacterium（热杆状菌属）	*Aquificaceae*（产液菌科）	*Aquificales*（产液菌目）	*Aquificae*（产液菌纲）	*Aquificae*（产液菌门）	*Bacteria*（细菌域）
Caldicellulosiruptor（热解纤维素菌属）	*Syntrophomonadaceae*（共养单胞菌科）	*Clostridiales*（梭菌目）	*Clostridia*（梭菌纲）	*Firmicutes*（厚壁菌门）	*Bacteria*（细菌域）
Caldilinea（居热线菌属）	*Anaerolinaeceae*（厌氧绳菌科）	*Anaerolineales*（厌氧绳菌目）	*Anaerolineae*（厌氧绳菌纲）	*Chloroflexi*（绿屈挠菌门）	*Bacteria*（细菌域）
Caldimonas（喜热单胞菌属）	*Comamonadaceae*（丛毛单胞菌科）	*Burkholderiales*（伯克霍尔德氏菌目）	*Betaproteobacteria*（贝塔变形杆菌纲）	*Proteobacteria*（变形菌门）	*Bacteria*（细菌域）
Caldithrix（热线菌属）	*Deferribacteraceae*（铁还原菌科）	*Deferribacterales*（铁还原菌目）	*Deferribacteres*（铁还原杆菌纲）	*Deferribacteres*（铁还原菌门）	*Bacteria*（细菌域）
Caloramator（喜热菌属）	*Clostridiaceae*（梭菌科）	*Clostridiales*（梭菌目）	*Clostridia*（梭菌纲）	*Firmicutes*（厚壁菌门）	*Bacteria*（细菌域）
Caloranaerobacter（喜热厌氧菌属）	*Clostridiaceae*（梭菌科）	*Clostridiales*（梭菌目）	*Clostridia*（梭菌纲）	*Firmicutes*（厚壁菌门）	*Bacteria*（细菌域）
Calothrix（眉蓝细菌属）	（第 II 科）	（第 IV 亚组）	*Cyanobacteria*（蓝细菌纲）	*Cyanobacteria*（蓝细菌门）	*Bacteria*（细菌域）
Calymmatobacterium（鞘杆菌属）	*Enterobacteriaceae*（肠杆菌科）	*Enterobacteriales*（肠杆菌目）	*Gammaproteobacteria*（伽马变形菌纲）	*Proteobacteria*（变形菌门）	*Bacteria*（细菌域）
Caminibacter（热水口菌属）	*Nautiliaceae*（深海热液口杆菌科）	*Campylobacterales*（弯曲杆菌目）	*Epsilonproteobacteria*（艾普西隆变形杆菌纲）	*Proteobacteria*（变形菌门）	*Bacteria*（细菌域）

属 Genus	科 Family	目 Order	纲 Class	门 Phylum	域 Domain
Caminicella (热水口胞菌属)	*Clostridiaceae* (梭菌科)	*Clostridiales* (梭菌目)	*Clostridia* (梭菌纲)	*Firmicutes* (厚壁菌门)	*Bacteria* (细菌域)
Campylobacter (弯曲杆菌属)	*Campylobacteraceae* (弯曲杆菌科)	*Campylobacterales* (弯曲杆菌目)	*Epsilonproteobacteria* (艾普西隆变形杆菌纲)	*Proteobacteria* (变形杆菌门)	*Bacteria* (细菌域)
Candidatus Liberibacter (韧皮部杆菌属)	*Phyllobacteriaceae* (叶瘤杆菌科)	*Rhizobiales* (根瘤菌目)	*Alphaproteobacteria* (阿耳法变形菌纲)	*Proteobacteria* (变形杆菌门)	*Bacteria* (细菌域)
Capnocytophaga (二氧化碳嗜纤维菌属)	*Flavobacteriaceae* (黄杆菌科)	*Flavobacteriales* (黄杆菌目)	*Flavobacteria* (黄杆菌纲)	*Bacteroidetes* (拟杆菌门)	*Bacteria* (细菌域)
Carbophilus (嗜碳菌属)	*Rhizobiaceae* (根瘤菌科)	*Rhizobiales* (根瘤菌目)	*Alphaproteobacteria* (阿耳法变形菌纲)	*Proteobacteria* (变形杆菌门)	*Bacteria* (细菌域)
Carboxydibrachium	*Thermoanaerobacteriaceae* (好热厌氧杆菌科)	*Thermoanaerobacteriales* (好热厌氧杆菌目)	*Clostridia* (梭菌纲)	*Firmicutes* (厚壁菌门)	*Bacteria* (细菌域)
Carboxydocella (一氧化碳胞菌属)	*Syntrophomonadaceae* (共养单胞菌科)	*Clostridiales* (梭菌目)	*Clostridia* (梭菌纲)	*Firmicutes* (厚壁菌门)	*Bacteria* (细菌域)
Carboxydothermus (一氧化碳嗜热菌属)	*Peptococcaceae* (消化球菌科)	*Clostridiales* (梭菌目)	*Clostridia* (梭菌纲)	*Firmicutes* (厚壁菌门)	*Bacteria* (细菌域)
Cardiobacterium (心杆菌属)	*Cardiobacteriaceae* (心杆菌科)	*Cardiobacteriales* (心杆菌目)	*Gammaproteobacteria* (伽马变形菌纲)	*Proteobacteria* (变形杆菌门)	*Bacteria* (细菌域)
Carnimonas (肉胞菌属)	*Halomonadaceae* (盐单胞菌科)	*Oceanospirillales* (海洋螺菌目)	*Gammaproteobacteria* (伽马变形菌纲)	*Proteobacteria* (变形杆菌门)	*Bacteria* (细菌域)
Carnobacterium (肉杆菌属)	*Carnobacteriaceae* (肉杆菌科)	*Lactobacillales* (乳杆菌目)	*Bacilli* (芽孢杆菌纲)	*Firmicutes* (厚壁菌门)	*Bacteria* (细菌域)
Caryophanon (显核菌属)	*Caryophanaceae* (显核菌科)	*Bacillales* (芽孢杆菌目)	*Bacilli* (芽孢杆菌纲)	*Firmicutes* (厚壁菌门)	*Bacteria* (细菌域)
Catellatospora (链孢菌属)	*Micromonosporaceae* (小单孢菌科)	*Micromonosporales* (小单孢菌目)	*Actinobacteria* (放线菌纲)	*Actinobacteria* (放线菌门)	*Bacteria* (细菌域)
Catenibacterium (链杆菌属)	*Lachnospiraceae* (毛螺菌科)	*Clostridiales* (梭菌目)	*Clostridia* (梭菌纲)	*Firmicutes* (厚壁菌门)	*Bacteria* (细菌域)
Catenococcus (链状球菌属)	*Vibrionaceae* (弧菌科)	*Vibrionales* (弧菌目)	*Gammaproteobacteria* (伽马变形菌纲)	*Proteobacteria* (变形杆菌门)	*Bacteria* (细菌域)
Catenuloplanes (短链游动菌属)	*Micromonosporaceae* (小单孢菌科)	*Micromonosporales* (小单孢菌目)	*Actinobacteria* (放线菌纲)	*Actinobacteria* (放线菌门)	*Bacteria* (细菌域)
Catonella (卡托菌属)	*Lachnospiraceae* (毛螺菌科)	*Clostridiales* (梭菌目)	*Clostridia* (梭菌纲)	*Firmicutes* (厚壁菌门)	*Bacteria* (细菌域)
Caulobacter (柄杆菌属)	*Caulobacteraceae* (柄杆菌科)	*Caulobacterales* (柄杆菌目)	*Alphaproteobacteria* (阿耳法变形菌纲)	*Proteobacteria* (变形杆菌门)	*Bacteria* (细菌域)

属 Genus	科 Family	目 Order	纲 Class	门 Phylum	域 Domain
Cedecea (西地西菌属)	*Enterobacteriaceae* (肠杆菌科)	*Enterobacteriales* (肠杆菌目)	*Gammaproteobacteria* (伽马变形菌纲)	*Proteobacteria* (变形杆菌门)	*Bacteria* (细菌域)
Cellulomonas (纤维单胞菌属)	*Cellulomonadaceae* (纤维单胞菌科)	*Actinomycetales* (放线菌目)	*Actinobacteria* (放线菌纲)	*Actinobacteria* (放线菌门)	*Bacteria* (细菌域)
Cellulophaga (食纤维菌属)	*Flavobacteriaceae* (黄杆菌科)	*Flavobacteriales* (黄杆菌目)	*Flavobacteria* (黄杆菌纲)	*Bacteroidetes* (拟杆菌门)	*Bacteria* (细菌域)
Cellulosimicrobium (纤维微菌属)	*Promicromonosporaceae* (原小单孢菌科)	*Actinomycetales* (放线菌目)	*Actinobacteria* (放线菌纲)	*Actinobacteria* (放线菌门)	*Bacteria* (细菌域)
Cellvibrio (纤维弧菌属)	*Pseudomonadaceae* (假单胞菌科)	*Pseudomonadales* (假单胞菌目)	*Gammaproteobacteria* (伽马变形菌纲)	*Proteobacteria* (变形杆菌门)	*Bacteria* (细菌域)
Centipeda (蜈蚣状菌属)	*Acidaminococcaceae* (氨基酸球菌科)	*Clostridiales* (梭菌目)	*Clostridia* (梭菌纲)	*Firmicutes* (厚壁菌门)	*Bacteria* (细菌域)
Cetobacterium (鲸杆菌属)	(未定科)	*Fusobacteriales* (梭杆菌目)	*Fusobacteria* (梭杆菌纲)	*Fusobacteria* (梭杆菌门)	*Bacteria* (细菌域)
Chamaesiphon (管胞蓝细菌属)	(第 I 科)	(第 I 亚组)	*Cyanobacteria* (蓝细菌纲)	*Cyanobacteria* (蓝细菌门)	*Bacteria* (细菌域)
Chelatobacter (螯合杆菌属)	*Rhizobiaceae* (根瘤菌科)	*Rhizobiales* (根瘤菌目)	*Alphaproteobacteria* (阿耳法变形菌纲)	*Proteobacteria* (变形杆菌门)	*Bacteria* (细菌域)
Chelatococcus (螯合球菌属)	*Beijerinckiaceae* (拜叶林克菌科)	*Rhizobiales* (根瘤菌目)	*Alphaproteobacteria* [阿耳法变形菌纲]	*Proteobacteria* (变形杆菌门)	*Bacteria* (细菌域)
Chitinophaga (噬几丁质菌属)	*Crenotrichaceae* (泉发菌科)	*Sphingobacteriales* (鞘氨醇杆菌目)	*Sphingobacteria* (鞘氨醇杆菌纲)	*Bacteroidetes* (拟杆菌门)	*Bacteria* (细菌域)
Chlamydia (衣原体属)	*Chlamydiaceae* (衣原体科)	*Chlamydiales* (衣原体目)	*Chlamydiae* (衣原体纲)	*Chlamydiae* (衣原体门)	*Bacteria* (细菌域)
Chlamydophila (嗜衣原体属)	*Chlamydiaceae* (衣原体科)	*Chlamydiales* (衣原体目)	*Chlamydiae* (衣原体纲)	*Chlamydiae* (衣原体门)	*Bacteria* (细菌域)
Chlorobaculum (绿杆状菌数)	*Chlorobiaceae* (绿菌科)	*Chlorobiales* (绿菌目)	*Chlorobia* (绿菌纲)	*Chlorobi* (绿菌门)	*Bacteria* (细菌域)
Chlorobium (绿菌属)	*Chlorobiaceae* (绿菌科)	*Chlorobiales* (绿菌目)	*Chlorobia* (绿菌纲)	*Chlorobi* (绿菌门)	*Bacteria* (细菌域)
Chloroflexus (绿屈挠菌属)	*Chloroflexaceae* (绿屈挠菌科)	*Chloroflexales* (绿屈挠菌目)	*Chloroflexi* (绿屈挠菌纲)	*Chloroflexi* (绿屈挠菌门)	*Bacteria* (细菌域)
Chlorogloeopsis (拟绿胶蓝细菌属)	(第 I 科)	(第 V 亚组)	*Cyanobacteria* (蓝细菌纲)	*Cyanobacteria* (蓝细菌门)	*Bacteria* (细菌域)
Chloroherpeton (绿滑菌属)	*Chlorobiaceae* (绿菌科)	*Chlorobiales* (绿菌目)	*Chlorobia* (绿菌纲)	*Chlorobi* (绿菌门)	*Bacteria* (细菌域)
Chloronema (绿丝菌属)	*Chloroflexaceae* (绿屈挠菌科)	*Chloroflexales* (绿屈挠菌目)	*Chloroflexi* (绿屈挠菌纲)	*Chloroflexi* (绿屈挠菌门)	*Bacteria* (细菌域)
Chondromyces (软骨霉状菌属)	*Polyangiaceae* (多囊菌科)	*Myxococcales* (粘菌目)	*Deltaproteobacteria* (德耳塔变形菌纲)	*Proteobacteria* (变形杆菌门)	*Bacteria* (细菌域)

属 Genus	科 Family	目 Order	纲 Class	门 Phylum	域 Domain
Chromatium (着色菌属)	Chromatiaceae (着色菌科)	Chromatiales (着色菌目)	Gammaproteobacteria (伽马变形菌纲)	Proteobacteria (变形杆菌门)	Bacteria (细菌域)
Chromobacterium (色杆菌属)	Neisseriaceae (奈瑟氏球菌科)	Neisseriales (奈瑟球菌目)	Betaproteobacteria (贝塔变形杆菌纲)	Proteobacteria (变形杆菌门)	Bacteria (细菌域)
Chromohalobacter (色盐杆菌属)	Halomonadaceae (盐单胞菌科)	Oceanospirillales (海洋螺菌目)	Gammaproteobacteria (伽马变形菌纲)	Proteobacteria (变形杆菌门)	Bacteria (细菌域)
Chroococcidiopsis (拟色球蓝细菌属)	(第II科)	(第II亚组)	Cyanobacteria (蓝细菌纲)	Cyanobacteria (蓝细菌门)	Bacteria (细菌域)
Chroococcus (色球蓝细菌属)	(第I科)	(第I亚组)	Cyanobacteria (蓝细菌纲)	Cyanobacteria (蓝细菌门)	Bacteria (细菌域)
Chryseobacterium (金黄杆菌属)	Flavobacteriaceae (黄杆菌科)	Flavobacteriales (黄杆菌目)	Flavobacteria (黄杆菌纲)	Bacteroidetes (拟杆菌门)	Bacteria (细菌域)
Chryseomonas (金色单胞菌属)	Pseudomonadaceae (假单胞菌科)	Pseudomonadales (假单胞菌目)	Gammaproteobacteria (伽马变形菌纲)	Proteobacteria (变形杆菌门)	Bacteria (细菌域)
Chrysiogenes (金矿菌属)	Chrysiogenaceae (金矿菌科)	Chrysiogenales (金矿菌目)	Chrysiogenetes (金矿菌纲)	Chrysiogenetes (金矿菌门)	Bacteria (细菌域)
Citricoccus (柠檬球菌属)	Micrococcaceae (微球菌科)	Actinomycetales (放线菌目)	Actinobacteria (放线菌纲)	Actinobacteria (放线菌门)	Bacteria (细菌域)
Citrobacter (柠檬酸杆菌属)	Enterobacteriaceae (肠杆菌科)	Enterobacteriales (肠杆菌目)	Gammaproteobacteria (伽马变形菌纲)	Proteobacteria (变形杆菌门)	Bacteria (细菌域)
Clavibacter (棍状杆菌属)	Microbacteriaceae (微杆菌科)	Actinomycetales (放线菌目)	Actinobacteria (放线菌纲)	Actinobacteria (放线菌门)	Bacteria (细菌域)
Clevelandina (克里夫兰菌属)	Spirochaetaceae (螺旋体科)	Spirochaetales (螺旋体目)	Spirochaetes (螺旋体纲)	Spirochaetes (螺旋体门)	Bacteria (细菌域)
Clostridium (梭菌属)	Clostridiaceae (梭菌科)	Clostridiales (梭菌目)	Clostridia (梭菌纲)	Firmicutes (厚壁菌门)	Bacteria (细菌域)
Cobetia (科贝特氏菌属)	Halomonadaceae (盐单胞菌科)	Oceanospirillales (海洋螺菌目)	Gammaproteobacteria (伽马变形菌纲)	Proteobacteria (变形杆菌门)	Bacteria (细菌域)
Coenonia (相关菌属)	Flavobacteriaceae (黄杆菌科)	Flavobacteriales (黄杆菌目)	Flavobacteria (黄杆菌纲)	Bacteroidetes (拟杆菌门)	Bacteria (细菌域)
Collinsella (柯林斯菌属)	Coriobacteriaceae (红蝽菌科)	Coriobacteriales (红蝽菌目)	Actinobacteria (放线菌纲)	Actinobacteria (放线菌门)	Bacteria (细菌域)
Colwellia (科尔维尔菌属)	Alteromonadaceae (交替单胞菌科)	Alteromonadales (交替单胞菌目)	Gammaproteobacteria (伽马变形菌纲)	Proteobacteria (变形杆菌门)	Bacteria (细菌域)
Comamonas (丛毛单胞菌属)	Comamonadaceae (丛毛单胞菌科)	Burkholderiales (伯克霍尔德氏菌目)	Betaproteobacteria (贝塔变形杆菌纲)	Proteobacteria (变形杆菌门)	Bacteria (细菌域)
Conexibacter (束缚菌属)	Rubrobacteraceae (红细菌科)	Rubrobacterales (红细菌目)	Actinobacteria (放线菌纲)	Actinobacteria (放线菌门)	Bacteria (细菌域)
Coprobacillus (粪杆菌属)	Clostridiaceae (梭菌科)	Clostridiales (梭菌目)	Clostridia (梭菌纲)	Firmicutes (厚壁菌门)	Bacteria (细菌域)

属 Genus	科 Family	目 Order	纲 Class	门 Phylum	域 Domain
Coprococcus（粪球菌属）	*Lachnospiraceae*（毛螺菌科）	*Clostridiales*（梭菌目）	*Clostridia*（梭菌纲）	*Firmicutes*（厚壁菌门）	*Bacteria*（细菌域）
Coprothermobacter（粪热杆菌属）	*Thermoanaerobacteriaceae*（好热厌氧杆菌科）	*Thermoanaerobacteriales*（好热厌氧杆菌目）	*Clostridia*（梭菌纲）	*Firmicutes*（厚壁菌门）	*Bacteria*（细菌域）
Corallococcus（珊瑚状球菌属）	*Myxococcaceae*（黏球菌科）	*Myxococcales*（黏球菌目）	*Deltaproteobacteria*（德耳塔变形杆菌纲）	*Proteobacteria*（变形杆菌门）	*Bacteria*（细菌域）
Coriobacterium（红蝽菌属）	*Coriobacteriaceae*（红蝽菌科）	*Coriobacteriales*（红蝽菌目）	*Actinobacteria*（放线菌纲）	*Actinobacteria*（放线菌门）	*Bacteria*（细菌域）
Corynebacterium（棒杆菌属）	*Corynebacteriaceae*（棒杆菌科）	*Actinomycetales*（放线菌目）	*Actinobacteria*（放线菌纲）	*Actinobacteria*（放线菌门）	*Bacteria*（细菌域）
Couchioplanes（科氏游动菌属）	*Micromonosporaceae*（小单孢菌科）	*Micromonosporales*（小单孢菌目）	*Actinobacteria*（放线菌纲）	*Actinobacteria*（放线菌门）	*Bacteria*（细菌域）
Cowdria（考德里体属）	*Anaplasmataceae*（无形体科）	*Rickettsiales*（立克次氏体目）	*Alphaproteobacteria*（阿耳法变形杆菌纲）	*Proteobacteria*（变形杆菌门）	*Bacteria*（细菌域）
Coxiella（考克斯体属）	*Coxiellaceae*（考克斯科）	*Legionellales*（军团菌目）	*Gammaproteobacteria*（伽马变形菌纲）	*Proteobacteria*（变形杆菌门）	*Bacteria*（细菌域）
Craurococcus（脆弱球菌属）	*Acetobacteraceae*（醋杆菌科）	*Rhodospirillales*（红螺菌目）	*Alphaproteobacteria*（阿耳法变形杆菌纲）	*Proteobacteria*（变形杆菌门）	*Bacteria*（细菌域）
Crenothrix（泉发菌属）	*Crenotrichaceae*（泉发菌科）	*Sphingobacteriales*（鞘氨醇杆菌目）	*Sphingobacteria*（鞘氨醇杆菌纲）	*Bacteroidetes*（拟杆菌门）	*Bacteria*（细菌域）
Crinalium（发毛针蓝细菌属）	（第 I 科）	（第 III 亚组）	*Cyanobacteria*（蓝细菌纲）	*Cyanobacteria*（蓝细菌门）	*Bacteria*（细菌域）
Cristispira（脊螺旋体属）	*Spirochaetaceae*（螺旋体科）	*Spirochaetales*（螺旋体目）	*Spirochaetes*（螺旋体纲）	*Spirochaetes*（螺旋体门）	*Bacteria*（细菌域）
Croceibacter（橄红花色杆菌属）	*Flavobacteriaceae*（黄杆菌科）	*Flavobacteriales*（黄杆菌目）	*Flavobacteria*（黄杆菌纲）	*Bacteroidetes*（拟杆菌门）	*Bacteria*（细菌域）
Crossiella（克洛斯菌属）	*Pseudonocardiaceae*（假诺卡菌科）	*Actinomycetales*（放线菌目）	*Actinobacteria*（放线菌纲）	*Actinobacteria*（放线菌门）	*Bacteria*（细菌域）
Cryobacterium（冷杆菌属）	*Microbacteriaceae*（微杆菌科）	*Actinomycetales*（放线菌目）	*Actinobacteria*（放线菌纲）	*Actinobacteria*（放线菌门）	*Bacteria*（细菌域）
Cryptobacterium（隐秘小杆菌属）	*Coriobacteriaceae*（红蝽菌科）	*Coriobacteriales*（红蝽菌目）	*Actinobacteria*（放线菌纲）	*Actinobacteria*（放线菌门）	*Bacteria*（细菌域）
Cryptosporangium（隐孢囊菌属）	*Kineosporiaceae*（动孢囊菌科）	*Actinomycetales*（放线菌目）	*Actinobacteria*（放线菌纲）	*Actinobacteria*（放线菌门）	*Bacteria*（细菌域）
Cupriavidus（贪铜菌属）	*Burkholderiaceae*（伯克霍尔德氏菌科）	*Burkholderiales*（伯克霍尔德氏菌目）	*Betaproteobacteria*（贝塔变形杆菌纲）	*Proteobacteria*（变形杆菌门）	*Bacteria*（细菌域）

属 Genus	科 Family	目 Order	纲 Class	门 Phylum	域 Domain
Curtobacterium（短小杆菌属）	Microbacteriaceae（微杆菌科）	Actinomycetales（放线菌目）	Actinobacteria（放线菌纲）	Actinobacteria（放线菌门）	Bacteria（细菌域）
Cyanobacterium（蓝细菌属）	（第I科）	（第I亚组）	Cyanobacteria（蓝细菌纲）	Cyanobacteria（蓝细菌门）	Bacteria（细菌域）
Cyanobium（蓝菌属）	（第I科）	（第I亚组）	Cyanobacteria（蓝细菌纲）	Cyanobacteria（蓝细菌门）	Bacteria（细菌域）
Cyanocystis（蓝囊胞菌属）	（第I科）	（第II亚组）	Cyanobacteria（蓝细菌纲）	Cyanobacteria（蓝细菌门）	Bacteria（细菌域）
Cyanospira（蓝螺菌属）	（第I科）	（第IV亚组）	Cyanobacteria（蓝细菌纲）	Cyanobacteria（蓝细菌门）	Bacteria（细菌域）
Cyanothece（蓝丝菌属）	（第I科）	（第I亚组）	Cyanobacteria（蓝细菌纲）	Cyanobacteria（蓝细菌门）	Bacteria（细菌域）
Cyclobacterium（环形菌属）	Flexibacteraceae（屈挠杆菌科）	Sphingobacteriales（鞘氨醇杆菌目）	Sphingobacteria（鞘氨醇杆菌纲）	Bacteroidetes（拟杆菌门）	Bacteria（细菌域）
Cycloclasticus（解环菌属）	Piscirickettsiaceae（鱼立克次体科）	Thiotrichales（硫发菌目）	Gammaproteobacteria（伽马变形杆菌纲）	Proteobacteria（变形杆菌门）	Bacteria（细菌域）
Cylindrospermopsis（拟筒孢蓝细菌属）	（第I科）	（第IV亚组）	Cyanobacteria（蓝细菌纲）	Cyanobacteria（蓝细菌门）	Bacteria（细菌域）
Cylindrospermum（筒孢蓝细菌属）	（第I科）	（第IV亚组）	Cyanobacteria（蓝细菌纲）	Cyanobacteria（蓝细菌门）	Bacteria（细菌域）
Cystobacter（孢囊杆菌属）	Cystobacteraceae（孢囊杆菌科）	Myxococcales（粘球菌目）	Deltaproteobacteria（德耳塔变形杆菌纲）	Proteobacteria（变形杆菌门）	Bacteria（细菌域）
Cytophaga（噬纤维菌属）	Flexibacteraceae（屈挠杆菌科）	Sphingobacteriales（鞘氨醇杆菌目）	Sphingobacteria（鞘氨醇杆菌纲）	Bacteroidetes（拟杆菌门）	Bacteria（细菌域）
Dactylococcopsis（蓝纤维藻属）	（第I科）	（第I亚组）	Cyanobacteria（蓝细菌纲）	Cyanobacteria（蓝细菌门）	Bacteria（细菌域）
Dactylosporangium（指孢囊菌属）	Micromonosporaceae（小单孢菌科）	Micromonosporales（小单孢菌目）	Actinobacteria（放线菌纲）	Actinobacteria（放线菌门）	Bacteria（细菌域）
Dechloromonas（脱氯单胞菌属）	Rhodocyclaceae（红环菌科）	Rhodocyclales（红环菌目）	Betaproteobacteria（贝塔变形杆菌纲）	Proteobacteria（变形杆菌门）	Bacteria（细菌域）
Dechlorosoma（脱氯菌属）	Rhodocyclaceae（红环菌科）	Rhodocyclales（红环菌目）	Betaproteobacteria（贝塔变形杆菌纲）	Proteobacteria（变形杆菌门）	Bacteria（细菌域）
Deferribacter（铁还原菌属）	Deferribacteraceae（铁还原杆菌科）	Deferribacterales（铁还原杆菌目）	Deferribacteres（铁还原菌纲）	Deferribacteres（铁还原菌门）	Bacteria（细菌域）
Defluvibacter（废水杆菌属）	Phyllobacteriaceae（叶瘤杆菌科）	Rhizobiales（根瘤菌目）	Alphaproteobacteria（阿耳法变形杆菌纲）	Proteobacteria（变形杆菌门）	Bacteria（细菌域）

属 Genus	科 Family	目 Order	纲 Class	门 Phylum	域 Domain
Dehalobacter (脱卤杆菌属)	*Peptococcaceae* (消化球菌科)	*Clostridiales* (梭菌目)	*Clostridia* (梭菌纲)	*Firmicutes* (厚壁菌门)	*Bacteria* (细菌域)
Dehalospirillum (脱卤螺菌属)	*Campylobacteraceae* (弯曲杆菌科)	*Campylobacterales* (弯曲杆菌目)	*Epsilonproteobacteria* (艾普西隆变形杆菌纲)	*Proteobacteria* (变形杆菌门)	*Bacteria* (细菌域)
Deinococcus (异常球菌属)	*Deinococcaceae* (异常球菌科)	*Deinococcales* (异常球菌目)	*Deinococci* (异常球菌纲)	*Deinococcus–Thermus* (异常球菌——栖热菌门)	*Bacteria* (细菌域)
Deleya (德莱氏菌属)	*Halomonadaceae* (盐单胞菌科)	*Oceanospirillales* (海洋螺菌目)	*Gammaproteobacteria* (伽马变形杆菌纲)	*Proteobacteria* (变形杆菌门)	*Bacteria* (细菌域)
Delftia (戴尔福特菌属)	*Comamonadaceae* (丛毛单胞菌科)	*Burkholderiales* (伯克霍尔德氏菌目)	*Betaproteobacteria* (贝塔变形杆菌纲)	*Proteobacteria* (变形杆菌门)	*Bacteria* (细菌域)
Demetria (肥沃菌属)	*Dermacoccaceae* (皮生球菌科)	*Actinomycetales* (放线菌目)	*Actinobacteria* (放线菌纲)	*Actinobacteria* (放线菌门)	*Bacteria* (细菌域)
Dendrosporobacter (树孢杆菌属)	*Acidaminococcaceae* (氨基酸球菌科)	*Clostridiales* (梭菌目)	*Clostridia* (梭菌纲)	*Firmicutes* (厚壁菌门)	*Bacteria* (细菌域)
Denitrobacterium (脱氢杆菌属)	*Coriobacteriaceae* (红蝽菌科)	*Coriobacteriales* (红蝽菌目)	*Actinobacteria* (放线菌纲)	*Actinobacteria* (放线菌门)	*Bacteria* (细菌域)
Denitrovibrio (氮还原弧菌属)	*Deferribacteraceae* (铁还原杆菌科)	*Deferribacterales* (铁还原杆菌目)	*Deferribacteres* (铁还原菌纲)	*Deferribacteres* (铁还原菌门)	*Bacteria* (细菌域)
Dermabacter (皮杆菌属)	*Dermabacteraceae* (皮杆菌科)	*Actinomycetales* (放线菌目)	*Actinobacteria* (放线菌纲)	*Actinobacteria* (放线菌门)	*Bacteria* (细菌域)
Dermacoccus (皮生球菌属)	*Dermacoccaceae* (皮生球菌科)	*Actinomycetales* (放线菌目)	*Actinobacteria* (放线菌纲)	*Actinobacteria* (放线菌门)	*Bacteria* (细菌域)
Dermatophilus (嗜皮菌属)	*Dermatophilaceae* (嗜皮菌科)	*Actinomycetales* (放线菌目)	*Actinobacteria* (放线菌纲)	*Actinobacteria* (放线菌门)	*Bacteria* (细菌域)
Dermocarpella (小皮果蓝细菌属)	(第 I 科)	(第 II 亚组)	*Cyanobacteria* (蓝细菌纲)	*Cyanobacteria* (蓝细菌门)	*Bacteria* (细菌域)
Derxia (德克斯氏菌属)	*Alcaligenaceae* (产碱菌科)	*Burkholderiales* (伯克霍尔德氏菌目)	*Betaproteobacteria* (贝塔变形杆菌纲)	*Proteobacteria* (变形杆菌门)	*Bacteria* (细菌域)
Desemzia (德牟菌属)	*Carnobacteriaceae* (肉食菌科)	*Lactobacillales* (乳杆菌目)	*Bacilli* (芽孢杆菌纲)	*Firmicutes* (厚壁菌门)	*Bacteria* (细菌域)
Desulfacinum (脱硫葡萄状菌属)	*Syntrophobacteraceae* (互营杆菌科)	*Syntrophobacterales* (互营杆菌目)	*Deltaproteobacteria* (德耳塔变形杆菌纲)	*Proteobacteria* (变形杆菌门)	*Bacteria* (细菌域)
Desulfarculus (脱硫弓菌属)	*Desulfarculaceae* (脱硫盒菌科)	*Desulfarcales* (脱硫盒菌目)	*Deltaproteobacteria* (德耳塔变形杆菌纲)	*Proteobacteria* (变形杆菌门)	*Bacteria* (细菌域)
Desulfitobacterium (脱亚硫酸菌属)	*Peptococcaceae* (消化球菌科)	*Clostridiales* (梭菌目)	*Clostridia* (梭菌纲)	*Firmicutes* (厚壁菌门)	*Bacteria* (细菌域)

属 Genus	科 Family	目 Order	纲 Class	门 Phylum	域 Domain
Desulfobacca（脱硫橄榄形菌属）	*Syntrophaceae*（互营菌科）	*Syntrophobacterales*（互营杆菌目）	*Deltaproteobacteria*（德耳塔变形杆菌纲）	*Proteobacteria*（变形杆菌门）	*Bacteria*（细菌域）
Desulfobacillum	*Desulfobacteraceae*（脱硫杆菌科）	*Desulfobacterales*（脱硫杆菌目）	*Deltaproteobacteria*（德耳塔变形杆菌纲）	*Proteobacteria*（变形杆菌门）	*Bacteria*（细菌域）
Desulfobacter（脱硫杆状菌属）	*Desulfobacteraceae*（脱硫杆菌科）	*Desulfobacterales*（脱硫杆菌目）	*Deltaproteobacteria*（德耳塔变形杆菌纲）	*Proteobacteria*（变形杆菌门）	*Bacteria*（细菌域）
Desulfobacterium（脱硫杆菌属）	*Desulfobacteraceae*（脱硫杆菌科）	*Desulfobacterales*（脱硫杆菌目）	*Deltaproteobacteria*（德耳塔变形杆菌纲）	*Proteobacteria*（变形杆菌门）	*Bacteria*（细菌域）
Desulfobacula（脱硫橄榄祥菌属）	*Desulfobacteraceae*（脱硫杆菌科）	*Desulfobacterales*（脱硫杆菌目）	*Deltaproteobacteria*（德耳塔变形杆菌纲）	*Proteobacteria*（变形杆菌门）	*Bacteria*（细菌域）
Desulfobotulus（脱硫球茎菌属）	*Desulfobacteraceae*（脱硫杆菌科）	*Desulfobacterales*（脱硫杆菌目）	*Deltaproteobacteria*（德耳塔变形杆菌纲）	*Proteobacteria*（变形杆菌门）	*Bacteria*（细菌域）
Desulfobulbus（脱硫叶菌属）	*Desulfobulbaceae*（脱硫叶菌科）	*Desulfobacterales*（脱硫杆菌目）	*Deltaproteobacteria*（德耳塔变形杆菌纲）	*Proteobacteria*（变形杆菌门）	*Bacteria*（细菌域）
Desulfocapsa（脱硫盒菌属）	*Desulfobulbaceae*（脱硫叶菌科）	*Desulfobacterales*（脱硫杆菌目）	*Deltaproteobacteria*（德耳塔变形杆菌纲）	*Proteobacteria*（变形杆菌门）	*Bacteria*（细菌域）
Desulfocella（脱硫胞状菌属）	*Desulfobacteraceae*（脱硫杆菌科）	*Desulfobacterales*（脱硫杆菌目）	*Deltaproteobacteria*（德耳塔变形杆菌纲）	*Proteobacteria*（变形杆菌门）	*Bacteria*（细菌域）
Desulfococcus（脱硫球菌属）	*Desulfobacteraceae*（脱硫杆菌科）	*Desulfobacterales*（脱硫杆菌目）	*Deltaproteobacteria*（德耳塔变形杆菌纲）	*Proteobacteria*（变形杆菌门）	*Bacteria*（细菌域）
Desulfofaba（脱硫豆状菌属）	*Desulfobacteraceae*（脱硫杆菌科）	*Desulfobacterales*（脱硫杆菌目）	*Deltaproteobacteria*（德耳塔变形杆菌纲）	*Proteobacteria*（变形杆菌门）	*Bacteria*（细菌域）
Desulfofrigus（脱硫冷栖菌属）	*Desulfobacteraceae*（脱硫杆菌科）	*Desulfobacterales*（脱硫杆菌目）	*Deltaproteobacteria*（德耳塔变形杆菌纲）	*Proteobacteria*（变形杆菌门）	*Bacteria*（细菌域）
Desulfofustis（脱硫棒菌属）	*Desulfobulbaceae*（脱硫叶菌科）	*Desulfobacterales*（脱硫杆菌目）	*Deltaproteobacteria*（德耳塔变形杆菌纲）	*Proteobacteria*（变形杆菌门）	*Bacteria*（细菌域）
Desulfohalobium（脱硫盐菌属）	*Desulfohalobiaceae*（脱硫盐菌科）	*Desulfovibrionales*（脱硫弧菌目）	*Deltaproteobacteria*（德耳塔变形杆菌纲）	*Proteobacteria*（变形杆菌门）	*Bacteria*（细菌域）
Desulfomicrobium（脱硫微杆菌属）	*Desulfomicrobiaceae*（脱硫微杆菌科）	*Desulfovibrionales*（脱硫弧菌目）	*Deltaproteobacteria*（德耳塔变形杆菌纲）	*Proteobacteria*（变形杆菌门）	*Bacteria*（细菌域）
Desulfomonas（脱硫酸盐单胞菌属）	*Desulfohalobiaceae*（脱硫盐菌科）	*Desulfovibrionales*（脱硫弧菌目）	*Deltaproteobacteria*（德耳塔变形杆菌纲）	*Proteobacteria*（变形杆菌门）	*Bacteria*（细菌域）
Desulfomonile（脱硫念珠菌属）	*Syntrophaceae*（互营菌科）	*Syntrophobacterales*（互营杆菌目）	*Deltaproteobacteria*（德耳塔变形杆菌纲）	*Proteobacteria*（变形杆菌门）	*Bacteria*（细菌域）
Desulfomusa（脱硫香蕉状菌属）	*Desulfobacteraceae*（脱硫杆菌科）	*Desulfobacterales*（脱硫杆菌目）	*Deltaproteobacteria*（德耳塔变形杆菌纲）	*Proteobacteria*（变形杆菌门）	*Bacteria*（细菌域）

属 Genus	科 Family	目 Order	纲 Class	门 Phylum	域 Domain
Desulfonatronovibrio（脱硫酸弯曲杆菌属）	*Desulfohalobiaceae*（脱硫盐菌科）	*Desulfovibrionales*（脱硫弧菌目）	*Deltaproteobacteria*（德耳塔变形杆菌纲）	*Proteobacteria*（变形杆菌门）	*Bacteria*（细菌域）
Desulfonatronum（脱硫酸弯曲杆菌属）	*Desulfonatronumaceae*（脱硫弯曲杆菌科）	*Desulfovibrionales*（脱硫弧菌目）	*Deltaproteobacteria*（德耳塔变形杆菌纲）	*Proteobacteria*（变形杆菌门）	*Bacteria*（细菌域）
Desulfonema（脱硫线菌属）	*Desulfobacteraceae*（脱硫杆菌科）	*Desulfobacterales*（脱硫杆菌目）	*Deltaproteobacteria*（德耳塔变形杆菌纲）	*Proteobacteria*（变形杆菌门）	*Bacteria*（细菌域）
Desulfonispora（脱磺酸盐生孢杆菌属）	*Peptococcaceae*（消化球菌科）	*Clostridiales*（梭菌目）	*Clostridia*（梭菌纲）	*Firmicutes*（厚壁菌门）	*Bacteria*（细菌域）
Desulforegula（脱硫尺形菌属）	*Desulfobacteraceae*（脱硫杆菌科）	*Desulfobacterales*（脱硫杆菌目）	*Deltaproteobacteria*（德耳塔变形杆菌纲）	*Proteobacteria*（变形杆菌门）	*Bacteria*（细菌域）
Desulforhabdus（杆状脱硫菌属）	*Syntrophobacteraceae*（互营杆菌科）	*Syntrophobacterales*（互营杆菌目）	*Deltaproteobacteria*（德耳塔变形杆菌纲）	*Proteobacteria*（变形杆菌门）	*Bacteria*（细菌域）
Desulforhopalus（脱硫管状菌属）	*Desulfobulbaceae*（脱硫叶菌科）	*Desulfobacterales*（脱硫杆菌目）	*Deltaproteobacteria*（德耳塔变形杆菌纲）	*Proteobacteria*（变形杆菌门）	*Bacteria*（细菌域）
Desulfosarcina（脱硫八叠球菌属）	*Desulfobacteraceae*（脱硫杆菌科）	*Desulfobacterales*（脱硫杆菌目）	*Deltaproteobacteria*（德耳塔变形杆菌纲）	*Proteobacteria*（变形杆菌门）	*Bacteria*（细菌域）
Desulfospira（脱硫螺菌属）	*Desulfobacteraceae*（脱硫杆菌科）	*Desulfobacterales*（脱硫杆菌目）	*Deltaproteobacteria*（德耳塔变形杆菌纲）	*Proteobacteria*（变形杆菌门）	*Bacteria*（细菌域）
Desulfosporosinus（脱硫芽孢弯曲菌属）	*Peptococcaceae*（消化球菌科）	*Clostridiales*（梭菌目）	*Clostridia*（梭菌纲）	*Firmicutes*（厚壁菌门）	*Bacteria*（细菌域）
Desulfotalea（脱硫小杆菌属）	*Desulfobulbaceae*（脱硫叶菌科）	*Desulfobacterales*（脱硫杆菌目）	*Deltaproteobacteria*（德耳塔变形杆菌纲）	*Proteobacteria*（变形杆菌门）	*Bacteria*（细菌域）
Desulfothermus（脱硫栖热菌属）	*Desulfohalobiaceae*（脱硫盐菌科）	*Desulfovibrionales*（脱硫弧菌目）	*Deltaproteobacteria*（德耳塔变形杆菌纲）	*Proteobacteria*（变形杆菌门）	*Bacteria*（细菌域）
Desulfotignum（脱硫棒状菌属）	*Desulfobacteraceae*（脱硫杆菌科）	*Desulfobacterales*（脱硫杆菌目）	*Deltaproteobacteria*（德耳塔变形杆菌纲）	*Proteobacteria*（变形杆菌门）	*Bacteria*（细菌域）
Desulfotomaculum（脱硫肠状菌属）	*Peptococcaceae*（消化球菌科）	*Clostridiales*（梭菌目）	*Clostridia*（梭菌纲）	*Firmicutes*（厚壁菌门）	*Bacteria*（细菌域）
Desulfovibrio（脱硫弧菌属）	*Desulfovibrionaceae*（脱硫弧菌科）	*Desulfovibrionales*（脱硫弧菌目）	*Deltaproteobacteria*（德耳塔变形杆菌纲）	*Proteobacteria*（变形杆菌门）	*Bacteria*（细菌域）
Desulfovirga（脱硫分枝菌属）	*Syntrophobacteraceae*（互营杆菌科）	*Syntrophobacterales*（互营杆菌目）	*Deltaproteobacteria*（德耳塔变形杆菌纲）	*Proteobacteria*（变形杆菌门）	*Bacteria*（细菌域）
Desulfurella（脱硫菌属）	*Desulfurellaceae*（脱硫菌科）	*Desulfurellales*（脱硫菌目）	*Deltaproteobacteria*（德耳塔变形杆菌纲）	*Proteobacteria*（变形杆菌门）	*Bacteria*（细菌域）
Desulfurobacterium（还原硫杆状菌属）	*Desulfurobacteriaceae*（脱硫杆状菌科）	*Aquificales*（产液菌目）	*Aquificae*（产液菌纲）	*Aquificae*（产液菌门）	*Bacteria*（细菌域）
Desulfuromonas（脱硫单胞菌属）	*Desulfuromonadaceae*（脱硫单胞菌科）	*Desulfuromonadales*（脱硫单胞菌目）	*Deltaproteobacteria*（德耳塔变形杆菌纲）	*Proteobacteria*（变形杆菌门）	*Bacteria*（细菌域）
Desulfuromusa（脱硫秀蕉菌属）	*Desulfuromonadaceae*（脱硫单胞菌科）	*Desulfuromonadales*（脱硫单胞菌目）	*Deltaproteobacteria*（德耳塔变形杆菌纲）	*Proteobacteria*（变形杆菌门）	*Bacteria*（细菌域）
Dethiosulfovibrio（脱硫代硫酸盐弧菌属）	*Syntrophomonadaceae*（共养单胞菌科）	*Clostridiales*（梭菌目）	*Clostridia*（梭菌纲）	*Firmicutes*（厚壁菌门）	*Bacteria*（细菌域）
Devosia（戴沃斯菌属）	*Hyphomicrobiaceae*（生丝微菌科）	*Rhizobiales*（根瘤菌目）	*Alphaproteobacteria*（阿耳法变形杆菌纲）	*Proteobacteria*（变形杆菌门）	*Bacteria*（细菌域）

属 Genus	科 Family	目 Order	纲 Class	门 Phylum	域 Domain
Dialister（戴阿利斯特菌属）	*Acidaminococcaceae*（氨基酸球菌科）	*Clostridiales*（梭菌目）	*Clostridia*（梭菌纲）	*Firmicutes*（厚壁菌门）	*Bacteria*（细菌域）
Diaphorobacter（有益杆菌属）	*Comamonadaceae*（丛毛单胞菌科）	*Burkholderiales*（伯克霍尔德氏菌目）	*Betaproteobacteria*（贝塔变形杆菌纲）	*Proteobacteria*（变形杆菌门）	*Bacteria*（细菌域）
Dichelobacter（腐蹄杆菌属）	*Cardiobacteriaceae*（心杆菌科）	*Cardiobacteriales*（心杆菌目）	*Gammaproteobacteria*（伽马变形杆菌纲）	*Proteobacteria*（变形杆菌门）	*Bacteria*（细菌域）
Dichotomicrobium（双歧微菌属）	*Hyphomicrobiaceae*（生丝微菌科）	*Rhizobiales*（根瘤菌目）	*Alphaproteobacteria*（阿耳法变形杆菌纲）	*Proteobacteria*（变形杆菌门）	*Bacteria*（细菌域）
Dictyoglomus（网球菌属）	*Dictyoglomaceae*（网球菌科）	*Dictyoglomales*（网球菌目）	*Dictyoglomi*（网球菌纲）	*Dictyoglomus*（网球菌门）	*Bacteria*（细菌域）
Dietzia（迪茨氏菌属）	*Dietziaceae*（迪茨氏菌科）	*Actinomycetales*（放线菌目）	*Actinobacteria*（放线菌纲）	*Actinobacteria*（放线菌门）	*Bacteria*（细菌域）
Diplocalyx（双膜菌属）	*Spirochaetaceae*（螺旋体科）	*Spirochaetales*（螺旋体目）	*Spirochaetes*（螺旋体纲）	*Spirochaetes*（螺旋体门）	*Bacteria*（细菌域）
Dolosicoccus（诡计球菌属）	*Aerococcaceae*（气球菌科）	*Lactobacillales*（乳杆菌目）	*Bacilli*（芽孢杆菌纲）	*Firmicutes*（厚壁菌门）	*Bacteria*（细菌域）
Dolosigranulum（狡诈球菌属）	*Carnobacteriaceae*（肉杆菌科）	*Lactobacillales*（乳杆菌目）	*Bacilli*（芽孢杆菌纲）	*Firmicutes*（厚壁菌门）	*Bacteria*（细菌域）
Dorea（多尔氏菌属）	*Clostridiaceae*（梭菌科）	*Clostridiales*（梭菌目）	*Clostridia*（梭菌纲）	*Firmicutes*（厚壁菌门）	*Bacteria*（细菌域）
Duganella（朴黎氏菌属）	*Oxalobacteraceae*（草酸杆菌科）	*Burkholderiales*（伯克霍尔德氏菌目）	*Betaproteobacteria*（贝塔变形杆菌纲）	*Proteobacteria*（变形杆菌门）	*Bacteria*（细菌域）
Dyadobacter（成对杆菌属）	*Flexibacteriaceae*（屈挠杆菌科）	*Sphingobacteriales*（鞘氨醇杆菌目）	*Sphingobacteria*（鞘氨醇纲）	*Bacteroidetes*（拟杆菌门）	*Bacteria*（细菌域）
Dysgonomonas（营发酵单胞菌属）	*Porphyromonadaceae*（卟啉单胞菌科）	*Bacteroidales*（拟杆菌目）	*Bacteroidetes*（拟杆菌纲）	*Bacteroidetes*（拟杆菌门）	*Bacteria*（细菌域）
Ectothiorhodospira（外硫红螺菌属）	*Ectothiorhodospiraceae*（外硫红螺菌科）	*Chromatiales*（着色菌目）	*Gammaproteobacteria*（伽马变形杆菌纲）	*Proteobacteria*（变形杆菌门）	*Bacteria*（细菌域）
Edwardsiella（爱德华菌属）	*Enterobacteriaceae*（肠杆菌科）	*Enterobacteriales*（肠杆菌目）	*Gammaproteobacteria*（伽马变形杆菌纲）	*Proteobacteria*（变形杆菌门）	*Bacteria*（细菌域）
Eggerthella（依格斯菌属）	*Coriobacteriaceae*（红蝽菌科）	*Coriobacteriales*（红蝽菌目）	*Actinobacteria*（放线菌纲）	*Actinobacteria*（放线菌门）	*Bacteria*（细菌域）
Ehrlichia（埃里希体属）	*Anaplasmataceae*（无形体科）	*Rickettsiales*（立克次氏体目）	*Alphaproteobacteria*（阿耳法变形杆菌纲）	*Proteobacteria*（变形杆菌门）	*Bacteria*（细菌域）
Eikenella（艾肯菌属）	*Neisseriaceae*（奈瑟氏球菌科）	*Neisseriales*（奈瑟球菌目）	*Betaproteobacteria*（贝塔变形杆菌纲）	*Proteobacteria*（变形杆菌门）	*Bacteria*（细菌域）
Empedobacter（稳杆菌属）	*Flavobacteriaceae*（黄杆菌科）	*Flavobacteriales*（黄杆菌目）	*Flavobacteria*（黄杆菌纲）	*Bacteroidetes*（拟杆菌门）	*Bacteria*（细菌域）
Enhydrobacter（水栖菌属）	*Moraxellaceae*（莫拉氏菌科）	*Pseudomonadales*（假单胞菌目）	*Gammaproteobacteria*（伽马变形杆菌纲）	*Proteobacteria*（变形杆菌门）	*Bacteria*（细菌域）

属 Genus	科 Family	目 Order	纲 Class	门 Phylum	域 Domain
Ensifer (剑菌属)	Rhizobiaceae (根瘤菌科)	Rhizobiales (根瘤菌目)	Alphaproteobacteria (阿尔法变形杆菌纲)	Proteobacteria (变形杆菌门)	Bacteria (细菌域)
Enterobacter (肠杆菌属)	Enterobacteriaceae (肠杆菌科)	Enterobacteriales (肠杆菌目)	Gammaproteobacteria (伽马变形杆菌纲)	Proteobacteria (变形杆菌门)	Bacteria (细菌域)
Enterococcus (肠球菌属)	Enterococcaceae (肠球菌科)	Lactobacillales (乳杆菌目)	Bacilli (芽孢杆菌纲)	Firmicutes (厚壁菌门)	Bacteria (细菌域)
Enterovibrio (肠弧菌属)	Vibrionaceae (弧菌科)	Vibrionales (弧菌目)	Gammaproteobacteria (伽马变形杆菌纲)	Proteobacteria (变形杆菌门)	Bacteria (细菌域)
Entomoplasma (虫原体属)	Entomoplasmataceae (虫原体科)	Entomoplasmatales (虫原体目)	Mollicutes (柔膜菌纲)	Firmicutes (厚壁菌门)	Bacteria (细菌域)
Eperythrozoon (血虫体属)	Mycoplasmataceae (支原体科)	Mycoplasmatales (支原体目)	Mollicutes (柔膜菌纲)	Firmicutes (厚壁菌门)	Bacteria (细菌域)
Eremococcus (另位球菌属)	Aerococcaceae (气球菌科)	Lactobacillales (乳杆菌目)	Bacilli (芽孢杆菌纲)	Firmicutes (厚壁菌门)	Bacteria (细菌域)
Erwinia (欧文菌属)	Enterobacteriaceae (肠杆菌科)	Enterobacteriales (肠杆菌目)	Gammaproteobacteria (伽马变形杆菌纲)	Proteobacteria (变形杆菌门)	Bacteria (细菌域)
Erysipelothrix (丹毒丝菌属)	Erysipelotrichaceae (丹毒丝菌科)	Erysipelotrichales (丹毒丝菌目)	Erysipelotrichi (丹毒丝菌纲)	Firmicutes (厚壁菌门)	Bacteria (细菌域)
Erythrobacter (赤细菌属)	Sphingomonadaceae (鞘氨醇单胞菌科)	Sphingomonadales (鞘氨醇单胞菌目)	Alphaproteobacteria (阿尔法变形杆菌纲)	Proteobacteria (变形杆菌门)	Bacteria (细菌域)
Erythromicrobium (赤微菌属)	Sphingomonadaceae (鞘氨醇单胞菌科)	Sphingomonadales (鞘氨醇单胞菌目)	Alphaproteobacteria (阿尔法变形杆菌纲)	Proteobacteria (变形杆菌门)	Bacteria (细菌域)
Erythromonas (红单胞菌属)	Sphingomonadaceae (鞘氨醇单胞菌科)	Sphingomonadales (鞘氨醇单胞菌目)	Alphaproteobacteria (阿尔法变形杆菌纲)	Proteobacteria (变形杆菌门)	Bacteria (细菌域)
Escherichia (埃希氏菌属)	Enterobacteriaceae (肠杆菌科)	Enterobacteriales (肠杆菌目)	Gammaproteobacteria (伽马变形杆菌纲)	Proteobacteria (变形杆菌门)	Bacteria (细菌域)
Eubacterium (真杆菌属)	Eubacteriaceae (真杆菌科)	Clostridiales (梭菌目)	Clostridia (梭菌纲)	Firmicutes (厚壁菌门)	Bacteria (细菌域)
Ewingella (爱文菌属)	Enterobacteriaceae (肠杆菌科)	Enterobacteriales (肠杆菌目)	Gammaproteobacteria (伽马变形杆菌纲)	Proteobacteria (变形杆菌门)	Bacteria (细菌域)
Excellospora (卓孢菌属)	(未定科)	Bifidobacteriales (双歧杆菌目)	Actinobacteria (放线菌纲)	Actinobacteria (放线菌门)	Bacteria (细菌域)
Exiguobacterium (微小杆菌属)	Bacillaceae (芽孢杆菌科)	Bacillales (芽孢杆菌目)	Bacilli (芽孢杆菌纲)	Firmicutes (厚壁菌门)	Bacteria (细菌域)
Facklamia (费克蓝姆菌属)	Aerococcaceae (气球菌科)	Lactobacillales (乳杆菌目)	Bacilli (芽孢杆菌纲)	Firmicutes (厚壁菌门)	Bacteria (细菌域)

属 Genus	科 Family	目 Order	纲 Class	门 Phylum	域 Domain
Faecalibacterium（栖粪杆菌属）	Clostridiaceae（梭菌科）	Clostridiales（梭菌目）	Clostridia（梭菌纲）	Firmicutes（厚壁菌门）	Bacteria（细菌域）
Falcivibrio（镰刀弧菌属）	Bifidobacteriaceae（双歧杆菌科）	Bifidobacteriales（双歧杆菌目）	Actinobacteria（放线菌纲）	Actinobacteria（放线菌门）	Bacteria（细菌域）
Ferribacterium（铁杆菌属）	Rhodocyclaceae（红环菌科）	Rhodocyclales（红环菌目）	Betaproteobacteria（贝塔变形菌纲）	Proteobacteria（变形杆菌门）	Bacteria（细菌域）
Ferrimonas（铁还原单胞菌属）	Alteromonadaceae（交替单胞菌科）	Alteromonadales（交替单胞菌目）	Gammaproteobacteria（伽马变形菌纲）	Proteobacteria（变形杆菌门）	Bacteria（细菌域）
Fervidobacterium（闪烁杆菌属）	Thermotogaceae（栖热袍菌科）	Thermotogales（栖热袍菌目）	Thermotogae（栖热袍菌纲）	Thermotogae（栖热菌门）	Bacteria（细菌域）
Fibrobacter（丝状杆菌属）	Fibrobacteraceae（丝状杆菌科）	Fibrobacterales（丝状杆菌目）	Fibrobacteres（丝状杆菌纲）	Fibrobacteres（丝状杆菌门）	Bacteria（细菌域）
Filibacter（线杆菌属）	Planococcaceae（动性球菌科）	Bacillales（芽孢杆菌目）	Bacilli（芽孢杆菌纲）	Firmicutes（厚壁菌门）	Bacteria（细菌域）
Filifactor（产线菌属）	Peptostreptococcaceae（消化链球菌科）	Clostridiales（梭菌目）	Clostridia（梭菌纲）	Firmicutes（厚壁菌门）	Bacteria（细菌域）
Filobacillus（线芽孢杆菌属）	Bacillaceae（芽孢杆菌科）	Bacillales（芽孢杆菌目）	Bacilli（芽孢杆菌纲）	Firmicutes（厚壁菌门）	Bacteria（细菌域）
Filomicrobium（线状微球菌属）	Hyphomicrobiaceae（生丝微菌科）	Rhizobiales（根瘤菌目）	Alphaproteobacteria（阿耳法变形菌纲）	Proteobacteria（变形杆菌门）	Bacteria（细菌域）
Finegoldia（芬沟德氏菌属）	Peptostreptococcaceae（消化链球菌科）	Clostridiales（梭菌目）	Clostridia（梭菌纲）	Firmicutes（厚壁菌门）	Bacteria（细菌域）
Fischerella（飞氏蓝细菌属）	（第Ⅰ科）	（第Ⅴ亚组）	Cyanobacteria（蓝细菌纲）	Cyanobacteria（蓝细菌门）	Bacteria（细菌域）
Flammeovirga（火色杆菌属）	Flammeovirgaceae（火色杆菌科）	Sphingobacteriales（鞘氨醇杆菌目）	Sphingobacteria（鞘氨醇杆菌纲）	Bacteroidetes（拟杆菌门）	Bacteria（细菌域）
Flaviomonas（黄色单胞菌属）	Pseudomonadaceae（假单胞菌科）	Pseudomonadales（假单胞菌目）	Gammaproteobacteria（伽马变形菌纲）	Proteobacteria（变形杆菌门）	Bacteria（细菌域）
Flavobacterium（黄杆菌属）	Flavobacteriaceae（黄杆菌科）	Flavobacteriales（黄杆菌目）	Flavobacteria（黄杆菌纲）	Bacteroidetes（拟杆菌门）	Bacteria（细菌域）
Flectobacillus（弯杆菌属）	Flexibacteraceae（屈挠杆菌科）	Sphingobacteriales（鞘氨醇杆菌目）	Sphingobacteria（鞘氨醇杆菌纲）	Bacteroidetes（拟杆菌门）	Bacteria（细菌域）
Flexibacter（屈挠杆菌属）	Flexibacteraceae（屈挠杆菌科）	Sphingobacteriales（鞘氨醇杆菌目）	Sphingobacteria（鞘氨醇杆菌纲）	Bacteroidetes（拟杆菌门）	Bacteria（细菌域）
Flexistipes（弯枝菌属）	Deferribacteraceae（铁还原杆菌科）	Deferribacterales（铁还原杆菌目）	Deferribacteres（铁还原杆菌纲）	Deferribacteres（铁还原杆菌门）	Bacteria（细菌域）

属 Genus	科 Family	目 Order	纲 Class	门 Phylum	域 Domain
Flexithrix（柔发菌属）	Flammeovirgaceae（火色杆菌科）	Sphingobacteriales（鞘氨醇杆菌目）	Sphingobacteria（鞘氨醇杆菌纲）	Bacteroidetes（拟杆菌门）	Bacteria（细菌域）
Formivibrio（甲酸弧菌属）	Neisseriaceae（奈瑟氏球菌科）	Neisseriales（奈瑟球菌目）	Betaproteobacteria（贝塔变形菌纲）	Proteobacteria（变形杆菌门）	Bacteria（细菌域）
Francisella（弗朗西斯菌属）	Francisellaceae（弗朗西斯菌科）	Thiotrichales（硫发菌目）	Gammaproteobacteria（伽马变形菌纲）	Proteobacteria（变形杆菌门）	Bacteria（细菌域）
Frankia（弗兰克菌属）	Frankiaceae（弗兰克氏菌科）	Actinomycetales（放线菌目）	Actinobacteria（放线菌纲）	Actinobacteria（放线菌门）	Bacteria（细菌域）
Frateuria（弗拉特氏菌属）	Xanthomonadaceae（黄单胞菌科）	Xanthomonadales（黄单胞菌目）	Gammaproteobacteria（伽马变形菌纲）	Proteobacteria（变形杆菌门）	Bacteria（细菌域）
Friedmanniella（弗里德门氏菌属）	Nocardioidaceae（类诺卡菌科）	Actinomycetales（放线菌目）	Actinobacteria（放线菌纲）	Actinobacteria（放线菌门）	Bacteria（细菌域）
Frigoribacterium（冰冻小杆菌属）	Microbacteriaceae（微杆菌科）	Actinomycetales（放线菌目）	Actinobacteria（放线菌纲）	Actinobacteria（放线菌门）	Bacteria（细菌域）
Fulvimarina（褐黄海水菌属）	Aurantimonadaceae（橙色单胞菌科）	Rhizobiales（根瘤菌目）	Alphaproteobacteria（阿耳法变形菌纲）	Proteobacteria（变形杆菌门）	Bacteria（细菌域）
Fulvimonas（深黄单胞菌属）	Xanthomonadaceae（黄单胞菌科）	Xanthomonadales（黄单胞菌目）	Gammaproteobacteria（伽马变形菌纲）	Proteobacteria（变形杆菌门）	Bacteria（细菌域）
Fundibacter	Alcanivoraceae（食烷菌科）	Oceanospirillales（海洋螺菌目）	Gammaproteobacteria（伽马变形菌纲）	Proteobacteria（变形杆菌门）	Bacteria（细菌域）
Fusibacter（小纺锤状菌属）	Peptostreptococcaceae（消化链球菌科）	Clostridiales（梭菌目）	Clostridia（梭菌纲）	Firmicutes（厚壁菌门）	Bacteria（细菌域）
Fusobacterium（梭杆菌属）	Fusobacteriaceae（梭杆菌科）	Fusobacteriales（梭杆菌目）	Fusobacteria（梭杆菌纲）	Fusobacteria（梭杆菌门）	Bacteria（细菌域）
Gallicola（栖鸡球菌属）	Peptostreptococcaceae（消化链球菌科）	Clostridiales（梭菌目）	Clostridia（梭菌纲）	Firmicutes（厚壁菌门）	Bacteria（细菌域）
Gallionella（嘉利翁菌属）	Gallionellaceae（嘉利翁菌科）	Nitrosomonadales（亚硝化单胞菌目）	Betaproteobacteria（贝塔变形菌纲）	Proteobacteria（变形杆菌门）	Bacteria（细菌域）
Gardnerella（加德纳菌属）	Bifidobacteriaceae（双歧杆菌科）	Bifidobacteriales（双歧杆菌目）	Actinobacteria（放线菌纲）	Actinobacteria（放线菌门）	Bacteria（细菌域）
Geitleria（吉特勒氏蓝细菌属）	（第Ⅰ科）	（第Ⅴ亚组）	Cyanobacteria（蓝细菌纲）	Cyanobacteria（蓝细菌门）	Bacteria（细菌域）
Geitlerinema（吉特勒线状蓝细菌属）	（第Ⅰ科）	（第Ⅲ亚组）	Cyanobacteria（蓝细菌纲）	Cyanobacteria（蓝细菌门）	Bacteria（细菌域）
Gelidibacter（冰冷杆菌属）	Flavobacteriaceae（黄杆菌科）	Flavobacteriales（黄杆菌目）	Flavobacteria（黄杆菌纲）	Bacteroidetes（拟杆菌门）	Bacteria（细菌域）

属 Genus	科 Family	目 Order	纲 Class	门 Phylum	域 Domain
Gelria（吉尔菌属）	*Thermoanaerobacteriaceae*（好热厌氧杆菌科）	*Thermoanaerobacterales*（好热厌氧杆菌目）	*Clostridia*（梭菌纲）	*Firmicutes*（厚壁菌门）	*Bacteria*（细菌域）
Gemella（孪生球菌属）	*Staphylococcaceae*（葡萄球菌科）	*Bacillales*（芽孢杆菌目）	*Bacilli*（芽孢杆菌纲）	*Firmicutes*（厚壁菌门）	*Bacteria*（细菌域）
Gemmata（出芽菌属）	*Planctomycetaceae*（浮霉状菌科）	*Planctomycetales*（浮霉状菌目）	*Planctomycetacia*（浮霉状菌纲）	*Planctomycetes*（浮霉状菌门）	*Bacteria*（细菌域）
Gemmatimonas（出芽单胞菌属）	*Gemmatimonadaceae*（芽单胞菌科）	*Gemmatimonadales*（芽单胞菌目）	*Gemmatimonadetes*（芽单胞菌纲）	*Gemmatimonadetes*（芽单胞菌门）	*Bacteria*（细菌域）
Gemmiger（芽殖菌属）	*Hyphomicrobiaceae*（生丝微菌科）	*Rhizobiales*（根瘤菌目）	*Alphaproteobacteria*（阿耳法变形杆菌纲）	*Proteobacteria*（变形杆菌门）	*Bacteria*（细菌域）
Gemmobacter（芽殖杆菌属）	*Rhodobacteraceae*（红杆菌科）	*Rhodobacterales*（红杆菌目）	*Alphaproteobacteria*（阿耳法变形杆菌纲）	*Proteobacteria*（变形杆菌门）	*Bacteria*（细菌域）
Geobacillus（地芽孢杆菌属）	*Bacillaceae*（芽孢杆菌科）	*Bacillales*（芽孢杆菌目）	*Bacilli*（芽孢杆菌纲）	*Firmicutes*（厚壁菌门）	*Bacteria*（细菌域）
Geobacter（地杆属）	*Geobacterceae*（土杆菌科）	*Desulfuromonadales*（脱硫单胞菌目）	*Deltaproteobacteria*（德耳塔变形杆菌纲）	*Proteobacteria*（变形杆菌门）	*Bacteria*（细菌域）
Geodermatophilus（地皮菌属）	*Geodermatophilaceae*（地嗜皮菌科）	*Actinomycetales*（放线菌目）	*Actinobacteria*（放线菌纲）	*Actinobacteria*（放线菌门）	*Bacteria*（细菌域）
Georgenia（圣格奥尔根村菌属）	*Beutenbergiaceae*（布坦堡菌科）	*Actinomycetales*（放线菌目）	*Actinobacteria*（放线菌纲）	*Actinobacteria*（放线菌门）	*Bacteria*（细菌域）
Geothrix（土发菌属）	*Acidobacteriaceae*（酸杆菌科）	*Acidobacteriales*（酸杆菌目）	*Acidobacteria*（酸杆菌纲）	*Acidobacteria*（酸杆菌门）	*Bacteria*（细菌域）
Geotoga（地袍菌属）	*Thermotogaceae*（栖热袍菌科）	*Thermotogales*（栖热袍菌目）	*Thermotogae*（栖热袍菌纲）	*Thermotogae*（栖热袍菌门）	*Bacteria*（细菌域）
Geovibrio（地弧菌属）	*Deferribacteraceae*（铁还原杆菌科）	*Deferribacterales*（铁还原杆菌目）	*Deferribacteres*（铁还原杆菌纲）	*Deferribacteres*（铁还原杆菌门）	*Bacteria*（细菌域）
Gillisia（吉莱氏菌属）	*Flavobacteriaceae*（黄杆菌科）	*Flavobacteriales*（黄杆菌目）	*Flavobacteria*（黄杆菌纲）	*Bacteroidetes*（拟杆菌门）	*Bacteria*（细菌域）
Glaciecola（冰居菌属）	*Alteromonadaceae*（交替单胞菌科）	*Alteromonadales*（交替单胞菌目）	*Gammaproteobacteria*（伽马变形菌纲）	*Proteobacteria*（变形杆菌门）	*Bacteria*（细菌域）
Globicatella（球链菌属）	*Aerococcaceae*（气球菌科）	*Lactobacillales*（乳杆菌目）	*Bacilli*（芽孢杆菌纲）	*Firmicutes*（厚壁菌门）	*Bacteria*（细菌域）
Gloeobacter（黏杆菌属）	（第I科）	（第I亚组）	*Cyanobacteria*（蓝细菌纲）	*Cyanobacteria*（蓝细菌门）	*Bacteria*（细菌域）
Gloeocapsa（黏球蓝细菌属）	（第I科）	（第I亚组）	*Cyanobacteria*（蓝细菌纲）	*Cyanobacteria*（蓝细菌门）	*Bacteria*（细菌域）

属 Genus	科 Family	目 Order	纲 Class	门 Phylum	域 Domain
Gloeothece（黏杆蓝细菌属）	（第I科）	（第I亚组）	*Cyanobacteria*（蓝细菌纲）	*Cyanobacteria*（蓝细菌门）	*Bacteria*（细菌域）
Gluconacetobacter（葡糖酸醋杆菌属）	*Acetobacteraceae*（醋杆菌科）	*Rhodospirillales*（红螺菌目）	*Alphaproteobacteria*（阿耳法变形杆菌纲）	*Proteobacteria*（变形杆菌门）	*Bacteria*（细菌域）
Gluconobacter（葡糖杆菌属）	*Acetobacteraceae*（醋杆菌科）	*Rhodospirillales*（红螺菌目）	*Alphaproteobacteria*（阿耳法变形杆菌纲）	*Proteobacteria*（变形杆菌门）	*Bacteria*（细菌域）
Glycomyces（糖霉菌属）	*Glycomycetaceae*（糖霉菌科）	*Glycomycetales*（糖霉菌目）	*Actinobacteria*（放线菌纲）	*Actinobacteria*（放线菌门）	*Bacteria*（细菌域）
Gordonia（戈登氏菌属）	*Gordoniaceae*（戈登菌科）	*Actinomycetales*（放线菌目）	*Actinobacteria*（放线菌纲）	*Actinobacteria*（放线菌门）	*Bacteria*（细菌域）
Gracilibacillus（纤细芽孢杆菌属）	*Bacillaceae*（芽孢杆菌科）	*Bacillales*（芽孢杆菌目）	*Bacilli*（芽孢杆菌纲）	*Firmicutes*（厚壁菌门）	*Bacteria*（细菌域）
Granulicatella（短链小球菌属）	*Carnobacteriaceae*（肉杆菌科）	*Lactobacillales*（乳杆菌目）	*Bacilli*（芽孢杆菌纲）	*Firmicutes*（厚壁菌门）	*Bacteria*（细菌域）
Grimontia（格里蒙特氏菌属）	*Vibrionaceae*（弧菌科）	*Vibrionales*（弧菌目）	*Gammaproteobacteria*（伽马变形杆菌纲）	*Proteobacteria*（变形杆菌门）	*Bacteria*（细菌域）
Haemobartonella（血巴通氏体属）	*Mycoplasmataceae*（支原体科）	*Mycoplasmatales*（支原体目）	*Mollicutes*（柔膜菌纲）	*Firmicutes*（厚壁菌门）	*Bacteria*（细菌域）
Haemophilus（嗜血菌属）	*Pasteurellaceae*（巴斯德菌科）	*Pasteurellales*（巴斯德氏菌目）	*Gammaproteobacteria*（伽马变形杆菌纲）	*Proteobacteria*（变形杆菌门）	*Bacteria*（细菌域）
Hafnia（哈夫尼菌属）	*Enterobacteriaceae*（肠杆菌科）	*Enterobacteriales*（肠杆菌目）	*Gammaproteobacteria*（伽马变形杆菌纲）	*Proteobacteria*（变形杆菌门）	*Bacteria*（细菌域）
Hahella（霍氏菌属）	*Hahellaceae*（霍氏菌科）	*Oceanospirillales*（海洋螺菌目）	*Gammaproteobacteria*（伽马变形杆菌纲）	*Proteobacteria*（变形杆菌门）	*Bacteria*（细菌域）
Haliangium（海无柄包囊黏细菌属）	*Haliangiaceae*（海无柄包囊黏菌科）	*Myxococcales*（柱球菌目）	*Deltaproteobacteria*（德耳塔变形杆菌纲）	*Proteobacteria*（变形杆菌门）	*Bacteria*（细菌域）
Haliscomenobacter（柔蛭杆菌属）	*Saprospiraceae*（腐败螺旋菌科）	*Sphingobacteriales*（鞘氨醇杆菌目）	*Sphingobacteria*（鞘氨醇杆菌纲）	*Bacteroidetes*（拟杆菌门）	*Bacteria*（细菌域）
Haloanaerobacter（盐厌氧杆菌属）	*Halobacteroidaceae*（拟盐杆菌科）	*Haloanaerobiales*（盐厌氧菌目）	*Clostridia*（梭菌纲）	*Firmicutes*（厚壁菌门）	*Bacteria*（细菌域）
Haloanaerobium（盐厌氧菌属）	*Haloanaerobiaceae*（盐厌氧菌科）	*Haloanaerobiales*（盐厌氧菌目）	*Clostridia*（梭菌纲）	*Firmicutes*（厚壁菌门）	*Bacteria*（细菌域）
Halobacillus（喜盐芽孢杆菌属）	*Bacillaceae*（芽孢杆菌科）	*Bacillales*（芽孢杆菌目）	*Bacilli*（芽孢杆菌纲）	*Firmicutes*（厚壁菌门）	*Bacteria*（细菌域）
Halobacteroides（拟盐杆菌属）	*Halobacteroidaceae*（拟盐杆菌科）	*Haloanaerobiales*（盐厌氧菌目）	*Clostridia*（梭菌纲）	*Firmicutes*（厚壁菌门）	*Bacteria*（细菌域）

属 Genus	科 Family	目 Order	纲 Class	门 Phylum	域 Domain
Halocella（嗜盐菌属）	*Haloanaerobiaceae*（盐厌氧菌科）	*Haloanaerobiales*（盐厌氧菌目）	*Clostridia*（梭菌纲）	*Firmicutes*（厚壁菌门）	*Bacteria*（细菌域）
Halochromatium（盐着色菌属）	*Chromatiaceae*（着色菌科）	*Chromatiales*（着色菌目）	*Gammaproteobacteria*（伽马变形菌纲）	*Proteobacteria*（变形杆菌门）	*Bacteria*（细菌域）
Halomonas（盐单胞菌属）	*Halomonadaceae*（盐单胞菌科）	*Oceanospirillales*（海洋螺菌目）	*Gammaproteobacteria*（伽马变形菌纲）	*Proteobacteria*（变形杆菌门）	*Bacteria*（细菌域）
Halonatronum（盐碱菌属）	*Halobacteroidaceae*（拟杆菌科）	*Haloanaerobiales*（盐厌氧菌目）	*Clostridia*（梭菌纲）	*Firmicutes*（厚壁菌门）	*Bacteria*（细菌域）
Halorhodospira（需盐红螺菌属）	*Ectothiorhodospiraceae*（外硫红螺菌科）	*Chromatiales*（着色菌目）	*Gammaproteobacteria*（伽马变形菌纲）	*Proteobacteria*（变形杆菌门）	*Bacteria*（细菌域）
Halospirulina（盐螺旋藻属）	（第 I 科）	（第 III 亚组）	*Cyanobacteria*（蓝细菌纲）	*Cyanobacteria*（蓝细菌门）	*Bacteria*（细菌域）
Halothermothrix（盐热发菌属）	*Haloanaerobiaceae*（盐厌氧菌科）	*Haloanaerobiales*（盐厌氧菌目）	*Clostridia*（梭菌纲）	*Firmicutes*（厚壁菌门）	*Bacteria*（细菌域）
Haploangium（单囊菌属）	*Polyangiaceae*（多囊菌科）	*Myxococcales*（粘球菌目）	*Deltaproteobacteria*（德耳塔变形杆菌纲）	*Proteobacteria*（变形杆菌门）	*Bacteria*（细菌域）
Helcococcus（创伤球菌属）	*Peptostreptococcaceae*（消化链球菌科）	*Clostridiales*（梭菌目）	*Clostridia*（梭菌纲）	*Firmicutes*（厚壁菌门）	*Bacteria*（细菌域）
Helicobacter（螺杆菌属）	*Helicobacteraceae*（螺杆菌科）	*Campylobacterales*（弯曲杆菌目）	*Epsilonproteobacteria*（艾普西隆变形菌纲）	*Proteobacteria*（变形杆菌门）	*Bacteria*（细菌域）
Heliobacillus（阳光小杆菌属）	*Heliobacteriaceae*（阳光杆菌科）	*Clostridiales*（梭菌目）	*Clostridia*（梭菌纲）	*Firmicutes*（厚壁菌门）	*Bacteria*（细菌域）
Heliobacterium（阳光杆菌属）	*Heliobacteriaceae*（阳光杆菌科）	*Clostridiales*（梭菌目）	*Clostridia*（梭菌纲）	*Firmicutes*（厚壁菌门）	*Bacteria*（细菌域）
Heliophilum（嗜阳菌属）	*Heliobacteriaceae*（阳光杆菌科）	*Clostridiales*（梭菌目）	*Clostridia*（梭菌纲）	*Firmicutes*（厚壁菌门）	*Bacteria*（细菌域）
Heliorestis（阳光索菌属）	*Heliobacteriaceae*（阳光杆菌科）	*Clostridiales*（梭菌目）	*Clostridia*（梭菌纲）	*Firmicutes*（厚壁菌门）	*Bacteria*（细菌域）
Heliothrix（螺丝菌属）	*Chloroflexaceae*（绿屈挠菌科）	*Chloroflexales*（绿屈挠菌目）	*Chloroflexi*（绿屈挠菌纲）	*Chloroflexi*（绿屈挠菌门）	*Bacteria*（细菌域）
Herbaspirillum（草螺菌属）	*Oxalobacteraceae*（草酸杆菌科）	*Burkholderiales*（伯克霍尔德氏菌目）	*Betaproteobacteria*（贝塔变形菌纲）	*Proteobacteria*（变形杆菌门）	*Bacteria*（细菌域）
Herbidospora（草状孢菌属）	*Streptosporangiaceae*（链孢囊菌科）	*Actinomycetales*（放线菌目）	*Actinobacteria*（放线菌纲）	*Actinobacteria*（放线菌门）	*Bacteria*（细菌域）
Herpetosiphon（滑柱菌属）	*Herpetosiphonaceae*（滑柱菌科）	*Herpetosiphonales*（滑柱菌目）	*Chloroflexi*（绿屈挠菌纲）	*Chloroflexi*（绿屈挠菌门）	*Bacteria*（细菌域）

属 Genus	科 Family	目 Order	纲 Class	门 Phylum	域 Domain
Hespellia（赫斯佩尔氏菌属）	*Clostridiaceae*（梭菌科）	*Clostridiales*（梭菌目）	*Clostridia*（梭菌纲）	*Firmicutes*（厚壁菌门）	*Bacteria*（细菌域）
Hippea（希普氏菌属）	*Desulfurellaceae*（脱硫菌科）	*Desulfurellales*（脱硫菌目）	*Deltaproteobacteria*（德尔塔变形杆菌纲）	*Proteobacteria*（变形杆菌门）	*Bacteria*（细菌域）
Hirschia（海氏菌属）	*Rhodobacteraceae*（红杆菌科）	*Rhodobacterales*（红杆菌目）	*Alphaproteobacteria*（阿尔法变形杆菌纲）	*Proteobacteria*（变形杆菌门）	*Bacteria*（细菌域）
Holdemania（霍尔德曼氏菌属）	*Erysipelotrichaceae*（丹毒丝菌科）	*Erysipelotrichales*（丹毒丝菌目）	*Erysipelotrichi*（丹毒丝菌纲）	*Firmicutes*（厚壁菌门）	*Bacteria*（细菌域）
Hollandina（霍兰德菌属）	*Spirochaetaceae*（螺旋体科）	*Spirochaetales*（螺旋体目）	*Spirochaetes*（螺旋体纲）	*Spirochaetes*（螺旋体门）	*Bacteria*（细菌域）
Holophaga（全噬菌属）	*Acidobacteriaceae*（酸杆菌科）	*Acidobacteriales*（酸杆菌目）	*Acidobacteria*（酸杆菌纲）	*Acidobacteria*（酸杆菌门）	*Bacteria*（细菌域）
Holospora（全胞螺菌属）	*Holosporaceae*（全胞螺菌科）	*Rickettsiales*（立克次体目）	*Alphaproteobacteria*（阿尔法变形杆菌纲）	*Proteobacteria*（变形杆菌门）	*Bacteria*（细菌域）
Hongia（洪氏菌属）	*Nocardioidaceae*（类诺卡菌科）	*Actinomycetales*（放线菌目）	*Actinobacteria*（放线菌纲）	*Actinobacteria*（放线菌门）	*Bacteria*（细菌域）
Hongiella（洪吉氏菌属）	*Flexibacteraceae*（屈挠杆菌科）	*Sphingobacteriales*（鞘氨醇杆菌目）	*Sphingobacteria*（鞘氨醇杆菌纲）	*Bacteroidetes*（拟杆菌门）	*Bacteria*（细菌域）
Hydrogenimonas（氢单包菌属）	*Hydrogenimonaceae*（氢单包菌科）	*Campylobacterales*（弯曲杆菌目）	*Epsilonproteobacteria*（艾普西隆变形杆菌纲）	*Proteobacteria*（变形杆菌门）	*Bacteria*（细菌域）
Hydrogenobacter（氢杆菌属）	*Aquificaceae*（产液菌科）	*Aquificales*（产液菌目）	*Aquificae*（产液菌纲）	*Aquificae*（产液菌门）	*Bacteria*（细菌域）
Hydrogenobaculum（产水小杆菌属）	*Aquificaceae*（产液菌科）	*Aquificales*（产液菌目）	*Aquificae*（产液菌纲）	*Aquificae*（产液菌门）	*Bacteria*（细菌域）
Hydrogenophaga（氢噬胞菌属）	*Comamonadaceae*（丛毛单胞菌科）	*Burkholderiales*（伯克霍尔德氏菌目）	*Betaproteobacteria*（贝塔变形杆菌纲）	*Proteobacteria*（变形杆菌门）	*Bacteria*（细菌域）
Hydrogenophilus（嗜氢菌属）	*Hydrogenophilaceae*（嗜氢菌科）	*Hydrogenophilales*（嗜氢菌目）	*Betaproteobacteria*（贝塔变形杆菌纲）	*Proteobacteria*（变形杆菌门）	*Bacteria*（细菌域）
Hydrogenothermus（热产水菌属）	*Aquificaceae*（产液菌科）	*Aquificales*（产液菌目）	*Aquificae*（产液菌纲）	*Aquificae*（产液菌门）	*Bacteria*（细菌域）
Hydrogenovibrio（氢弧菌属）	*Piscirickettsiaceae*（鱼立克次体科）	*Thiotrichales*（硫发菌目）	*Gammaproteobacteria*（伽马变形杆菌纲）	*Proteobacteria*（变形杆菌门）	*Bacteria*（细菌域）
Hylemonella（海勒蒙氏菌属）	*Comamonadaceae*（丛毛单胞菌科）	*Burkholderiales*（伯克霍尔德氏菌目）	*Betaproteobacteria*（贝塔变形杆菌纲）	*Proteobacteria*（变形杆菌门）	*Bacteria*（细菌域）
Hymenobacter（薄层菌属）	*Flexibacteraceae*（屈挠杆菌科）	*Sphingobacteriales*（鞘氨醇杆菌目）	*Sphingobacteria*（鞘氨醇杆菌纲）	*Bacteroidetes*（拟杆菌门）	*Bacteria*（细菌域）

属 Genus	科 Family	目 Order	纲 Class	门 Phylum	域 Domain
Hyphomicrobium（生丝微菌属）	*Hyphomicrobiaceae*（生丝微菌科）	*Rhizobiales*（根瘤菌目）	*Alphaproteobacteria*（阿耳法变形杆菌纲）	*Proteobacteria*（变形杆菌门）	*Bacteria*（细菌域）
Hyphomonas（生丝单胞菌属）	*Rhodobacteraceae*（红杆菌科）	*Rhodobacterales*（红杆菌目）	*Alphaproteobacteria*（阿耳法变形杆菌纲）	*Proteobacteria*（变形杆菌门）	*Bacteria*（细菌域）
Ideonella（艾德昂菌属）	*Comamonadaceae*（丛毛单胞菌科）	*Burkholderiales*（伯克霍尔德氏菌目）	*Betaproteobacteria*（贝塔变形杆菌纲）	*Proteobacteria*（变形杆菌门）	*Bacteria*（细菌域）
Idiomarina（海源菌属）	*Alteromonadaceae*（交替单胞菌科）	*Alteromonadales*（交替单胞菌目）	*Gammaproteobacteria*（伽马变形杆菌纲）	*Proteobacteria*（变形杆菌门）	*Bacteria*（细菌域）
Iguanigranum（不活动粒菌属）	*Aerococcaceae*（气球菌科）	*Lactobacillales*（乳杆菌目）	*Bacilli*（芽孢杆菌纲）	*Firmicutes*（厚壁菌门）	*Bacteria*（细菌域）
Ilyobacter（泥杆菌属）	*Fusobacteriaceae*（梭杆菌科）	*Fusobacteriales*（梭杆菌目）	*Fusobacteria*（梭杆菌纲）	*Fusobacteria*（梭杆菌门）	*Bacteria*（细菌域）
Inquilinus（异地菌属）	*Rhodospirillaceae*（红螺菌科）	*Rhodospirillales*（红螺菌目）	*Alphaproteobacteria*(阿耳法变形杆菌纲)	*Proteobacteria*（变形杆菌门）	*Bacteria*（细菌域）
Intrasporangium（间孢囊菌属）	*Intrasporangiaceae*（间孢囊菌科）	*Actinomycetales*（放线菌目）	*Actinobacteria*（放线菌纲）	*Actinobacteria*（放线菌门）	*Bacteria*（细菌域）
Iodobacter（紫色小杆菌属）	*Neisseriaceae*（奈瑟氏球菌科）	*Neisseriales*（奈瑟球菌目）	*Betaproteobacteria*（贝塔变形杆菌纲）	*Proteobacteria*（变形杆菌门）	*Bacteria*（细菌域）
Isobaculum（类杆状菌属）	*Carnobacteriaceae*（肉杆菌科）	*Lactobacillales*（乳杆菌目）	*Bacilli*（芽孢杆菌纲）	*Firmicutes*（厚壁菌门）	*Bacteria*（细菌域）
Isochromatium（等着色菌属）	*Chromatiaceae*（着色菌科）	*Chromatiales*（着色菌目）	*Gammaproteobacteria*（伽马变形杆菌纲）	*Proteobacteria*（变形杆菌门）	*Bacteria*（细菌域）
Isosphaera（等球菌属）	*Planctomycetaceae*（浮霉状菌科）	*Planctomycetales*（浮霉状菌目）	*Planctomycetacia*（浮霉状菌纲）	*Planctomycetes*（浮霉状菌门）	*Bacteria*（细菌域）
Iyengariella	（第 I 科）	（第 V 亚组）	*Cyanobacteria*（蓝细菌纲）	*Cyanobacteria*（蓝细菌门）	*Bacteria*（细菌域）
Jahnia	*Polyangiaceae*（多囊菌科）	*Myxococcales*（枯球菌目）	*Deltaproteobacteria*（德耳塔变形杆菌纲）	*Proteobacteria*（变形杆菌门）	*Bacteria*（细菌域）
Janibacter（两面神菌属）	*Intrasporangiaceae*（间孢囊菌科）	*Actinomycetales*（放线菌目）	*Actinobacteria*（放线菌纲）	*Actinobacteria*（放线菌门）	*Bacteria*（细菌域）
Jannaschia（简纳西氏菌属）	*Rhodobacteraceae*（红杆菌科）	*Rhodobacterales*（红杆菌目）	*Alphaproteobacteria*(阿耳法变形杆菌纲)	*Proteobacteria*（变形杆菌门）	*Bacteria*（细菌域）
Janthinobacterium（紫色杆菌属）	*Oxalobacteraceae*（草酸杆菌科）	*Burkholderiales*（伯克霍尔德氏菌目）	*Betaproteobacteria*（贝塔变形杆菌纲）	*Proteobacteria*（变形杆菌门）	*Bacteria*（细菌域）
Jeotgalibacillus（咸海鲜芽孢杆菌属）	*Bacillaceae*（芽孢杆菌科）	*Bacillales*（芽孢杆菌目）	*Bacilli*（芽孢杆菌纲）	*Firmicutes*（厚壁菌门）	*Bacteria*（细菌域）

属 Genus	科 Family	目 Order	纲 Class	门 Phylum	域 Domain
Jeotgalicoccus（咸海鲜球菌属）	*Staphylococcaceae*（葡萄球菌科）	*Bacillales*（芽孢杆菌目）	*Bacilli*（芽孢杆菌纲）	*Firmicutes*（厚壁菌门）	*Bacteria*（细菌域）
Johnsonella（约翰森菌属）	*Lachnospiraceae*（毛螺菌科）	*Clostridiales*（梭菌目）	*Clostridia*（梭菌纲）	*Firmicutes*（厚壁菌门）	*Bacteria*（细菌域）
Jonesia（琼斯菌属）	*Jonesiaceae*（琼斯菌科）	*Actinomycetales*（放线菌目）	*Actinobacteria*（放线菌纲）	*Actinobacteria*（放线菌门）	*Bacteria*（细菌域）
Kaistia（凯斯特亚菌属）	*Alcaligenaceae*（产碱杆菌科）	*Burkholderiales*（伯克霍尔德氏菌目）	*Betaproteobacteria*（贝塔变形杆菌纲）	*Proteobacteria*（变形杆菌门）	*Bacteria*（细菌域）
Keogulonicigenium（产酮古洛糖酸菌属）	*Rhodobacteraceae*（红杆菌科）	*Rhodobacterales*（红杆菌目）	*Alphaproteobacteria*（阿耳法变形杆菌纲）	*Proteobacteria*（变形杆菌门）	*Bacteria*（细菌域）
Kibdelosporangium（拟孢囊菌属）	*Pseudonocardiaceae*（假诺卡菌科）	*Actinomycetales*（放线菌目）	*Actinobacteria*（放线菌纲）	*Actinobacteria*（放线菌门）	*Bacteria*（细菌域）
Kineococcus（动球菌属）	*Kineosporiaceae*（动孢囊菌科）	*Actinomycetales*（放线菌目）	*Actinobacteria*（放线菌纲）	*Actinobacteria*（放线菌门）	*Bacteria*（细菌域）
Kineosphaera（动球体菌属）	*Dermatophilaceae*（嗜皮菌科）	*Actinomycetales*（放线菌目）	*Actinobacteria*（放线菌纲）	*Actinobacteria*（放线菌门）	*Bacteria*（细菌域）
Kineosporia（动孢囊菌属）	*Kineosporiaceae*（动孢囊菌科）	*Actinomycetales*（放线菌目）	*Actinobacteria*（放线菌纲）	*Actinobacteria*（放线菌门）	*Bacteria*（细菌域）
Kingella（金氏菌属）	*Neisseriaceae*（奈瑟氏球菌科）	*Neisseriales*（奈瑟球菌目）	*Betaproteobacteria*（贝塔变形杆菌纲）	*Proteobacteria*（变形杆菌门）	*Bacteria*（细菌域）
Kitasatospora（北里孢菌属）	*Streptomycetaceae*（链霉菌科）	*Actinomycetales*（放线菌目）	*Actinobacteria*（放线菌纲）	*Actinobacteria*（放线菌门）	*Bacteria*（细菌域）
Klebsiella（克雷伯菌属）	*Enterobacteriaceae*（肠杆菌科）	*Enterobacteriales*（肠杆菌目）	*Gammaproteobacteria*（伽马变形杆菌纲）	*Proteobacteria*（变形杆菌门）	*Bacteria*（细菌域）
Kluyvera（克吕沃尔菌属）	*Enterobacteriaceae*（肠杆菌科）	*Enterobacteriales*（肠杆菌目）	*Gammaproteobacteria*（伽马变形杆菌纲）	*Proteobacteria*（变形杆菌门）	*Bacteria*（细菌域）
Knoellia（诺尔氏菌属）	*Intrasporangiaceae*（间孢囊菌科）	*Actinomycetales*（放线菌目）	*Actinobacteria*（放线菌纲）	*Actinobacteria*（放线菌门）	*Bacteria*（细菌域）
Kocuria（考克菌属）	*Micrococcaceae*（微球菌科）	*Actinomycetales*（放线菌目）	*Actinobacteria*（放线菌纲）	*Actinobacteria*（放线菌门）	*Bacteria*（细菌域）
Kofleria（克夫勒氏菌属）	*Kofleriaceae*（克夫勒氏菌科）	*Myxococcales*（粘球菌目）	*Deltaproteobacteria*（德耳塔变形杆菌纲）	*Proteobacteria*（变形杆菌门）	*Bacteria*（细菌域）
Kozakia（木崎氏菌属）	*Acetobacteraceae*（醋杆菌科）	*Rhodospirillales*（红螺菌目）	*Alphaproteobacteria*（阿耳法变形杆菌纲）	*Proteobacteria*（变形杆菌门）	*Bacteria*（细菌域）
Kribbella（扑科利研菌属）	*Nocardioidaceae*（类诺卡菌科）	*Actinomycetales*（放线菌目）	*Actinobacteria*（放线菌纲）	*Actinobacteria*（放线菌门）	*Bacteria*（细菌域）

292

属 Genus	科 Family	目 Order	纲 Class	门 Phylum	域 Domain
Kurthia（库特氏菌属）	*Planococcaceae*（动性球菌科）	*Bacillales*（芽孢杆菌目）	*Bacilli*（芽孢杆菌纲）	*Firmicutes*（厚壁菌门）	*Bacteria*（细菌域）
Kutzneria（库茨涅尔氏菌属）	*Pseudonocardiaceae*（假诺卡菌科）	*Actinomycetales*（放线菌目）	*Actinobacteria*（放线菌纲）	*Actinobacteria*（放线菌门）	*Bacteria*（细菌域）
Kytococcus（皮肤球菌属）	*Intrasporangiaceae*（间孢囊菌科）	*Actinomycetales*（放线菌目）	*Actinobacteria*（放线菌纲）	*Actinobacteria*（放线菌门）	*Bacteria*（细菌域）
Labrys（双头菌属）	*Hyphomicrobiaceae*（生丝微菌科）	*Rhizobiales*（根瘤菌目）	*Alphaproteobacteria*（阿耳法变形杆菌纲）	*Proteobacteria*（变形杆菌门）	*Bacteria*（细菌域）
Lachnobacterium（毛杆菌属）	*Lachnospiraceae*（毛螺菌科）	*Clostridiales*（梭菌目）	*Clostridia*（梭菌纲）	*Firmicutes*（厚壁菌门）	*Bacteria*（细菌域）
Lachnospira（毛螺菌属）	*Lachnospiraceae*（毛螺菌科）	*Clostridiales*（梭菌目）	*Clostridia*（梭菌纲）	*Firmicutes*（厚壁菌门）	*Bacteria*（细菌域）
Lactobacillus（乳杆菌属）	*Lactobacillaceae*（乳杆菌科）	*Lactobacillales*（乳杆菌目）	*Bacilli*（芽孢杆菌纲）	*Firmicutes*（厚壁菌门）	*Bacteria*（细菌域）
Lactococcus（乳球菌属）	*Streptococcaceae*（链球菌科）	*Lactobacillales*（乳杆菌目）	*Bacilli*（芽孢杆菌纲）	*Firmicutes*（厚壁菌门）	*Bacteria*（细菌域）
Lactosphaera（产乳酸球菌属）	*Carnobacteriaceae*（肉杆菌科）	*Lactobacillales*（乳杆菌目）	*Bacilli*（芽孢杆菌纲）	*Firmicutes*（厚壁菌门）	*Bacteria*（细菌域）
Lamprobacter（闪杆菌属）	*Chromatiaceae*（着色菌科）	*Chromatiales*（着色菌目）	*Gammaproteobacteria*（伽马变形杆菌纲）	*Proteobacteria*（变形杆菌门）	*Bacteria*（细菌域）
Lamprocystis（闪囊菌属）	*Chromatiaceae*（着色菌科）	*Chromatiales*（着色菌目）	*Gammaproteobacteria*（伽马变形杆菌纲）	*Proteobacteria*（变形杆菌门）	*Bacteria*（细菌域）
Lampropedia（俊片菌属）	*Comamonadaceae*（丛毛单胞菌科）	*Burkholderiales*（伯克霍尔德氏菌目）	*Betaproteobacteria*（贝塔变形杆菌纲）	*Proteobacteria*（变形杆菌门）	*Bacteria*（细菌域）
Laribacter（雷夫松氏菌属）	*Neisseriaceae*（奈瑟氏球菌科）	*Neisseriales*（奈瑟球菌目）	*Betaproteobacteria*（贝塔变形杆菌纲）	*Proteobacteria*（变形杆菌门）	*Bacteria*（细菌域）
Lautropia（芳特罗普氏菌属）	*Burkholderiaceae*（伯克霍尔德氏菌科）	*Burkholderiales*（伯克霍尔德氏菌目）	*Betaproteobacteria*（贝塔变形杆菌纲）	*Proteobacteria*（变形杆菌门）	*Bacteria*（细菌域）
Lawsonia（劳森菌属）	*Desulfovibrionaceae*（脱硫弧菌科）	*Desulfovibrionales*（脱硫弧菌目）	*Deltaproteobacteria*（德耳塔变形杆菌纲）	*Proteobacteria*（变形杆菌门）	*Bacteria*（细菌域）
Lechevalieria（列舍瓦列氏菌属）	*Actinosynnemataceae*（束丝放线菌科）	*Micromonosporales*（小单孢菌目）	*Actinobacteria*（放线菌纲）	*Actinobacteria*（放线菌门）	*Bacteria*（细菌域）
Leclercia（勒克菌属）	*Enterobacteriaceae*（肠杆菌科）	*Enterobacteriales*（肠杆菌目）	*Gammaproteobacteria*（伽马变形杆菌纲）	*Proteobacteria*（变形杆菌门）	*Bacteria*（细菌域）
Legionella（军团菌属）	*Legionellaceae*（军团菌科）	*Legionellales*（军团菌目）	*Gammaproteobacteria*（伽马变形杆菌纲）	*Proteobacteria*（变形杆菌门）	*Bacteria*（细菌域）

属 Genus	科 Family	目 Order	纲 Class	门 Phylum	域 Domain
Leifsonia（雷弗松菌属）	*Microbacteriaceae*（微杆菌科）	*Actinomycetales*（放线菌目）	*Actinobacteria*（放线菌纲）	*Actinobacteria*（放线菌门）	*Bacteria*（细菌域）
Leisingera（雷辛格氏菌属）	*Rhodobacteraceae*（红杆菌科）	*Rhodobacterales*（红杆菌目）	*Alphaproteobacteria*（阿耳法变形菌纲）	*Proteobacteria*（变形杆菌门）	*Bacteria*（细菌域）
Leminorella（勒米诺菌属）	*Enterobacteriaceae*（肠杆菌科）	*Enterobacteriales*（肠杆菌目）	*Gammaproteobacteria*（伽马变形菌纲）	*Proteobacteria*（变形杆菌门）	*Bacteria*（细菌域）
Lentibacillus（慢生芽孢杆菌属）	*Bacillaceae*（芽孢杆菌科）	*Bacillales*（芽孢杆菌目）	*Bacilli*（芽孢杆菌纲）	*Firmicutes*（厚壁菌门）	*Bacteria*（细菌域）
Lentzea（伦茨菌属）	*Actinosynnemataceae*（束丝放线菌科）	*Micromonosporales*（小单孢菌目）	*Actinobacteria*（放线菌纲）	*Actinobacteria*（放线菌门）	*Bacteria*（细菌域）
Leptolyngbya（纤发鞘丝蓝细菌属）	（第 I 科）	（第 III 亚组）	*Cyanobacteria*（蓝细菌纲）	*Cyanobacteria*（蓝细菌门）	*Bacteria*（细菌域）
Leptonema（纤线菌属）	*Leptospiraceae*（钩端螺旋体科）	*Spirochaetales*（螺旋体目）	*Spirochaetes*（螺旋体纲）	*Spirochaetes*（螺旋体门）	*Bacteria*（细菌域）
Leptospira（钩端螺旋体属）	*Leptospiraceae*（钩端螺旋体科）	*Spirochaetales*（螺旋体目）	*Spirochaetes*（螺旋体纲）	*Spirochaetes*（螺旋体门）	*Bacteria*（细菌域）
Leptospirillum（钩端螺菌属）	*Nitrospiraceae*（硝化螺菌科）	*Nitrospirales*（硝化螺菌目）	*Nitrospira*（硝化螺菌纲）	*Nitrospira*（硝化螺菌门）	*Bacteria*（细菌域）
Leptothrix（纤发菌属）	*Comamonadaceae*（丛毛单胞菌科）	*Burkholderiales*（伯克霍尔德氏菌目）	*Betaproteobacteria*（贝塔变形杆菌纲）	*Proteobacteria*（变形杆菌门）	*Bacteria*（细菌域）
Leptotrichia（纤毛菌属）	*Fusobacteriaceae*（梭杆菌科）	*Fusobacteriales*（梭杆菌目）	*Fusobacteria*（梭杆菌纲）	*Fusobacteria*（梭杆菌门）	*Bacteria*（细菌域）
Leucobacter（无色杆菌属）	*Microbacteriaceae*（微杆菌科）	*Actinomycetales*（放线菌目）	*Actinobacteria*（放线菌纲）	*Actinobacteria*（放线菌门）	*Bacteria*（细菌域）
Leuconostoc（明串珠菌属）	*Leuconostocaceae*（明串珠菌科）	*Lactobacillales*（乳杆菌目）	*Bacilli*（芽孢杆菌纲）	*Firmicutes*（厚壁菌门）	*Bacteria*（细菌域）
Leucothrix（尤发菌属）	*Thiotrichaceae*（硫发菌科）	*Thiotrichales*（硫发菌目）	*Gammaproteobacteria*（伽马变形菌纲）	*Proteobacteria*（变形杆菌门）	*Bacteria*（细菌域）
Levinella（勒文菌属）	*Saprospiraceae*（腐败螺旋菌科）	*Sphingobacteriales*（鞘氨醇杆菌目）	*Sphingobacteria*（鞘氨醇杆菌纲）	*Bacteroidetes*（拟杆菌门）	*Bacteria*（细菌域）
Limnobacter（湖沉积杆菌属）	*Burkholderiaceae*（伯克霍尔德氏菌科）	*Burkholderiales*（伯克霍尔德氏菌目）	*Betaproteobacteria*（贝塔变形菌纲）	*Proteobacteria*（变形杆菌门）	*Bacteria*（细菌域）
Limnothrix（湖丝蓝细菌属）	（第 I 科）	（第 III 亚组）	*Cyanobacteria*（蓝细菌纲）	*Cyanobacteria*（蓝细菌门）	*Bacteria*（细菌域）
Listeria（李斯特氏菌属）	*Listeriaceae*（李斯特菌科）	*Bacillales*（芽孢杆菌目）	*Bacilli*（芽孢杆菌纲）	*Firmicutes*（厚壁菌门）	*Bacteria*（细菌域）
Listonella（利斯顿菌属）	*Vibrionaceae*（弧菌科）	*Vibrionales*（弧菌目）	*Gammaproteobacteria*（伽马变形菌纲）	*Proteobacteria*（变形杆菌门）	*Bacteria*（细菌域）
Lonepinella（隆派恩菌属）	*Pasteurellaceae*（巴斯德菌科）	*Pasteurellales*（巴斯德氏菌目）	*Gammaproteobacteria*（伽马变形菌纲）	*Proteobacteria*（变形杆菌门）	*Bacteria*（细菌域）

属 Genus	科 Family	目 Order	纲 Class	门 Phylum	域 Domain
Luteimonas（藤黄单胞菌属）	*Xanthomonadaceae*（黄单胞菌科）	*Xanthomonadales*（黄单胞菌目）	*Gammaproteobacteria*（伽马变形菌纲）	*Proteobacteria*（变形杆菌门）	*Bacteria*（细菌域）
Luteococcus（藤黄球菌属）	*Propionibacteriaceae*（丙酸杆菌科）	*Actinomycetales*（放线菌目）	*Actinobacteria*（放线菌纲）	*Actinobacteria*（放线菌门）	*Bacteria*（细菌域）
Lyngbya（鞘丝蓝细菌属）	（第 I 科）	（第 III 亚组）	*Cyanobacteria*（蓝细菌纲）	*Cyanobacteria*（蓝细菌门）	*Bacteria*（细菌域）
Lysobacter（溶杆菌属）	*Xanthomonadaceae*（黄单胞菌科）	*Xanthomonadales*（黄单胞菌目）	*Gammaproteobacteria*（伽马变形菌纲）	*Proteobacteria*（变形杆菌门）	*Bacteria*（细菌域）
Lyticum（溶菌属）	*Holosporaceae*（全孢螺菌科）	*Rickettsiales*（立克次氏体目）	*Alphaproteobacteria*（阿耳法变形菌纲）	*Proteobacteria*（变形杆菌门）	*Bacteria*（细菌域）
Macrococcus（巨大球菌属）	*Staphylococcaceae*（葡萄球菌科）	*Bacillales*（芽孢杆菌目）	*Bacilli*（芽孢杆菌纲）	*Firmicutes*（厚壁菌门）	*Bacteria*（细菌域）
Macromonas（大单胞菌属）	*Comamonadaceae*（丛毛单胞菌科）	*Burkholderiales*（伯克霍尔德氏菌目）	*Betaproteobacteria*（贝塔变形杆菌纲）	*Proteobacteria*（变形杆菌门）	*Bacteria*（细菌域）
Magnetobacterium（磁细菌属）	*Nitrospiraceae*（硝化螺菌科）	*Nitrospirales*（硝化螺菌目）	*Nitrospira*（硝化螺菌纲）	*Nitrospira*（硝化螺菌门）	*Bacteria*（细菌域）
Magnetospirillum（磁螺菌属）	*Rhodospirillaceae*（红螺菌科）	*Rhodospirillales*（红螺菌目）	*Alphaproteobacteria*（阿耳法变形菌纲）	*Proteobacteria*（变形杆菌门）	*Bacteria*（细菌域）
Malonomonas（丙二酸单胞菌）	*Desulfuromonadaceae*（脱硫单胞菌科）	*Desulfuromonadales*（脱硫单胞菌目）	*Deltaproteobacteria*（德耳塔变形杆菌纲）	*Proteobacteria*（变形杆菌门）	*Bacteria*（细菌域）
Mannheimia（曼海姆菌属）	*Pasteurellaceae*（巴斯德菌科）	*Pasteurellales*（巴斯德氏菌目）	*Gammaproteobacteria*（伽马变形菌纲）	*Proteobacteria*（变形杆菌门）	*Bacteria*（细菌域）
Maricaulis（海洋杆状菌属）	*Rhodobacteraceae*（红杆菌科）	*Rhodobacterales*（红杆菌目）	*Alphaproteobacteria*（阿耳法变形杆菌纲）	*Proteobacteria*（变形杆菌门）	*Bacteria*（细菌域）
Marichromatium（海洋着色菌属）	*Chromatiaceae*（着色菌科）	*Chromatiales*（着色菌目）	*Gammaproteobacteria*（伽马变形菌纲）	*Proteobacteria*（变形杆菌门）	*Bacteria*（细菌域）
Marinibacillus（海芽孢杆菌属）	*Bacillaceae*（芽孢杆菌科）	*Bacillales*（芽孢杆菌目）	*Bacilli*（芽孢杆菌纲）	*Firmicutes*（厚壁菌门）	*Bacteria*（细菌域）
Marinilabilia（海洋滑行菌属）	*Rikenellaceae*（理研菌科）	*Bacteroidales*（拟杆菌目）	*Bacteroidetes*（拟杆菌纲）	*Bacteroidetes*（拟杆菌门）	*Bacteria*（细菌域）
Marinilactibacillus（海乳杆菌属）	*Carnobacteriaceae*（肉杆菌科）	*Lactobacillales*（乳杆菌目）	*Bacilli*（芽孢杆菌纲）	*Firmicutes*（厚壁菌门）	*Bacteria*（细菌域）
marinithermus（海栖热菌属）	*Thermaceae*（栖热菌科）	*Thermales*（栖热菌目）	*Deinococci*（异常球菌纲）	*Deinococcus-Thermus*（异常球菌——栖热菌门）	*Bacteria*（细菌域）
Marinitoga（海水袍菌属）	*Thermotogaceae*（栖热袍菌科）	*Thermotogales*（栖热袍菌目）	*Thermotogae*（栖热袍菌纲）	*Thermotogae*（栖热袍菌门）	*Bacteria*（细菌域）

属 Genus	科 Family	目 Order	纲 Class	门 Phylum	域 Domain
Marinobacter（海杆状菌属）	*Alteromonadaceae*（交替单胞菌科）	*Alteromonadales*（交替单胞菌目）	*Gammaproteobacteria*（伽马变形菌纲）	*Proteobacteria*（变形杆菌门）	*Bacteria*（细菌域）
Marinobacterium（海杆菌属）	*Alteromonadaceae*（交替单胞菌科）	*Alteromonadales*（交替单胞菌目）	*Gammaproteobacteria*（伽马变形菌纲）	*Proteobacteria*（变形杆菌门）	*Bacteria*（细菌域）
Marinococcus（海球菌属）	*Sporolactobacillaceae*（芽孢乳杆菌科）	*Bacillales*（芽孢杆菌目）	*Bacilli*（芽孢杆菌纲）	*Firmicutes*（厚壁菌门）	*Bacteria*（细菌域）
Marinomonas（海单胞菌属）	*Oceanospirillaceae*（海洋螺菌科）	*Oceanospirillales*（海洋螺菌目）	*Gammaproteobacteria*（伽马变形菌纲）	*Proteobacteria*（变形杆菌门）	*Bacteria*（细菌域）
Marinospirillum（海螺菌属）	*Oceanospirillaceae*（海洋螺菌科）	*Oceanospirillales*（海洋螺菌目）	*Gammaproteobacteria*（伽马变形菌纲）	*Proteobacteria*（变形杆菌门）	*Bacteria*（细菌域）
Marmoricola（栖大理石雕菌属）	*Nocardioidaceae*（类诺卡菌科）	*Actinomycetales*（放线菌目）	*Actinobacteria*（放线菌纲）	*Actinobacteria*（放线菌门）	*Bacteria*（细菌域）
Massilia（马赛菌属）	*Oxalobacteraceae*（草酸杆菌科）	*Burkholderiales*（伯克霍尔德氏菌目）	*Betaproteobacteria*（贝塔变形杆菌纲）	*Proteobacteria*（变形杆菌门）	*Bacteria*（细菌域）
Megamonas（巨单胞菌属）	*Bacteroidaceae*（拟杆菌科）	*Bacteroidales*（拟杆菌目）	*Bacteroides*（拟杆菌纲）	*Bacteroidetes*（拟杆菌门）	*Bacteria*（细菌域）
Megasphaera（巨球形菌属）	*Acidaminococcaceae*（氨基酸球菌科）	*Clostridiales*（梭菌目）	*Clostridia*（梭菌纲）	*Firmicutes*（厚壁菌门）	*Bacteria*（细菌域）
Meiothermus（栖热菌属）	*Thermaceae*（栖热菌科）	*Thermales*（栖热菌目）	*Deinococci*（异常球菌纲）	*Deinococcus－Thermus*（异常球菌——栖热菌门）	*Bacteria*（细菌域）
Melissococcus（蜜蜂球菌属）	*Enterococcaceae*（肠球菌科）	*Lactobacillales*（乳杆菌目）	*Bacilli*（芽孢杆菌纲）	*Firmicutes*（厚壁菌门）	*Bacteria*（细菌域）
Melittangium（蜂窝囊菌属）	*Cystobacteraceae*（孢囊杆菌科）	*Myxococcales*（枯球菌目）	*Deltaproteobacteria*（德耳塔变形杆菌纲）	*Proteobacteria*（变形杆菌门）	*Bacteria*（细菌域）
Meniscus（新月菌属）	*Flexibacteraceae*（屈挠杆菌科）	*Sphingobacteriales*（鞘氨醇杆菌纲）	*Sphingobacteria*（鞘氨醇杆菌纲）	*Bacteroidetes*（拟杆菌门）	*Bacteria*（细菌域）
Mesonia（海研菇菌属）	*Flavobacteriaceae*（黄杆菌科）	*Flavobacteriales*（黄杆菌目）	*Flavobacteria*（黄杆菌纲）	*Bacteroidetes*（拟杆菌门）	*Bacteria*（细菌域）
Mesophilobacter（中嗜杆菌属）	*Pseudomonadaceae*（假单胞菌科）	*Pseudomonadales*（假单胞菌目）	*Gammaproteobacteria*（伽马变形菌纲）	*Proteobacteria*（变形杆菌门）	*Bacteria*（细菌域）
Mesoplasma（中间原体属）	*Entomoplasmataceae*（虫原体科）	*Entomoplasmatales*（虫原体目）	*Mollicutes*（柔膜菌纲）	*Firmicutes*（厚壁菌门）	*Bacteria*（细菌域）
Mesorhizobium（中间根瘤菌属）	*Phyllobacteriaceae*（叶瘤杆菌科）	*Rhizobiales*（根瘤菌目）	*Alphaproteobacteria*（阿耳法变形杆菌纲）	*Proteobacteria*（变形杆菌门）	*Bacteria*（细菌域）
Methylarcula（甲基盒菌属）	*Rhodobacteraceae*（红杆菌科）	*Rhodobacterales*（红杆菌目）	*Alphaproteobacteria*（阿耳法变形杆菌纲）	*Proteobacteria*（变形杆菌门）	*Bacteria*（细菌域）

属 Genus	科 Family	目 Order	纲 Class	门 Phylum	域 Domain
Methylobacillus（甲基小杆菌属）	*Methylophilaceae*（嗜甲基菌科）	*Methylophilales*（嗜甲基菌目）	*Betaproteobacteria*（贝塔变形杆菌纲）	*Proteobacteria*（变形杆菌门）	*Bacteria*（细菌域）
Methylobacter（甲基杆状菌属）	*Methylococcaceae*（甲基球菌科）	*Methylococcales*（甲基球菌目）	*Gammaproteobacteria*（伽马变形菌纲）	*Proteobacteria*（变形杆菌门）	*Bacteria*（细菌域）
Methylobacterium（甲基杆菌属）	*Methylobacteriaceae*（甲基杆菌科）	*Rhizobiales*（根瘤菌目）	*Alphaproteobacteria*（阿耳法变形杆菌纲）	*Proteobacteria*（变形杆菌门）	*Bacteria*（细菌域）
Methylocaldum（喜热噬甲基菌属）	*Methylococcaceae*（甲基球菌科）	*Methylococcales*（甲基球菌目）	*Gammaproteobacteria*（伽马变形菌纲）	*Proteobacteria*（变形杆菌门）	*Bacteria*（细菌域）
Methylocapsa（甲基荚膜菌属）	*Beijerinckiaceae*（拜叶林克菌科）	*Rhizobiales*（根瘤菌目）	*Alphaproteobacteria*（阿耳法变形杆菌纲）	*Proteobacteria*（变形杆菌门）	*Bacteria*（细菌域）
Methylocella（甲基胞菌属）	*Beijerinckiaceae*（拜叶林克菌科）	*Rhizobiales*（根瘤菌目）	*Alphaproteobacteria*（阿耳法变形杆菌纲）	*Proteobacteria*（变形杆菌门）	*Bacteria*（细菌域）
Methylococcus（甲基球菌属）	*Methylococcaceae*（甲基球菌科）	*Methylococcales*（甲基球菌目）	*Gammaproteobacteria*（伽马变形菌纲）	*Proteobacteria*（变形杆菌门）	*Bacteria*（细菌域）
Methylocystis（甲基孢囊菌属）	*Methylocystaceae*（甲基孢囊菌科）	*Rhizobiales*（根瘤菌目）	*Alphaproteobacteria*（阿耳法变形杆菌纲）	*Proteobacteria*（变形杆菌门）	*Bacteria*（细菌域）
Methylomicrobium（甲基微菌属）	*Methylococcaceae*（甲基球菌科）	*Methylococcales*（甲基球菌目）	*Gammaproteobacteria*（伽马变形菌纲）	*Proteobacteria*（变形杆菌门）	*Bacteria*（细菌域）
Methylomonas（甲基单胞菌属）	*Methylococcaceae*（甲基球菌科）	*Methylococcales*（甲基球菌目）	*Gammaproteobacteria*（伽马变形菌纲）	*Proteobacteria*（变形杆菌门）	*Bacteria*（细菌域）
Methylophaga（噬甲基菌属）	*Piscirickettsiaceae*（鱼立克次体科）	*Thiotrichales*（硫发菌目）	*Gammaproteobacteria*（伽马变形菌纲）	*Proteobacteria*（变形杆菌门）	*Bacteria*（细菌域）
Methylophilus（嗜甲基菌属）	*Methylophilaceae*（嗜甲基菌科）	*Methylophilales*（嗜甲基菌目）	*Betaproteobacteria*（贝塔变形杆菌纲）	*Proteobacteria*（变形杆菌门）	*Bacteria*（细菌域）
Methylopila（甲基球形菌属）	*Methylocystaceae*（甲基孢囊菌科）	*Rhizobiales*（根瘤菌目）	*Alphaproteobacteria*（阿耳法变形杆菌纲）	*Proteobacteria*（变形杆菌门）	*Bacteria*（细菌域）
Methylorhabdus（耗甲基杆菌属）	*Hyphomicrobiaceae*（生丝微菌科）	*Rhizobiales*（根瘤菌目）	*Alphaproteobacteria*（阿耳法变形杆菌纲）	*Proteobacteria*（变形杆菌门）	*Bacteria*（细菌域）
Methylosinus（甲基弯曲菌属）	*Methylocystaceae*（甲基孢囊菌科）	*Rhizobiales*（根瘤菌目）	*Alphaproteobacteria*（阿耳法变形杆菌纲）	*Proteobacteria*（变形杆菌门）	*Bacteria*（细菌域）
Methylosphaera（甲基球状菌属）	*Methylococcaceae*（甲基球菌科）	*Methylococcales*（甲基球菌目）	*Gammaproteobacteria*（伽马变形菌纲）	*Proteobacteria*（变形杆菌门）	*Bacteria*（细菌域）
Methylovorus（食甲基菌属）	*Methylophilaceae*（嗜甲基菌科）	*Methylophilales*（嗜甲基菌目）	*Betaproteobacteria*（贝塔变形杆菌纲）	*Proteobacteria*（变形杆菌门）	*Bacteria*（细菌域）
Micavibrio（云母弧菌属）	*Bdellovibrionaceae*（蛭弧菌科）	*Bdellovibrionales*（蛭弧菌目）	*Deltaproteobacteria*（德耳塔变形杆菌纲）	*Proteobacteria*（变形杆菌门）	*Bacteria*（细菌域）
Microbacterium（微杆菌属）	*Microbacteriaceae*（微杆菌科）	*Actinomycetales*（放线菌目）	*Actinobacteria*（放线菌纲）	*Actinobacteria*（放线菌门）	*Bacteria*（细菌域）
Microbispora（小双孢菌属）	*Streptosporangiaceae*（链孢囊菌科）	*Actinomycetales*（放线菌目）	*Actinobacteria*（放线菌纲）	*Actinobacteria*（放线菌门）	*Bacteria*（细菌域）

属 Genus	科 Family	目 Order	纲 Class	门 Phylum	域 Domain
Microbulbifer（微泡菌属）	*Alteromonadaceae*（交替单胞菌科）	*Alteromonadales*（交替胞菌目）	*Gammaproteobacteria*（伽马变形菌纲）	*Proteobacteria*（变形杆菌门）	*Bacteria*（细菌域）
Micrococcus（微球菌属）	*Micrococcaceae*（微球菌科）	*Actinomycetales*（放线菌目）	*Actinobacteria*（放线菌纲）	*Actinobacteria*（放线菌门）	*Bacteria*（细菌域）
Microcoleus（微鞘蓝细菌属）	（第Ⅰ科）	（第Ⅲ亚组）	*Cyanobacteria*（蓝细菌纲）	*Cyanobacteria*（蓝细菌门）	*Bacteria*（细菌域）
Microcystis（微囊蓝细胞菌属）	（第Ⅰ科）	（第Ⅰ组）	*Cyanobacteria*（蓝细菌纲）	*Cyanobacteria*（蓝细菌门）	*Bacteria*（细菌域）
Microlunatus（小月菌属）	*Propionibacteriaceae*（丙酸杆菌科）	*Actinomycetales*（放线菌目）	*Actinobacteria*（放线菌纲）	*Actinobacteria*（放线菌门）	*Bacteria*（细菌域）
Micromonas（微单胞菌属）	*Peptostreptococcaceae*（消化链球菌科）	*Clostridiales*（梭菌目）	*Clostridia*（梭菌纲）	*Firmicutes*（厚壁菌门）	*Bacteria*（细菌域）
Micromonospora（小单孢菌属）	*Micromonosporaceae*（小单孢菌科）	*Micromonosporales*（小单孢菌目）	*Actinobacteria*（放线菌纲）	*Actinobacteria*（放线菌门）	*Bacteria*（细菌域）
Micropruina（微白霜菌属）	*Nocardioidaceae*（类诺卡菌科）	*Actinomycetales*（放线菌目）	*Actinobacteria*（放线菌纲）	*Actinobacteria*（放线菌门）	*Bacteria*（细菌域）
Microscilla（微颤菌属）	*Flexibacteraceae*（屈挠杆菌科）	*Sphingobacteriales*（鞘氨醇杆菌目）	*Sphingobacteria*（鞘氨醇杆菌纲）	*Bacteroidetes*（拟杆菌门）	*Bacteria*（细菌域）
Microsphaera（微球样菌属）	*Microsphaeraceae*（微球样菌科）	*Actinomycetales*（放线菌目）	*Actinobacteria*（放线菌纲）	*Actinobacteria*（放线菌门）	*Bacteria*（细菌域）
Microtetraspora（小四孢菌属）	*Streptosporangiaceae*（链孢囊菌科）	*Actinomycetales*（放线菌目）	*Actinobacteria*（放线菌纲）	*Actinobacteria*（放线菌门）	*Bacteria*（细菌域）
Microvirga（微枝形杆菌属）	*Methylobacteriaceae*（甲基杆菌科）	*Rhizobiales*（根瘤菌目）	*Alphaproteobacteria*（阿耳法变形杆菌纲）	*Proteobacteria*（变形杆菌门）	*Bacteria*（细菌域）
Microvirgula（微枝杆菌属）	*Neisseriaceae*（奈瑟氏球菌科）	*Neisseriales*（奈瑟球菌目）	*Betaproteobacteria*（贝塔变形杆菌纲）	*Proteobacteria*（变形杆菌门）	*Bacteria*（细菌域）
Mitsuokella（光冈氏菌属）	*Acidaminococcaceae*（氨基酸球菌科）	*Clostridiales*（梭菌目）	*Clostridia*（梭菌纲）	*Firmicutes*（厚壁菌门）	*Bacteria*（细菌域）
Mobiluncus（动弯杆菌属）	*Actinomycetaceae*（放线菌科）	*Actinomycetales*（放线菌目）	*Actinobacteria*（放线菌纲）	*Actinobacteria*（放线菌门）	*Bacteria*（细菌域）
Morococcus（莫罗氏球菌属）	*Neisseriaceae*（奈瑟氏球菌科）	*Neisseriales*（奈瑟球菌目）	*Betaproteobacteria*（贝塔变形杆菌纲）	*Proteobacteria*（变形杆菌门）	*Bacteria*（细菌域）
Modestobacter（粗食杆菌属）	*Geodermatophilaceae*（地嗜皮菌科）	*Actinomycetales*（放线菌目）	*Actinobacteria*（放线菌纲）	*Actinobacteria*（放线菌门）	*Bacteria*（细菌域）
Moellerella（米勒菌属）	*Enterobacteriaceae*（肠杆菌科）	*Enterobacteriales*（肠杆菌目）	*Gammaproteobacteria*（伽马变形菌纲）	*Proteobacteria*（变形杆菌门）	*Bacteria*（细菌域）

属 Genus	科 Family	目 Order	纲 Class	门 Phylum	域 Domain
Mogibacterium（难养杆菌属）	Eubacteriaceae（真杆菌科）	Clostridiales（梭菌目）	Clostridia（梭菌纲）	Firmicutes（厚壁菌门）	Bacteria（细菌域）
Moorella（穆尔氏菌属）	Thermoanaerobacteriaceae（好热厌氧杆菌科）	Thermoanaerobacteriales（好热厌氧杆菌目）	Clostridia（梭菌纲）	Firmicutes（厚壁菌门）	Bacteria（细菌域）
Moraxella（莫拉菌属）	Moraxellaceae（莫拉氏菌科）	Pseudomonadales（假单胞菌目）	Gammaproteobacteria（伽马变形菌纲）	Proteobacteria（变形杆菌门）	Bacteria（细菌域）
Morganella（摩根菌属）	Enterobacteriaceae（肠杆菌科）	Enterobacteriales（肠杆菌目）	Gammaproteobacteria（伽马变形菌纲）	Proteobacteria（变形杆菌门）	Bacteria（细菌域）
Moritella（莫里特拉菌属）	Alteromonadaceae（交替单胞菌科）	Alteromonadales（交替单胞菌目）	Gammaproteobacteria（伽马变形菌纲）	Proteobacteria（变形杆菌门）	Bacteria（细菌域）
Muricauda（鼠尾菌属）	Flavobacteriaceae（黄杆菌科）	Flavobacteriales（黄杆菌目）	Flavobacteria（黄杆菌纲）	Bacteroidetes（拟杆菌门）	Bacteria（细菌域）
Muricoccus（壁球菌属）	Acetobacteraceae（醋杆菌科）	Rhodospirillales（红螺菌目）	Alphaproteobacteria（阿耳法变形杆菌纲）	Proteobacteria（变形杆菌门）	Bacteria（细菌域）
Mycetocola（䐂霉菌属）	Microbacteriaceae（微杆菌科）	Actinomycetales（放线菌目）	Actinobacteria（放线菌纲）	Actinobacteria（放线菌门）	Bacteria（细菌域）
Mycobacterium（分枝杆菌属）	Mycobacteriaceae（分枝杆菌科）	Actinomycetales（放线菌目）	Actinobacteria（放线菌纲）	Actinobacteria（放线菌门）	Bacteria（细菌域）
Mycoplana（枝面菌属）	Brucellaceae（布鲁氏菌科）	Rhizobiales（根瘤菌目）	Alphaproteobacteria（阿耳法变形杆菌纲）	Proteobacteria（变形杆菌门）	Bacteria（细菌域）
Mycoplasma（支原体属）	Mycoplasmataceae（支原体科）	Mycoplasmatales（支原体目）	Mollicutes（柔膜菌纲）	Firmicutes（厚壁菌门）	Bacteria（细菌域）
Myroides（类香味菌属）	Flavobacteriaceae（黄杆菌科）	Flavobacteriales（黄杆菌目）	Flavobacteria（黄杆菌纲）	Bacteroidetes（拟杆菌门）	Bacteria（细菌域）
Myxococcus（黏球菌属）	Myxococcaceae（黏球菌科）	Myxococcales（黏球菌目）	Deltaproteobacteria（德耳塔变形杆菌纲）	Proteobacteria（变形杆菌门）	Bacteria（细菌域）
Myxosarcina（黏八叠球菌属）	（第Ⅱ科）	（第Ⅱ亚组）	Cyanobacteria（蓝细菌纲）	Cyanobacteria（蓝细菌门）	Bacteria（细菌域）
Nannocystis（珠蕾囊菌属）	Nannocystaceae（珠蕾囊科）	Myxococcales（黏球菌目）	Deltaproteobacteria（德耳塔变形杆菌纲）	Proteobacteria（变形杆菌门）	Bacteria（细菌域）
Natroniella（喜碱菌属）	Halobacteroidaceae（拟盐杆菌科）	Haloanaerobiales（盐厌氧菌目）	Clostridia（梭菌纲）	Firmicutes（厚壁菌门）	Bacteria（细菌域）
Natronincola（本地碱菌属）	Clostridiaceae（梭菌科）	Clostridiales（梭菌目）	Clostridia（梭菌纲）	Firmicutes（厚壁菌门）	Bacteria（细菌域）
Nautilia（深海热液口杆菌属）	Nautiliaceae（深海热液口杆菌科）	Campylobacterales（弯曲杆菌目）	Epsilonproteobacteria（艾普西隆变形杆菌纲）	Proteobacteria（变形杆菌门）	Bacteria（细菌域）

属 Genus	科 Family	目 Order	纲 Class	门 Phylum	域 Domain
Neisseria（奈瑟球菌属）	*Neisseriaceae*（奈瑟氏球菌科）	*Neisseriales*（奈瑟球菌目）	*Betaproteobacteria*（贝塔变形杆菌纲）	*Proteobacteria*（变形杆菌门）	*Bacteria*（细菌域）
Neochlamydia（新衣原体属）	*Parachlamydiaceae*（副衣原体科）	*Chlamydiales*（衣原体目）	*Chlamydiae*（衣原体纲）	*Chlamydiae*（衣原体门）	*Bacteria*（细菌域）
Neorickettsia（新立克次体属）	*Anaplasmataceae*（无形体科）	*Rickettsiales*（立克次氏体目）	*Alphaproteobacteria*（阿耳法变形杆菌纲）	*Proteobacteria*（变形杆菌门）	*Bacteria*（细菌域）
Neptunomonas（海神单胞菌属）	*Oceanospirillaceae*（海洋螺菌科）	*Oceanospirillales*（海洋螺菌目）	*Gammaproteobacteria*（伽马变形菌纲）	*Proteobacteria*（变形杆菌门）	*Bacteria*（细菌域）
Nesterenkonia（涅斯捷连科科菌属）	*Micrococcaceae*（微球菌科）	*Actinomycetales*（放线菌目）	*Actinobacteria*（放线菌纲）	*Actinobacteria*（放线菌门）	*Bacteria*（细菌域）
Neuskia（涅瓦河菌属）	*Xanthomonadaceae*（黄单胞菌科）	*Xanthomonadales*（黄单胞菌目）	*Gammaproteobacteria*（伽马变形菌纲）	*Proteobacteria*（变形杆菌门）	*Bacteria*（细菌域）
Nitratireductor（硝酸盐还原菌属）	*Phyllobacteriaceae*（叶瘤菌科）	*Rhizobiales*（根瘤菌目）	*Alphaproteobacteria*（阿耳法变形杆菌纲）	*Proteobacteria*（变形杆菌门）	*Bacteria*（细菌域）
Nitrobacter（硝化杆菌属）	*Bradyrhizobiaceae*（慢生根瘤菌科）	*Rhizobiales*（根瘤菌目）	*Alphaproteobacteria*（阿耳法变形杆菌纲）	*Proteobacteria*（变形杆菌门）	*Bacteria*（细菌域）
Nitrococcus（硝化球菌属）	*Ectothiorhodospiraceae*（外硫红螺菌科）	*Chromatiales*（着色菌目）	*Gammaproteobacteria*（伽马变形菌纲）	*Proteobacteria*（变形杆菌门）	*Bacteria*（细菌域）
Nitrosococcus（亚硝化球菌属）	*Chromatiaceae*（着色菌科）	*Chromatiales*（着色菌目）	*Gammaproteobacteria*（伽马变形菌纲）	*Proteobacteria*（变形杆菌门）	*Bacteria*（细菌域）
Nitrosolobus（亚硝化叶菌属）	*Nitrosomonadaceae*（亚硝化单胞菌科）	*Nitrosomonadales*（亚硝化单胞菌目）	*Betaproteobacteria*（贝塔变形杆菌纲）	*Proteobacteria*（变形杆菌门）	*Bacteria*（细菌域）
Nitrosomonas（亚硝化单胞菌属）	*Nitrosomonadaceae*（亚硝化单胞菌科）	*Nitrosomonadales*（亚硝化单胞菌目）	*Betaproteobacteria*（贝塔变形杆菌纲）	*Proteobacteria*（变形杆菌门）	*Bacteria*（细菌域）
Nitrosospira（亚硝化螺菌属）	*Nitrosomonadaceae*（亚硝化单胞菌科）	*Nitrosomonadales*（亚硝化单胞菌目）	*Betaproteobacteria*（贝塔变形杆菌纲）	*Proteobacteria*（变形杆菌门）	*Bacteria*（细菌域）
Nitrospina（硝化刺菌属）	*Nitrospinaceae*（硝化刺菌科）	*Desulfobacterales*（脱硫菌目）	*Deltaproteobacteria*（德尔塔变形杆菌纲）	*Proteobacteria*（变形杆菌门）	*Bacteria*（细菌域）
Nitrospira（硝化螺菌属）	*Nitrospiraceae*（硝化螺菌科）	*Nitrospirales*（硝化螺菌目）	*Nitrospira*（硝化螺菌纲）	*Nitrospira*（硝化螺菌门）	*Bacteria*（细菌域）
Nocardia（诺卡菌属）	*Nocardiaceae*（诺卡菌科）	*Actinomycetales*（放线菌目）	*Actinobacteria*（放线菌纲）	*Actinobacteria*（放线菌门）	*Bacteria*（细菌域）
Nocardioides（类诺卡菌属）	*Nocardioidaceae*（类诺卡菌科）	*Actinomycetales*（放线菌目）	*Actinobacteria*（放线菌纲）	*Actinobacteria*（放线菌门）	*Bacteria*（细菌域）
Nocardiopsis（拟诺卡氏菌属）	*Nocardiopsaceae*（拟诺卡氏菌科）	*Actinomycetales*（放线菌目）	*Actinobacteria*（放线菌纲）	*Actinobacteria*（放线菌门）	*Bacteria*（细菌域）
Nodularia（节球蓝细菌属）	（第I科）	（第IV亚组）	*Cyanobacteria*（蓝细菌纲）	*Cyanobacteria*（蓝细菌门）	*Bacteria*（细菌域）
Nonomuraea（野野村菌属）	*Streptosporangiaceae*（链孢囊菌科）	*Actinomycetales*（放线菌目）	*Actinobacteria*（放线菌纲）	*Actinobacteria*（放线菌门）	*Bacteria*（细菌域）

属 Genus	科 Family	目 Order	纲 Class	门 Phylum	域 Domain
Nostoc（念珠蓝细菌属）	（第 I 科）	（第 IV 亚组）	*Cyanobacteria*（蓝细菌纲）	*Cyanobacteria*（蓝细菌门）	*Bacteria*（细菌域）
Nostochopsis（拟念珠蓝细菌属）	（第 I 科）	（第 V 亚组）	*Cyanobacteria*（蓝细菌纲）	*Cyanobacteria*（蓝细菌门）	*Bacteria*（细菌域）
Nostocoidia	*Intrasporangiaceae*（同孢囊菌科）	*Actinomycetales*（放线菌目）	*Actinobacteria*（放线菌纲）	*Actinobacteria*（放线菌门）	*Bacteria*（细菌域）
Novosphingobium（新鞘氨醇菌属）	*Sphingomonadaceae*（鞘氨醇单胞菌科）	*Sphingomonadales*（鞘氨醇单胞菌目）	*Alphaproteobacteria*（阿耳法变形菌纲）	*Proteobacteria*（变形杆菌门）	*Bacteria*（细菌域）
Obesumbacterium（肥杆菌属）	*Enterobacteriaceae*（肠杆菌科）	*Enterobacteriales*（肠杆菌目）	*Gammaproteobacteria*（伽马变形菌纲）	*Proteobacteria*（变形杆菌门）	*Bacteria*（细菌域）
Oceanicaulis（海洋柄杆菌属）	*Rhodobacteraceae*（红杆菌科）	*Rhodobacterales*（红杆菌目）	*Alphaproteobacteria*（阿耳法变形菌纲）	*Proteobacteria*（变形杆菌门）	*Bacteria*（细菌域）
Oceanimonas（大洋单胞菌属）	*Aeromonadaceae*（气单胞菌科）	*Aeromonadales*（气胞菌目）	*Gammaproteobacteria*（伽马变形菌纲）	*Proteobacteria*（变形杆菌门）	*Bacteria*（细菌域）
Oceanithermus（大洋栖热菌属）	*Thermaceae*（栖热菌科）	*Thermales*（栖热菌目）	*Deinococci*（异常球菌纲）	*Deinococcus–Thermus*（异常球菌—栖热菌门）	*Bacteria*（细菌域）
Oceanobacillus（大洋芽孢杆菌属）	*Bacillaceae*（芽孢杆菌科）	*Bacillales*（芽孢杆菌目）	*Bacilli*（芽孢杆菌纲）	*Firmicutes*（厚壁菌门）	*Bacteria*（细菌域）
Oceanobacter（大洋杆菌属）	*Oceanospirillaceae*（海洋螺菌科）	*Oceanospirillales*（海洋螺菌目）	*Gammaproteobacteria*（伽马变形菌纲）	*Proteobacteria*（变形杆菌门）	*Bacteria*（细菌域）
Oceanomonas（海洋单胞菌属）	*Aeromonadaceae*（气单胞菌科）	*Aeromonadales*（气单胞菌目）	*Gammaproteobacteria*（伽马变形菌纲）	*Proteobacteria*（变形杆菌门）	*Bacteria*（细菌域）
Oceanospirillum（海洋螺菌属）	*Oceanospirillaceae*（海洋螺菌科）	*Oceanospirillales*（海洋螺菌目）	*Gammaproteobacteria*（伽马变形菌纲）	*Proteobacteria*（变形杆菌门）	*Bacteria*（细菌域）
Ochrobactrum（苍白杆菌属）	*Brucellaceae*（布鲁氏菌科）	*Rhizobiales*（根瘤菌目）	*Alphaproteobacteria*（阿耳法变形菌纲）	*Proteobacteria*（变形杆菌门）	*Bacteria*（细菌域）
Octadecabacter（十八杆菌属）	*Rhodobacteraceae*（红杆菌科）	*Rhodobacterales*（红杆菌目）	*Alphaproteobacteria*（阿耳法变形菌纲）	*Proteobacteria*（变形杆菌门）	*Bacteria*（细菌域）
Odysella	*Holosporaceae*（全孢螺菌科）	*Rickettsiales*（立克次氏体目）	*Alphaproteobacteria*（阿耳法变形菌纲）	*Proteobacteria*（变形杆菌门）	*Bacteria*（细菌域）
Oenococcus（酒球菌属）	*Leuconostocaceae*（明串珠菌科）	*Lactobacillales*（乳杆菌目）	*Bacilli*（芽孢杆菌纲）	*Firmicutes*（厚壁菌门）	*Bacteria*（细菌域）
Oerskovia（厄氏菌属）	*Cellulomonadaceae*（纤维单胞菌科）	*Actinomycetales*（放线菌目）	*Actinobacteria*（放线菌纲）	*Actinobacteria*（放线菌门）	*Bacteria*（细菌域）
Okibacterium（奥卡河杆菌属）	*Microbacteriaceae*（微杆菌科）	*Actinomycetales*（放线菌目）	*Actinobacteria*（放线菌纲）	*Actinobacteria*（放线菌门）	*Bacteria*（细菌域）

属 Genus	科 Family	目 Order	纲 Class	门 Phylum	域 Domain
Oleiphilus（嗜油菌属）	*Oleiphilaceae*（嗜油菌科）	*Oceanospirillales*（海洋螺菌目）	*Gammaproteobacteria*（伽马变形菌纲）	*Proteobacteria*（变形杆菌门）	*Bacteria*（细菌域）
Oleispira（解油菌属）	*Oceanospirillaceae*（海洋螺菌科）	*Oceanospirillales*（海洋螺菌目）	*Gammaproteobacteria*（伽马变形菌纲）	*Proteobacteria*（变形杆菌门）	*Bacteria*（细菌域）
Oligella（寡源菌属）	*Alcaligenaceae*（产碱杆菌科）	*Burkholderiales*（伯克霍尔德氏菌目）	*Betaproteobacteria*（贝塔变形菌纲）	*Proteobacteria*（变形杆菌门）	*Bacteria*（细菌域）
Oligotropha（寡养菌属）	*Bradyrhizobiaceae*（慢生根瘤菌科）	*Rhizobiales*（根瘤菌目）	*Alphaproteobacteria*（阿耳法变形杆菌纲）	*Proteobacteria*（变形杆菌门）	*Bacteria*（细菌域）
Olsenella（欧尔森氏菌属）	*Coriobacteriaceae*（红蝽菌科）	*Coriobacteriales*（红蝽菌目）	*Actinobacteria*（放线菌纲）	*Actinobacteria*（放线菌门）	*Bacteria*（细菌域）
Opitutus（丰佑菌属）	*Opitutaceae*（丰佑菌科）	*Verrucomicrobiales*（疣微菌目）	*Verrucomicrobiae*（疣微菌纲）	*Verrucomicrobia*（疣微菌门）	*Bacteria*（细菌域）
Orenia（奥肉菌属）	*Halobacteroidaceae*（拟盐杆菌科）	*Haloanaerobiales*（盐厌氧菌目）	*Clostridia*（梭菌纲）	*Firmicutes*（厚壁菌门）	*Bacteria*（细菌域）
Orientia（东方体属）	*Rickettsiaceae*（立克次氏体科）	*Rickettsiales*（立克次氏体目）	*Alphaproteobacteria*（阿耳法变形杆菌纲）	*Proteobacteria*（变形杆菌门）	*Bacteria*（细菌域）
Ornithinicoccus（鸟氨酸球菌属）	*Intrasporangiaceae*（同孢囊菌科）	*Actinomycetales*（放线菌目）	*Actinobacteria*（放线菌纲）	*Actinobacteria*（放线菌门）	*Bacteria*（细菌域）
Ornithinimicrobium（鸟氨酸微菌属）	*Intrasporangiaceae*（同孢囊菌科）	*Actinomycetales*（放线菌目）	*Actinobacteria*（放线菌纲）	*Actinobacteria*（放线菌门）	*Bacteria*（细菌域）
Ornithobacterium（鸟杆菌属）	*Flavobacteriaceae*（黄杆菌科）	*Flavobacteriales*（黄杆菌目）	*Flavobacteria*（黄杆菌纲）	*Bacteroidetes*（拟杆菌门）	*Bacteria*（细菌域）
Oscillatoria（颤蓝细菌属）	（第 I 科）	（第 Ⅲ 亚组）	*Cyanobacteria*（蓝细菌纲）	*Cyanobacteria*（蓝细菌门）	*Bacteria*（细菌域）
Oscillochloris（颤绿细菌属）	*Oscillochloridaceae*（颤绿细菌科）	*Chloroflexales*（绿屈挠菌目）	*Chloroflexi*（绿屈挠菌纲）	*Chloroflexi*（绿屈挠菌门）	*Bacteria*（细菌域）
Oscillospira（颤螺菌属）	（未定科）	*Lactobacillales*（乳杆菌目）	*Bacilli*（芽孢杆菌纲）	*Firmicutes*（厚壁菌门）	*Bacteria*（细菌域）
Ottowia（奥托氏菌属）	*Comamonadaceae*（丛毛单胞菌科）	*Burkholderiales*（伯克霍尔德氏菌目）	*Betaproteobacteria*（贝塔变形杆菌纲）	*Proteobacteria*（变形杆菌门）	*Bacteria*（细菌域）
Oxalicibacterium（草酸小杆菌属）	*Oxalobacteraceae*（草酸杆菌科）	*Burkholderiales*（伯克霍尔德氏菌目）	*Betaproteobacteria*（贝塔变形杆菌纲）	*Proteobacteria*（变形杆菌门）	*Bacteria*（细菌域）
Oxalobacter（草酸杆菌属）	*Oxalobacteraceae*（草酸杆菌科）	*Burkholderiales*（伯克霍尔德氏菌目）	*Betaproteobacteria*（贝塔变形杆菌纲）	*Proteobacteria*（变形杆菌门）	*Bacteria*（细菌域）
Oxalophagus（嗜草酸菌属）	*Paenibacillaceae*（类芽孢杆菌科）	*Bacillales*（芽孢杆菌目）	*Bacilli*（芽孢杆菌纲）	*Firmicutes*（厚壁菌门）	*Bacteria*（细菌域）

属 Genus	科 Family	目 Order	纲 Class	门 Phylum	域 Domain
Oxobacter (产醋杆菌属)	*Clostridiaceae* (梭菌科)	*Clostridiales* (梭菌目)	*Clostridia* (梭菌纲)	*Firmicutes* (厚壁菌门)	*Bacteria* (细菌域)
Paenibacillus (类芽孢杆菌属)	*Paenibacillaceae* (类芽孢杆菌科)	*Bacillales* (芽孢杆菌目)	*Bacilli* (芽孢杆菌纲)	*Firmicutes* (厚壁菌门)	*Bacteria* (细菌域)
Pandoraea (潘多拉菌属)	*Burkholderiaceae* (伯克霍尔德氏菌科)	*Burkholderiales* (伯克霍尔德氏菌目)	*Betaproteobacteria* (贝塔变形杆菌纲)	*Proteobacteria* (变形杆菌门)	*Bacteria* (细菌域)
Pannonibacter (潘隆尼亚碱湖杆菌)	*Rhodobacteraceae* (红杆菌科)	*Rhodobacterales* (红杆菌目)	*Alphaproteobacteria* (阿耳法变形杆菌纲)	*Proteobacteria* (变形杆菌门)	*Bacteria* (细菌域)
Pantoea (泛菌属)	*Enterobacteriaceae* (肠杆菌科)	*Enterobacteriales* (肠杆菌目)	*Gammaproteobacteria* (伽马变形杆菌纲)	*Proteobacteria* (变形杆菌门)	*Bacteria* (细菌域)
Papillibacter (乳头杆菌属)	*Acidaminococcaceae* (氨基酸球菌科)	*Clostridiales* (梭菌目)	*Clostridia* (梭菌纲)	*Firmicutes* (厚壁菌门)	*Bacteria* (细菌域)
Parachlamydia (副衣原体属)	*Parachlamydiaceae* (副衣原体科)	*Chlamydiales* (衣原体目)	*Chlamydiae* (衣原体纲)	*Chlamydiae* (衣原体门)	*Bacteria* (细菌域)
Paracoccus (副球菌属)	*Rhodobacteraceae* (红杆菌科)	*Rhodobacterales* (红杆菌目)	*Alphaproteobacteria* (阿耳法变形杆菌纲)	*Proteobacteria* (变形杆菌门)	*Bacteria* (细菌域)
Paracraurococcus (副脆弱球菌属)	*Acetobacteraceae* (醋杆菌科)	*Rhodospirillales* (红螺菌目)	*Alphaproteobacteria* (阿耳法变形杆菌纲)	*Proteobacteria* (变形杆菌门)	*Bacteria* (细菌域)
Paralactobacillus (副乳杆菌属)	*Lactobacillaceae* (乳杆菌科)	*Lactobacillales* (乳杆菌目)	*Bacilli* (芽孢杆菌纲)	*Firmicutes* (厚壁菌门)	*Bacteria* (细菌域)
Paraliobacillus (海境芽孢杆菌属)	*Bacillaceae* (芽孢杆菌科)	*Bacillales* (芽孢杆菌目)	*Bacilli* (芽孢杆菌纲)	*Firmicutes* (厚壁菌门)	*Bacteria* (细菌域)
Parascardovia (类斯卡多维亚氏菌属)	*Bifidobacteriaceae* (双歧杆菌科)	*Bifidobacteriales* (双歧杆菌目)	*Actinobacteria* (放线菌纲)	*Actinobacteria* (放线菌门)	*Bacteria* (细菌域)
Parasporobacterium (副生孢杆菌属)	*Clostridiaceae* (梭菌科)	*Clostridiales* (梭菌目)	*Clostridia* (梭菌纲)	*Firmicutes* (厚壁菌门)	*Bacteria* (细菌域)
Parvularcula (细小棒菌属)	*Parvularculaceae* (细小棒菌科)	*Parvularculales* (细小棒菌目)	*Alphaproteobacteria* (阿耳法变形杆菌纲)	*Proteobacteria* (变形杆菌门)	*Bacteria* (细菌域)
Pasteurella (巴斯德菌属)	*Pasteurellaceae* (巴斯德菌科)	*Pasteurellales* (巴斯德菌目)	*Gammaproteobacteria* (伽马变形杆菌纲)	*Proteobacteria* (变形杆菌门)	*Bacteria* (细菌域)
Pasteuria (巴斯德氏菌属)	*Alicyclobacillaceae* (脂环酸芽孢杆菌科)	*Bacillales* (芽孢杆菌目)	*Bacilli* (芽孢杆菌纲)	*Firmicutes* (厚壁菌门)	*Bacteria* (细菌域)
Paucimonas (寡食单胞菌)	*Burkholderiaceae* (伯克霍尔德氏菌科)	*Burkholderiales* (伯克霍尔德氏菌目)	*Betaproteobacteria* (贝塔变形杆菌纲)	*Proteobacteria* (变形杆菌门)	*Bacteria* (细菌域)
Pectinatus (硫状菌属)	*Acidaminococcaceae* (氨基酸球菌科)	*Clostridiales* (梭菌目)	*Clostridia* (梭菌纲)	*Firmicutes* (厚壁菌门)	*Bacteria* (细菌域)

属 Genus	科 Family	目 Order	纲 Class	门 Phylum	域 Domain
Pectobacterium（坚固杆菌属）	*Enterobacteriaceae*（肠杆菌科）	*Enterobacteriales*（肠杆菌目）	*Gammaproteobacteria*（伽马变形杆菌纲）	*Proteobacteria*（变形杆菌门）	*Bacteria*（细菌域）
Pediococcus（片球菌属）	*Lactobacillaceae*（乳杆菌科）	*Lactobacillales*（乳杆菌目）	*Bacilli*（芽孢杆菌纲）	*Firmicutes*（厚壁菌门）	*Bacteria*（细菌域）
Pedobacter（上地杆菌属）	*Sphingobacteriaceae*（鞘氨醇杆菌科）	*Sphingobacteriales*（鞘氨醇杆菌目）	*Sphingobacteria*（鞘氨醇杆菌纲）	*Bacteroidetes*（拟杆菌门）	*Bacteria*（细菌域）
Pedomicrobium（土微菌属）	*Hyphomicrobiaceae*（生丝微菌科）	*Rhizobiales*（根瘤菌目）	*Alphaproteobacteria*（阿耳法变形杆菌纲）	*Proteobacteria*（变形杆菌门）	*Bacteria*（细菌域）
Pelczaria（佩尔泽氏菌属）	（未定科）	*Bifidobacteriales*（双歧杆菌目）	*Actinobacteria*（放线菌纲）	*Actinobacteria*（放线菌门）	*Bacteria*（细菌域）
Pelistega（居鸽菌属）	*Alcaligenaceae*（产碱杆菌科）	*Burkholderiales*（伯克霍尔德氏菌目）	*Betaproteobacteria*（贝塔变形杆菌纲）	*Proteobacteria*（变形杆菌门）	*Bacteria*（细菌域）
Pelobacter（黏土杆菌属）	*Desulfuromonadaceae*（脱硫单胞菌科）	*Desulfuromonadales*（脱硫单胞菌目）	*Deltaproteobacteria*（德耳塔变形杆菌纲）	*Proteobacteria*（变形杆菌门）	*Bacteria*（细菌域）
Pelodictyon（暗网菌属）	*Chlorobiaceae*（绿菌科）	*Chlorobiales*（绿菌目）	*Chlorobia*（绿菌纲）	*Chlorobi*（绿菌门）	*Bacteria*（细菌域）
Pelospora（淡泥泡菌属）	*Syntrophomonadaceae*（共养单胞菌科）	*Clostridiales*（梭菌目）	*Clostridia*（梭菌纲）	*Firmicutes*（厚壁菌门）	*Bacteria*（细菌域）
Pelotomaculum（暗色厌氧香肠状菌属）	*Peptococcaceae*（消化球菌科）	*Clostridiales*（梭菌目）	*Clostridia*（梭菌纲）	*Firmicutes*（厚壁菌门）	*Bacteria*（细菌域）
Peptococcus（消化球菌属）	*Peptococcaceae*（消化球菌科）	*Clostridiales*（梭菌目）	*Clostridia*（梭菌纲）	*Firmicutes*（厚壁菌门）	*Bacteria*（细菌域）
Peptoniphilus（嗜蛋白胨菌属）	*Peptostreptococcaceae*（消化链球菌科）	*Clostridiales*（梭菌目）	*Clostridia*（梭菌纲）	*Firmicutes*（厚壁菌门）	*Bacteria*（细菌域）
Peptostreptococcus（消化链球菌属）	*Peptostreptococcaceae*（消化链球菌科）	*Clostridiales*（梭菌目）	*Clostridia*（梭菌纲）	*Firmicutes*（厚壁菌门）	*Bacteria*（细菌域）
Persephonella（波尔女神菌属）	*Aquificaceae*（产液菌科）	*Aquificales*（产液菌目）	*Aquificae*（产液菌纲）	*Aquificae*（产液菌门）	*Bacteria*（细菌域）
Persicobacter（桃色杆菌属）	*Flammeovirgaceae*（火色杆菌科）	*Sphingobacteriales*（鞘氨醇杆菌目）	*Sphingobacteria*（鞘氨醇杆菌纲）	*Bacteroidetes*（拟杆菌门）	*Bacteria*（细菌域）
Petrotoga（石袍菌属）	*Thermotogaceae*（栖热袍菌科）	*Thermotogales*（栖热袍菌目）	*Thermotogae*（栖热袍菌纲）	*Thermotogae*（栖热袍菌门）	*Bacteria*（细菌域）
Pfennigia（斐佛菌属）	*Chromatiaceae*（着色菌科）	*Chromatiales*（着色菌目）	*Gammaproteobacteria*（伽马变形杆菌纲）	*Proteobacteria*（变形杆菌门）	*Bacteria*（细菌域）
Phaeospirillum（棕色螺菌属）	*Rhodospirillaceae*（红螺菌科）	*Rhodospirillales*（红螺菌目）	*Alphaproteobacteria*（阿耳法变形杆菌纲）	*Proteobacteria*（变形杆菌门）	*Bacteria*（细菌域）

属 Genus	科 Family	目 Order	纲 Class	门 Phylum	域 Domain
Phascolarctobacterium（考拉杆菌属）	*Acidaminococcaceae*（氨基酸球菌科）	*Clostridiales*（梭菌目）	*Clostridia*（梭菌纲）	*Firmicutes*（厚壁菌门）	*Bacteria*（细菌域）
Phenylobacterium（苯基杆菌属）	*Caulobacteraceae*（柄杆菌科）	*Caulobacterales*（柄杆菌目）	*Alphaproteobacteria*（阿耳法变形杆菌纲）	*Proteobacteria*（变形杆菌门）	*Bacteria*（细菌域）
Phlomobacter	*Enterobacteriaceae*（肠杆菌科）	*Enterobacteriales*（肠杆菌目）	*Gammaproteobacteria*（伽马变形菌纲）	*Proteobacteria*（变形杆菌门）	*Bacteria*（细菌域）
Phocoenobacter（海豚杆菌属）	*Pasteurellaceae*（巴斯德菌科）	*Pasteurellales*（巴斯德菌目）	*Gammaproteobacteria*（伽马变形菌纲）	*Proteobacteria*（变形杆菌门）	*Bacteria*（细菌域）
Photobacterium（发光菌属）	*Vibrionaceae*（弧菌科）	*Vibrionales*（弧菌目）	*Gammaproteobacteria*（伽马变形菌纲）	*Proteobacteria*（变形杆菌门）	*Bacteria*（细菌域）
Photorhabdus（光杆状菌属）	*Enterobacteriaceae*（肠杆菌科）	*Enterobacteriales*（肠杆菌目）	*Gammaproteobacteria*（伽马变形菌纲）	*Proteobacteria*（变形杆菌门）	*Bacteria*（细菌域）
Phyllobacterium（叶瘤杆菌属）	*Phyllobacteriaceae*（叶瘤杆菌科）	*Rhizobiales*（根瘤菌目）	*Alphaproteobacteria*（阿耳法变形杆菌纲）	*Proteobacteria*（变形杆菌门）	*Bacteria*（细菌域）
Phytoplasma（植原体属）	*Acholeplasmataceae*（无胆甾原体科）	*Acholeplasmatales*（无胆甾原体目）	*Mollicutes*（柔膜菌纲）	*Firmicutes*（厚壁菌门）	*Bacteria*（细菌域）
Pigmentiphaga（嗜染料菌属）	*Alcaligenaceae*（产碱杆菌科）	*Burkholderiales*（伯克霍尔德氏菌目）	*Betaproteobacteria*（贝塔变形杆菌纲）	*Proteobacteria*（变形杆菌门）	*Bacteria*（细菌域）
Pilimelia（发仙菌属）	*Micromonosporaceae*（小单孢菌科）	*Micromonosporales*（小单孢菌目）	*Actinobacteria*（放线菌纲）	*Actinobacteria*（放线菌门）	*Bacteria*（细菌域）
Pillotina（皮约菌属）	*Spirochaetaceae*（螺旋体科）	*Spirochaetales*（螺旋体目）	*Spirochaetes*（螺旋体纲）	*Spirochaetes*（螺旋体门）	*Bacteria*（细菌域）
Pirellula（小梨形菌属）	*Planctomycetaceae*（浮霉状菌科）	*Planctomycetales*（浮霉状菌目）	*Planctomycetacia*（浮霉状菌纲）	*Planctomycetes*（浮霉状菌门）	*Bacteria*（细菌域）
Piscirickettsia（鱼立克次体属）	*Piscirickettsiaceae*（鱼立克次体科）	*Thiotrichales*（硫发菌目）	*Gammaproteobacteria*（伽马变形杆菌纲）	*Proteobacteria*（变形杆菌门）	*Bacteria*（细菌域）
Planctomyces（浮霉状菌属）	*Planctomycetaceae*（浮霉状菌科）	*Planctomycetales*（浮霉状菌目）	*Planctomycetacia*（浮霉状菌纲）	*Planctomycetes*（浮霉状菌门）	*Bacteria*（细菌域）
Plankothrix（浮霉丝状蓝细菌属）	（第 I 科）	（第Ⅲ亚组）	*Cyanobacteria*（蓝细菌纲）	*Cyanobacteria*（蓝细菌门）	*Bacteria*（细菌域）
Planobispora（游动双孢菌属）	*Streptosporangiaceae*（链孢囊菌科）	*Actinomycetales*（放线菌目）	*Actinobacteria*（放线菌纲）	*Actinobacteria*（放线菌门）	*Bacteria*（细菌域）
Planococcus（动性球菌属）	*Planococcaceae*（动性球菌科）	*Bacillales*（芽孢杆菌目）	*Bacilli*（芽孢杆菌纲）	*Firmicutes*（厚壁菌门）	*Bacteria*（细菌域）
Planomicrobium（游动微菌属）	*Planococcaceae*（动性球菌科）	*Bacillales*（芽孢杆菌目）	*Bacilli*（芽孢杆菌纲）	*Firmicutes*（厚壁菌门）	*Bacteria*（细菌域）

属 Genus	科 Family	目 Order	纲 Class	门 Phylum	域 Domain
Planomonospora（游动单孢菌属）	*Streptosporangiaceae*（链孢囊菌科）	*Actinomycetales*（放线菌目）	*Actinobacteria*（放线菌纲）	*Actinobacteria*（放线菌门）	*Bacteria*（细菌域）
Planopolyspora（游动多孢菌属）	*Streptosporangiaceae*（链孢囊菌科）	*Actinomycetales*（放线菌目）	*Actinobacteria*（放线菌纲）	*Actinobacteria*（放线菌门）	*Bacteria*（细菌域）
Planotetraspora（游动四孢菌属）	*Streptosporangiaceae*（链孢囊菌科）	*Actinomycetales*（放线菌目）	*Actinobacteria*（放线菌纲）	*Actinobacteria*（放线菌门）	*Bacteria*（细菌域）
Plantibacter（植物杆菌属）	*Microbacteriaceae*（微杆菌科）	*Actinomycetales*（放线菌目）	*Actinobacteria*（放线菌纲）	*Actinobacteria*（放线菌门）	*Bacteria*（细菌域）
Plesiocystis（邻囊菌属）	*Nannocystaceae*（侏儒囊菌科）	*Myxococcales*（粘球菌目）	*Deltaproteobacteria*（德耳塔变形杆菌纲）	*Proteobacteria*（变形杆菌门）	*Bacteria*（细菌域）
Plesiomonas（邻单胞菌属）	*Enterobacteriaceae*（肠杆菌科）	*Enterobacteriales*（肠杆菌目）	*Gammaproteobacteria*（伽马变形菌纲）	*Proteobacteria*（变形杆菌门）	*Bacteria*（细菌域）
Pleurocapsa（宽球蓝细菌属）	（第 II 科）	（第 II 亚组）	*Cyanobacteria*（蓝细菌纲）	*Cyanobacteria*（蓝细菌门）	*Bacteria*（细菌域）
Ploynucleobacter（多核杆菌属）	*Burkholderiaceae*（伯克霍尔德氏菌科）	*Burkholderiales*（伯克霍尔德氏菌目）	*Betaproteobacteria*（贝塔变形杆菌纲）	*Proteobacteria*（变形杆菌门）	*Bacteria*（细菌域）
Polaribacter（极杆菌属）	*Flavobacteriaceae*（黄杆菌科）	*Flavobacteriales*（黄杆菌目）	*Flavobacteria*（黄杆菌纲）	*Bacteroidetes*（拟杆菌门）	*Bacteria*（细菌域）
Polaromonas（极单胞菌属）	*Comamonadaceae*（丛毛单胞菌科）	*Burkholderiales*（伯克霍尔德氏菌目）	*Betaproteobacteria*（贝塔变形杆菌纲）	*Proteobacteria*（变形杆菌门）	*Bacteria*（细菌域）
Polyangium（多囊菌属）	*Polyangiaceae*（多囊菌科）	*Myxococcales*（粘球菌目）	*Deltaproteobacteria*（德耳塔变形杆菌纲）	*Proteobacteria*（变形杆菌门）	*Bacteria*（细菌域）
Porphyrobacter（产卟啉杆菌属）	*Sphingomonadaceae*（鞘氨醇单胞菌科）	*Sphingomonadales*（鞘氨醇单胞菌目）	*Alphaproteobacteria*（阿耳法变形杆菌纲）	*Proteobacteria*（变形杆菌门）	*Bacteria*（细菌域）
Porphyromonas（卟啉单胞菌属）	*Porphyromonadaceae*（卟啉单胞菌科）	*Bacteroidales*（拟杆菌目）	*Bacteroidetes*（拟杆菌纲）	*Bacteroidetes*（拟杆菌门）	*Bacteria*（细菌域）
Pragia（布拉格菌属）	*Enterobacteriaceae*（肠杆菌科）	*Enterobacteriales*（肠杆菌目）	*Gammaproteobacteria*（伽马变形杆菌纲）	*Proteobacteria*（变形杆菌门）	*Bacteria*（细菌域）
Prauserella（普劳塞菌属）	*Pseudonocardiaceae*（假诺卡菌科）	*Actinomycetales*（放线菌目）	*Actinobacteria*（放线菌纲）	*Actinobacteria*（放线菌门）	*Bacteria*（细菌域）
Prevotella（普雷沃菌属）	*Prevotellaceae*（普雷沃菌科）	*Bacteroidales*（拟杆菌目）	*Bacteroidetes*（拟杆菌纲）	*Bacteroidetes*（拟杆菌门）	*Bacteria*（细菌域）
Procabacter（普罗卡氏杆菌属）	*Procabacteriaceae*（普罗卡氏杆菌科）	*Procabacteriales*（普罗卡氏杆菌目）	*Betaproteobacteria*（贝塔变形杆菌纲）	*Proteobacteria*（变形杆菌门）	*Bacteria*（细菌域）
Prochlorococcus（原绿球菌属）	（第 I 科）	（第 I 亚组）	*Cyanobacteria*（蓝细菌纲）	*Cyanobacteria*（蓝细菌门）	*Bacteria*（细菌域）

属 Genus	科 Family	目 Order	纲 Class	门 Phylum	域 Domain
Prochloron（原绿蓝细菌属）	（第I科）	（第I亚组）	Cyanobacteria（蓝细菌纲）	Cyanobacteria（蓝细菌门）	Bacteria（细菌域）
Prochlorothrix（原绿丝蓝细菌属）	（第I科）	（第III亚组）	Cyanobacteria（蓝细菌纲）	Cyanobacteria（蓝细菌门）	Bacteria（细菌域）
Prolinoborus（嗜脯氨酸菌属）	Neisseriaceae（奈瑟氏球菌科）	Neisseriales（奈瑟球菌目）	Betaproteobacteria（贝塔变形杆菌纲）	Proteobacteria（变形杆菌门）	Bacteria（细菌域）
Promicromonospora（原小单孢菌属）	Promicromonosporaceae（原小单孢菌科）	Actinomycetales（放线菌目）	Actinobacteria（放线菌纲）	Actinobacteria（放线菌门）	Bacteria（细菌域）
Propionibacter（丙酸杆状菌属）	Rhodocyclaceae（红环菌科）	Rhodocyclales（红环菌目）	Betaproteobacteria（贝塔变形杆菌纲）	Proteobacteria（变形杆菌门）	Bacteria（细菌域）
Propionibacterium（丙酸杆菌属）	Propionibacteriaceae（丙酸杆菌科）	Actinomycetales（放线菌目）	Actinobacteria（放线菌纲）	Actinobacteria（放线菌门）	Bacteria（细菌域）
Propionicimonas（产丙酸单胞菌属）	Nocardioidaceae（类诺卡菌科）	Actinomycetales（放线菌目）	Actinobacteria（放线菌纲）	Actinobacteria（放线菌门）	Bacteria（细菌域）
Propioniferax（产丙酸菌属）	Propionibacteriaceae（丙酸杆菌科）	Actinomycetales（放线菌目）	Actinobacteria（放线菌纲）	Actinobacteria（放线菌门）	Bacteria（细菌域）
Propionigenium（生丙酸菌属）	Fusobacteriaceae（梭杆菌科）	Fusobacteriales（梭杆菌目）	Fusobacteria（梭菌纲）	Fusobacteria（梭杆菌门）	Bacteria（细菌域）
Propionispira（丙酸螺菌属）	Acidaminococcaceae（氨基酸球菌科）	Clostridiales（梭菌目）	Clostridia（梭菌纲）	Firmicutes（厚壁菌门）	Bacteria（细菌域）
Propionispora（丙酸胞菌属）	Acidaminococcaceae（氨基酸球菌科）	Clostridiales（梭菌目）	Clostridia（梭菌纲）	Firmicutes（厚壁菌门）	Bacteria（细菌域）
Propionivibrio（丙酸弧菌属）	Rhodocyclaceae（红环菌科）	Rhodocyclales（红环菌目）	Betaproteobacteria（贝塔变形杆菌纲）	Proteobacteria（变形杆菌门）	Bacteria（细菌域）
Prosthecobacter（突柄杆菌属）	Verrucomicrobiaceae（疣微菌科）	Verrucomicrobiales（疣微菌目）	Verrucomicrobiae（疣微菌纲）	Verrucomicrobia（疣微菌门）	Bacteria（细菌域）
Prosthecochloris（突柄绿菌属）	Chlorobiaceae（绿菌科）	Chlorobiales（绿菌目）	Chlorobia（绿菌纲）	Chlorobi（绿菌门）	Bacteria（细菌域）
Prosthecomicrobium（突柄微菌属）	Hyphomicrobiaceae（生丝微菌科）	Rhizobiales（根瘤菌目）	Alphaproteobacteria（阿耳法变形菌纲）	Proteobacteria（变形杆菌门）	Bacteria（细菌域）
Proteus（变形菌属）	Enterobacteriaceae（肠杆菌科）	Enterobacteriales（肠杆菌目）	Gammaproteobacteria（伽马变形菌纲）	Proteobacteria（变形杆菌门）	Bacteria（细菌域）
Protomonas（原单胞菌属）	Methylobacteriaceae（甲基杆菌科）	Rhizobiales（根瘤菌目）	Alphaproteobacteria（阿耳法变形菌纲）	Proteobacteria（变形杆菌门）	Bacteria（细菌域）
Providencia（普罗威登斯菌属）	Enterobacteriaceae（肠杆菌科）	Enterobacteriales（肠杆菌目）	Gammaproteobacteria（伽马变形菌纲）	Proteobacteria（变形杆菌门）	Bacteria（细菌域）
Pseudaminobacter（假氨基酸杆菌属）	Phyllobacteriaceae（叶瘤杆菌科）	Rhizobiales（根瘤菌目）	Alphaproteobacteria（阿耳法变形菌纲）	Proteobacteria（变形杆菌门）	Bacteria（细菌域）
Pseudanabaena（假鱼腥蓝细菌属）	（第I科）	（第III亚组）	Cyanobacteria（蓝细菌纲）	Cyanobacteria（蓝细菌门）	Bacteria（细菌域）

属 Genus	科 Family	目 Order	纲 Class	门 Phylum	域 Domain
Pseudoalteromonas (假交替单胞菌属)	*Alteromonadaceae* (交替单胞菌科)	*Alteromonadales* (交替单胞菌目)	*Gammaproteobacteria* (伽马变形菌纲)	*Proteobacteria* (变形杆菌门)	*Bacteria* (细菌域)
Pseudobutyrivibrio (假丁酸弧菌属)	*Lachnospiraceae* (毛螺菌科)	*Clostridiales* (梭菌目)	*Clostridia* (梭菌纲)	*Firmicutes* (厚壁菌门)	*Bacteria* (细菌域)
Pseudocaedibacter (类杀手杆菌属)	*Holosporaceae* (全孢螺菌科)	*Rickettsiales* (立克次体目)	*Alphaproteobacteria* (阿耳法变形杆菌纲)	*Proteobacteria* (变形杆菌门)	*Bacteria* (细菌域)
Pseudomonas (假单胞菌属)	*Pseudomonadaceae* (假单胞菌科)	*Pseudomonadales* (假单胞菌目)	*Gammaproteobacteria* (伽马变形菌纲)	*Proteobacteria* (变形杆菌门)	*Bacteria* (细菌域)
Pseudonocardia (假诺卡菌属)	*Pseudonocardiaceae* (假诺卡菌科)	*Actinomycetales* (放线菌目)	*Actinobacteria* (放线菌纲)	*Actinobacteria* (放线菌门)	*Bacteria* (细菌域)
Pseudoramibacter (假支杆菌属)	*Eubacteriaceae* (真杆菌科)	*Clostridiales* (梭菌目)	*Clostridia* (梭菌纲)	*Firmicutes* (厚壁菌门)	*Bacteria* (细菌域)
Pseudorhodobacter (假红细菌数)	*Rhodobacteraceae* (红杆菌科)	*Rhodobacterales* (红杆菌目)	*Alphaproteobacteria* (阿耳法变形杆菌纲)	*Proteobacteria* (变形杆菌门)	*Bacteria* (细菌域)
Pseudospirillum (假螺菌属)	*Oceanospirillaceae* (海洋螺菌科)	*Oceanospirillales* (海洋螺菌目)	*Gammaproteobacteria* (伽马变形菌纲)	*Proteobacteria* (变形杆菌门)	*Bacteria* (细菌域)
Pseudoxanthomonas (假黄单胞菌属)	*Xanthomonadaceae* (黄单胞菌科)	*Xanthomonadales* (黄单胞菌目)	*Gammaproteobacteria* (伽马变形菌纲)	*Proteobacteria* (变形杆菌门)	*Bacteria* (细菌域)
Psychrobacter (嗜冷杆菌属)	*Moraxellaceae* (莫拉氏菌科)	*Pseudomonadales* (假单胞菌目)	*Gammaproteobacteria* (伽马变形菌纲)	*Proteobacteria* (变形杆菌门)	*Bacteria* (细菌域)
Psychroflexus (冷屈挠菌属)	*Flavobacteriaceae* (黄杆菌科)	*Flavobacteriales* (黄杆菌目)	*Flavobacteria* (黄杆菌纲)	*Bacteroidetes* (拟杆菌门)	*Bacteria* (细菌域)
Psychromonas (冷单胞菌属)	*Alteromonadaceae* (交替单胞菌科)	*Alteromonadales* (交替单胞菌目)	*Gammaproteobacteria* (伽马变形菌纲)	*Proteobacteria* (变形杆菌门)	*Bacteria* (细菌域)
Psychroserpens (冷蛇菌属)	*Flavobacteriaceae* (黄杆菌科)	*Flavobacteriales* (黄杆菌目)	*Flavobacteria* (黄杆菌纲)	*Bacteroidetes* (拟杆菌门)	*Bacteria* (细菌域)
Pyxicoccus (匣状球菌属)	*Myxococcaceae* (黏球菌科)	*Myxococcales* (黏球菌目)	*Deltaproteobacteria* (德耳塔变形杆菌纲)	*Proteobacteria* (变形杆菌门)	*Bacteria* (细菌域)
Quadricoccus (奎因菌属)	*Rhodocyclaceae* (红环菌科)	*Rhodocyclales* (红环菌目)	*Betaproteobacteria* (贝塔变形杆菌纲)	*Proteobacteria* (变形杆菌门)	*Bacteria* (细菌域)
Quinella (奎纳菌属)	*Acidaminococcaceae* (氨基酸球菌科)	*Clostridiales* (梭菌目)	*Clostridia* (梭菌纲)	*Firmicutes* (厚壁菌门)	*Bacteria* (细菌域)
Ralstonia (罗尔斯通氏菌属)	*Burkholderiaceae* (伯克霍尔德氏菌科)	*Burkholderiales* (伯克霍尔德氏菌目)	*Betaproteobacteria* (贝塔变形杆菌纲)	*Proteobacteria* (变形杆菌门)	*Bacteria* (细菌域)
Ramlibacter (沙堆土杆菌属)	*Comamonadaceae* (丛毛单胞菌科)	*Burkholderiales* (伯克霍尔德氏菌目)	*Betaproteobacteria* (贝塔变形杆菌纲)	*Proteobacteria* (变形杆菌门)	*Bacteria* (细菌域)

属 Genus	科 Family	目 Order	纲 Class	门 Phylum	域 Domain
Raoultella (柔武氏菌属)	Enterobacteriaceae (肠杆菌科)	Enterobacteriales (肠杆菌目)	Gammaproteobacteria (伽马变形菌纲)	Proteobacteria (变形杆菌门)	Bacteria (细菌域)
Rarobacter (稀有杆菌属)	Rarobacteraceae (稀有杆菌科)	Actinomycetales (放线菌目)	Actinobacteria (放线菌纲)	Actinobacteria (放线菌门)	Bacteria (细菌域)
Rathayibacter (拉氏杆菌属)	Microbacteriaceae (微杆菌科)	Actinomycetales (放线菌目)	Actinobacteria (放线菌纲)	Actinobacteria (放线菌门)	Bacteria (细菌域)
Rahnella (拉恩氏菌属)	Enterobacteriaceae (肠杆菌科)	Enterobacteriales (肠杆菌目)	Gammaproteobacteria (伽马变形菌纲)	Proteobacteria (变形杆菌门)	Bacteria (细菌域)
Reichenbachia (双斯鹏兴巴赫氏菌属)	Flexibacteraceae (屈挠杆菌科)	Sphingobacteriales (鞘氨醇杆菌目)	Sphingobacteria (鞘氨醇纲)	Bacteroidetes (拟杆菌门)	Bacteria (细菌域)
Renibacterium (肾杆菌属)	Micrococcaceae (微球菌科)	Actinomycetales (放线菌目)	Actinobacteria (放线菌纲)	Actinobacteria (放线菌门)	Bacteria (细菌域)
Rhabdochlamydia	Simkaniaceae (西门坎氏菌科)	Chlamydiales (衣原体目)	Chlamydiae (衣原体纲)	Chlamydiae (衣原体门)	Bacteria (细菌域)
Rhabdochromatium (杆状色菌属)	Chromatiaceae (着色菌科)	Chromatiales (着色菌目)	Gammaproteobacteria (伽马变形菌纲)	Proteobacteria (变形杆菌门)	Bacteria (细菌域)
Rheinheimera (莱茵海默氏菌属)	Chromatiaceae (着色菌科)	Chromatiales (着色菌目)	Gammaproteobacteria (伽马变形菌纲)	Proteobacteria (变形杆菌门)	Bacteria (细菌域)
Rhizobacter (根杆菌属)	Pseudomonadaceae (假单胞菌科)	Pseudomonadales (假单胞菌目)	Gammaproteobacteria (伽马变形菌纲)	Proteobacteria (变形杆菌门)	Bacteria (细菌域)
Rhizobium (根瘤菌属)	Rhizobiaceae (根瘤菌科)	Rhizobiales (根瘤菌目)	Alphaproteobacteria (阿耳法变形杆菌纲)	Proteobacteria (变形杆菌门)	Bacteria (细菌域)
Rhizomonas (根单胞菌属)	Sphingomonadaceae (鞘氨醇单胞菌科)	Sphingomonadales (鞘氨醇单胞菌目)	Alphaproteobacteria (阿耳法变形杆菌纲)	Proteobacteria (变形杆菌门)	Bacteria (细菌域)
Rhodanobacter (罗思河小杆菌属)	Xanthomonadaceae (黄单胞菌科)	Xanthomonadales (黄单胞菌目)	Gammaproteobacteria (伽马变形菌纲)	Proteobacteria (变形杆菌门)	Bacteria (细菌域)
Rhodobaca (红球样菌属)	Rhodobacteraceae (红杆菌科)	Rhodobacterales (红杆菌目)	Alphaproteobacteria (阿耳法变形杆菌纲)	Proteobacteria (变形杆菌门)	Bacteria (细菌域)
Rhodobacter (红杆菌属)	Rhodobacteraceae (红杆菌科)	Rhodobacterales (红杆菌目)	Alphaproteobacteria (阿耳法变形杆菌纲)	Proteobacteria (变形杆菌门)	Bacteria (细菌域)
Rhodobium (红菌属)	Rhodobiaceae (红菌科)	Rhizobiales (根瘤菌目)	Alphaproteobacteria (阿耳法变形杆菌纲)	Proteobacteria (变形杆菌门)	Bacteria (细菌域)
Rhodoblastus (红芽菌属)	Bradyrhizobiaceae (慢生根瘤菌科)	Rhizobiales (根瘤菌目)	Alphaproteobacteria (阿耳法变形杆菌纲)	Proteobacteria (变形杆菌门)	Bacteria (细菌域)
Rhodocista (红篓菌属)	Rhodospirillaceae (红螺菌科)	Rhodospirillales (红螺菌目)	Alphaproteobacteria (阿耳法变形杆菌纲)	Proteobacteria (变形杆菌门)	Bacteria (细菌域)

属 Genus	科 Family	目 Order	纲 Class	门 Phylum	域 Domain
Rhodococcus（红球菌属）	*Nocardiaceae*（诺卡氏科）	*Actinomycetales*（放线菌目）	*Actinobacteria*（放线菌纲）	*Actinobacteria*（放线菌门）	*Bacteria*（细菌域）
Rhodocyclus（红环菌属）	*Rhodocyclaceae*（红环菌科）	*Rhodocyclales*（红环菌目）	*Betaproteobacteria*（贝塔变形杆菌纲）	*Proteobacteria*（变形杆菌门）	*Bacteria*（细菌域）
Rhodoferax（红育菌属）	*Comamonadaceae*（丛毛单胞菌科）	*Burkholderiales*（伯克霍尔德氏菌目）	*Betaproteobacteria*（贝塔变形杆菌纲）	*Proteobacteria*（变形杆菌门）	*Bacteria*（细菌域）
Rhodoglobus（赤球菌属）	*Microbacteriaceae*（微杆菌科）	*Actinomycetales*（放线菌目）	*Actinobacteria*（放线菌纲）	*Actinobacteria*（放线菌门）	*Bacteria*（细菌域）
Rhodomicrobium（红微菌属）	*Hyphomicrobiaceae*（生丝微菌科）	*Rhizobiales*（根瘤菌目）	*Alphaproteobacteria*（阿耳法变形杆菌纲）	*Proteobacteria*（变形杆菌门）	*Bacteria*（细菌域）
Rhodopila（红球形菌属）	*Acetobacteraceae*（醋杆菌科）	*Rhodospirillales*（红螺菌目）	*Alphaproteobacteria*（阿耳法变形杆菌纲）	*Proteobacteria*（变形杆菌门）	*Bacteria*（细菌域）
Rhodoplanes（红游动菌属）	*Hyphomicrobiaceae*（生丝微菌科）	*Rhizobiales*（根瘤菌目）	*Alphaproteobacteria*（阿耳法变形杆菌纲）	*Proteobacteria*（变形杆菌门）	*Bacteria*（细菌域）
Rhodopseudomonas（红假单胞菌属）	*Bradyrhizobiaceae*（慢生根瘤菌科）	*Rhizobiales*（根瘤菌目）	*Alphaproteobacteria*（阿耳法变形杆菌纲）	*Proteobacteria*（变形杆菌门）	*Bacteria*（细菌域）
Rhodospira（红螺旋菌属）	*Rhodospirillaceae*（红螺菌科）	*Rhodospirillales*（红螺菌目）	*Alphaproteobacteria*（阿耳法变形杆菌纲）	*Proteobacteria*（变形杆菌门）	*Bacteria*（细菌域）
Rhodospirillum（红螺菌属）	*Rhodospirillaceae*（红螺菌科）	*Rhodospirillales*（红螺菌目）	*Alphaproteobacteria*（阿耳法变形杆菌纲）	*Proteobacteria*（变形杆菌门）	*Bacteria*（细菌域）
Rhodothalassium（海玫瑰菌属）	*Rhodobacteraceae*（红杆菌科）	*Rhodobacterales*（红杆菌目）	*Alphaproteobacteria*（阿耳法变形杆菌纲）	*Proteobacteria*（变形杆菌门）	*Bacteria*（细菌域）
Rhodothermus（红嗜热盐菌属）	*Crenotrichaceae*（泉发菌科）	*Sphingobacteriales*（鞘氨醇杆菌目）	*Sphingobacteria*（鞘氨醇菌纲）	*Bacteroidetes*（拟杆菌门）	*Bacteria*（细菌域）
Rhodovibrio（玫瑰弧菌属）	*Rhodospirillaceae*（红螺菌科）	*Rhodospirillales*（红螺菌目）	*Alphaproteobacteria*（阿耳法变形杆菌纲）	*Proteobacteria*（变形杆菌门）	*Bacteria*（细菌域）
Rhodovulum（小红卵菌属）	*Rhodobacteraceae*（红杆菌科）	*Rhodobacterales*（红杆菌目）	*Alphaproteobacteria*（阿耳法变形杆菌纲）	*Proteobacteria*（变形杆菌门）	*Bacteria*（细菌域）
Rickettsia（立克次体属）	*Rickettsiaceae*（立克次氏体科）	*Rickettsiales*（立克次氏体目）	*Alphaproteobacteria*（阿耳法变形杆菌纲）	*Proteobacteria*（变形杆菌门）	*Bacteria*（细菌域）
Rickettsiella（立克次小体属）	*Coxiellaceae*（考克斯氏科）	*Legionellales*（军团菌目）	*Gammaproteobacteria*（伽马变形菌纲）	*Proteobacteria*（变形杆菌门）	*Bacteria*（细菌域）
Riemerella（立默菌属）	*Flavobacteriaceae*（黄杆菌科）	*Flavobacteriales*（黄杆菌目）	*Flavobacteria*（黄杆菌纲）	*Bacteroidetes*（拟杆菌门）	*Bacteria*（细菌域）
Rikenella（理研菌属）	*Rikenellaceae*（理研菌科）	*Bacteroidales*（拟杆菌目）	*Bacteroidetes*（拟杆菌纲）	*Bacteroidetes*（拟杆菌门）	*Bacteria*（细菌域）

属 Genus	科 Family	目 Order	纲 Class	门 Phylum	域 Domain
Rivularia (胶须蓝细菌属)	(第II科)	(第IV亚组)	Cyanobacteria (蓝细菌纲)	Cyanobacteria (蓝细菌门)	Bacteria (细菌域)
Roseateles (玫瑰色半光合菌属)	Comamonadaceae (丛毛单胞菌科)	Burkholderiales (伯克霍尔德氏菌目)	Betaproteobacteria (贝塔变形杆菌纲)	Proteobacteria (变形杆菌门)	Bacteria (细菌域)
Roseburia (罗斯伯里菌属)	Lachnospiraceae (毛螺菌科)	Clostridiales (梭菌目)	Clostridia (梭菌纲)	Firmicutes (厚壁菌门)	Bacteria (细菌域)
Roseibium (玫瑰菌属)	Rhodobacteraceae (红杆菌科)	Rhodobacterales (红菌目)	Alphaproteobacteria (阿尔法变形杆菌纲)	Proteobacteria (变形杆菌门)	Bacteria (细菌域)
Roseiflexus (红弯曲菌属)	Chloroflexaceae (绿屈挠菌科)	Chloroflexales (绿屈挠菌目)	Chloroflexi (绿屈挠菌纲)	Chloroflexi (绿屈挠菌门)	Bacteria (细菌域)
Roseinatronobacter (粉红碱单胞菌属)	Rhodobacteraceae (红杆菌科)	Rhodobacterales (红菌目)	Alphaproteobacteria (阿尔法变形杆菌纲)	Proteobacteria (变形杆菌门)	Bacteria (细菌域)
Roseivivax (粉红活动菌属)	Rhodobacteraceae (红杆菌科)	Rhodobacterales (红菌目)	Alphaproteobacteria (阿尔法变形杆菌纲)	Proteobacteria (变形杆菌门)	Bacteria (细菌域)
Roseobacter (玫瑰杆菌属)	Rhodobacteraceae (红杆菌科)	Rhodobacterales (红菌目)	Alphaproteobacteria (阿尔法变形杆菌纲)	Proteobacteria (变形杆菌门)	Bacteria (细菌域)
Roseococcus (玫瑰球菌属)	Acetobacteraceae (醋杆菌科)	Rhodospirillales (红螺菌目)	Alphaproteobacteria (阿尔法变形杆菌纲)	Proteobacteria (变形杆菌门)	Bacteria (细菌域)
Roseomonas (玫瑰单胞菌属)	Methylobacteriaceae (甲基杆菌科)	Rhizobiales (根瘤菌目)	Alphaproteobacteria (阿尔法变形杆菌纲)	Proteobacteria (变形杆菌门)	Bacteria (细菌域)
Roseospira (蔷薇螺菌属)	Rhodospirillaceae (红螺菌科)	Rhodospirillales (红螺菌目)	Alphaproteobacteria (阿尔法变形杆菌纲)	Proteobacteria (变形杆菌门)	Bacteria (细菌域)
Roseospirillum (玫瑰螺菌属)	Rhodobiaceae (红菌科)	Rhizobiales (根瘤菌目)	Alphaproteobacteria (阿尔法变形杆菌纲)	Proteobacteria (变形杆菌门)	Bacteria (细菌域)
Roseovarius (玫瑰变色菌属)	Rhodobacteraceae (红杆菌科)	Rhodobacterales (红菌目)	Alphaproteobacteria (阿尔法变形杆菌纲)	Proteobacteria (变形杆菌门)	Bacteria (细菌域)
Rothia (罗斯菌属)	Micrococcaceae (微球菌科)	Actinomycetales (放线菌目)	Actinobacteria (放线菌纲)	Actinobacteria (放线菌门)	Bacteria (细菌域)
Rubrimonas (红色单胞菌属)	Rhodobacteraceae (红杆菌科)	Rhodobacterales (红菌目)	Alphaproteobacteria (阿尔法变形杆菌纲)	Proteobacteria (变形杆菌门)	Bacteria (细菌域)
Rubritepida (红暖菌属)	Acetobacteraceae (醋杆菌科)	Rhodospirillales (红螺菌目)	Alphaproteobacteria (阿尔法变形杆菌纲)	Proteobacteria (变形杆菌门)	Bacteria (细菌域)
Rubrivivax (红长命菌属)	未定科	Burkholderiales (伯克霍尔德氏菌目)	Betaproteobacteria (贝塔变形杆菌纲)	Proteobacteria (变形杆菌门)	Bacteria (细菌域)
Rubrobacter (红色杆菌属)	Rubrobacteraceae (红细菌科)	Rubrobacterales (红细菌目)	Actinobacteria (放线菌纲)	Actinobacteria (放线菌门)	Bacteria (细菌域)
Ruegeria (鲁杰氏菌属)	Rhodobacteraceae (红杆菌科)	Rhodobacterales (红菌目)	Alphaproteobacteria (阿尔法变形杆菌纲)	Proteobacteria (变形杆菌门)	Bacteria (细菌域)
Rugamonas (皱纹单胞菌属)	Pseudomonadaceae (假单胞菌科)	Pseudomonadales (假单胞菌目)	Gammaproteobacteria (伽马变形杆菌纲)	Proteobacteria (变形杆菌门)	Bacteria (细菌域)

属 Genus	科 Family	目 Order	纲 Class	门 Phylum	域 Domain
Ruminobacter（瘤胃杆菌属）	*Succinivibrionaceae*（琥珀酸弧菌科）	*Aeromonadales*（气单胞菌目）	*Gammaproteobacteria*（伽马变形菌纲）	*Proteobacteria*（变形杆菌门）	*Bacteria*（细菌域）
Ruminococcus（瘤胃球菌属）	*Lachnospiraceae*（毛螺菌科）	*Clostridiales*（梭菌目）	*Clostridia*（梭菌纲）	*Firmicutes*（厚壁菌门）	*Bacteria*（细菌域）
Runella（古字状菌属）	*Flexibacteraceae*（屈挠杆菌科）	*Sphingobacteriales*（鞘氨醇杆菌目）	*Sphingobacteria*（鞘氨醇杆菌纲）	*Bacteroidetes*（拟杆菌门）	*Bacteria*（细菌域）
Saccharobacter（糖杆菌属）	*Enterobacteriaceae*（肠杆菌科）	*Enterobacteriales*（肠杆菌目）	*Gammaproteobacteria*（伽马变形菌纲）	*Proteobacteria*（变形杆菌门）	*Bacteria*（细菌域）
Saccharococcus（糖球菌属）	*Bacillaceae*（芽孢杆菌科）	*Bacillales*（芽孢杆菌目）	*Bacilli*（芽孢杆菌纲）	*Firmicutes*（厚壁菌门）	*Bacteria*（细菌域）
Saccharomonospora（糖单孢菌属）	*Pseudonocardiaceae*（假诺卡菌科）	*Actinomycetales*（放线菌目）	*Actinobacteria*（放线菌纲）	*Actinobacteria*（放线菌门）	*Bacteria*（细菌域）
Saccharopolyspora（糖多孢菌属）	*Pseudonocardiaceae*（假诺卡菌科）	*Actinomycetales*（放线菌目）	*Actinobacteria*（放线菌纲）	*Actinobacteria*（放线菌门）	*Bacteria*（细菌域）
Saccharospirillum（糖螺菌属）	*Saccharospirillaceae*（糖螺菌科）	*Oceanospirillales*（海洋螺菌目）	*Gammaproteobacteria*（伽马变形菌纲）	*Proteobacteria*（变形杆菌门）	*Bacteria*（细菌域）
Saccharothrix（糖丝菌属）	*Actinosynnemataceae*（束丝放线菌科）	*Micromonosporales*（小单孢菌目）	*Actinobacteria*（放线菌纲）	*Actinobacteria*（放线菌门）	*Bacteria*（细菌域）
Sagittula（箭头菌属）	*Rhodobacteraceae*（红杆菌科）	*Rhodobacterales*（红杆菌目）	*Alphaproteobacteria*（阿耳法变形菌纲）	*Proteobacteria*（变形杆菌门）	*Bacteria*（细菌域）
Salana（萨勒河菌属）	*Beutenbergiaceae*（布坦堡菌科）	*Actinomycetales*（放线菌目）	*Actinobacteria*（放线菌纲）	*Actinobacteria*（放线菌门）	*Bacteria*（细菌域）
Salegentibacter（需盐杆菌属）	*Flavobacteriaceae*（黄杆菌科）	*Flavobacteriales*（黄杆菌目）	*Flavobacteria*（黄杆菌纲）	*Bacteroidetes*（拟杆菌门）	*Bacteria*（细菌域）
Salibacillus（盐芽孢杆菌属）	*Bacillaceae*（芽孢杆菌科）	*Bacillales*（芽孢杆菌目）	*Bacilli*（芽孢杆菌纲）	*Firmicutes*（厚壁菌门）	*Bacteria*（细菌域）
Salinibacter（盐场杆菌属）	*Crenotrichaceae*（泉发菌科）	*Sphingobacteriales*（鞘氨醇杆菌目）	*Sphingobacteria*（鞘氨醇杆菌纲）	*Bacteroidetes*（拟杆菌门）	*Bacteria*（细菌域）
Salinibacterium（盐水杆菌属）	*Microbacteriaceae*（微杆菌科）	*Actinomycetales*（放线菌目）	*Actinobacteria*（放线菌纲）	*Actinobacteria*（放线菌门）	*Bacteria*（细菌域）
Salinicoccus（盐水球菌属）	*Staphylococcaceae*（葡萄球菌科）	*Bacillales*（芽孢杆菌目）	*Bacilli*（芽孢杆菌纲）	*Firmicutes*（厚壁菌门）	*Bacteria*（细菌域）
Salinivibrio（盐弧菌属）	*Vibrionaceae*（弧菌科）	*Vibrionales*（弧菌目）	*Gammaproteobacteria*（伽马变形菌纲）	*Proteobacteria*（变形杆菌门）	*Bacteria*（细菌域）
Salmonella（沙门菌属）	*Enterobacteriaceae*（肠杆菌科）	*Enterobacteriales*（肠杆菌目）	*Gammaproteobacteria*（伽马变形菌纲）	*Proteobacteria*（变形杆菌门）	*Bacteria*（细菌域）

属 Genus	科 Family	目 Order	纲 Class	门 Phylum	域 Domain
Samsonia（山姆松氏菌属）	*Enterobacteriaceae*（肠杆菌科）	*Enterobacteriales*（肠杆菌目）	*Gammaproteobacteria*（伽马变形菌纲）	*Proteobacteria*（变形杆菌门）	*Bacteria*（细菌域）
Sandaracinobacter（橙色杆菌属）	*Sphingomonadaceae*（鞘氨醇单胞菌科）	*Sphingomonadales*（鞘氨醇单胞菌目）	*Alphaproteobacteria*（阿耳法变形杆菌纲）	*Proteobacteria*（变形杆菌门）	*Bacteria*（细菌域）
Sanguibacter（血杆菌属）	*Sanguibacteraceae*（血杆菌科）	*Actinomycetales*（放线菌目）	*Actinobacteria*（放线菌纲）	*Actinobacteria*（放线菌门）	*Bacteria*（细菌域）
Saprospira（腐败螺旋菌属）	*Saprospiraceae*（腐败螺旋菌科）	*Sphingobacteriales*（鞘氨醇杆菌目）	*Sphingobacteria*（鞘氨醇杆菌纲）	*Bacteroidetes*（拟杆菌门）	*Bacteria*（细菌域）
Sarcina（八叠球菌属）	*Clostridaceae*（梭菌科）	*Clostridiales*（梭菌目）	*Clostridia*（梭菌纲）	*Firmicutes*（厚壁菌门）	*Bacteria*（细菌域）
Scardonia（斯卡多维亚氏菌属）	*Bifidobacteriaceae*（双歧杆菌科）	*Bifidobacteriales*（双歧杆菌目）	*Actinobacteria*（放线菌纲）	*Actinobacteria*（放线菌门）	*Bacteria*（细菌域）
Schineria（席勒氏菌属）	*Xanthomonadaceae*（黄单胞菌科）	*Xanthomonadales*（黄单胞菌目）	*Gammaproteobacteria*（伽马变形菌纲）	*Proteobacteria*（变形杆菌门）	*Bacteria*（细菌域）
Schlegelella（莱托氏菌属）	*Comamonadaceae*（丛毛单胞菌科）	*Burkholderiales*（伯克霍尔德氏菌目）	*Betaproteobacteria*（贝塔变形杆菌纲）	*Proteobacteria*（变形杆菌门）	*Bacteria*（细菌域）
Schwartzia（施瓦茨菌属）	*Acidaminococcaceae*（氨基酸球菌科）	*Clostridiales*（梭菌目）	*Clostridia*（梭菌纲）	*Firmicutes*（厚壁菌门）	*Bacteria*（细菌域）
Scytonema（假枝蓝细菌属）	（第Ⅰ科）	（第Ⅳ亚组）	*Cyanobacteria*（蓝细菌纲）	*Cyanobacteria*（蓝细菌门）	*Bacteria*（细菌域）
Sebaldella（塞巴尔德菌属）	*Fusobacteriaceae*（梭杆菌科）	*Fusobacteriales*（梭杆菌目）	*Fusobacteria*（梭杆菌纲）	*Fusobacteria*（梭杆菌门）	*Bacteria*（细菌域）
Sedimentibacter（沉积物棒菌属）	*Peptostreptococcaceae*（消化链球菌科）	*Clostridiales*（梭菌目）	*Clostridia*（梭菌纲）	*Firmicutes*（厚壁菌门）	*Bacteria*（细菌域）
Selenihalanaerobacter（硒盐厌氧杆菌属）	*Halobacteroidaceae*（拟盐杆菌科）	*Haloanaerobiales*（盐厌氧菌目）	*Clostridia*（梭菌纲）	*Firmicutes*（厚壁菌门）	*Bacteria*（细菌域）
Selenomonas（月形单胞菌属）	*Acidaminococcaceae*（氨基酸球菌科）	*Clostridiales*（梭菌目）	*Clostridia*（梭菌纲）	*Firmicutes*（厚壁菌门）	*Bacteria*（细菌域）
Seliberia（塞里伯氏菌属）	*Hyphomicrobiaceae*（生丝微菌科）	*Rhizobiales*（根瘤菌目）	*Alphaproteobacteria*（阿耳法变形杆菌纲）	*Proteobacteria*（变形杆菌门）	*Bacteria*（细菌域）
Serpens（蛇形菌属）	*Pseudomonadaceae*（假单胞菌科）	*Pseudomonadales*（假单胞菌目）	*Gammaproteobacteria*（伽马变形菌纲）	*Proteobacteria*（变形杆菌门）	*Bacteria*（细菌域）
Serpulina（小蛇菌属）	*Serpulinaceae*（小蛇菌科）	*Spirochaetales*（螺旋体目）	*Spirochaetes*（螺旋体纲）	*Spirochaetes*（螺旋体门）	*Bacteria*（细菌域）
Serratia（沙雷菌属）	*Enterobacteriaceae*（肠杆菌科）	*Enterobacteriales*（肠杆菌目）	*Gammaproteobacteria*（伽马变形菌纲）	*Proteobacteria*（变形杆菌门）	*Bacteria*（细菌域）

属 Genus	科 Family	目 Order	纲 Class	门 Phylum	域 Domain
Shewanella (希瓦菌属)	Alteromonadaceae (交替单胞菌科)	Alteromonadales (交替单胞菌目)	Gammaproteobacteria (伽马变形菌纲)	Proteobacteria (变形杆菌门)	Bacteria (细菌域)
Shigella (志贺菌属)	Enterobacteriaceae (肠杆菌科)	Enterobacteriales (肠杆菌目)	Gammaproteobacteria (伽马变形菌纲)	Proteobacteria (变形杆菌门)	Bacteria (细菌域)
Shuttleworthia (沙特尔沃斯氏菌属)	Lachnospiraceae (毛螺菌科)	Clostridiales (梭菌目)	Clostridia (梭菌纲)	Firmicutes (厚壁菌门)	Bacteria (细菌域)
Silicibacter (硅杆菌属)	Rhodobacteraceae (红杆菌科)	Rhodobacterales (红杆菌目)	Alphaproteobacteria (阿耳法变形菌纲)	Proteobacteria (变形杆菌门)	Bacteria (细菌域)
Simkania (西门坎氏菌属)	Simkaniaceae (西门坎氏菌科)	Chlamydiales (衣原体目)	Chlamydiae (衣原体纲)	Chlamydiae (衣原体门)	Bacteria (细菌域)
Simonsiella (西蒙斯菌属)	Neisseriaceae (奈瑟氏球菌科)	Neisseriales (奈瑟球菌目)	Betaproteobacteria (贝塔变形杆菌纲)	Proteobacteria (变形杆菌门)	Bacteria (细菌域)
Sinorhizobium (中华根瘤菌属)	Rhizobiaceae (根瘤菌科)	Rhizobiales (根瘤菌目)	Alphaproteobacteria (阿耳法变形杆菌纲)	Proteobacteria (变形杆菌门)	Bacteria (细菌域)
Skermanella (斯科尔曼球菌属)	Rhodospirillaceae (红螺菌科)	Rhodospirillales (红螺菌目)	Alphaproteobacteria (阿耳法变形杆菌纲)	Proteobacteria (变形杆菌门)	Bacteria (细菌域)
Skermania (斯科尔曼菌属)	Gordoniaceae (戈登菌科)	Actinomycetales (放线菌目)	Actinobacteria (放线菌纲)	Actinobacteria (放线菌门)	Bacteria (细菌域)
Slackia (史雷克菌属)	Coriobacteriaceae (红蝽菌科)	Coriobacteriales (红蝽菌目)	Actinobacteria (放线菌纲)	Actinobacteria (放线菌门)	Bacteria (细菌域)
Smithella (史密斯氏菌属)	Syntrophaceae (互养菌科)	Syntrophobacterales (互营杆菌目)	Deltaproteobacteria (德耳塔变形杆菌纲)	Proteobacteria (变形杆菌门)	Bacteria (细菌域)
Sneathia (斯尼思菌属)	Fusobacteriaceae (梭杆菌科)	Fusobacteriales (梭杆菌目)	Fusobacteria (梭杆菌纲)	Fusobacteria (梭杆菌门)	Bacteria (细菌域)
Sodalis (伴侣菌属)	Enterobacteriaceae (肠杆菌科)	Enterobacteriales (肠杆菌目)	Gammaproteobacteria (伽马变形菌纲)	Proteobacteria (变形杆菌门)	Bacteria (细菌域)
Soehngenia (泽恩根氏菌属)	Clostridiaceae (梭菌科)	Clostridiales (梭菌目)	Clostridia (梭菌纲)	Firmicutes (厚壁菌门)	Bacteria (细菌域)
Solirubrobacter (土壤红色杆形菌属)	Rubrobacteraceae (红纽菌科)	Rubrobacterales (红纽菌目)	Actinobacteria (放线菌纲)	Actinobacteria (放线菌门)	Bacteria (细菌域)
Solobacterium (细小杆菌属)	Erysipelotrichaceae (丹毒丝菌科)	Erysipelotrichales (丹毒丝菌目)	Erysipelotrichi (丹毒丝菌纲)	Firmicutes (厚壁菌门)	Bacteria (细菌域)
Sorangium (堆囊菌属)	Polyangiaceae (多囊菌科)	Myxococcales (粘球菌目)	Deltaproteobacteria (德耳塔变形杆菌纲)	Proteobacteria (变形杆菌门)	Bacteria (细菌域)
Sphaerobacter (球杆菌属)	Sphaerobacteraceae (球杆菌科)	Sphaerobacterales (球杆菌目)	Sphaerobacteridae (球杆菌亚纲)	Chloroflexi (绿屈挠菌门)	Bacteria (细菌域)

属 Genus	科 Family	目 Order	纲 Class	门 Phylum	域 Domain
Sphaerotilus（球衣菌属）	*Comamonadaceae*（丛毛单胞菌科）	*Burkholderiales*（伯克霍尔德氏菌目）	*Betaproteobacteria*（贝塔变形杆菌纲）	*Proteobacteria*（变形杆菌门）	*Bacteria*（细菌域）
Sphingobacterium（鞘氨醇杆菌属）	*Sphingobacteriaceae*（鞘氨醇杆菌科）	*Sphingobacteriales*（鞘氨醇杆菌目）	*Sphingobacteria*（鞘氨醇菌纲）	*Bacteroidetes*（拟杆菌门）	*Bacteria*（细菌域）
Sphingobium（鞘氨醇菌属）	*Sphingomonadaceae*（鞘氨醇单胞菌科）	*Sphingomonadales*（鞘氨醇单胞菌目）	*Alphaproteobacteria*（阿耳法变形杆菌纲）	*Proteobacteria*（变形杆菌门）	*Bacteria*（细菌域）
Sphingomonas（鞘氨醇单胞菌属）	*Sphingomonadaceae*（鞘氨醇单胞菌科）	*Sphingomonadales*（鞘氨醇单胞菌目）	*Alphaproteobacteria*（阿耳法变形杆菌纲）	*Proteobacteria*（变形杆菌门）	*Bacteria*（细菌域）
Sphingopyxis（鞘氨醇盒菌属）	*Sphingomonadaceae*（鞘氨醇单胞菌科）	*Sphingomonadales*（鞘氨醇单胞菌目）	*Alphaproteobacteria*（阿耳法变形杆菌纲）	*Proteobacteria*（变形杆菌门）	*Bacteria*（细菌域）
Spirilliplanes（游动螺菌属）	*Micromonosporaceae*（小单孢菌科）	*Micromonosporales*（小单孢菌目）	*Actinobacteria*（放线菌纲）	*Actinobacteria*（放线菌门）	*Bacteria*（细菌域）
Spirillospora（螺孢菌属）	*Thermomonosporaceae*（高温单孢菌科）	*Actinomycetales*（放线菌目）	*Actinobacteria*（放线菌纲）	*Actinobacteria*（放线菌门）	*Bacteria*（细菌域）
Spirillum（螺菌属）	*Spirillaceae*（螺菌科）	*Nitrosomonadales*（亚硝化单胞菌目）	*Betaproteobacteria*（贝塔变形杆菌纲）	*Proteobacteria*（变形杆菌门）	*Bacteria*（细菌域）
Spirochaeta（螺旋体属）	*Spirochaetaceae*（螺旋体科）	*Spirochaetales*（螺旋体目）	*Spirochaetes*（螺旋体纲）	*Spirochaetes*（螺旋体门）	*Bacteria*（细菌域）
Spiroplasma（螺原体属）	*Spiroplasmataceae*（螺原体科）	*Entomoplasmatales*（虫原体目）	*Mollicutes*（柔膜菌纲）	*Firmicutes*（厚壁菌门）	*Bacteria*（细菌域）
Spirosoma（螺状菌属）	*Flexibacteraceae*（屈挠杆菌科）	*Sphingobacteriales*（鞘氨醇杆菌目）	*Sphingobacteria*（鞘氨醇菌纲）	*Bacteroidetes*（拟杆菌门）	*Bacteria*（细菌域）
Spirulina（螺旋蓝细菌属）	（第Ⅰ科）	（第Ⅲ亚组）	*Cyanobacteria*（蓝细菌纲）	*Cyanobacteria*（蓝细菌门）	*Bacteria*（细菌域）
Sporanaerobacter（成孢厌氧杆菌属）	*Peptostreptococcaceae*（消化链球菌科）	*Clostridiales*（梭菌目）	*Clostridia*（梭菌纲）	*Firmicutes*（厚壁菌门）	*Bacteria*（细菌域）
Sporichthya（鱼孢菌属）	*Sporichthyaceae*（鱼孢菌科）	*Actinomycetales*（放线菌目）	*Actinobacteria*（放线菌纲）	*Actinobacteria*（放线菌门）	*Bacteria*（细菌域）
Sporobacterium（生孢杆菌属）	*Lachnospiraceae*（毛螺菌科）	*Clostridiales*（梭菌目）	*Clostridia*（梭菌纲）	*Firmicutes*（厚壁菌门）	*Bacteria*（细菌域）
Sporocytophaga（生孢噬纤维菌属）	*Flexibacteraceae*（屈挠杆菌科）	*Sphingobacteriales*（鞘氨醇杆菌目）	*Sphingobacteria*（鞘氨醇菌纲）	*Bacteroidetes*（拟杆菌门）	*Bacteria*（细菌域）
Sporohalobacter（生孢盐杆菌属）	*Halobacteroidaceae*（拟盐杆菌科）	*Haloanaerobiales*（盐厌氧菌目）	*Clostridia*（梭菌纲）	*Firmicutes*（厚壁菌门）	*Bacteria*（细菌域）
Sporolactobacillus（芽孢乳杆菌属）	*Sporolactobacillaceae*（芽孢乳杆菌科）	*Bacillales*（芽孢杆菌目）	*Bacilli*（芽孢杆菌纲）	*Firmicutes*（厚壁菌门）	*Bacteria*（细菌域）

属 Genus	科 Family	目 Order	纲 Class	门 Phylum	域 Domain
Sporomusa (香蕉孢菌属)	*Acidaminococcaceae* (氨基酸球菌科)	*Clostridiales* (梭菌目)	*Clostridia* (梭菌纲)	*Firmicutes* (厚壁菌门)	*Bacteria* (细菌域)
Sporosarcina (芽孢八叠球菌属)	*Planococcaceae* (动性球菌科)	*Bacillales* (芽孢杆菌目)	*Bacilli* (芽孢杆菌纲)	*Firmicutes* (厚壁菌门)	*Bacteria* (细菌域)
Sporotomaculum (香肠状芽孢菌属)	*Thermoanaerobacteriaceae* (好热厌氧杆菌科)	*Thermoanaerobacteriales* (好热厌氧杆菌目)	*Clostridia* (梭菌纲)	*Firmicutes* (厚壁菌门)	*Bacteria* (细菌域)
Staleya (斯塔雷菌属)	*Rhodobacteraceae* (红杆菌科)	*Rhodobacterales* (红杆菌目)	*Alphaproteobacteria* (阿耳法变形杆菌纲)	*Proteobacteria* (变形杆菌门)	*Bacteria* (细菌域)
Stanieria (斯塔尼尔菌属)	第 I 科	第 II 亚组	*Cyanobacteria* (蓝细菌纲)	*Cyanobacteria* (蓝细菌门)	*Bacteria* (细菌域)
Staphylococcus (葡萄球菌属)	*Staphylococcaceae* (葡萄球菌科)	*Bacillales* (芽孢杆菌目)	*Bacilli* (芽孢杆菌纲)	*Firmicutes* (厚壁菌门)	*Bacteria* (细菌域)
Stappia (斯塔普菌属)	*Rhodobacteraceae* (红杆菌科)	*Rhodobacterales* (红杆菌目)	*Alphaproteobacteria* (阿耳法变形杆菌纲)	*Proteobacteria* (变形杆菌门)	*Bacteria* (细菌域)
Starkeya (斯塔基氏菌属)	*Hyphomicrobiaceae* (生丝微菌科)	*Rhizobiales* (根瘤菌目)	*Alphaproteobacteria* (阿耳法变形杆菌纲)	*Proteobacteria* (变形杆菌门)	*Bacteria* (细菌域)
Starria (斯塔尔蓝细菌属)	第 I 科	第 III 亚组	*Cyanobacteria* (蓝细菌纲)	*Cyanobacteria* (蓝细菌门)	*Bacteria* (细菌域)
Stella (星状菌属)	*Acetobacteraceae* (醋杆菌科)	*Rhodospirillales* (红螺菌目)	*Alphaproteobacteria* (阿耳法变形杆菌纲)	*Proteobacteria* (变形杆菌门)	*Bacteria* (细菌域)
Stenotrophomonas (寡养单胞菌属)	*Xanthomonadaceae* (黄单胞菌科)	*Xanthomonadales* (黄单胞菌目)	*Gammaproteobacteria* (伽马变形杆菌纲)	*Proteobacteria* (变形杆菌门)	*Bacteria* (细菌域)
Sterolibacterium (甾醇杆菌属)	*Rhodocyclaceae* (红环菌科)	*Rhodocyclales* (红环菌目)	*Betaproteobacteria* (贝耳塔变形杆菌纲)	*Proteobacteria* (变形杆菌门)	*Bacteria* (细菌域)
Stigmatella (标桩菌属)	*Cystobacteraceae* (孢囊杆菌科)	*Myxococcales* (枯球菌目)	*Deltaproteobacteria* (德耳塔变形杆菌纲)	*Proteobacteria* (变形杆菌门)	*Bacteria* (细菌域)
Stigonema (真枝蓝细菌属)	第 I 科	第 V 亚组	*Cyanobacteria* (蓝细菌纲)	*Cyanobacteria* (蓝细菌门)	*Bacteria* (细菌域)
Stomatococcus (口腔球菌属)	*Micrococcaceae* (微球菌科)	*Actinomycetales* (放线菌目)	*Actinobacteria* (放线菌纲)	*Actinobacteria* (放线菌门)	*Bacteria* (细菌域)
Streptoalloteichus (异壁链霉菌属)	*Pseudonocardiaceae* (假诺卡菌科)	*Actinomycetales* (放线菌目)	*Actinobacteria* (放线菌纲)	*Actinobacteria* (放线菌门)	*Bacteria* (细菌域)
Streptobacillus (链杆菌属)	*Fusobacteriaceae* (梭杆菌科)	*Fusobacteriales* (梭杆菌目)	*Fusobacteria* (梭杆菌纲)	*Fusobacteria* (梭杆菌门)	*Bacteria* (细菌域)
Streptococcus (链球菌属)	*Streptococcaceae* (链球菌科)	*Lactobacillales* (乳杆菌目)	*Bacilli* (芽孢杆菌纲)	*Firmicutes* (厚壁菌门)	*Bacteria* (细菌域)

属 Genus	科 Family	目 Order	纲 Class	门 Phylum	域 Domain
Streptomonospora（链单孢菌属）	*Nocardiopsaceae*（拟诺卡氏菌科）	*Actinomycetales*（放线菌目）	*Actinobacteria*（放线菌纲）	*Actinobacteria*（放线菌门）	*Bacteria*（细菌域）
Streptomyces（链霉菌属）	*Streptomycetaceae*（链霉菌科）	*Actinomycetales*（放线菌目）	*Actinobacteria*（放线菌纲）	*Actinobacteria*（放线菌门）	*Bacteria*（细菌域）
Streptosporangium（链孢囊菌属）	*Streptosporangiaceae*（链孢囊菌科）	*Actinomycetales*（放线菌目）	*Actinobacteria*（放线菌纲）	*Actinobacteria*（放线菌门）	*Bacteria*（细菌域）
Streptoverticillium（链轮丝菌属）	*Streptomycetaceae*（链霉菌科）	*Actinomycetales*（放线菌目）	*Actinobacteria*（放线菌纲）	*Actinobacteria*（放线菌门）	*Bacteria*（细菌域）
Subtercola（栖地下菌属）	*Microbacteriaceae*（微杆菌科）	*Actinomycetales*（放线菌目）	*Actinobacteria*（放线菌纲）	*Actinobacteria*（放线菌门）	*Bacteria*（细菌域）
Succiniclasticum（解琥珀酸菌属）	*Acidaminococcaceae*（氨基酸球菌科）	*Clostridiales*（梭菌目）	*Clostridia*（梭菌纲）	*Firmicutes*（厚壁菌门）	*Bacteria*（细菌域）
Succinimonas（琥珀酸单胞菌属）	*Succinivibrionaceae*（琥珀酸弧菌科）	*Aeromonadales*（气单胞菌目）	*Gammaproteobacteria*（伽马变形菌纲）	*Proteobacteria*（变形杆菌门）	*Bacteria*（细菌域）
Succinispira（琥珀酸螺菌属）	*Acidaminococcaceae*（氨基酸球菌科）	*Clostridiales*（梭菌目）	*Clostridia*（梭菌纲）	*Firmicutes*（厚壁菌门）	*Bacteria*（细菌域）
Succinivibrio（琥珀酸弧菌属）	*Succinivibrionaceae*（琥珀酸弧菌科）	*Aeromonadales*（气单胞菌目）	*Gammaproteobacteria*（伽马变形菌纲）	*Proteobacteria*（变形杆菌门）	*Bacteria*（细菌域）
Sulfobacter（亚硫酸盐杆菌属）	*Rhodobacteraceae*（红杆菌科）	*Rhodobacterales*（红杆菌目）	*Alphaproteobacteria*（阿尔法变形杆菌纲）	*Proteobacteria*（变形杆菌门）	*Bacteria*（细菌域）
Sulfobacillus（硫化芽孢杆菌属）	*Alicyclobacillaceae*（脂环酸芽孢杆菌科）	*Bacillales*（芽孢杆菌目）	*Bacilli*（芽孢杆菌纲）	*Firmicutes*（厚壁菌门）	*Bacteria*（细菌域）
Sulfurihydrogenibium（食硫氢单菌属）	*Aquificaceae*（产液菌科）	*Aquificales*（产液菌目）	*Aquificae*（产液菌纲）	*Aquificae*（产液菌门）	*Bacteria*（细菌域）
Sulfurimonas（氧化硫单胞菌属）	*Helicobacteraceae*（螺杆菌科）	*Campylobacterales*（弯曲杆菌目）	*Epsilonproteobacteria*（艾普西隆变形杆菌纲）	*Proteobacteria*（变形杆菌门）	*Bacteria*（细菌域）
Sulfurospirillum（硫化螺旋菌属）	*Campylobacteraceae*（弯曲杆菌科）	*Campylobacterales*（弯曲杆菌目）	*Epsilonproteobacteria*（艾普西隆变形杆菌纲）	*Proteobacteria*（变形杆菌门）	*Bacteria*（细菌域）
Sutterella（萨特菌属）	*Alcaligenaceae*（产碱杆菌科）	*Burkholderiales*（伯克霍尔德氏菌目）	*Betaproteobacteria*（贝塔变形杆菌纲）	*Proteobacteria*（变形杆菌门）	*Bacteria*（细菌域）
Suttonella（萨顿菌属）	*Cardiobacteriaceae*（心杆菌科）	*Cardiobacteriales*（心杆菌目）	*Gammaproteobacteria*（伽马变形菌纲）	*Proteobacteria*（变形杆菌门）	*Bacteria*（细菌域）
Symbioites（共生小体属）	*Holosporaceae*（全泡螺菌科）	*Rickettsiales*（立克次氏体目）	*Alphaproteobacteria*（阿尔法变形杆菌纲）	*Proteobacteria*（变形杆菌门）	*Bacteria*（细菌域）
Symploca（束蓝细菌属）	（第I科）	（第III亚组）	*Cyanobacteria*（蓝细菌纲）	*Cyanobacteria*（蓝细菌门）	*Bacteria*（细菌域）

属 Genus	科 Family	目 Order	纲 Class	门 Phylum	域 Domain
Synechococcus（聚球蓝细菌属）	（第 I 科）	（第 I 亚组）	*Cyanobacteria*（蓝细菌纲）	*Cyanobacteria*（蓝细菌门）	*Bacteria*（细菌域）
Synechocystis（集胞蓝细菌属）	（第 I 科）	（第 I 亚组）	*Cyanobacteria*（蓝细菌纲）	*Cyanobacteria*（蓝细菌门）	*Bacteria*（细菌域）
Synergistes（互养菌属）	*Deferribacteraceae*（铁还原杆菌科）	*Deferribacterales*（铁还原杆菌目）	*Deferribacteres*（铁还原杆菌纲）	*Deferribacteres*（铁还原杆菌门）	*Bacteria*（细菌域）
Syntrophobacter（互营杆菌属）	*Syntrophobacteraceae*（互营杆菌科）	*Syntrophobacterales*（互营杆菌目）	*Deltaproteobacteria*（德耳塔变形杆菌纲）	*Proteobacteria*（变形杆菌门）	*Bacteria*（细菌域）
Syntrophobotulus（共养香肠样杆菌属）	*Peptococcaceae*（消化球菌科）	*Clostridiales*（梭菌目）	*Clostridia*（梭菌纲）	*Firmicutes*（厚壁菌门）	*Bacteria*（细菌域）
Syntrophococcus（共养球菌属）	*Lachnospiraceae*（毛螺菌科）	*Clostridiales*（梭菌目）	*Clostridia*（梭菌纲）	*Firmicutes*（厚壁菌门）	*Bacteria*（细菌域）
Syntrophomonas（共养单胞菌属）	*Syntrophomonadaceae*（共养单胞菌科）	*Clostridiales*（梭菌目）	*Clostridia*（梭菌纲）	*Firmicutes*（厚壁菌门）	*Bacteria*（细菌域）
Syntrophospora（共养生孢菌属）	*Syntrophomonadaceae*（共养单胞菌科）	*Clostridiales*（梭菌目）	*Clostridia*（梭菌纲）	*Firmicutes*（厚壁菌门）	*Bacteria*（细菌域）
Syntrophothermus（互养栖热菌属）	*Syntrophomonadaceae*（共养单胞菌科）	*Clostridiales*（梭菌目）	*Clostridia*（梭菌纲）	*Firmicutes*（厚壁菌门）	*Bacteria*（细菌域）
Syntrophus（共养菌属）	*Syntrophaceae*（互营菌科）	*Syntrophobacterales*（互营杆菌目）	*Deltaproteobacteria*（德耳塔变形杆菌纲）	*Proteobacteria*（变形杆菌门）	*Bacteria*（细菌域）
Tannerella（坦纳氏菌属）	*Porphyromonadaceae*（卟啉单胞菌科）	*Bacteroidales*（拟杆菌目）	*Bacteroidetes*（拟杆菌纲）	*Bacteroidetes*（拟杆菌门）	*Bacteria*（细菌域）
Tatumella（塔特姆菌属）	*Enterobacteriaceae*（肠杆菌科）	*Enterobacteriales*（肠杆菌目）	*Gammaproteobacteria*（伽马变形菌纲）	*Proteobacteria*（变形杆菌门）	*Bacteria*（细菌域）
Taylorella（泰勒氏菌属）	*Alcaligenaceae*（产碱杆菌科）	*Burkholderiales*（伯克霍尔德氏菌目）	*Betaproteobacteria*（贝塔变形菌纲）	*Proteobacteria*（变形杆菌门）	*Bacteria*（细菌域）
Tectibacter（罩杆菌属）	*Holosporaceae*（全胞螺菌科）	*Rickettsiales*（立克次氏体目）	*Alphaproteobacteria*（阿耳法变形杆菌纲）	*Proteobacteria*（变形杆菌门）	*Bacteria*（细菌域）
Teichococcus（壁球菌属）	*Acetobacteraceae*（醋杆菌科）	*Rhodospirillales*（红螺菌目）	*Alphaproteobacteria*（阿耳法变形杆菌纲）	*Proteobacteria*（变形杆菌门）	*Bacteria*（细菌域）
Telluria（地神菌属）	*Oxalobacteraceae*（草酸杆菌科）	*Burkholderiales*（伯克霍尔德氏菌目）	*Betaproteobacteria*（贝塔变形菌纲）	*Proteobacteria*（变形杆菌门）	*Bacteria*（细菌域）
Tenacibaculum（黏着杆菌属）	*Flavobacteriaceae*（黄杆菌科）	*Flavobacteriales*（黄杆菌目）	*Flavobacteria*（黄杆菌纲）	*Bacteroidetes*（拟杆菌门）	*Bacteria*（细菌域）
Tepidibacter（温暖杆菌属）	*Clostridiaceae*（梭菌科）	*Clostridiales*（梭菌目）	*Clostridia*（梭菌纲）	*Firmicutes*（厚壁菌门）	*Bacteria*（细菌域）
Tepidimonas（栖温境单胞菌属）	*Comamonadaceae*（丛毛单胞菌科）	*Burkholderiales*（伯克霍尔德氏菌目）	*Betaproteobacteria*（贝塔变形杆菌纲）	*Proteobacteria*（变形杆菌门）	*Bacteria*（细菌域）
Terasakiella（寺崎氏菌属）	*Methylocystaceae*（甲基孢囊菌科）	*Rhizobiales*（根瘤菌目）	*Alphaproteobacteria*（阿耳法变形杆菌纲）	*Proteobacteria*（变形杆菌门）	*Bacteria*（细菌域）

属 Genus	科 Family	目 Order	纲 Class	门 Phylum	域 Domain
Teredinibacter（船蛆杆菌属）	（未定科）	*Alteromonadales*（交替单胞菌目）	*Gammaproteobacteria*（伽马变形菌纲）	*Proteobacteria*（变形杆菌门）	*Bacteria*（细菌域）
Terrabacter（地杆菌属）	*Intrasporangiaceae*（间孢囊菌科）	*Actinomycetales*（放线菌目）	*Actinobacteria*（放线菌纲）	*Actinobacteria*（放线菌门）	*Bacteria*（细菌域）
Terracoccus（土地球菌属）	*Intrasporangiaceae*（间孢囊菌科）	*Actinomycetales*（放线菌目）	*Actinobacteria*（放线菌纲）	*Actinobacteria*（放线菌门）	*Bacteria*（细菌域）
Tessaracoccus（四叠球菌属）	*Propionibacteriaceae*（丙酸杆菌科）	*Actinomycetales*（放线菌目）	*Actinobacteria*（放线菌纲）	*Actinobacteria*（放线菌门）	*Bacteria*（细菌域）
Tetragenococcus（四联球菌属）	*Enterococcaceae*（肠球菌科）	*Lactobacillales*（乳杆菌目）	*Bacilli*（芽孢杆菌纲）	*Firmicutes*（厚壁菌门）	*Bacteria*（细菌域）
Tetrasphaera（四联球状菌属）	*Intrasporangiaceae*（间孢囊菌科）	*Actinomycetales*（放线菌目）	*Actinobacteria*（放线菌纲）	*Actinobacteria*（放线菌门）	*Bacteria*（细菌域）
Thalassolituus（海洋弯曲菌属）	*Oceanospirillaceae*（海洋螺菌科）	*Oceanospirillales*（海洋螺菌目）	*Gammaproteobacteria*（伽马变形菌纲）	*Proteobacteria*（变形杆菌门）	*Bacteria*（细菌域）
Thalassomonas（深海单胞菌属）	*Alteromonadaceae*（交替单胞菌科）	*Alteromonadales*（交替单胞菌目）	*Gammaproteobacteria*（伽马变形菌纲）	*Proteobacteria*（变形杆菌门）	*Bacteria*（细菌域）
Thalassospira（深海螺旋菌）	*Rhodospirillaceae*（红螺菌科）	*Rhodospirillales*（红螺菌目）	*Alphaproteobacteria*（阿耳法变形杆菌纲）	*Proteobacteria*（变形杆菌门）	*Bacteria*（细菌域）
Thauera（索氏菌属）	*Rhodocyclaceae*（红环菌科）	*Rhodocyclales*（红环菌目）	*Betaproteobacteria*（贝塔变形菌纲）	*Proteobacteria*（变形杆菌门）	*Bacteria*（细菌域）
Thermacetogenium（嗜热产醋菌属）	*Thermoanaerobacteriaceae*（好热厌氧杆菌科）	*Thermoanaerobacteriales*（好热厌氧杆菌目）	*Clostridia*（梭菌纲）	*Firmicutes*（厚壁菌门）	*Bacteria*（细菌域）
Thermaerobacter（嗜热好氧杆菌属）	*Syntrophomonadaceae*（共养单胞菌科）	*Clostridiales*（梭菌目）	*Clostridia*（梭菌纲）	*Firmicutes*（厚壁菌门）	*Bacteria*（细菌域）
Thermanaeromonas（热厌氧单胞菌属）	*Thermoanaerobacteriaceae*（好热厌氧杆菌科）	*Thermoanaerobacteriales*（好热厌氧杆菌目）	*Clostridia*（梭菌纲）	*Firmicutes*（厚壁菌门）	*Bacteria*（细菌域）
Thermanaeroibrio（热厌氧弧菌属）	*Syntrophomonadaceae*（共养单胞菌科）	*Clostridiales*（梭菌目）	*Clostridia*（梭菌纲）	*Firmicutes*（厚壁菌门）	*Bacteria*（细菌域）
Thermicanus（热存活菌属）	*Paenibacillaceae*（类芽孢杆菌科）	*Bacillales*（芽孢杆菌目）	*Bacilli*（芽孢杆菌纲）	*Firmicutes*（厚壁菌门）	*Bacteria*（细菌域）
Thermithiobacillus（热硫杆状菌属）	*Thermithiobacillaceae*（热硫杆状菌科）	*Acidithiobacillales*（酸硫杆菌目）	*Gammaproteobacteria*（伽马变形菌纲）	*Proteobacteria*（变形杆菌门）	*Bacteria*（细菌域）
Thermoactinomyces（高温放线菌属）	*Thermoactinomycetaceae*（高温放线菌科）	*Bacillales*（芽孢杆菌目）	*Bacilli*（芽孢杆菌纲）	*Firmicutes*（厚壁菌门）	*Bacteria*（细菌域）
Thermoanaerobacter（热厌氧杆菌属）	*Thermoanaerobacteriaceae*（好热厌氧杆菌科）	*Thermoanaerobacteriales*（好热厌氧杆菌目）	*Clostridia*（梭菌纲）	*Firmicutes*（厚壁菌门）	*Bacteria*（细菌域）
Thermoanaerobacterium（好热厌氧菌属）	*Thermoanaerobacteriaceae*（好热厌氧杆菌科）	*Thermoanaerobacteriales*（好热厌氧杆菌目）	*Clostridia*（梭菌纲）	*Firmicutes*（厚壁菌门）	*Bacteria*（细菌域）
Thermoanaerobium（热厌氧菌属）	*Thermoanaerobacteriaceae*（好热厌氧杆菌科）	*Thermoanaerobacteriales*（好热厌氧杆菌目）	*Clostridia*（梭菌纲）	*Firmicutes*（厚壁菌门）	*Bacteria*（细菌域）

属 Genus	科 Family	目 Order	纲 Class	门 Phylum	域 Domain
Thermobacillus (热芽孢杆菌属)	*Paenibacillaceae* (类芽孢杆菌科)	*Bacillales* (芽孢杆菌目)	*Bacilli* (芽孢杆菌纲)	*Firmicutes* (厚壁菌门)	*Bacteria* (细菌域)
Thermobifida (普热裂孢菌属)	*Nocardiopsaceae* (拟诺卡氏菌科)	*Actinomycetales* (放线菌目)	*Actinobacteria* (放线菌纲)	*Actinobacteria* (放线菌门)	*Bacteria* (细菌域)
Thermobispora (嗜热双孢菌属)	*Pseudonocardiaceae* (假诺卡菌科)	*Actinomycetales* (放线菌目)	*Actinobacteria* (放线菌纲)	*Actinobacteria* (放线菌门)	*Bacteria* (细菌域)
Thermobrachium (热分枝菌属)	*Clostridiaceae* (梭菌科)	*Clostridiales* (梭菌目)	*Clostridia* (梭菌纲)	*Firmicutes* (厚壁菌门)	*Bacteria* (细菌域)
Thermochromatium (热着色菌属)	*Chromatiaceae* (着色菌科)	*Chromatiales* (着色菌目)	*Gammaproteobacteria* (伽马变形菌纲)	*Proteobacteria* (变形菌门)	*Bacteria* (细菌域)
Thermocrinis (热发状菌属)	*Aquificaceae* (产液菌科)	*Aquificales* (产液菌目)	*Aquificae* (产液菌纲)	*Aquificae* (产液菌门)	*Bacteria* (细菌域)
Thermocrispum (热密卷菌属)	*Pseudonocardiaceae* (假诺卡菌科)	*Actinomycetales* (放线菌目)	*Actinobacteria* (放线菌纲)	*Actinobacteria* (放线菌门)	*Bacteria* (细菌域)
Thermodesulfatator (热还原硫酸盐菌属)	*Thermodesulfobacteriaceae* (热脱硫杆菌科)	*Thermodesulfobacteriales* (热脱硫杆菌目)	*Thermodesulfobacteria* (热脱硫杆菌纲)	*Thermodesulfobacteria* (热脱硫杆菌门)	*Bacteria* (细菌域)
Thermodesulfobacterium (热脱硫杆菌属)	*Thermodesulfobacteriaceae* (热脱硫杆菌科)	*Thermodesulfobacteriales* (热脱硫杆菌目)	*Thermodesulfobacteria* (热脱硫杆菌纲)	*Thermodesulfobacteria* (热脱硫杆菌门)	*Bacteria* (细菌域)
Thermodesulfobium (热脱硫菌属)	*Thermodesulfobiaceae* (热脱硫菌科)	*Thermoanaerobacteriales* (好热厌氧杆菌目)	*Clostridia* (梭菌纲)	*Firmicutes* (厚壁菌门)	*Bacteria* (细菌域)
Thermodesulforhabdus (热硫还原杆菌属)	*Syntrophobacteraceae* (互营杆菌科)	*Syntrophobacterales* (互营杆菌目)	*Deltaproteobacteria* (德耳塔变形菌纲)	*Proteobacteria* (变形菌门)	*Bacteria* (细菌域)
Thermodesulfovibrio (热脱硫弧菌属)	*Nitrospiraceae* (硝化螺菌科)	*Nitrospirales* (硝化螺菌目)	*Nitrospira* (硝化螺菌纲)	*Nitrospira* (硝化螺菌门)	*Bacteria* (细菌域)
Thermohalobacter (热嗜盐杆菌属)	*Clostridiaceae* (梭菌科)	*Clostridiales* (梭菌目)	*Clostridia* (梭菌纲)	*Firmicutes* (厚壁菌门)	*Bacteria* (细菌域)
Thermohydrogenium (热生水菌属)	*Syntrophomonadaceae* (共养单胞菌科)	*Clostridiales* (梭菌目)	*Clostridia* (梭菌纲)	*Firmicutes* (厚壁菌门)	*Bacteria* (细菌域)
Thermoleophilum (热嗜油菌属)	*Rubrobacteraceae* (红细菌科)	*Rubrobacterales* (红细菌目)	*Actinobacteria* (放线菌纲)	*Actinobacteria* (放线菌门)	*Bacteria* (细菌域)
Thermomicrobium (热微菌属)	*Thermomicrobiaceae* (热微菌科)	*Thermomicrobiales* (热微菌目)	*Thermomicrobia* (热微菌纲)	*Chloroflexi* (绿屈挠菌门)	*Bacteria* (细菌域)
Thermomonas (热单胞菌属)	*Xanthomonadaceae* (黄单胞菌科)	*Xanthomonadales* (黄单胞菌目)	*Gammaproteobacteria* (伽马变形菌纲)	*Proteobacteria* (变形菌门)	*Bacteria* (细菌域)
Thermomonospora (高温单孢菌属)	*Thermomonosporaceae* (高温单孢菌科)	*Actinomycetales* (放线菌目)	*Actinobacteria* (放线菌纲)	*Actinobacteria* (放线菌门)	*Bacteria* (细菌域)
Thermonema (栖热线菌属)	*Flammeovirgaceae* (火色杆菌科)	*Sphingobacteriales* (鞘氨醇杆菌目)	*Sphingobacteria* (鞘氨醇杆菌纲)	*Bacteroidetes* (拟杆菌门)	*Bacteria* (细菌域)
Thermosipho (栖热胞菌属)	*Thermotogaceae* (栖热袍菌科)	*Thermotogales* (栖热袍菌目)	*Thermotogae* (栖热袍菌纲)	*Thermotogae* (栖热袍菌门)	*Bacteria* (细菌域)

属 Genus	科 Family	目 Order	纲 Class	门 Phylum	域 Domain
Thermosyntropha（热共生菌属）	*Syntrophomonadaceae*（共养单胞菌科）	*Clostridiales*（梭菌目）	*Clostridia*（梭菌纲）	*Firmicutes*（厚壁菌门）	*Bacteria*（细菌域）
Thermoterrabacterium（热土杆菌属）	*Peptococcaceae*（消化球菌科）	*Clostridiales*（梭菌目）	*Clostridia*（梭菌纲）	*Firmicutes*（厚壁菌门）	*Bacteria*（细菌域）
Thermothrix（燃烧热丝菌属）	*Burkholderiaceae*（伯克霍尔德氏菌科）	*Burkholderiales*（伯克霍尔德氏菌目）	*Betaproteobacteria*（贝塔变形杆菌纲）	*Proteobacteria*（变形杆菌门）	*Bacteria*（细菌域）
Thermotoga（栖热袍菌属）	*Thermotogaceae*（栖热袍菌科）	*Thermotogales*（栖热袍菌目）	*Thermotogae*（栖热袍菌纲）	*Thermotogae*（栖热袍菌门）	*Bacteria*（细菌域）
Thermovenabulum（热叉菌属）	*Thermoanaerobacteriaceae*（好热厌氧杆菌科）	*Thermoanaerobacteriales*（好热厌氧杆菌目）	*Clostridia*（梭菌纲）	*Firmicutes*（厚壁菌门）	*Bacteria*（细菌域）
Thermovibrio（热弧菌属）	（未定科）	*Aquificales*（产液菌目）	*Aquificae*（产液菌纲）	*Aquificae*（产液菌门）	*Bacteria*（细菌域）
Thermus（栖热菌属）	*Thermaceae*（栖热菌科）	*Thermales*（栖热菌目）	*Deinococci*（异常球菌纲）	*Deinococcus-Thermus*（异常球菌—栖热菌门）	*Bacteria*（细菌域）
Thioalkalivibrio（硫碱弧菌属）	*Ectothiorhodospiraceae*（外硫红螺菌科）	*Chromatiales*（着色菌目）	*Gammaproteobacteria*（伽马变形菌纲）	*Proteobacteria*（变形杆菌门）	*Bacteria*（细菌域）
Thioalkalicoccus（硫碱球菌属）	*Chromatiaceae*（着色菌科）	*Chromatiales*（着色菌目）	*Gammaproteobacteria*（伽马变形菌纲）	*Proteobacteria*（变形杆菌门）	*Bacteria*（细菌域）
Thioalkalimicrobium（硫碱微菌属）	*Piscirickettsiaceae*（鱼立克次体科）	*Thiotrichales*（硫发菌目）	*Gammaproteobacteria*（伽马变形菌纲）	*Proteobacteria*（变形杆菌门）	*Bacteria*（细菌域）
Thioalkalispira（硫碱螺旋形菌属）	*Ectothiorhodospiraceae*（外硫红螺菌科）	*Chromatiales*（着色菌目）	*Gammaproteobacteria*（伽马变形菌纲）	*Proteobacteria*（变形杆菌门）	*Bacteria*（细菌域）
Thiobaca（硫浆果状菌）	*Chromatiaceae*（着色菌科）	*Chromatiales*（着色菌目）	*Gammaproteobacteria*（伽马变形菌纲）	*Proteobacteria*（变形杆菌门）	*Bacteria*（细菌域）
Thiobacillus（硫杆菌属）	*Hydrogenophilaceae*（嗜氢菌科）	*Hydrogenophilales*（嗜氢菌目）	*Betaproteobacteria*（贝塔变形菌纲）	*Proteobacteria*（变形杆菌门）	*Bacteria*（细菌域）
Thiobacterium（硫小杆菌属）	*Thiotrichaceae*（硫发菌科）	*Thiotrichales*（硫发菌目）	*Gammaproteobacteria*（伽马变形菌纲）	*Proteobacteria*（变形杆菌门）	*Bacteria*（细菌域）
Thiocapsa（芙硫菌属）	*Chromatiaceae*（着色菌科）	*Chromatiales*（着色菌目）	*Gammaproteobacteria*（伽马变形菌纲）	*Proteobacteria*（变形杆菌门）	*Bacteria*（细菌域）
Thiococcus（硫球菌属）	*Chromatiaceae*（着色菌科）	*Chromatiales*（着色菌目）	*Gammaproteobacteria*（伽马变形菌纲）	*Proteobacteria*（变形杆菌门）	*Bacteria*（细菌域）
Thiocystis（囊硫菌属）	*Chromatiaceae*（着色菌科）	*Chromatiales*（着色菌目）	*Gammaproteobacteria*（伽马变形菌纲）	*Proteobacteria*（变形杆菌门）	*Bacteria*（细菌域）
Thiodictyon（网硫菌属）	*Chromatiaceae*（着色菌科）	*Chromatiales*（着色菌目）	*Gammaproteobacteria*（伽马变形菌纲）	*Proteobacteria*（变形杆菌门）	*Bacteria*（细菌域）

属 Genus	科 Family	目 Order	纲 Class	门 Phylum	域 Domain
Thioflavicoccus（硫黄色球菌属）	*Chromatiaceae*（着色菌科）	*Chromatiales*（着色菌目）	*Gammaproteobacteria*（伽马变形菌纲）	*Proteobacteria*（变形杆菌门）	*Bacteria*（细菌域）
Thiohalocapsa（盐英硫菌属）	*Chromatiaceae*（着色菌科）	*Chromatiales*（着色菌目）	*Gammaproteobacteria*（伽马变形菌纲）	*Proteobacteria*（变形杆菌门）	*Bacteria*（细菌域）
Thiolamprovum（硫明卵菌属）	*Chromatiaceae*（着色菌科）	*Chromatiales*（着色菌目）	*Gammaproteobacteria*（伽马变形菌纲）	*Proteobacteria*（变形杆菌门）	*Bacteria*（细菌域）
Thiomargarita（硫珍珠状菌属）	*Thiotrichaceae*（硫发菌科）	*Thiotrichales*（硫发菌目）	*Gammaproteobacteria*（伽马变形菌纲）	*Proteobacteria*（变形杆菌门）	*Bacteria*（细菌域）
Thiomicrospira（硫微螺菌属）	*Piscirickettsiaceae*（鱼立克次体科）	*Thiotrichales*（硫发菌目）	*Gammaproteobacteria*（伽马变形菌纲）	*Proteobacteria*（变形杆菌门）	*Bacteria*（细菌域）
Thiomonas（硫单胞菌属）	*Comamonadaceae*（丛毛单胞菌科）	*Burkholderiales*（伯克霍尔德氏菌目）	*Betaproteobacteria*（贝塔变形菌纲）	*Proteobacteria*（变形杆菌门）	*Bacteria*（细菌域）
Thiopedia（板硫菌属）	*Chromatiaceae*（着色菌科）	*Chromatiales*（着色菌目）	*Gammaproteobacteria*（伽马变形菌纲）	*Proteobacteria*（变形杆菌门）	*Bacteria*（细菌域）
Thioploca（羊硫菌属）	*Thiotrichaceae*（硫发菌科）	*Thiotrichales*（硫发菌目）	*Gammaproteobacteria*（伽马变形菌纲）	*Proteobacteria*（变形杆菌门）	*Bacteria*（细菌域）
Thiorhodococcus（热红球菌属）	*Chromatiaceae*（着色菌科）	*Chromatiales*（着色菌目）	*Gammaproteobacteria*（伽马变形菌纲）	*Proteobacteria*（变形杆菌门）	*Bacteria*（细菌域）
Thiorhodospira（硫红螺菌属）	*Ectothiorhodospiraceae*（外硫红螺菌科）	*Chromatiales*（着色菌目）	*Gammaproteobacteria*（伽马变形菌纲）	*Proteobacteria*（变形杆菌门）	*Bacteria*（细菌域）
Thiorhodovibrio（硫红弧菌属）	*Chromatiaceae*（着色菌科）	*Chromatiales*（着色菌目）	*Gammaproteobacteria*（伽马变形菌纲）	*Proteobacteria*（变形杆菌门）	*Bacteria*（细菌域）
Thiospira（硫螺菌属）	*Thiotrichaceae*（硫发菌科）	*Thiotrichales*（硫发菌目）	*Gammaproteobacteria*（伽马变形菌纲）	*Proteobacteria*（变形杆菌门）	*Bacteria*（细菌域）
Thiospirillum（硫螺旋菌属）	*Chromatiaceae*（着色菌科）	*Chromatiales*（着色菌目）	*Gammaproteobacteria*（伽马变形菌纲）	*Proteobacteria*（变形杆菌门）	*Bacteria*（细菌域）
Thiothrix（硫发菌属）	*Thiotrichaceae*（硫发菌科）	*Thiotrichales*（硫发菌目）	*Gammaproteobacteria*（伽马变形菌纲）	*Proteobacteria*（变形杆菌门）	*Bacteria*（细菌域）
Thiovulum（硫卵菌属）	*Helicobacteraceae*（螺杆菌科）	*Campylobacterales*（弯曲杆菌目）	*Epsilonproteobacteria*（艾普西隆变形杆菌纲）	*Proteobacteria*（变形杆菌门）	*Bacteria*（细菌域）
Tindallia（丁达尔氏菌属）	*Clostridaceae*（梭菌科）	*Clostridiales*（梭菌目）	*Clostridia*（梭菌纲）	*Firmicutes*（厚壁菌门）	*Bacteria*（细菌域）
Tissierella（蒂西耶菌属）	*Peptostreptococcaceae*（消化链球菌科）	*Clostridiales*（梭菌目）	*Clostridia*（梭菌纲）	*Firmicutes*（厚壁菌门）	*Bacteria*（细菌域）
Tistrella（替斯特娜菌属）	*Rhodospirillaceae*（红螺菌科）	*Rhodospirillales*（红螺菌目）	*Alphaproteobacteria*（阿耳法变形杆菌纲）	*Proteobacteria*（变形杆菌门）	*Bacteria*（细菌域）

属 Genus	科 Family	目 Order	纲 Class	门 Phylum	域 Domain
Tolumonas（甲苯单胞菌属）	*Aeromonadaceae*（气单胞菌科）	*Aeromonadales*（气单胞菌目）	*Gammaproteobacteria*（伽马变形菌纲）	*Proteobacteria*（变形杆菌门）	*Bacteria*（细菌域）
Tolypothrix（单歧蓝细菌属）	（第II科）	（第IV亚组）	*Cyanobacteria*（蓝细菌纲）	*Cyanobacteria*（蓝细菌门）	*Bacteria*（细菌域）
Toxothrix（曲发菌属）	*Crenotrichaceae*（泉发菌科）	*Sphingobacteriales*（鞘氨醇杆菌目）	*Sphingobacteria*（鞘氨醇杆菌纲）	*Bacteroidetes*（拟杆菌门）	*Bacteria*（细菌域）
Trabulsiella（特拉布斯菌属）	*Enterobacteriaceae*（肠杆菌科）	*Enterobacteriales*（肠杆菌目）	*Gammaproteobacteria*（伽马变形菌纲）	*Proteobacteria*（变形杆菌门）	*Bacteria*（细菌域）
Treponema（密螺旋体属）	*Spirochaetaceae*（螺旋体科）	*Spirochaetales*（螺旋体目）	*Spirochaetes*（螺旋体纲）	*Spirochaetes*（螺旋体门）	*Bacteria*（细菌域）
Trichlorobacter（三氯乙酸杆菌属）	*Geobacteraceae*（土杆菌科）	*Desulfuromonadales*（脱硫单胞菌目）	*Deltaproteobacteria*（德耳塔变形菌纲）	*Proteobacteria*（变形杆菌门）	*Bacteria*（细菌域）
Trichococcus（毛球菌属）	*Carnobacteriaceae*（肉杆菌科）	*Lactobacillales*（乳杆菌目）	*Bacilli*（芽孢杆菌纲）	*Firmicutes*（厚壁菌门）	*Bacteria*（细菌域）
Trichodesmium（束毛蓝细菌属）	（第I科）	（第III亚组）	*Cyanobacteria*（蓝细菌纲）	*Cyanobacteria*（蓝细菌门）	*Bacteria*（细菌域）
Tropheryma（吸收不良菌属）	*Cellulomonadaceae*（纤维单胞菌科）	*Actinomycetales*（放线菌目）	*Actinobacteria*（放线菌纲）	*Actinobacteria*（放线菌门）	*Bacteria*（细菌域）
Tsukamurella（塚村菌属）	*Tsukamurellaceae*（塚村菌科）	*Actinomycetales*（放线菌目）	*Actinobacteria*（放线菌纲）	*Actinobacteria*（放线菌门）	*Bacteria*（细菌域）
Turicella（苏黎世胞菌属）	*Corynebacteriaceae*（棒杆菌科）	*Actinomycetales*（放线菌目）	*Actinobacteria*（放线菌纲）	*Actinobacteria*（放线菌门）	*Bacteria*（细菌域）
Turicibacter（苏黎士杆菌属）	*Turicibacteraceae*（苏黎士杆菌科）	*Bacillales*（芽孢杆菌目）	*Bacilli*（芽孢杆菌纲）	*Firmicutes*（厚壁菌门）	*Bacteria*（细菌域）
Tychonema（灰绿蓝细菌属）	（第I科）	（第III亚组）	*Cyanobacteria*（蓝细菌纲）	*Cyanobacteria*（蓝细菌门）	*Bacteria*（细菌域）
Ureaplasma（尿支原体属）	*Mycoplasmataceae*（支原体科）	*Mycoplasmatales*（支原体目）	*Mollicutes*（柔膜菌纲）	*Firmicutes*（厚壁菌门）	*Bacteria*（细菌域）
Ureibacillus（尿素芽孢杆菌属）	*Bacillaceae*（芽孢杆菌科）	*Bacillales*（芽孢杆菌目）	*Bacilli*（芽孢杆菌纲）	*Firmicutes*（厚壁菌门）	*Bacteria*（细菌域）
Vagococcus（漫游球菌属）	*Enterococcaceae*（肠球菌科）	*Lactobacillales*（乳杆菌目）	*Bacilli*（芽孢杆菌纲）	*Firmicutes*（厚壁菌门）	*Bacteria*（细菌域）
Vampirovibrio（吸血弧菌属）	*Bdellovibrionaceae*（蛭弧菌科）	*Bdellovibrionales*（蛭弧菌目）	*Deltaproteobacteria*（德耳塔变形菌纲）	*Proteobacteria*（变形杆菌门）	*Bacteria*（细菌域）
Variovorax（贪噬菌属）	*Comamonadaceae*（丛毛单胞菌科）	*Burkholderiales*（伯克霍尔德氏菌目）	*Betaproteobacteria*（贝塔变形菌纲）	*Proteobacteria*（变形杆菌门）	*Bacteria*（细菌域）
Veillonella（韦荣球菌属）	*Acidaminococcaceae*（氨基酸球菌科）	*Clostridiales*（梭菌目）	*Clostridia*（梭菌纲）	*Firmicutes*（厚壁菌门）	*Bacteria*（细菌域）
Verrucomicrobium（疣微菌属）	*Verrucomicrobiaceae*（疣微菌科）	*Verrucomicrobiales*（疣微菌目）	*Verrucomicrobiae*（疣微菌纲）	*Verrucomicrobia*（疣微菌门）	*Bacteria*（细菌域）

属 Genus	科 Family	目 Order	纲 Class	门 Phylum	域 Domain
Verrucosispora (疣孢菌属)	*Micromonosporaceae* (小单孢菌科)	*Micromonosporales* (小单孢菌目)	*Actinobacteria* (放线菌纲)	*Actinobacteria* (放线菌门)	*Bacteria* (细菌域)
Vibrio (弧菌属)	*Vibrionaceae* (弧菌科)	*Vibrionales* (弧菌目)	*Gammaproteobacteria* (伽马变形菌纲)	*Proteobacteria* (变形杆菌门)	*Bacteria* (细菌域)
Victivallis (食谷菌属)	*Victivallaceae* (食谷菌科)	*Verrucomicrobiales* (疣微菌目)	*Verrucomicrobiae* (疣微菌纲)	*Verrucomicrobia* (疣微菌门)	*Bacteria* (细菌域)
Virgibacillus (支芽孢杆菌属)	*Bacillaceae* (芽孢杆菌科)	*Bacillales* (芽孢杆菌目)	*Bacilli* (芽孢杆菌纲)	*Firmicutes* (厚壁菌门)	*Bacteria* (细菌域)
Virgisporangium (杆状孢囊菌属)	*Micromonosporaceae* (小单孢菌科)	*Micromonosporales* (小单孢菌目)	*Actinobacteria* (放线菌纲)	*Actinobacteria* (放线菌门)	*Bacteria* (细菌域)
Vitreoscilla (透明颤菌属)	*Neisseriaceae* (奈瑟氏菌科)	*Neisseriales* (奈瑟球菌目)	*Betaproteobacteria* (贝塔变形菌纲)	*Proteobacteria* (变形杆菌门)	*Bacteria* (细菌域)
Vogesella (福格斯菌属)	*Neisseriaceae* (奈瑟氏球菌科)	*Neisseriales* (奈瑟球菌目)	*Betaproteobacteria* (贝塔变形杆菌纲)	*Proteobacteria* (变形杆菌门)	*Bacteria* (细菌域)
Vulcanithermus (火神栖热菌属)	*Thermaceae* (栖热菌科)	*Thermales* (栖热菌目)	*Deinococci* (异常球菌纲)	*Deinococcus–Thermus* (异常球菌—栖热菌门)	*Bacteria* (细菌域)
Waddlia (瓦德菌属)	*Waddliaceae* (瓦德菌科)	*Chlamydiales* (衣原体目)	*Chlamydiae* (衣原体纲)	*Chlamydiae* (衣原体门)	*Bacteria* (细菌域)
Wautersia (沃特斯氏菌属)	*Burkholderiaceae* (伯克霍尔德氏菌科)	*Burkholderiales* (伯克霍尔德氏菌目)	*Betaproteobacteria* (贝塔变形菌纲)	*Proteobacteria* (变形杆菌门)	*Bacteria* (细菌域)
Weeksella (威克斯菌属)	*Flavobacteriaceae* (黄杆菌科)	*Flavobacteriales* (黄杆菌目)	*Flavobacteria* (黄杆菌纲)	*Bacteroidetes* (拟杆菌门)	*Bacteria* (细菌域)
Weissella (魏斯氏菌属)	*Leuconostocaceae* (明串珠菌科)	*Lactobacillales* (乳杆菌目)	*Bacilli* (芽孢杆菌纲)	*Firmicutes* (厚壁菌门)	*Bacteria* (细菌域)
Wigglesworthia (威格尔斯沃思菌属)	*Enterobacteriaceae* (肠杆菌科)	*Enterobacteriales* (肠杆菌目)	*Gammaproteobacteria* (伽马变形菌纲)	*Proteobacteria* (变形杆菌门)	*Bacteria* (细菌域)
Williamsia (威廉土菌属)	*Williamsiaceae* (威廉土菌科)	*Actinomycetales* (放线菌目)	*Actinobacteria* (放线菌纲)	*Actinobacteria* (放线菌门)	*Bacteria* (细菌域)
Wolbachia (沃尔巴克氏体属)	*Anaplasmataceae* (无形体科)	*Rickettsiales* (立克次氏体目)	*Alphaproteobacteria* (阿耳法变形杆菌纲)	*Proteobacteria* (变形杆菌门)	*Bacteria* (细菌域)
Wolinella (沃林氏菌属)	*Helicobacteriaceae* (螺杆菌科)	*Campylobacterales* (弯曲杆菌目)	*Epsilonproteobacteria* (艾普西隆变形杆菌纲)	*Proteobacteria* (变形杆菌门)	*Bacteria* (细菌域)
Xanthobacter (黄色杆菌属)	*Hyphomicrobiaceae* (生丝微菌科)	*Rhizobiales* (根瘤菌目)	*Alphaproteobacteria* (阿耳法变形杆菌纲)	*Proteobacteria* (变形杆菌门)	*Bacteria* (细菌域)
Xanthomonas (黄单胞菌属)	*Xanthomonadaceae* (黄单胞菌科)	*Xanthomonadales* (黄单胞菌目)	*Gammaproteobacteria* (伽马变形菌纲)	*Proteobacteria* (变形杆菌门)	*Bacteria* (细菌域)
Xenococcus (异球蓝细菌属)	(第I科)	(第II亚组)	*Cyanobacteria* (蓝细菌纲)	*Cyanobacteria* (蓝细菌门)	*Bacteria* (细菌域)
Xenohaliotis (异形体属)	*Anaplasmataceae* (无形体科)	*Rickettsiales* (立克次氏体目)	*Alphaproteobacteria* (阿耳法变形杆菌纲)	*Proteobacteria* (变形杆菌门)	*Bacteria* (细菌域)

属 Genus	科 Family	目 Order	纲 Class	门 Phylum	域 Domain
Xenorhabdus（致病杆菌属）	*Enterobacteriaceae*（肠杆菌科）	*Enterobacteriales*（肠杆菌目）	*Gammaproteobacteria*（伽马变形菌纲）	*Proteobacteria*（变形杆菌门）	*Bacteria*（细菌域）
Xenophilus（嗜异生质菌属）	*Comamonadaceae*（丛毛单胞菌科）	*Burkholderiales*（伯克霍尔德氏菌目）	*Betaproteobacteria*（贝塔变形菌纲）	*Proteobacteria*（变形杆菌门）	*Bacteria*（细菌域）
Xiphinematobacter	（*Xiphinematobacteriaceae*）	*Verrucomicrobiales*（疣微菌目）	*Verrucomicrobiae*（疣微菌纲）	*Verrucomicrobia*（疣微门）	*Bacteria*（细菌域）
Xylanibacterium（解木聚糖杆菌属）	*Promicromonosporaceae*（原小单孢菌科）	*Actinomycetales*（放线菌目）	*Actinobacteria*（放线菌纲）	*Actinobacteria*（放线菌门）	*Bacteria*（细菌域）
Xylanimonas（解木聚糖单胞菌属）	*Promicromonosporaceae*（原小单孢菌科）	*Actinomycetales*（放线菌目）	*Actinobacteria*（放线菌纲）	*Actinobacteria*（放线菌门）	*Bacteria*（细菌域）
Xylella（木杆菌属）	*Xanthomonadaceae*（黄单胞菌科）	*Xanthomonadales*（黄单胞菌目）	*Gammaproteobacteria*（伽马变形菌纲）	*Proteobacteria*（变形杆菌门）	*Bacteria*（细菌域）
Xylophilus（嗜木杆菌属）	*Xanthomonadaceae*（黄单胞菌科）	*Xanthomonadales*（黄单胞菌目）	*Gammaproteobacteria*（伽马变形菌纲）	*Proteobacteria*（变形杆菌门）	*Bacteria*（细菌域）
Yania（闫氏菌）	*Micrococcaceae*（微球菌科）	*Actinomycetales*（放线菌目）	*Actinobacteria*（放线菌纲）	*Actinobacteria*（放线菌门）	*Bacteria*（细菌域）
Yersinia（耶尔森氏菌属）	*Enterobacteriaceae*（肠杆菌科）	*Enterobacteriales*（肠杆菌目）	*Gammaproteobacteria*（伽马变形菌纲）	*Proteobacteria*（变形杆菌门）	*Bacteria*（细菌域）
Yokenella（预研菌属）	*Enterobacteriaceae*（肠杆菌科）	*Enterobacteriales*（肠杆菌目）	*Gammaproteobacteria*（伽马变形菌纲）	*Proteobacteria*（变形杆菌门）	*Bacteria*（细菌域）
Zavarzinia（扎瓦尔金氏菌属）	*Acetobacteraceae*（醋杆菌科）	*Rhodospirillales*（红螺菌目）	*Alphaproteobacteria*（阿耳法变形菌纲）	*Proteobacteria*（变形杆菌门）	*Bacteria*（细菌域）
Zobellia（卓贝尔氏黄杆菌属）	*Flavobacteriaceae*（黄杆菌科）	*Flavobacteriales*（黄杆菌目）	*Flavobacteria*（黄杆菌纲）	*Bacteroidetes*（拟杆菌门）	*Bacteria*（细菌域）
Zoogloea（动胶菌属）	*Rhodocyclaceae*（红环菌科）	*Rhodocyclales*（红环菌目）	*Betaproteobacteria*（贝塔变形杆菌纲）	*Proteobacteria*（变形杆菌门）	*Bacteria*（细菌域）
Zooshikella（李氏红色菌属）	*Hahellaceae*（霍氏菌科）	*Oceanospirillales*（海洋螺菌目）	*Gammaproteobacteria*（伽马变形菌纲）	*Proteobacteria*（变形杆菌门）	*Bacteria*（细菌域）
Zymobacter（发酵细菌属）	*Halomonadaceae*（盐单胞菌科）	*Oceanospirillales*（海洋螺菌目）	*Gammaproteobacteria*（伽马变形菌纲）	*Proteobacteria*（变形杆菌门）	*Bacteria*（细菌域）
Zymomonas（发酵单胞菌属）	*Sphingomonadaceae*（鞘氨醇单胞菌科）	*Sphingomonadales*（鞘氨醇单胞菌目）	*Alphaproteobacteria*（阿耳法变形杆菌纲）	*Proteobacteria*（变形杆菌门）	*Bacteria*（细菌域）
Zymophilus（嗜发酵菌属）	*Acidaminococcaceae*（氨基酸球菌科）	*Clostridiales*（梭菌目）	*Clostridia*（梭菌纲）	*Firmicutes*（厚壁菌门）	*Bacteria*（细菌域）

（戴文魁　郑跃杰）